Interventional Radiology

인터벤션 영상학

강성진 안산대학교 방사선학과
구동억 순천향대학교병원 영상의학과
구효근 마산대학교 방사선학과
김대용 서울대학교병원 영상의학과
김상현 신한대학교 방사선학과
김선희 마산대학교 방사선학과
김태형 강원대학교 방사선학과
김함겸 전)안산대학교 방사선학과
김형균 김천대학교 방사선학과
마상철 전)신한대학교 방사선학과
박종배 충북보건과학대학교 방사선학과
배석환 건양대학교 방사선학과
백성일 신촌세브란스병원 심장혈관촬영실
서선열 한림성심대학교 방사선학과
성열훈 청주대학교 방사선학과
유상재 서울대학교병원 영상의학과
윤 준 동남보건대학교 방사선학과
이선우 서울아산병원 영상의학과
이영진 가천대학교 방사선학과
이정규 순천향대학교 부천병원 영상의학과
이화준 원광보건대학교 방사선학과
임재동 대원대학교 방사선학과
장현철 수성대학교 방사선학과
정회원 백석문화대학교 방사선학과
조평곤 대구가톨릭대학교 방사선학과
최준구 극동대학교 방사선학과
한재복 동신대학교 방사선학과

DAIHAK PUBLISHING COMPANY

머리말

인체 혈관을 영상으로 관찰한다는 것은 신비로운 일이다. 1895년 뢴트겐 교수에 의해 엑스선이 발견된 이듬해 Dutt는 혈관을 관찰하였다. 현재는 인체 혈관을 관찰하는 것이 일반화되어 엑스선은 물론 초음파, 자기공명영상 등을 이용해 실시간 또는 입체 영상으로 진단을 하고 치료계획을 세운다. 또한 디지털평판패널(FPD), 고해상도 모니터와 미세 카테터의 개발로 작은 혈관 병변의 식별과 인터벤션이 가능해졌다.

본 교재는 film angiography에서부터 FPD를 이용한 DSA까지의 발전과정을 소개하고 부위별로 혈관조영과 인터벤션 시술과정, 다양한 임상증례 등을 소개하여 국가고시를 준비하는 재학생은 물론 인테벤션센터에서 근무하는 선생님들이 교과서나 지침서로 볼 수 있도록 하였다. 특히 중요한 부분은 QR코드 이용해 동영상으로 현장감 있게 관찰할 수 있도록 구성하였다.

1장과 2장은 혈관조영의 일반적인 기술, 그리고 혈관용진단장치의 특성과 부속기구들에 대해 자세히 설명하였으며, 3장은 심장의 구조와 진단법, 심장조영술, 관상동맥조영술, 폐혈관조영술에 대해 심장질환, 검사목적, 검사방법, 인터벤션 과정, 임상증례 등을 정리형식으로 나열하여 알기 쉽게 제작하였으며, 4장 뇌혈관조영, 5장 복부혈관조영, 6장 사지혈관조영도 마찬가지로 해부학적 구조, 검사목적, 촬영방법, 주요 질환 순으로 짜임새 있게 정리하였다. 7장 인터벤션은 혈관계와 비 혈관계를 계통별로 구분하였으며, 각 계통에서 임상에서 많이 시행하는 것에 비중을 두는 한편 국가고시에서 요구하는 시술은 모두 수록하였다.

항상 그렇듯이 자료를 수집하여 원고를 정리하고 수정하는 과정에서 보다 많은 정보를 알기 쉽게 전달하고픈 욕심이 있지만 마치고 나면 아쉬운 부분이 한두 가지가 아니다. 비록 채워 넣지 못한 부분은 점차적으로 보완해 나갈 수 있도록 격려해 주시길 바란다.

오랜 시간 동안 후학을 위한 일념으로 작업하면서 고생하신 교수님과 임상에 계신 선생님 모두에게 진심어린 감사의 말씀을 드리고 좋은 인연으로 항상 격려해주시고 응원해주시는 윤진영 회장님과 조부장님, 그리고 편집부 여러분의 노고에 깊은 감사를 드린다.

2023. 8.

저자 일동

차례

1 혈관조영의 일반적 기술

1 혈관조영술의 역사

혈관은 혈액을 이동시켜 우리 몸에 산소와 영양분을 제공하는 역할을 한다. 또한 혈액량은 전체 체중의 약 8% 정도이다. 사람의 몸에는 약 10만 km의 혈관이 그물망처럼 분포되어 있으며, 이는 지구 원 둘레의 두 바퀴 반에 해당한다. 신비롭게도 이를 한 번 순환하는데 걸리는 시간은 약 30초 정도이다.

사람의 몸에 엑스선을 조사하면 혈관은 주위 조직과 대조도 차이가 적어 육안으로 관찰되지 않는다. 그래서 혈관을 관찰하려면 그 안에 조영제를 주입한다.

Dutt(伊)는 17세기말, 사체의 혈관에 $CaSO_4$를 주입하여 처음으로 혈관의 관찰을 시도하였으며, 1896에 Haschek, Lindenthal 등은 손의 혈관에 아이오딘 화합물인 Chamann's mixture를 주입하여 인체혈관을 관찰한 바 있다. 그 후 1929년 Dos santos에 의해 배대동맥 조영법(translumbar aortography)이 소개되었고, 1930년대 말과 1940년대 초에 Forsman, Farinas 등에 의해 각각 심장에 카테터(도관, catheter)를 사용하거나 복부에 카테터를 삽입하여 장기를 관찰하려는 혈관 카테터법을 시도하였다.

혈관조영술이 획기적인 발전의 계기가 된 것은 셀딩거법(Seldinger technique)이 소개된 1950년 이후이다. Odman 등은 이 방법에 의해 복강동맥과 상장간막동맥조영을 처음으로 소개하였다.

1940~1950년에는 형광증배관(I. I tube)과 고속연속촬영장치(auto film changer)가 개발되어 투시 하에 혈관을 관찰하고 기계적인 장치에 의해 필름이 연속적으로 교환되는 장비를 갖추게 되었고, 1956년에는 조영제 자동주입기가 개발되어 기계적으로 주입량과 주입압력을 조절하여 사용할 수 있게 되었다. 이어서 브라운관의 출현과 혈관조영 부속기구의 발달에 힘입어 1964년 Dotter는 처음으로 경피적혈관성형술(percutaneous transcatheter angioplasty : PTA)을 시행한 바 있고, 1967년에는 Margulis에 의해 방사선 인터벤션(interventional radiology)이 방사선과학의 새로운 분야로 주장됨으로써 혈관질환의 치료에 중요한 전환기를 맞게 되었다.

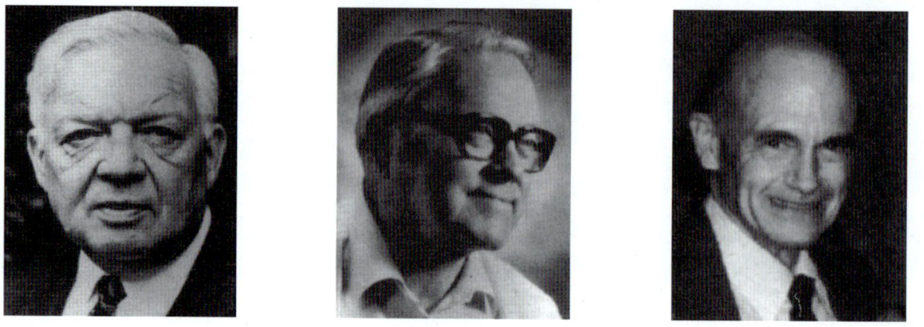

(a) (b) (c)

그림 1-1. (a) Forsman, (b) Seldinger, (c) Dotter

최근의 방사선 인터벤션은 혈관조영에 의한 것 뿐만 아니라 초음파검사(USG), 자기공명영상(MRI), 핵의학(RI)을 이용하는 등 광범위하게 응용되고 있어 과거의 수술적 치료를 대체하거나 보완하는 수단으로 자리 잡았다. 이러한 시술은 수술로 인한 상처와 고통 없이 증상을 완치하거나 경감시킬 수 있으며, 수술적 치료가 대상일지라도 그 전·후에 시행함으로써 합병증을 방지하고 병기를 단축시키는 장점이 있어 시술의 범위와 건수가 증가하고 있다.

2 혈관조영술의 적용 및 방법

1) 혈관조영술의 적용

혈관조영술(angiography)은 컴퓨터단층혈관촬영(CTA), 자기공명혈관검사(MRA)에 비해 침습적이고 관혈적이기는 하나 혈관 자체의 이상 유무 판별과 각종 장기의 이상 유무 판별 그리고 혈관의 동태와 기능을 진단하는 데 가장 중요하고 정확한 검사법이다. 최근 컴퓨터와 반도체 등의 발달로 초음파 도플러(Doppler sonography), 컴퓨터단층혈관촬영이나 자기공명형관검사 등이 비약적으로 발전하고 있으나 아직 미세혈관(micro vessel)을 진단하는 데는 한계가 있다.

(1) 혈관 질환

혈관질환은 크게 혈관 자체의 이상인 혈관성 병변과 종양이 혈관에 영향을 주는 종양성 병변으로 구분하며 그 외에 선천성 혈관 이상과 외상 등이 있다. 혈관성 병변은 동맥경화와 혈전에 의해 혈관 자체의 내강이 좁아지거나, 내압에 의해 혈관이 확장되는 경우가 대부분이다. 그리고 종양성 병변은 각 장기에 생긴 종양이 주위 혈관을 압박해 혈 행로가 이탈하거나 혈관이 좁아지고, 신생혈관이 형성되어 혈류 양상이 변화한다.

혈관의 주요 형태적 이상은 다음과 같다.

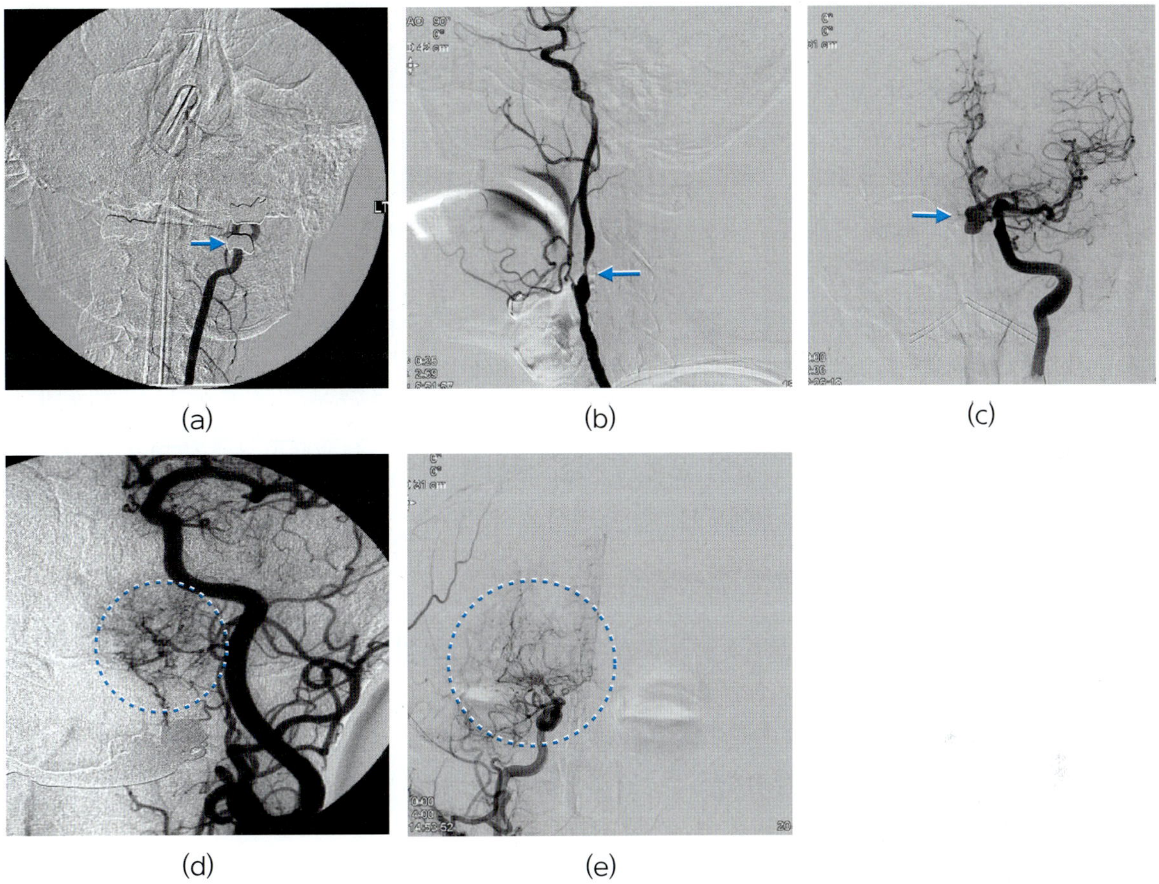

a : 왼속목동맥 폐색, b : 속목동맥 협착, c : 속목동맥자루,
d : 뇌종양에 의한 측부행로, e : 모야모야 질환에 의한 속목동맥 협착 및 폐색

그림 1-2. 주요 혈관성 병변 영상

① 혈관성 병변

- 협착(stenosis) : 혈관 내강이 부분적으로 막혀 정상 혈관에 비해 직경이 좁아진 상태이다.
- 확장(dilatation) : 혈관벽 손상 또는 압력의 증가로 인해 정상보다 직경이 넓어진 상태이다.
- 폐쇄(obstruction) : 혈관 협착이 진행되어 내강이 완전히 막힌 상태이다.
- 사행(tortuous) : 혈관 압력이 증가하여 굴곡이 진 상태이다.
- 연장(elongation) : 외상, 종양 등의 원인으로 정상 혈관에 비해 늘어난 상태이다.
- 동맥자루(aneurysm) : 내부 압력에 의해 동맥벽이 꽈리 형태로 부푼 상태이다.

- 측부행로(collateral) : 협착 또는 종양에 의해 혈관의 작은 가지가 형성된 상태이다.
- 혈관벽의 불규칙(irregularity) : 염증, 혈전 등에 의해 혈관 내부 벽이 매끈하지 않고 불규칙하게 변한 상태이다.

② 종양성 병변

- 혈관침윤(vascular encasement) : 종양 주위의 혈관이 종양 안으로 흡입되어 침투한 상태이다.
- 이상신생혈관(neovascularity) : 종양 세포에 영양을 공급하기 위해 새로 형성된 혈관이다.
- 저류(pooling) : 종양 내부가 궤양 또는 염증 등으로 인해 움푹 패인 상태이다.
- 동정맥지름길(동정맥단락, arterio-venous shunt) : 동맥과 정맥 사이가 찢어져 혈관에 지름길이 형성된 상태이다.
- 혈관변이(vascular displacement) : 종양에 의해 주위 혈관이 압박, 변위된 상태이다.
- 혈관확장(vascular enlargement) : 종양에 의한 압박으로 혈관이 정상보다 부푼 상태이다.
- 음영결손(filling defect) : 혈관조영상에서 정상조직에 비해 종양부위에 조영제가 충만되지 않아 음영이 나타나지 않은 상태를 말한다.
- 종양염색(종양농염, tumor stain) : 혈관조영상에서 정상조직에 비해 종양부위에 조영제가 충만되어 대조도를 이룬 상태를 말한다.
- 정맥조기조영(early venous filling) : 주로 선천성 혈관 기형에서 볼 수 있으며, 정상보다 정맥에 조영제가 나타나는 시간이 빠른 상태를 말한다.

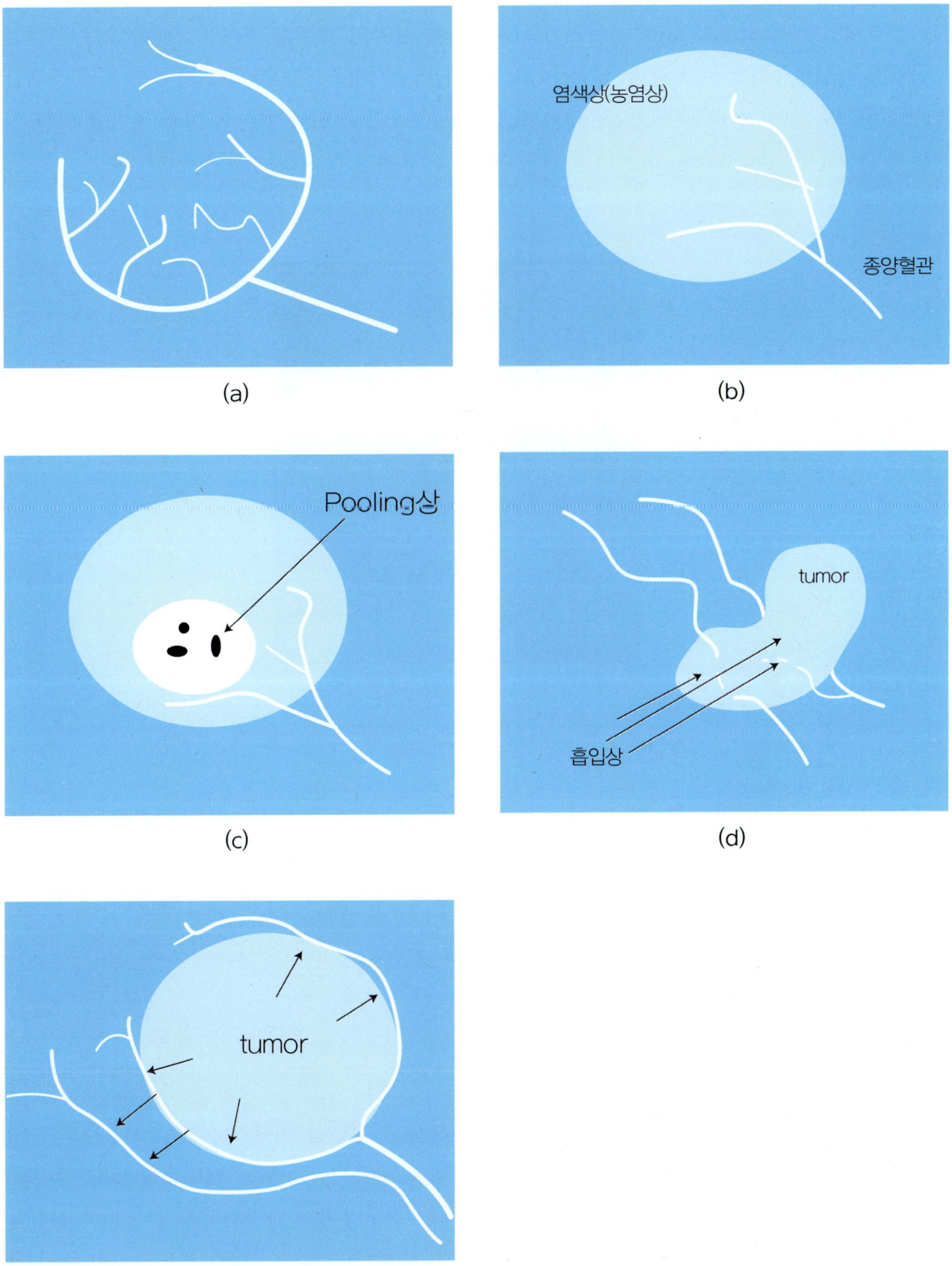

a : 이상 신생혈관, b : 종양염색, c : 저류, d : 종양 혈관침윤, e : 혈관 압박, 변위

그림 1-3. 주요 종양성 병변의 모식도

③ 동태, 기능 진단

심장조영검사(cardiac angiography)를 시행하여 심장의 형태와 기능을 관찰함으로써 심실사이막결손(심실중격결손, VSD), 심방사이막결손(심방중격결손, ASD), Fallot 4증, 허파동맥협착(PS) 등의 선천성 심장질환(congenital heart disease)을 진단하거나, 후천적 원인에 의한 심장동맥(관상동맥, coronary artery)의 협착 또는 폐쇄 여부와 진행 정도를 진단한다.

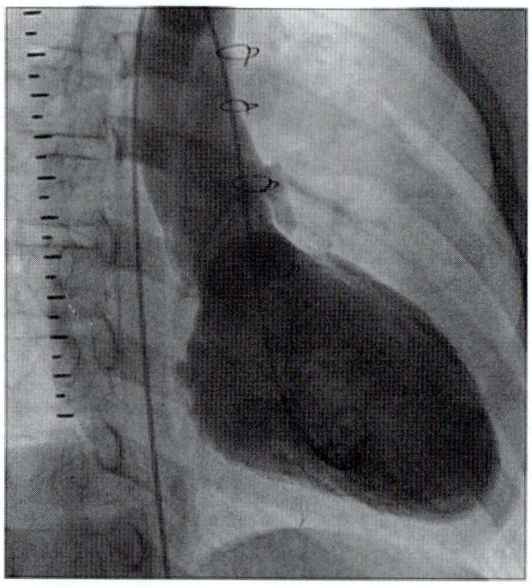

그림 1-4. 왼심실조영상

④ 외상(trauma)

⑤ 선천성 혈관 이상(congenital vascular anomaly)

선천성 심장질환으로 인한 혈관의 변화 또는 뇌, 복부, 사지 등의 혈관에 동정맥기형(arteriovenus malformation), 동정맥샛길(arteriovenous fistula) 등의 선천적인 혈관 이상을 대상으로 한다.

(2) 방사선 인터벤션의 접근

최근의 혈관조영술은 종양성 병변이나 혈관성 병변의 진단을 위하여 시행하는 경우보다 인터벤션을 하기 위한 전 단계로 시행하는 경우가 많다. 이는 CT, MR, MI(molecular imaging system : PET-CT) 등의 발전으로 혈관질환에 대한 진단장비가 다양화되고 검출능력이 향상됨으로써 진단을 위한 혈관조영의 비중은 줄어들고 방사선 인터벤션이 혈관 촬영장비의 주된 목적으로 사용되고 있기 때문이다. 즉, 인터벤션 전에 혈관조영술을 실시하여 수술 또는 인터벤션 여부를 결정하고 시술 후에는 그 결과를 확인하기 위해 시행하는 것이다. 또한 원활한 수술을 위하여 먼저 인터벤션을 시행하거나 합병증을 예방하기 위한 수단으로도 이용한다.

2) 혈관조영 방법

혈관조영술은 혈관에 카테터(catheter)를 삽입하여 조영제를 주입함과 동시에 혈류의 흐름을 촬영하여 혈관 및 종양의 이상 혈류를 진단하는 검사법이다. 촬영된 영상은 엑스선 필름에 기록하거나 디지털 처리를 거쳐 영상기록 장치에 저장하지만, 근래에는 디지털장치의 보급이 대중화되어 엑스선 필름은 사용하지 않는다. 디지털장치를 이용한 혈관조영촬영을 디지털감산조영촬영(digital subtraction angiography : DSA)이라고 한다. DSA는 천자방법에 따라 정맥을 천자(puncture)하여 검사하는 경정맥 디지털감산조영촬영(intra-venous digital subtraction angiography : IV DSA)과 동맥을 천자하여 검사하는 경동맥 디지털감산조영촬영(intra-arterial digital subtraction angiography : IA DSA)으로 구분한다. 간단한 IV DSA인 경우 외래 환자도 가능하지만 입원환자를 대상으로 검사하는 것이 대부분이다. 이는 혈관조영 후 안정을 취하면서 출혈에 의한 부작용을 최소화하기 위해서이다.

혈관계에 사용하는 조영제는 수용성 요오드 조영제(iodine water solution contrast medium)이다. 혈관조영은 타 검사에 비해 다량의 조영제를 사용하기 때문에 검사 전에 요오드에 과민한 환자인가를 파악하고 전처치를 하여 검사로 인한 부작용을 사전에 예방하여야 한다. 환자의 기왕력과 현재의 병력은 검사를 시행하는 데 중요한 점검사항이다. 예를 들어 복부혈관조영술을 시행해야 할 환자에게, 검사 중에 예측하지 못한 다른 장기의 질환으로 인해 심각한 부작용을 초래할 수도 있으므로, 이러한 경우는 검사 종목이나 내용을 변경하거나 중지해야 한다. 일반적으로 활력징후(vital sign)를 시행하여 맥박과 호흡 등을 점검하고 감염의 여부, 혈소판 수, 콩팥과 간의 기능을 확인한다. 금식은 위장의 내용물을 없애는 것이 목적이므로 한 끼 식사를 거르는 것으로 충분하다고 생각되지만 8시간 이상 시행하는 것이 좋으므로 검사 전날 저녁을 경식으로 하고 그 이후부터 금식한다.

혈관조영술의 천자부위(puncture site)는 일반적으로 온넙다리동맥(common femoral artery) 또는 온넙다리정맥(common femoral vein)이다. 그래서 서혜부의 pubic hair는 감염의 원인이 될 수 있기 때문에 검사 전에 반드시 면도기로 제거하여야 한다. 또한 장내 가스는 혈관과 중복되어 영상의 질을 저하시키는 요소가 되므로 필요시 관장을 하여 배출하며, 배뇨를 원활히 하기 위해 요도 카테터(urethral catheter)를 삽입하기도 한다. 요도 카테터를 삽입하지 않은 환자라 할지라도 조영술이 오래 지속되면 조영제로 인해 방광이 과도하게 충만되므로 검사 전에 배뇨하는 것이 바람직하다.

성인인 경우 보통 왼아래 팔에 20 게이지 이상의 주사침을 사용하여 정맥을 확보하고 수액을 방울주입(점적 주입, drip infusion)한다. 콩팥 기능에 이상이 있어 크레아틴(creatine) 1.5 mg/dℓ 이상인 경우는 전날 밤부터 50 mℓ/h 속도로 주입한다. 검사 전 불안을 해소하여 진통, 진정, 구토 등을 방지하며 조영제로 인한 알레르기(allergy)를 방지하기 위해 환자의 상태, 나이, 체중, 현재 복용 중인 약제 등을 고려하여 전처치 약제를 투여한다. 그러나 전처치의 주목적은 조영제에 의한 부작용을 억제하는 것으로써 진통작용은 거의 없다. 진정제나 진통제는 종류에 따라 상이하지만 약제 간의 상호작용이 문제가 되는 경우가 있어 노인에게는 그 반응이 상당히 예민하게 나타날 수 있다. 부분적인 진통은 국소 마취제를 사용한다.

혈관조영술은 주로 오른 서혜부의 온넙다리동맥 또는 온넙다리정맥을 천자하므로 서혜부를 알코올과 베타딘(betadine)으로 소독한 후 셀딩거 침(Seldinger needle) 또는 angiocath needle로 목적 혈관을 천자한다.

과거에는 카테터(catheter)와 안내철심(guide wire)의 제조 기술이 열악하고 이것들의 사용이 미숙해 검사부위 근처의 혈관을 직접 천자하여 검사하기도 하였다. 예를 들면 뇌혈관조영술(neuroangiography)을 하기 위해 온목동맥(common carotid artery)을 직접 천자하거나, 지라·문맥검사(splenoportography)를 하기 위해 지라정맥(splenic vein)을 직접 천자한 것이다. 그러나 근래의 혈관조영은 해상력이 좋은 디지털 평판 디텍터(digital flat panel detector)와 TV 모니터의 출현, 카테터 삽입술(catheterization) 기술 향상으로 넙다리부위의 혈관을 천자하여 카테터를 삽입하여도 미세분지의 혈관까지 추적할 수 있는 초 선택적 혈관조영술(superselective angiography)이 가능하게 되었다. 그래서 환자에 대한 천자성 위험과 고통을 감소시키고, 혈관이 중복 없이 보고자 하는 혈관부위 만을 선택하여 선예하게 관찰할 수 있다.

혈관조영 방법에는 동맥을 관찰하기 위해 동맥을 천자하는 동맥조영법, 정맥을 관찰하기 위해 정맥을 천자하는 정맥조영법, 정맥을 천자하여 조영제를 주입한 후 일정 시간이 지난 뒤에 동맥을 관찰하는 경정맥성 동맥조영법, 그리고 동맥을 천자하여 조영제를 주입한 후 일정시간이 지난 뒤에 정맥을 관찰하는 경동맥성 정맥조영법 등이 있다. 경정맥성 동맥조영법 또는 경동맥성 정맥조영법과 같이 조영제 주입 후 일정시간이 지난 후에 촬영하는 것을 지연촬영(delayed radiography)이라고 하며, 이 때 소요되는 시간을 지연시간(delay time)이라고 한다. 혈관조영검사에서 지연시간을 활용하는 것은 혈류의 흐름을 파악하기 위해서, 또는 목적 장기에 카테터의 접근이 어려울 때 시행한다. 특히 문맥을 관찰하기 위해 경동맥성 정맥조영법을 많이 이용한다. 혈관조영술 방법에 대한 자세한 내용은 다음과 같다.

(1) 동맥조영법

① 경피적 동맥주입법

천자침(puncture needle)으로 검사하고자 하는 동맥 가까운 부위를 직접 천자하여 혈관 및 주위 장기를 관찰하는 조영법이다. 예를 들어 뇌혈관을 관찰하기 위해 목동맥을 직접 천자하는 방법을 경피적 동맥주입법이라고 한다. 이 방법은 천자성 혈종과 출혈의 위험성이 크고 선택적 혈관조영술(selective angiography)을 할 수 없는 단점이 있다. 과거에 카테터가 열악하고 카테터 조작(catheterization)이 미숙했을 때 사용하였으나 현재 이 방법은 이용하지 않는다.

② 동맥절개법

경피적 동맥주입법 또는 동맥 경피 카테터법으로 천자가 되지 않을 경우, 천자를 반복하면 혈관이 수축되어 천자하기가 더욱 어려울 뿐 아니라 혈관의 손상을 가져온다. 이러한 경우, 천자부위의 연부조직을 박리하여 동맥을 들어낸 후, 직접 동맥을 보면서 천자침을 삽입시키는 방법을 동맥절개법이라고 한다. 이 방법은 동맥 손상의 위험이 크기 때문에 특별한 경우를 제외하고는 시행하지 않는다.

③ 동맥 경피 카테터법

동맥 경피 카테터법은 셀딩거 침(Seldinger needle)을 사용하기 때문에 셀딩거법(Seldinger technique)이라고도 하며 현재 임상에서 주로 이용하는 조영방법이다. 먼저 소독된 천자부위의 피부를 천자가 용이하도록 조금 절개하고 셀딩거 침으로 동맥을 천자한 후 이를 통하여 안내철심(guide wire)을 혈관 속으로 넣고 셀딩거 침을 제거한다. 이어서 안내철심과 쉬스를 교환하고 쉬스를 통해 혈관 내에 카테터를 넣게 된다. 이어서 카테터를 검사하고자 하는 장기의 동맥까지 도달시킨 후 카테터에 조영제를 주입시켜 검사하는 조영법이다.

주로 오른 온넙다리동맥(right common femoral artery)을 천자하나 온넙다리동맥 천자가 어려울 경우에 겨드랑동맥(axillary artery) 또는 위팔동맥(brachial artery)을 천자하기도 한다. 동맥 경피 카테터법의 장점은 선택적 혈관조영술이 가능하며 경피적 동맥주입법에 비해 환자에 대한 고통과 부작용이 적고, 카테터의 교체 사용이 가능하기 때문에 인터벤션을 하는데 적합한 방법이다.

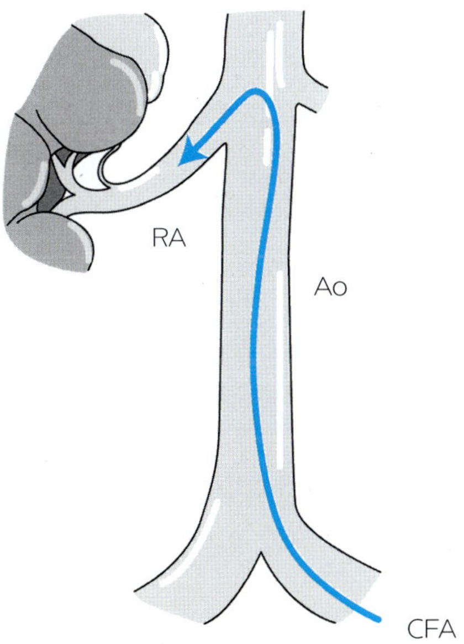

그림 1-5. 동맥 경피 카테터법의 모식도

④ 경정맥성 동맥조영법

이 조영방법은 정맥에 조영제를 주입하고 일정시간이 경과한 후 동맥을 관찰하는 조영법이다. 동맥은 산소가 풍부한 혈액을 공급하는 혈관이어서 동맥의 손상은 장기에 산소를 원활하게 공급하지 못한다. 그러므로 혈관조영술에서 동맥의 천자는 정맥에 비해 위험 부담이 따른다. 이러한 단점을 보완하기 위해 정맥을 천자하여 동맥을 관찰하게 된 것이다. 그래서 DSA가 도입된 초기에는 경정맥성 동맥주입법을 많이 이용하였다. 그러나 근래에는 카테터의 직경이 작아지고 천자로 인한 부작용이 현저하게 줄어들어, 정맥을 통해 동맥을 보는 방법은 거의 시행하지 않는다. 특히 이 방법은 정맥에 주입된 조영제가 심장을 거쳐 신체 각 부위로 순환하는 과정에서 혈액과 희석되기 때문에 목적 혈관이 선명하게 나타나지 않아 환자에게 많은 양의 조영제를 주입해야 하는 단점이 있다.

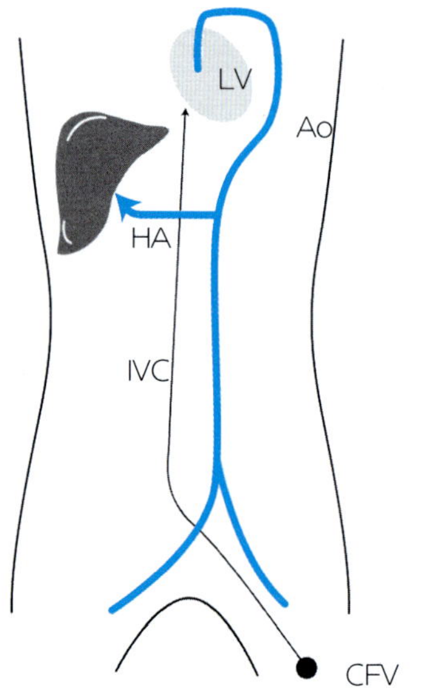

그림 1-6. 경정맥성 동맥조영법의 모식도

(2) 정맥조영법

① 경피적 정맥주입법

경피적 정맥주입법은 관찰하고자 하는 정맥 주위의 혈관을 경피적으로 직접 천자하여 조영하는 방법으로 정맥직접천자법이라고도 한다. 예를 들면 지라문맥을 조영하기 위해 지라문맥을 직접 천자하는 방법으로 경피 카테터법(Seldinger technique)이 보편화된 근래에는 거의 시행하지 않는다. 다만 문맥 색전을 하기 위한 인터벤션에서 문맥을 직접 천자할 때 이용한다.

② 정맥절개법

정맥절개는 반복적인 천자로 인해, 더 이상 천자하기 어렵거나 천자부위의 정맥이 손상되었을 경우 피부를 절개하여 정맥을 들어내어 직접 정맥에 천자침을 삽입하는 방법이다. 상대적으로 동맥절개법 보다 위험성이 적으나 여전히 정맥의 손상에 대한 위험이 따른다.

③ 정맥 경피 카테터법

정맥 경피 카테터법은 셀딩거 침을 사용하여 경피적으로 정맥을 천자한 후 안내 철심과 카테터를 사용하여 관찰하고자 하는 장기의 정맥에 카테터를 위치시킴으로써 선택적 또는 초선택적으로 정맥을 조영 하는 방법이다. 천자부위는 오른 온넙다리정맥(Rt. common femoral vein)이며, 이것의 접근이 불가능할 경우 겨드랑정맥(axillary vein), 위팔정맥(brachial vein), 속목정맥(internal jugular vein) 등을 천자하기도 한다.

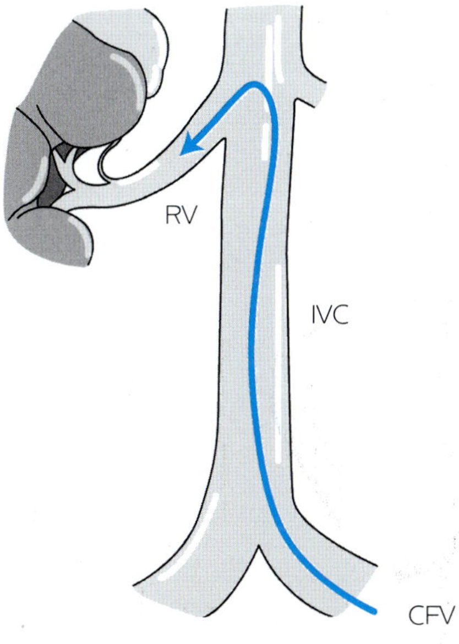

그림 1-7. 정맥 경피 카테터법의 모식도

④ 경동맥성 정맥조영법

이 조영법은 동맥을 천자하여 조영제를 주입한 후 일정시간이 지난 뒤에 정맥을 관찰하는 방법이다. 예를 들면 지라문맥을 조영하기 위해 오른 넙다리동맥을 천자하여 카테터 선단(catheter tip)을 복강동맥 축(celiac artery axis)에 고정시키고 복강동맥조영술(celiac arteriography)을 시행하는 것이다. 복강동맥에 주입된 조영제는 혈류의 이동에 따라 일정시간이 경과하면 문맥에 도달하여 지라문맥을 관찰할 수 있게 된다. 이와 같이 지연시간을 이용하여 동맥에 조영제를 주입하고 정맥을 관찰할 수 있다. 지연시간은 혈류의 속도에 따라 차이가 나며 혈류의 속도는 환자 상태에 따라 상이하다. 보통 복강동맥에 주입한 조영제가 문맥에 충만되는 시간은 성인인 경우 4~12초 정도이다.

이 방법은 동맥에서 정맥으로 이동하는 과정에서 조영제가 희석되어 농도가 저하되는 단점은 있으나 최근의 혈관조영은 DSA를 이용하기 때문에 영상 후 처리(postprocessing) 과정을 통해 농도 보정이 가능하여 문제가 되지는 않는다.

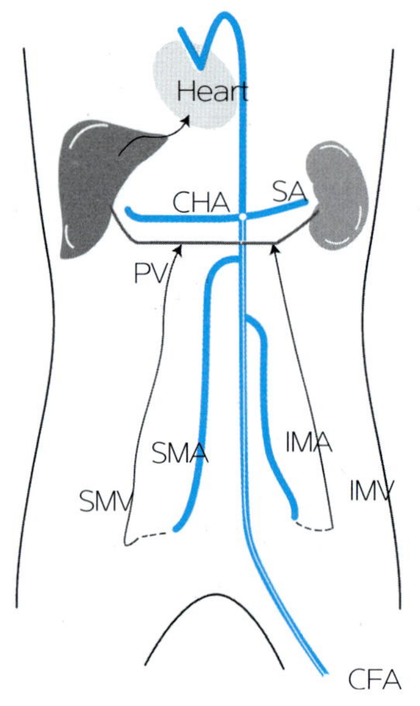

그림 1-8. 경동맥성 정맥주입법의 모식도

3 반전기법

혈관조영에서 반전(subtraction)이란 엑스선 영상의 흑백 대조도가 반대인 영상을 만들고, 이것을 이용하여 혈관만을 나타나게 하는 방법을 말한다. 즉, 네거티브 영상(negative image)을 포지티브 영상(positive image)으로 만들고, 포지티브 영상과 혈관조영상을 이용해 뼈와 연부조직을 제거하여 혈관만을 나타나게 하는 것이다.

반전기법에는 사진광학적 반전, 엑스선적 반전, TV 반전 그리고 보색원리를 이용한 칼라 반전기법(color subtraction) 등이 있으나 주로 해상력이 양호한 사진광학적 반전기법을 많이 이용하였다. 그래서 본 장에서는 사진광학적 반전기법에 대하여 설명하기로 한다.

사진광학적 반전기법은 반전 필름(subtraction film)을 사용하여 조영 전 필름(scout film, base film, negative film)으로부터 흑백이 반대인 포지티브 필름(positive film)을 만들고, 포지티브 필름과 혈관조영 필름(angiography film)을 중복시켜 음영 농도를 균등화시킴으로써 혈관 외의 불필요한 상을 제거시킨다. 실제로 혈관조영한 필름을 반전시키면 뼈와 연부조직의 음영은 제거되고 원하는 혈관상만 관찰되어 혈관질환의 진단에 도움을 준다. 그러나 1990년 이후 DSA가 일반화되면서 수작업을 이용한 반전기법은 현재는 이용하지 않는다. 그러나 사진광학적 반전기법의 과정을 알아야 DSA를 이해할 수 있다.

1) 사진광학적 반전(Photographic subtraction)

사진광학적 반전은 사진의 감광 원리를 이용한 것으로, 조영제가 주입된 혈관영상(angiography image)에서 조영제가 주입되기 전의 영상(scout image)의 농도를 빼서 뼈와 연부조직을 소거하고 혈관영상을 관찰하는 기법이다. 이것을 위해서는 반전에 필요한 장비와 반전 필름(subtraction film)이 필요하다. 사진광학적 반전은 비교적 사용방법이 간단하고 해상력이 좋기는 하나, 반전 필름을 만드는 과정과 프린트 필름을 노광시키는 노출 양에 따라 반전 영상의 질이 좌우되므로 현상기의 조건에 맞는 노출 조건을 미리 설정하는 것이 중요하다. 사진광학적 반전에 사용하는 기구 및 반전 방법은 다음과 같다.

(1) 기구 및 준비물

① 전용 프린터

사진 광학적 반전을 시키는 전용프린터 장비로써 필름을 감광시키는 노출시간과 노출강도를 단계별로 조절할 수 있어야 한다.

② 조영 전 필름(scout film)

조영 전 필름은 조영제가 주입되기 전에 검사된 초기의 필름으로 보통 혈관조영 검사의 0(zero)초의 필름이 해당된다. 조영 전 필름을 이용하여 마스크 상(mask image)을 만든다.

③ 혈관조영 필름(angiography film)

혈관조영 필름은 혈관에 조영제가 주입된 필름으로써 혈관조영 필름 중에서 반전시킬 대상이 되는 필름이다. 일반적으로 뇌혈관조영(cerebral angiography)의 반전상은 동맥위상(arterial phase) 중에서 동맥이 가장 잘 나타난 필름을 선택한다.

④ 반전 필름(subtraction film)

반전 필름은 엑스선 필름보다 대조도가 낮은 그라비어 필름(gravure film : 사진 제판에 의한 인쇄용 필름)이다. 이것은 유제가 보라색으로 편면 도포되어 있으며 조영 전 필름을 반전시켜 마스크 필름을 만드는데 사용한다.

⑤ 프린트용 필름(print film)

뼈와 연부조직의 음영을 제거하고 관찰 대상 혈관만을 나타내기 위한 용도로 사용되는 필름으로써 반전 필름이 사용하기도 하나, 보통 대조도가 높은 엑스선 필름을 사용한다.

(2) 방법

① 조영 전 필름과 혈관조영의 동맥영상이 가장 잘 나타난 필름을 선택한다.

② 조영 전 필름 위에 반전 필름을 놓고 전용 프린터를 이용해 일정시간 노출한 후 현상처리하여 반전 영상을 만든다. 이때 반전된 반전 필름을 마스크 영상(mask image)이라고 한다. 마스크 영상은 조영 전 필름과 완전히 흑백 농도가 반대인 영상이어야 한다.

③ 마스크 영상 위에 혈관조영의 동맥영상 필름을 겹쳐 놓고 음영이 완전히 중복되어 혈관만 잘 보이도록 조절한다. 그리고 필름이 움직이지 않도록 테이프로 고정한다.

④ 고정한 혈관조영영상 위에 프린트용 엑스선 필름을 놓고 움직이지 않도록 밀착시킨다(아래부터 마스크영상 필름, 혈관조영 필름, 미 노광 엑스선 필름의 순서).

⑤ 전용 프린터의 노출 시간을 적절히 조절한 후 노광시킨다.

⑥ 노광된 프린터용 엑스선 필름을 현상 처리한다.

⑦ 현상된 필름에서 뼈와 연부조직이 제거되고 혈관만 잘 나타났는지를 반전 영상에서 확인한다.

(3) 반전 과정의 영상

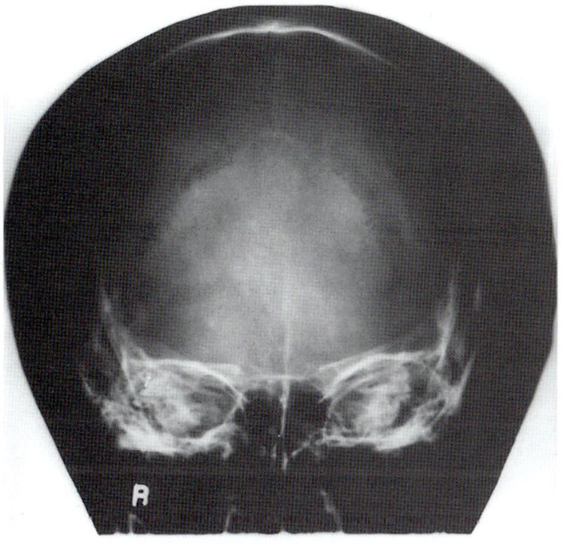

(a) 조영 전 필름(scout film)

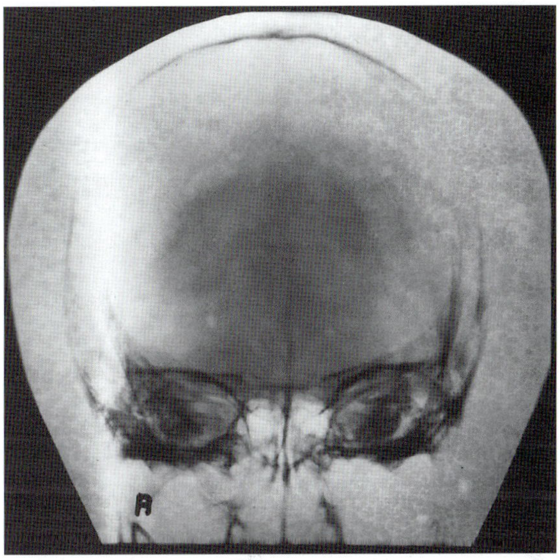

(b) 마스크 필름(mask film)

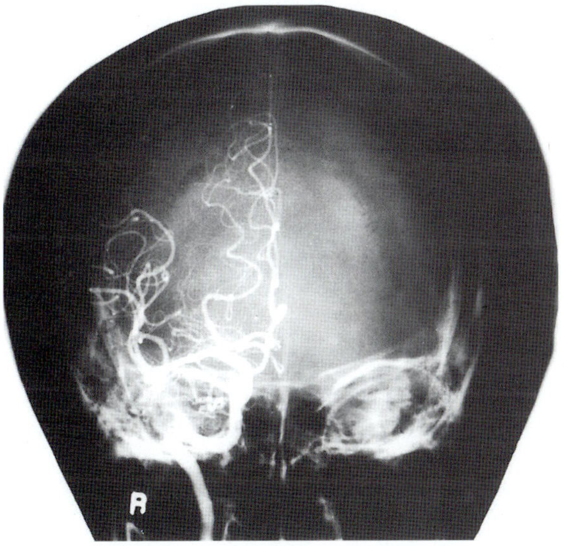

(c) 혈관조영 필름(angio film)

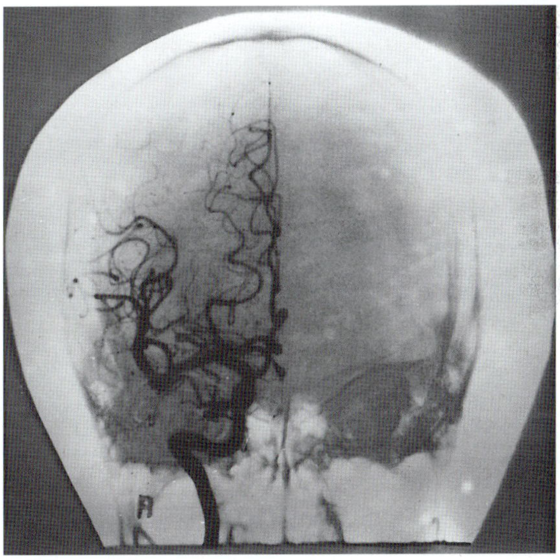

(d) 반전 영상(subtraction image)

그림 1-9. 반전 과정 영상

2 혈관진단용 엑스선 장치의 특성 및 부속기구

순환기계 조영술은 검사부위에 따라 심장·폐혈관조영(cardiac & pulmonary angiography), 뇌혈관조영(neuro angiography), 복부혈관조영(visceral angiography), 사지혈관조영(peripheral angiography) 등으로 구분할 수 있다. 이들 각각의 조영술은 방사선사를 비롯하여 의사, 임상병리사, 간호사, 간호조무사 등 서루 다른 직종의 인원으로 구성되어 진단 및 치료 업무를 하므로 팀워크가 매우 중요하다. 그리고 혈관조영실에는 혈관진단용 엑스선 장치를 비롯해 조영제자동주입기, 영상저장장치, 카테터(catheter), 안내철심(guide wire) 등의 기기 및 부속기구를 많이 사용하며, 혈관을 천자하는 검사이므로 불결에 의한 환자의 감염을 방지하기 위하여 자주 손을 세척하고 수술 가운을 입는 등의 세심한 주의가 필요하다. 또한 한 번의 실수가 환자의 생명과 직결되는 위험이 따르므로 숙련되고 섬세한 기술이 필요하다. 그래서 혈관조영실 근무자는 촬영실의 청결과 정리·정돈은 물론 엑스선 발생장치 및 부속기구들을 필요에 따라 적절히 활용할 수 있도록 잘 배치하여야 하고 장비 및 부속기구의 사용을 평소에 익혀 두어 신속하게 검사에 임해야 한다. 또한 응급상황에 대비해 응급체계를 확립하고 응급시 대처 방안을 숙지하여야 한다. 특히 방사선사는 검사의 효율적인 진행을 위해 혈관 해부학을 자세히 숙지하고 있어야 한다. 모니터의 영상은 2차원적이고 안내철심과 카테터의 움직임은 3차원적이므로 혈관 주행의 입체적인 이해가 필요하다. CT, MRI, 초음파 영상의 단면을 입체적인 관점으로 관찰하는 습관을 갖는 것은 혈관의 주행을 이해하는데 많은 도움이 된다.

혈관조영술은 대부분 수술 또는 인터벤션 전에 시행하는 마지막 검사이므로 혈관조영술을 하기 전에 환자의 병명과 병소 부위를 파악하고 이전에 시행한 USG, CT, MRI 영상에서 질병의 분포를 관찰하여 혈관조영술의 진행에 대한 정보를 파악해야 한다.

혈관조영은 혈류의 동태를 파악하는 것이 주된 목적이므로 이를 만족하려면 엑스선이 조사되고, 조영제가 주입되고, 연속해서 촬영하는 시스템을 이루는 3박자가 연동되어야 한다. 이 장에서는 이들에 관한 내용에 대하여 설명하고자 한다.

1 엑스선 발생장치

인체의 심장 박동이나 혈류의 속도는 빠르게 진행하기 때문에 엑스선검사시간은 가능한 짧게 하여 연속적으로 검사하여야 한다. 혈관조영술은 장기로 유입되고 유출되는 동맥, 모세혈관, 정맥의 연속적인 흐름을 관찰하는 검사로, 이것을 나타내기 위해서는 초당 여러 번을 연속적으로 촬영하여야 한다. 따라서 혈관조영 엑스선 장치는 단시간 정격 및 열용량이 큰 엑스선 발생장치가 필요하다. 대용량으로써 3상 다 피크 평활전압(정관전압), 또는 완전 직류형 장치가 적합하다. 양극은 3배 또는 6배 고속 회전양극 엑스선관이 좋다. 그리고 불완전한 전원 상태는 영상의 질에 직접적인 영향을 미치기 때문에 장치마다 전원을 각기 사용하여야 하고 전원 용량은 반드시 규격치를 사용하여야 한다.

복부 DSA의 경우, 70 kv, 100 mA, maximum run time 20초로 시행하면 약 140 kHU의 부하가 발생한다. 현재 대부분의 디지털 투시장치(DF)의 축열용량은 10회 이상 연속적으로 사용하더라도 최대허용 축열용량을 초과하지 않게 설계되어 있다. 하지만 혈관조영장치는 연속적인 부하를 고려하여 가능한 최대허용 축열용량을 늘리고 선예도를 증가시키기 위해 극소초점을 사용할 수 있는 장치가 요구된다. 최근에는 뇌혈관조영에서 마이크로 혈관(micro vessel)의 시술 비중이 증가함에 따라 소초점과 대초점 외에 극소초점(micro focus)을 추가한 3초점 엑스선관(3-focus type X-ray tube)이 많이 사용되고 있다. 또한 액체상의 회전 베어링 엑스선관(liquid bearing X-ray tube)의 개발로 엑스선 발생시간의 지연 없이 순간의 엑스선 촬영이 가능해짐으로써 더욱 신속한 혈관촬영이 가능하게 되었다(그림 2-1). 그리고 뇌혈관 출혈

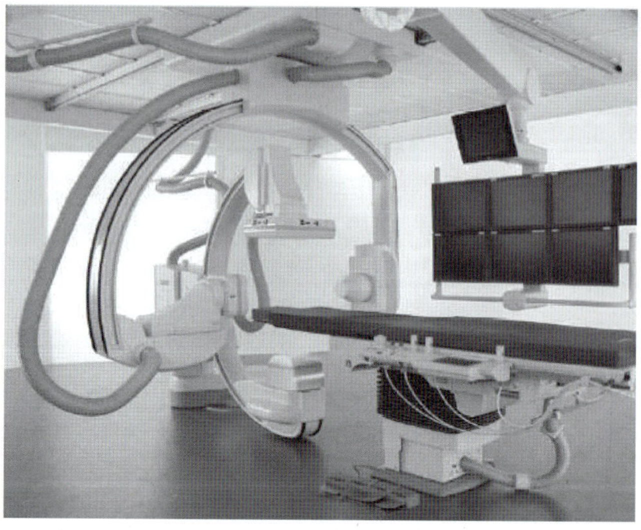

(a)

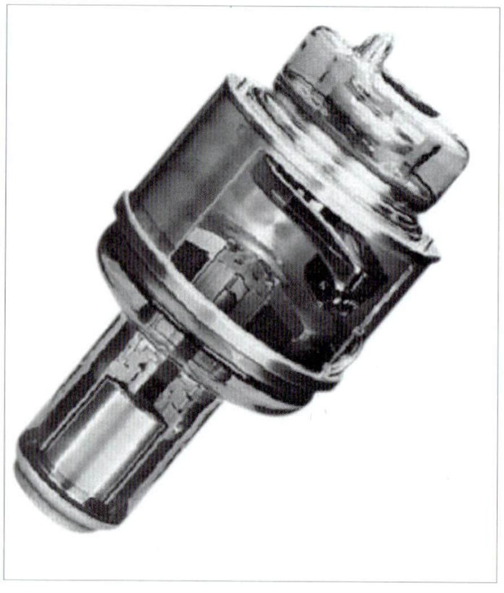

(b)

그림 2-1. Biplane DSA 장치(a)와 3초점 X선관(b)

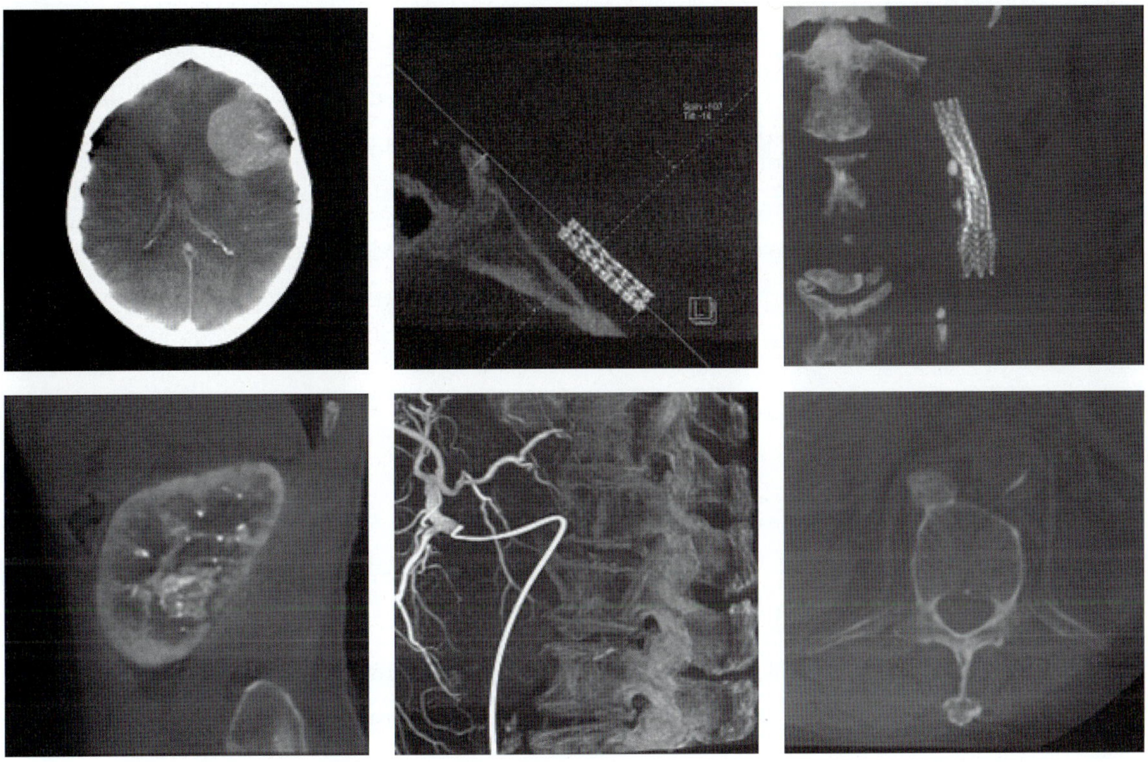

그림 2-2. 혈관-CT 영상(angio-CT image)

(intracerebral bleeding)이 의심되는 응급환자인 경우 CT촬영 후 혈관조영을 해야 하는 불편함에 착안하여, 혈관조영실 내에서 혈관 촬영장치로 CT영상을 구현하는 혈관-CT 영상(angio-CT image) 장치가 개발되었다(그림 2-2). 이것은 두경부(head and neck) 뿐만 아니라 복부 및 각 기관까지 혈관-CT 영상촬영의 범위를 넓혀감에 따라 기존의 혈관 촬영실 내에서 만들 수 없었던 새로운 영역의 진단을 가능하게 함으로써 획기적으로 발전된 인터벤션의 접근이 이루어질 것으로 보인다.

2 고속연속 촬영장치

고속연속 촬영장치는 빠른 혈류의 흐름을 정지된 상으로 촬영하여 기록하는 장치이다. 이 장치는 엑스선 조사와 함께 연속해서 촬영할 수 있는 시스템이 연계되어 있어서 여러 장의 영상이 엑스선 조사와 동시에 고속으로 촬영된다. 심장혈관조영술과 뇌혈관조영술은 입체적으로 영상을 이해하여야 하기 때문에 정면과 측면의 2방향에서 동시에 연동되는 2방향 동시촬영(biplane radiography)을 할 수 있게 양쪽에 고속연속 촬영장치가 연결되어 있다.

DSA가 개발되기 이전에는 필름 고속연속 촬영장치를 사용하였다. 이것은 cassette changer, serial film changer, puck film changer 그리고 roll film changer 등으로 발전하였다. DSA가 도입된 초기에는 필름 해상력이 디지털 검출기 해상력 보다 좋아 미세혈관을 관찰하거나, 환자의 움직임에 의한 불선예도가 생기면 필름 고속연속 촬영장치인 puck film changer를 사용하기도 하였다. 그러나 DSA와 PACS system이 연동된 현재에는 puck film changer를 사용하면 영상을 저장하여 전송할 수 없으므로 사용하지 않는다. 그러나 연속촬영의 원리를 알아야 혈관조영검사를 이해할 수 있으므로 필름 고속연속 촬영장치를 간단히 소개한다.

1) 카세트 교환장치

카세트 교환장치는 거의가 전동식으로 뇌혈관, 사지 및 복부혈관 등과 같이 비교적 움직임이 적은 장기에 사용하였다. 이 장치는 무거운 카세트 자체를 이동해야 하기 때문에 촬영매수가 2~3매/초에 불과하여 심장과 같이 운동이 심한 장기를 촬영하기에 부적합하다. 그러나 증감지와 필름의 밀착성이 뛰어나 선예도가 좋은 영상을 얻을 수 있다. Cassette changer는 1950년 serial film changer가 개발·보급되면서 대체되었다.

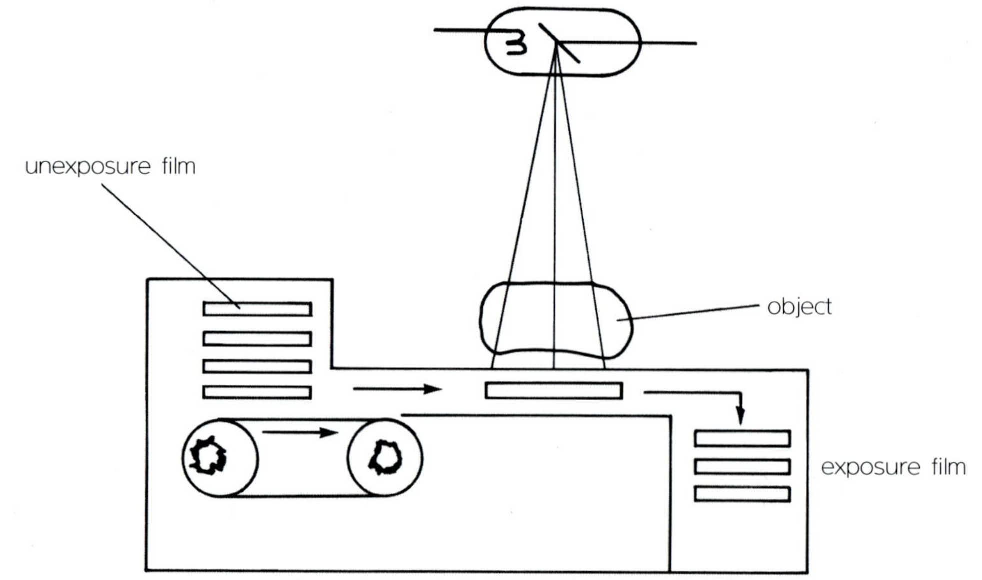

그림 2-3. Cassette changer

2) 연속필름 교환기

DSA가 보급되기 이전에 혈관조영술에서 가장 널리 사용된 필름 고속촬영장치이다. 심혈관조영을 제외한 검사는 모두 이 방식을 채용하였다. 이 장치는 공급 매거진과 수급 매거진이 있어 공급 매거진(supply magazine)에서 공급된 필름이 촬영대에서 촬영되어 수급 매거진(recieve magazine)으로 넘어가게 고안된 장치이다. 공급 매거진에는 20~30매의 필름을 장전할 수 있으며 모터(motor)의 구동장치와 스크류(screw)의 회전에 의해 자동이송장치(auto feeder)가 작동된다. 자동이송장치는 공급 매거진에서 필름을 순차적으로 이동시켜 압박테이블(compression table)을 거쳐 수급 매거진으로 이동하게 한다. 압박테이블에서는 압착과 하강운동을 반복하여 필름과 증감지가 밀착되게 하며 압착 때 엑스선이 조사되고, 하강 때 필름이 수급 매거진으로 넘어 간다. 촬영매수는 6매/초이다. 비교적 필름과 스크린의 밀착성이 좋아 양호한 영상을 얻을 수 있었으나 혈관촬영을 하려면 투시로 관찰한 후에 serial film changer를 따로 설치해야 하는 번거로움이 있다. DSA system이 도입된 이후에는 serial film changer는 puck film changer로 대체되었다.

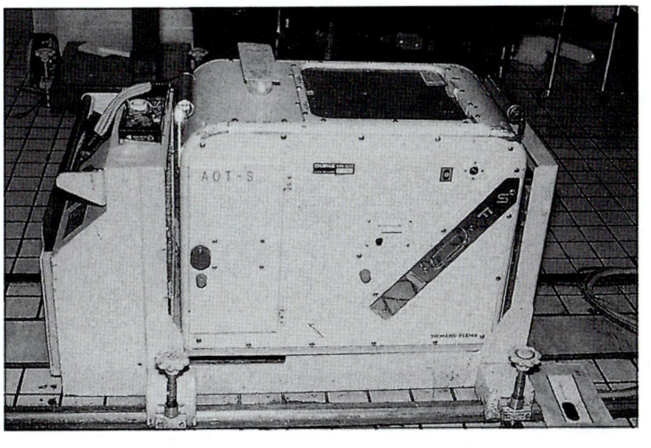

그림 2-4. AOT changer

3) Puck film changer

DSA 장치가 개발되면서 상대적으로 필름 혈관조영술의 비중이 줄어들었으나 우리나라의 경우 1990년 중반까지 DSA와 필름 혈관조영술을 병행하였다. DSA는 기본적으로 마스크 상을 이용해 조영상을 만들어내므로 움직임이 심한 환자는 puck film changer를 사용하였고, 또한 이 시기는 엑스선 필름의 해상력이 디지털장치의 해상력 보다 우수하여 뇌혈관과 같이 미세한 혈류를 관찰하기 위해서 필름 혈관조영술을 선호하였다.

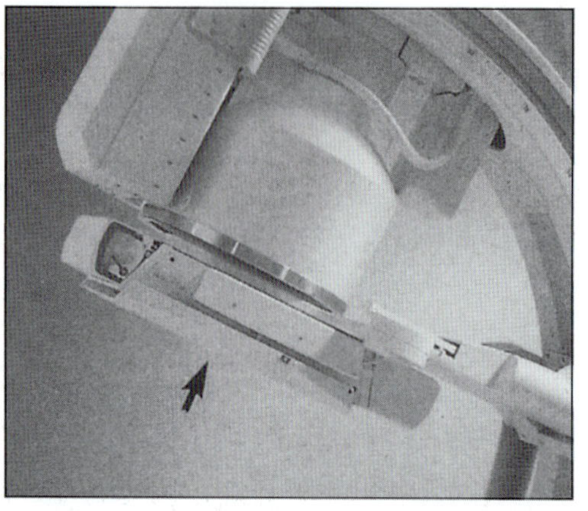

그림 2-5. Puck film changer (화살표)

Puck film changer는 serial film changer에 비해 크기가 작고 구조가 간단하다. 특히 형광증배관과 puck changer가 90°로 연결되어 있어 사용이 간편하고 능률적이다. Serial film changer는 투시(fluoroscopy)와 촬영(radiography)이 분리되어 있어, 이 과정에서 환자가 움직여 선택 부위에서 카테터가 이탈하는 경우도 있었으나 puck film changer는 형광증배관과 puck changer의 교환이 용이하여 투시에서 촬영으로 이행하는 시간이 짧기 때문에 환자의 움직임을 방지할 수 있을 뿐 아니라 만약에 움직임이 있더라도 투시 하에서 즉시 확인할 수 있어 검사 시간을 단축하는 장점이 있었다.

필름은 공급 매거진과 수급 매거진 사이의 압착에 의해 이송되며 장전매수는 20매, 순간 촬영매수는 3매/초이다. 장치의 크기는 serial film changer의 1/10 정도이며 비교적 양호한 영상을 얻을 수 있었다.

4) 긴 필름 교환장치

Roll film changer는 roll film을 빠른 속도로 돌려 심장과 같이 운동이 심한 장기를 촬영하는 기구이다. 필름은 두루마리 휴지처럼 둥글게 감겨져 있고 공급 매거진에서 촬영된 것은 수급 매거진으로 빠르게 이동한다. 필름 직경은 35 mm, 100 mm, 105 mm 등으로 다양하며 길이는 100~300 feet 정도이다. 촬영수는 1~190장/초까지 고속촬영이 가능하다. Roll film changer는 puck film changer에 비해 장치의 크기가 아주 작고 선예도가 높은 영상을 얻을 수 있으나 영상의 크기가 작은 단점이 있다. 이 장치는 단독으로 사용하기도 하지만 다른 film changer와 같이 부착되어 있어 보조적으로 사용하는 경우가 많았다.

이 외에 고속으로 영상을 기록하는 방법은 VTR에 검사장면을 녹화하는 VTR녹화법이 있다. 이 방법은 조작이 간편하고 신속하게 관찰할 수 있으며, 경비가 저렴하고 피폭선량을 감소시키

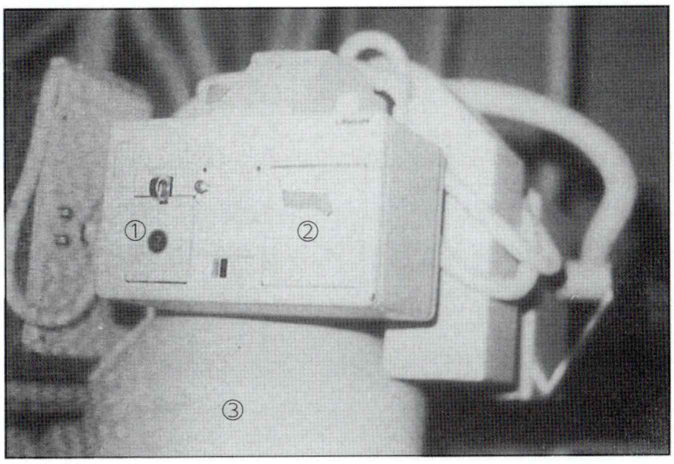

① 긴필름 공급 매거진(supply magazine of roll film)
② 긴필름 수급 매거진(receive magazine of roll film)
③ 형광증배관(I.I tube)

그림 2-6. Roll film changer

는 장점이 있다. 그러나 영상의 질이 떨어지고 편집을 해야 하는 단점이 있어 거의 사용하지 않으며, 현재는 모두 CD로 대체하여 사용하고 있다.

각각의 연속촬영장치에 대한 성능은 다음과 같다.

표 2-1. 고속연속 촬영장치의 성능비교

	cassette	AOT	puck	roll
촬영회수	1~2/s	6/s	3/s	1~190/s
장전회수	12회	20~30회	20회	100 feet
장치크기	대	대	중	소
영상의 질	양호	비교적 양호	비교적 양호	양호
영상크기	실물	실물~확대	실물~확대	축소

3 검출기(Detector)

검출기는 1950년에 아날로그 장치 시스템인 형광증배관(image intensifier)이 사용되어 오다가 디지털장치 시스템의 개발과 함께 2000년에 디지털 평판 패널(digital flat panel:DFP)이 개발·보급되어 사용하고 있다. 검출기는 엑스선 투시상을 관찰하는데 이용하는 장치로 활용되고 있으며 혈관조영에서는 엑스선 영상의 수신장치로써 매우 중요한 역할을 한다.

형광증배관은 엑스선을 가시광선으로 변환시키는 역할과 입력형광면에서 출력형광면으로 광전자가 진행하면서 증폭하여 휘도를 높이는 두 가지 역할을 한다. 입력형광면에서 발생한 약한 광전자는 전기적으로 가속되고 증폭되어 출력형광면에 도달하게 된다. 이것은 출력형광면에서 육안으로 인식할 수 있는 고 휘도의 형광상으로 되며, 이 영상을 TV 카메라로 촬영하여 모니터에서 관찰할 수 있게 된다. 직접 엑스선이 조사되는 입력형광면의 형광물질은 보통 요오드화세슘나트륨(CsI·Na)을 사용하고 출력형광면의 형광물질은 유화아연은(ZnS·Ag)을 사용한다. 형광증배관 입력면의 크기는 일반적으로 6~14인치 사이에서 선택하여 사용할 수 있다. 복부 또는 하지와 같이 넓은 부위를 관찰하려면 12인치 이상을 선택하고 좁은 영역에서 미세한 혈관을 관찰할 때는 6인치를 선택하여 관찰한다. 그러나 확대상으로 관찰하면 엑스선량이 많아져 엑스선관구 부하가 증가한다.

형광증배관은 입력면은 넓은 곡면형이고 출력면은 좁은 직선형 구조로 되어 있다. 이러한 기하학적인 구조는 중심부와 주변부의 휘도 차이, pin-cushing artifact, 광전막에서의 크로스토크, 출력면과 입력면에서의 산란 등을 일으켜 영상의 질을 저하시키는 요인으로 작용한다. 이것을 보완한 검출기가 디지털평판패널검출기(digital flat panel detector : DFP)이다. DFP는 입력면과 출력면이 평판 구조이고 입력면과 출력면의 거리가 짧아 형광증배관이 갖는 단점을 극복할 수 있다.

디지털방사선촬영(digital radiography : DR) 방법은 간접방식(indirect DR)과 직접방식(direct DR)이 있다. 간접방식은 전하 결합 소자형(CCD type)과 평판 패널 검출기형(flat panel detector type)이 있으며, 직접방식은 모두 flat panel detector type이다. 간접방식의 flat panel detector type은 그림 2-7과 같이 형광물질, 실리콘 패널, 데이터 송신 과정 등의 3층 구조로 되어 있다. 형광물질(CsI·Na)은 엑스선을 가시광선으로 변환시키고, 그림 2-7(b)와 같이 무정형 실리콘 패널(amorphous silicon panel)은 영상의 가장 작은 단위를 구성하는 수많은 photodiode와 thin film transistors (TFT)로 구성되어 광전자(light photon)로부터 전기적 하전을 띄게 하여 데이터를 수집하고 디지털 신호를 얻게 한다. 이로써 DFP는 형광증배관에 비해 높은 휘도 변환율을 얻게 될 뿐 아니라 영상면에서도 왜곡과 잡음 없이 전체적으로 균질하고 획일성 있는 높은 해상도의 영상을 얻을 수 있다. 한편, 직접방식은 간접방식과 같은 빛의 변환 과정을 거치지 않고 전기신호를 디지털 신호로 변환시킨다. 따라서 간접방식에 비해 빛 확산의

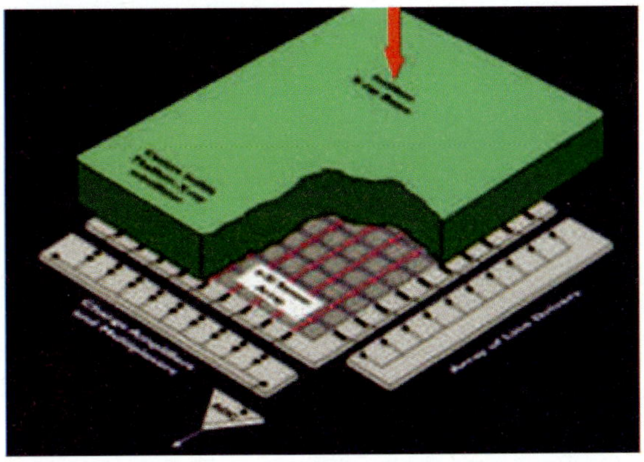

(a)

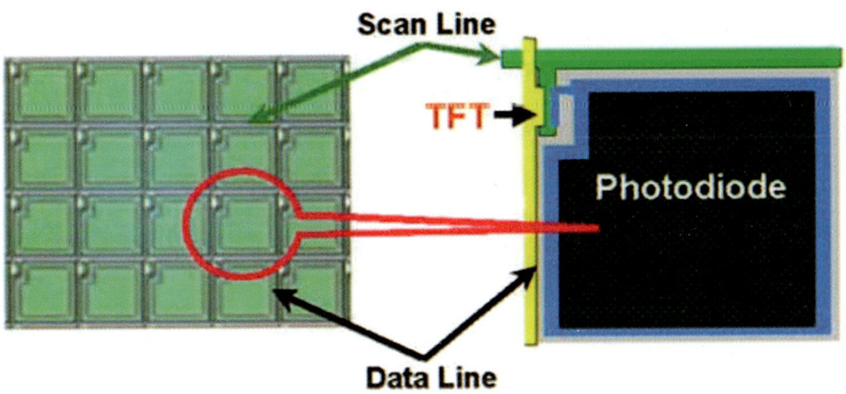

(b)

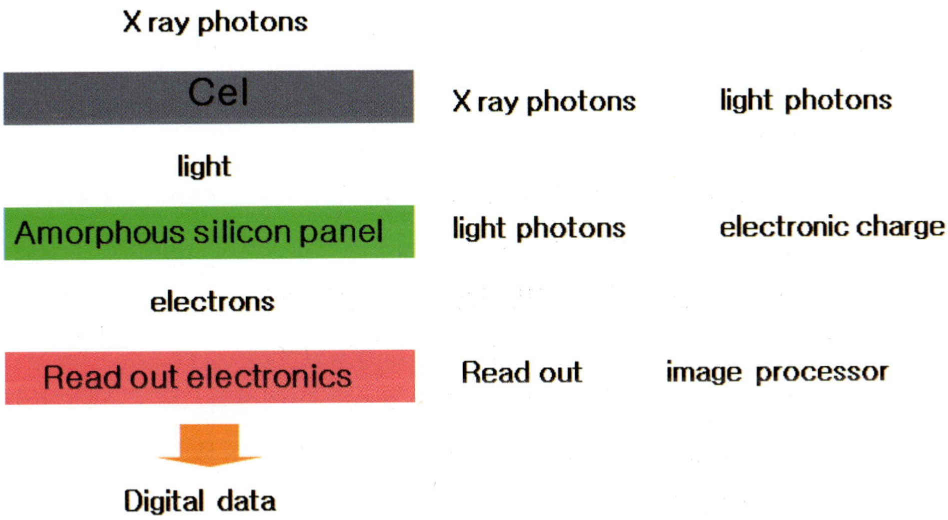

(c)

그림 2-7. flat-panel detecter의 모형(a, b)과 역할(c)

영향이 없어 영상이 우수하다. 그러나 구성요소 중의 하나인 셀레늄의 물리적 특성 때문에 고전압이 인가되고 이로 인해 내구성이 저하되는 단점이 있다.

4 TV 카메라

TV카메라는 검출기에 나타난 투시상을 촬영하여 관찰모니터(view monitor)에 보여주는 장치이다. 출력면에 나타난 투시상은 충분히 육안으로 볼 수 있는 휘도를 갖고 있으나 위치상으로 시술자가 관찰하기에 부적합하다. 그러므로 출력면에 나타난 투시상을 TV 카메라에서 촬영하여 시술자의 정면에 설치한 모니터를 통해 관찰하게 된다. DSA에서는 TV 카메라에서 얻은 아날로그 전기신호를 디지털 신호로 변환시켜 연산처리 한다. 즉, 투시상 농도 차이를 아날로그 신호의 강약으로 변환하여 송출하게 된다. 주사선의 수는 과거에 512 × 512를 사용하였으나 근래에는 1024 × 1024가 일반화되어 DSA의 공간분해능이 많이 향상되었다.

5 DSA 촬영장치

1) DSA의 원리

DSA는 DFP(또는 I.I tube)과 TV 카메라로부터 얻어진 아날로그 전기신호를 AD변환기에 의해 디지털화해서 대수변환 한 후에 영상처리 프로세서에서 live상과 mask상의 감산을 시행하고 혈관상을 얻는 방법이다. 간단히 설명하면, DSA는 영상의 농도를 계수적으로 디지털화하여 뼈와 연부조직을 소거하고 혈관영상만 나타나게 하는 방법이다.

디지털 영상이란 아날로그 신호를 변환시켜 화소(pixel)를 이산적으로 분할하여(512 × 512 또는 1024 × 1024) 각각의 농도 값을 정수 값으로 나타내 얻은 영상으로써 신호의 해석과 처리에 의해 영상의 변환을 자유롭게 조작하는 장점을 갖는다. 즉, DSA는 계수 함수적 원리를 이용하여 감산 처리한 것으로써 마스크 상과 조영제가 주입된 영상은 모두 수치 군으로 변환되어 주기억장치에 기억되며 이것이 대수적으로 감산되어 뼈와 연부조직의 음영은 제거되고 혈관상만 관찰할 수 있게 한 것이다. 따라서 DSA는 필름 혈관조영술(conventional angiography)에 비해 재현성이 좋고 농도의 변경을 자유롭게 할 수 있어 적은 양의 조영제를 사용해도 항상 일정한 농도의 영상을 얻을 수 있으며 실시간 촬영과 영상의 저장, 후처리 과정으로 영상의 조작·변경이 용이하다.

이러한 것이 가능하기 위해서는 아날로그 신호를 디지털 신호로 바꾸는 아날로그/디지털 변환기(A/D converter), 영상을 기억하고 저장하는 영상기억장치(image memory)와 저장장치(digital storage), 영상을 처리하고 변환시키는 영상처리기(image processor) 그리고 영상을 관찰할 수 있는 영상모니터(TV monitor) 등이 필요하다. 특히 심혈관조영술(cardiac angiography)과 같이 움직이는 동작을 관찰하려면 고속도 디지털 저장의 실시간 디지털 디스크(realtime digital disk of high speed data transfer)가 필수적이다.

2) DSA의 촬영기법

(1) 순차 모드(serial mode)

DSA의 기본적인 촬영기법으로써 조영제 주입 직후에 영상을 디지털 처리하여 마스크 상을 기억시키고, 엑스선 조사시간이 진행되면서 마스크 상과 조영상이 중복되어 서브트렉션된 혈관상 만을 관찰하는 방식이다. 이것이 진행되는 과정의 영상을 live상이라고 한다.

순차모드는 보통 1~3 frame/sec로 영상화하기 때문에 움직임이 심하지 않은 뇌, 복부, 사지 등에 적용하며 심장과 같이 움직임이 심한 장기의 조영촬영은 어렵다. 조영촬영된 영상의 저장은 CD, 비디오테이프(VTR tape), CRT 필름 또는 laser 필름에 기록하나 현재 테이프나 필름은 사용하지 않는다.

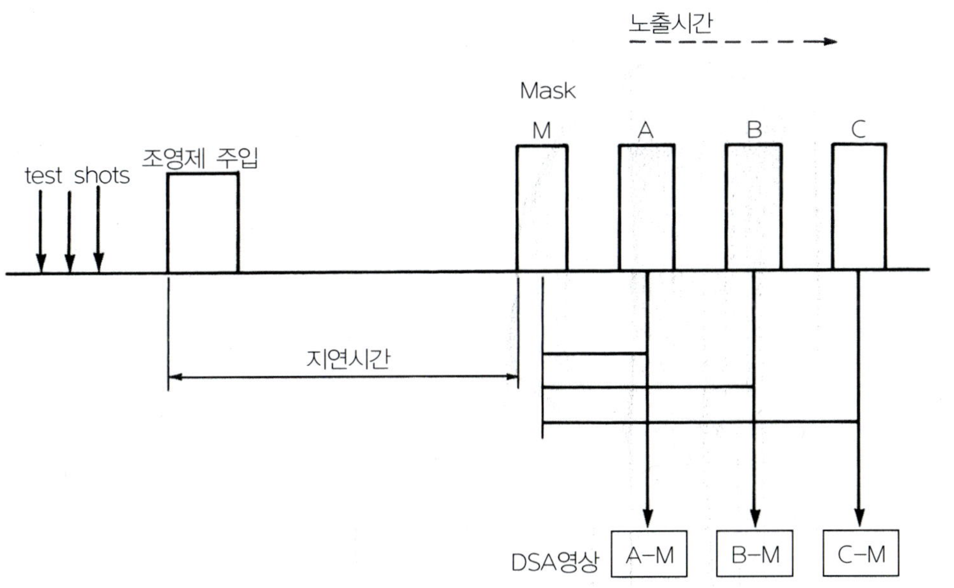

그림 2-8. 순차모드 영상처리 과정

(2) 연속모드(continuous mode, mask mode fluoroscopy)

마스크 상을 기억한 후 조영제를 주입하여 투시상을 10~30초간 기억장치에 기억해, 즉시 서브트렉션 상(subtraction image)으로 관찰하는 방법으로 엑스선 TV 투시에 해당된다고 할 수 있다.

30 frame/sec 이상의 고속 주사를 나타낼 수 있기 때문에 심장과 같이 움직임이 심한 장기에 적용할 수 있으며 동영상의 저장은 실시간으로 CD, VTR tape 등에 기록·보존한다.

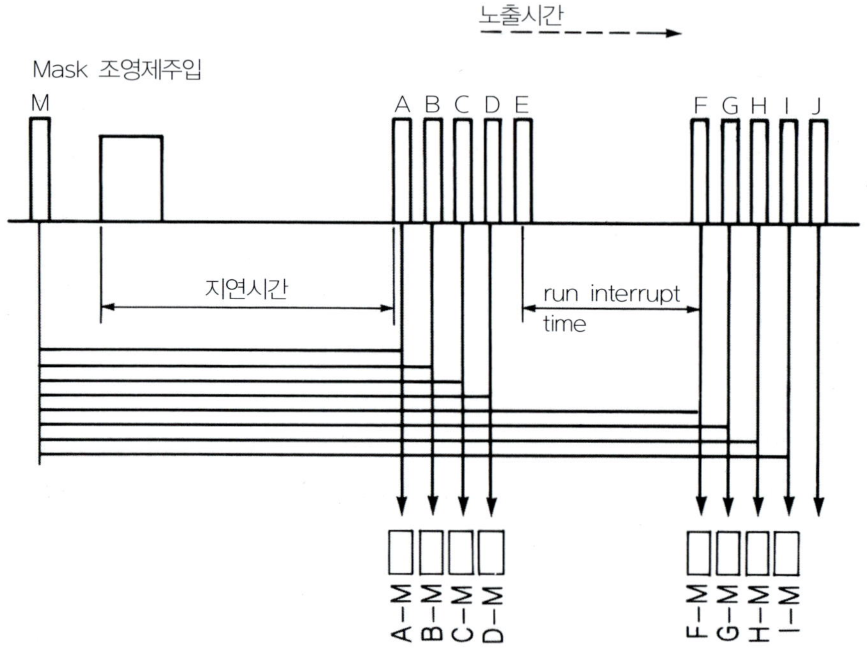

그림 2-9. 연속모드 영상처리 과정

(3) 위상차모드(time interval differencing : TID mode)

이것은 continuous mode와 유사하나 가능한 마스크 상과 혈관조영상과의 어긋남을 방지하기 위해 마스크 상을 변환시키면서 조영제의 이행을 동적으로 관찰하는 방법이다. 즉, 마스크 상을 고정시키지 않고 일정 간격을 두고 가변적으로 변환시키는 방법으로써 심실, 심방벽 등의 관찰에 적합하다.

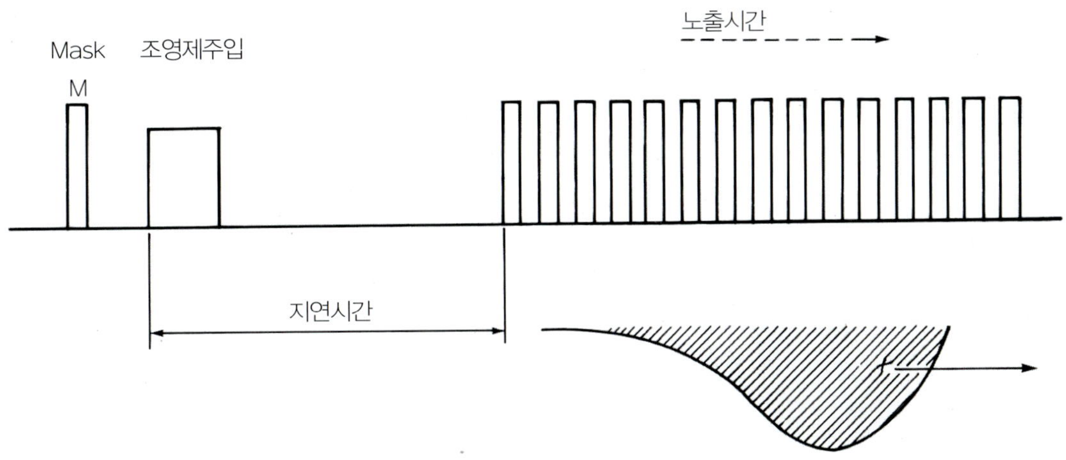

그림 2-10. 위상차모드 영상처리 과정

3) DSA의 주요 기능

실질적으로 DSA가 우리나라에 도입된 것은 1980년대 초이며, 그 후 여러 종합병원에 DSA가 보급되었고 1990년에 접어들면서 컴퓨터와 반도체 공학의 눈부신 발달로 기능이 보완된 새로운 DSA 장치가 개발되어 현재에 이르고 있다. 2000년 이후 DSA는 과거의 필름 혈관조영술에 비해 검사방법이 용이해지고, 검사종류가 다양해졌으며, 고해상력과 다양한 기능이 추가되면서 미세한 병변의 식별이 가능해지고 인터벤션에 대한 접근이 매우 용이해졌다. 이것은 DSA의 다양한 기능이 공헌한 바가 크다. DSA의 중요한 기능들은 다음과 같다.

(1) 로드 매핑(road mapping)

로드 매핑의 사전적 의미는 "지도를 도표화 한다"이며, 혈관조영술에서 로드 매핑은 혈관의 길을 작성하여 놓고 그 길을 보고 카테터를 조작한다는 의미이다. 즉, 투시 하에서 조영제를 1회 주입함과 동시에 정지 혈관상을 만들어 저장해 놓고 그 영상을 참고로 하여 추적 관찰하면서 원하는 부위까지 카테터를 삽입하는 기능이다. 로드 매핑의 영상은 조영상과 흑백이 반전된 영상으로 투시상의 DSA상이라고 표현할 수 있다.

환자의 움직임이 없다면 정지 혈관상의 혈관을 관찰하면서 원하는 부위에 카테터 삽입술(catheterization working)을 시행할 수 있어 초 선택적 혈관삽입이 가능하다는 이점이 있다. 로드 매핑의 기능이 없었을 때는 선택적 삽입술을 하기 위해서는 혈관의 분지부를 확인하기 위해 그때마다 투시 상에서 조영제를 수동주입(hand injection)하고 관찰하였으나, 이 기능이 개발되면서 저장된 영상에서 검사대상 혈관의 분지부를 TV 모니터 상으로 확인할 수 있게 되었다. 따라서 조영제 사용량의 감소는 물론, 환자피폭의 감소, 검사시간 단축, 환자의 고통 등을 감소시킬 수 있다. 특히 이 기능은 초 선택적 삽입술이 필요한 색전술을 시행할 때 유용하게 이

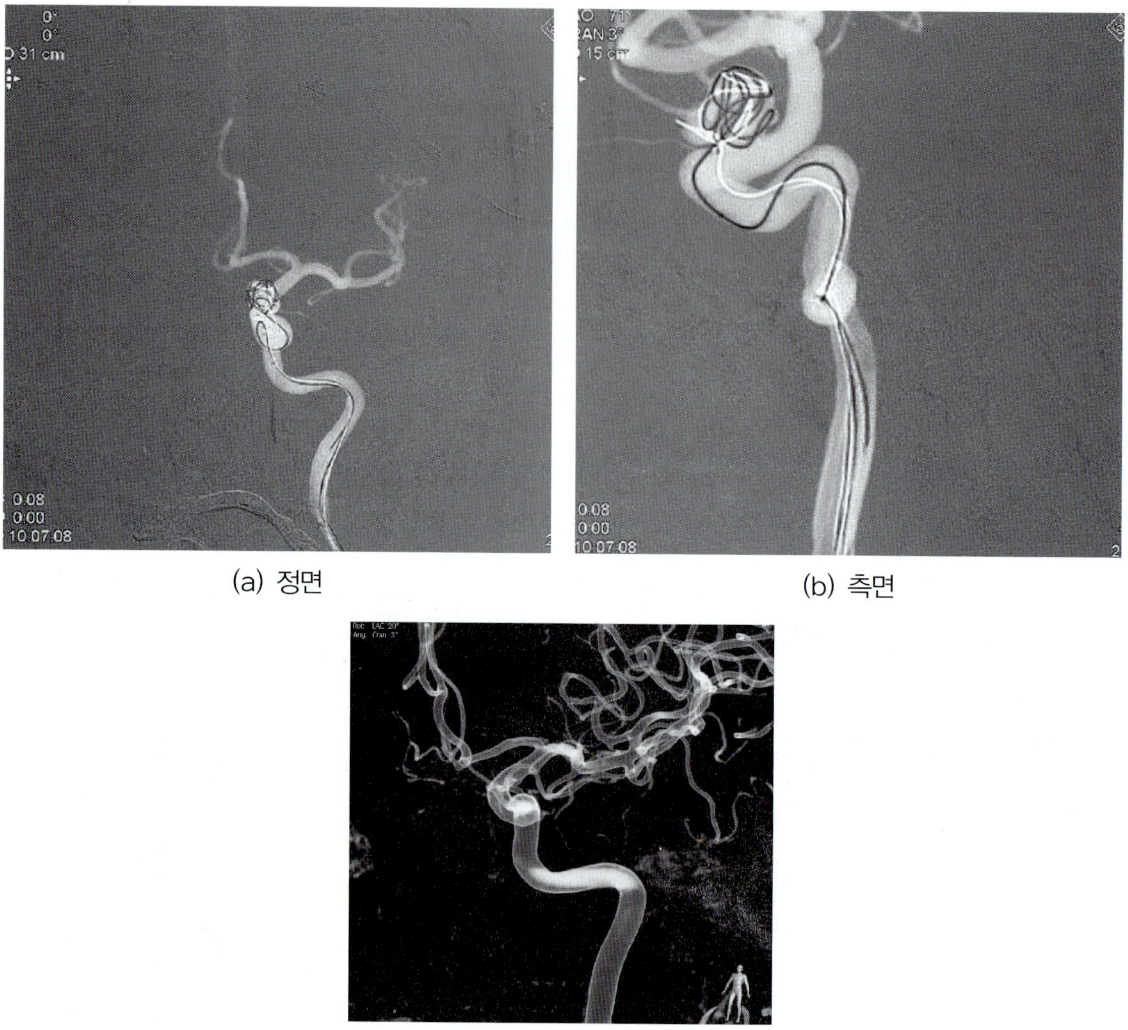

(a) 정면

(b) 측면

(c) 3차원

뇌동맥류에 로드매핑을 이용해 혈관의 주행을 파악하고 coil을 병소부위에 위치시킨 것을 볼 수 있다.
(a) 2차원 정면, (b) 2차원 측면, (c) 3차원

그림 2-11. 로드 매핑 영상

용된다. 최근에는 디지털 영상장치(digital imaging system)와 영상 소프트웨어(image software)의 발달로 인해 이미 촬영한 3차원 영상(3D image)을 로드매프 이전의 정지 혈관상으로 이용함으로써 더욱 정밀한 로드매핑 기능이 가능해졌다.

(2) 회전 디지털 조영(rotating DSA)

엑스선관과 연계된 검출기(DFP)가 관찰대상 부위의 혈관을 중심으로 360° 회전하면서 촬영하는 기능이다. 과거에 뇌동맥자루를 촬영하려면 정면, 30°, 60°, 90° 방향에서 여러 번 촬영하여 동맥자루의 형태를 관찰하였다. 그래서 조영제 사용량, 검사시간, 피폭선량 등이 많이 증가하

였다. 그러나 회전 디지털 조영은 마치 단층 촬영과 유사하게 병소 부위를 중심으로 엑스선관을 회전시키면서 연속적으로 촬영함으로써 여러 번 촬영하는 단점을 보완하게 되었다. 회전 디지털 조영은 그림 2-12와 같이 조영제를 한 번 주입함과 동시에 엑스선관과 검출기가 병소 주위를 회전하면서 자동적으로 연속 촬영하게 된다. 여러 번 조영제를 주입하거나 엑스선을 조사하지 않기 때문에 환자의 부작용과 고통을 감소시킬 수 있으며, 전체적인 조영검사 시간을 단축시키는 장점은 물론, 이를 후처리하여 3차원의 입체적인 영상을 볼 수 있다. 이 기능은 뇌 동맥자루(cerebral aneurysm)의 검사와 3D DSA에 유용하게 이용한다.

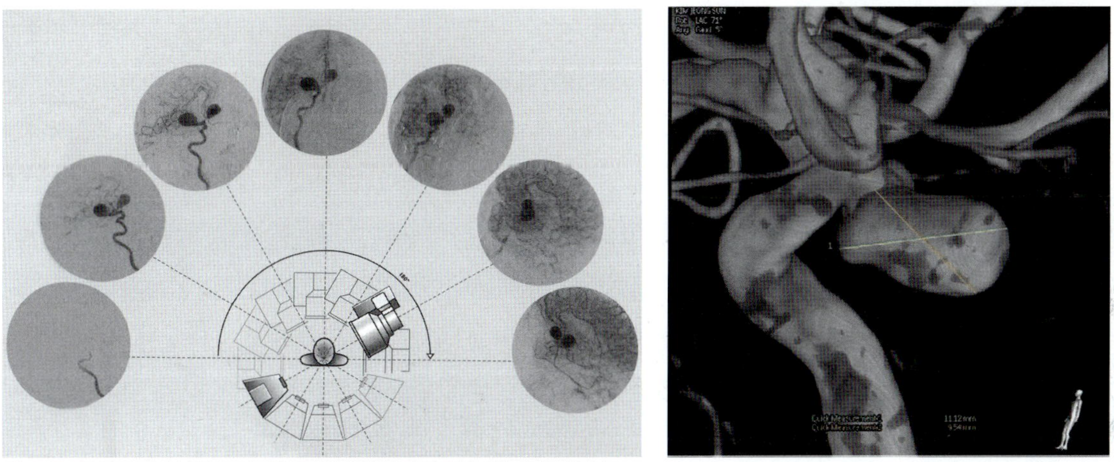

그림 2-12. 회전 디지털 조영에 의한 뇌동맥자루의 영상

(3) 보루스 체이싱(bolus chasing)

검출기(DFP)의 ROI(region of interest)는 일정 범위로 고정되어 있어, 하지와 같이 긴 장기는 한 번의 촬영으로 넙다리부위부터 발까지 포함시켜 촬영할 수 없어, 보통 세 번에 걸쳐 나누어 촬영해야 한다. 그래서 한 번에 하지 전체의 조영상을 관찰하려면 촬영 테이블 또는 엑스선관을 이동시켜야 한다. 이러한 단점을 보완하여 보루스 체이싱은 환자를 고정하고 일정한 ROI를 선정한 후 검출기를 조영제가 흐르는 방향으로 이동시키면서 연속적으로 촬영하는 기법이다. 그래서 한 번의 조영제 주입으로 다리 전체 영상을 얻을 수 있다.

필름 혈관조영술(conventional angiography)에서는 주로 촬영대에 센서를 부착하여 이동 구간을 설정하고 연속 촬영을 시행하였는바, 이를 이동 테이블 촬영(moving table radiography)이라고 하였다. 그러나 촬영대가 움직이면 환자도 움직일 가능성이 있으므로 DSA 장치에서는 테이블은 그대로 두고 검출기를 이동하는 방식을 채택하였다. DSA장치에서 환자의 움직임은 불선예도의 가장 큰 원인이 되기 때문이다.

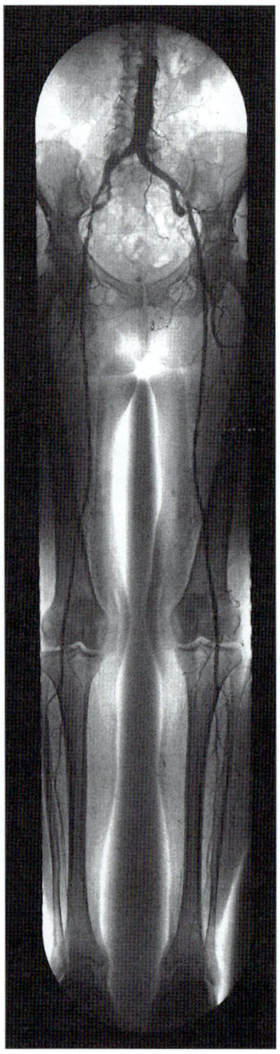

그림 2-13. 하지동맥의 보루스 체이싱 영상

이와 같이 보루스 체이싱은 상·하지와 같이 한 영상에 ROI가 포함되지 않는 장기를 검사할 때, 조영제를 주입하고 혈류(조영제)의 흐름에 따라 연속적으로 검출기를 이동시키면서 DSA를 시행한다. 이 기능은 한 번의 조영제 주입으로 하지 또는 상지 동맥 전체를 조영하기 때문에 조영제 사용량이 감소되며, 한 번만 촬영하므로 전체적으로 검사시간이 단축되어 환자의 고통을 감소시키는 장점이 있다.

(4) 픽셀 시프트(pixel shift)

디지털장치의 가장 큰 장점은 영상의 후처리 기능(post processing)이다. DSA의 영상 후 처리 기능은 여러 가지가 있으나 환자의 움직임에 의한 불선예도를 제거하는 것은 무엇보다 중요하다. 그 이유는 DSA의 과정에서 환자의 움직임에 의해 마스크 영상과 조영영상이 불일치하면 선예도가 떨어져서 영상을 관찰할 수 없기 때문이다. 일반적으로 환자의 움직임으로 진단이 불가능하면 재촬영을 하게 되나 혈관조영술에서 재촬영을 한다는 것은 전처치 단계에서부터 혈관조영 단계까지 다시 해야 하기 때문에 재촬영은 있을 수 없는 일이다.

필름 혈관조영술에서는 초당 1~3장(1~3 f/s)를 마스크 필름 없이 순간마다 촬영하므로 움직임에 의한 불선예도가 그다지 문제되지 않는다. 그러나 DSA 장치에서는 불수의적인 창자(bowel)의 움직임마저도 불선예도의 원인이 되므로, 검사 중에 환자는 가능한 움직이지 않아야 한다. 그럼에도 환자의 호흡이나 조영제를 주입할 때 작열감에 의해 조금씩 움직이게 되는데, 이러한 것들이 흔한 불선예도의 원인이 된다. 따라서 선예한 혈관상을 얻기 위해서는 검사 중 환자의 움직임을 최소화하여야 하며, 불수의적인 창자의 움직임은 후처리 기능을 통해 보상하여 제거하는 것이 필요하다. 픽셀 시프트는 DSA 과정에서 환자의 움직임을 후처리과정에서 보상하는 기능이다. 과거에는 움직임에 의한 보정이 한 방향으로만 가능했으나 최근에는 모든 방향에서 보상이 가능하며 보상 범위도 많이 넓어졌다. 즉, 픽셀 시프트란 DSA검사에서 환자가 움직이면 마스크 영상과 조영영상의 불일치로 인해 경계가 불분명한 오기 인공음영(misregistration artifact)이 얻어지는데, 이 때 마스크영상의 픽셀을 조영영상의 방향으로 환자가 움직인 만큼 이동시켜 마스크영상과 조영영상을 일치시킴으로써 오기 인공음영에 의한 불선예도를 보상해 주는 기능이다. 픽셀시프트의 이동 정도는 기기마다 다르나 보통 전체 이동은 10.0 mm 이내에서 한 번에 1.0 mm 단위로 이동·조절할 수 있다.

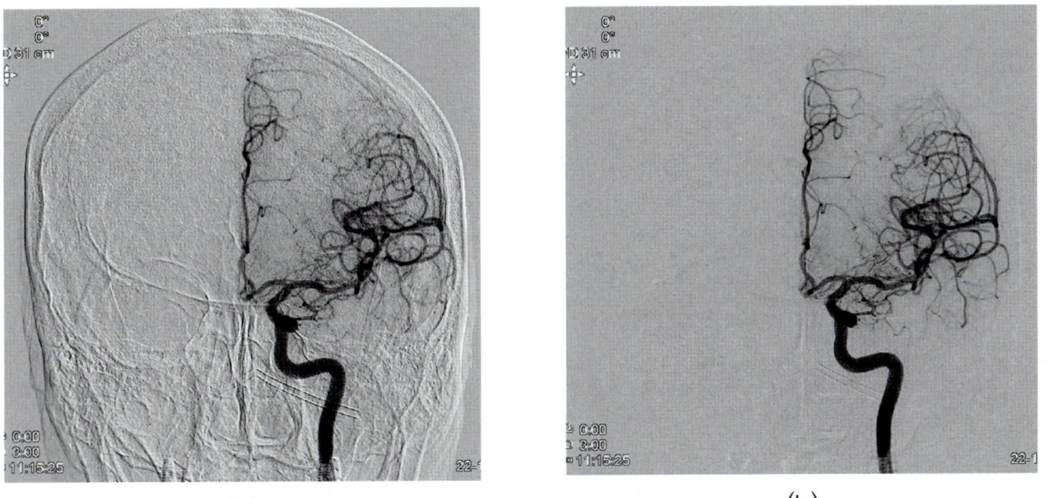

(a) (b)

피사체의 움직임에 의한 골격구조물 겹침 영상(a)을 픽셀시프트 적용 후 개선시킨 영상(b)

그림 2-14. 픽셀시프트 전·후의 영상

4) DSA의 장점

필름 혈관조영술은 아날로그 방식으로써 엑스선 필름에 직접영상을 기록하는 방식이다. 그러나 이러한 방법은 1980년대 들어 혈관용 진단장치가 디지털화되면서 점차 DSA system으로 대체되었다. 더구나 PACS(picture archiving and communication system)가 도입되면서 장비의 디지털화는 가속화되어 필름 혈관조영에 사용하던 엑스선 필름과 시네필름(35 mm film)은 물론, 현상기, 시네 필름 프로젝터, 필름 관찰대 등은 모두 영상의학과에서 볼 수 없게 되었다. 이와는 반대로 디지털 방식과 PACS는 A/D변환기, 영상처리기, 디지털 저장기 등을 필요로 하고 영상의 저장은 30 frame/sec.에서 512 × 512 × 8 bit 또는 7.5 frame/sec.에서 1024 × 1024 × 8 bit로 조정이 확대되고 영상의 기록은 필름에서 CD로 대체되었다. DSA는 필름 혈관조영술에 비해 다음과 같은 장점을 갖는다.

(1) 환자에 대한 위험 부담이 적다. 특히 IV DSA인 경우 입원을 하지 않고도 검사가 가능하다.
(2) 대조도 차가 적은 부위를 영상화할 수 있기 때문에 적은 양의 조영제를 사용하고도 영상정보가 좋다.
(3) 실시간에 의한 혈류의 정량적 측정이 가능하며 영상의 후처리가 가능하다.
(4) 시술시간이 감소되어 피폭선량을 줄일 수 있다.
(5) 영상의 저장과 PACS의 연계가 가능하다.
(6) 로드매핑 기법에 의해 초 선택적 혈관조영이 용이하며 인터벤션에 쉽게 접근할 수 있다.

그러나 DSA 장비는 고 분해능, 고 검출능을 가진 검출기와 TV monitor가 필요하고, 환자의 움직임에 의한 오기 인공음영(misregistration artifact)의 영향을 받는 단점이 있다.

5) 필름 혈관조영영상과 DSA 영상의 비교

필름 혈관조영영상은 필름과 스크린을 사용하는 형태로 그림 2-15(a, b)에서 보는 것처럼 혈관과 함께 뼈와 연부조직이 겹쳐 있어 머리 주변부의 혈관이 잘 관찰되지 않는다. 반면에 DSA 영상은 뼈와 연부조직이 소거되고 혈관만 남게 되어 머리 주위 혈관이 잘 나타난다. 더욱이 DSA 영상은 후처리 기능으로 농도를 보정하거나 후면 농도 처리(back density profile) 등을 할 수 있어 시각적으로 더욱 선예한 영상을 만들 수 있다.

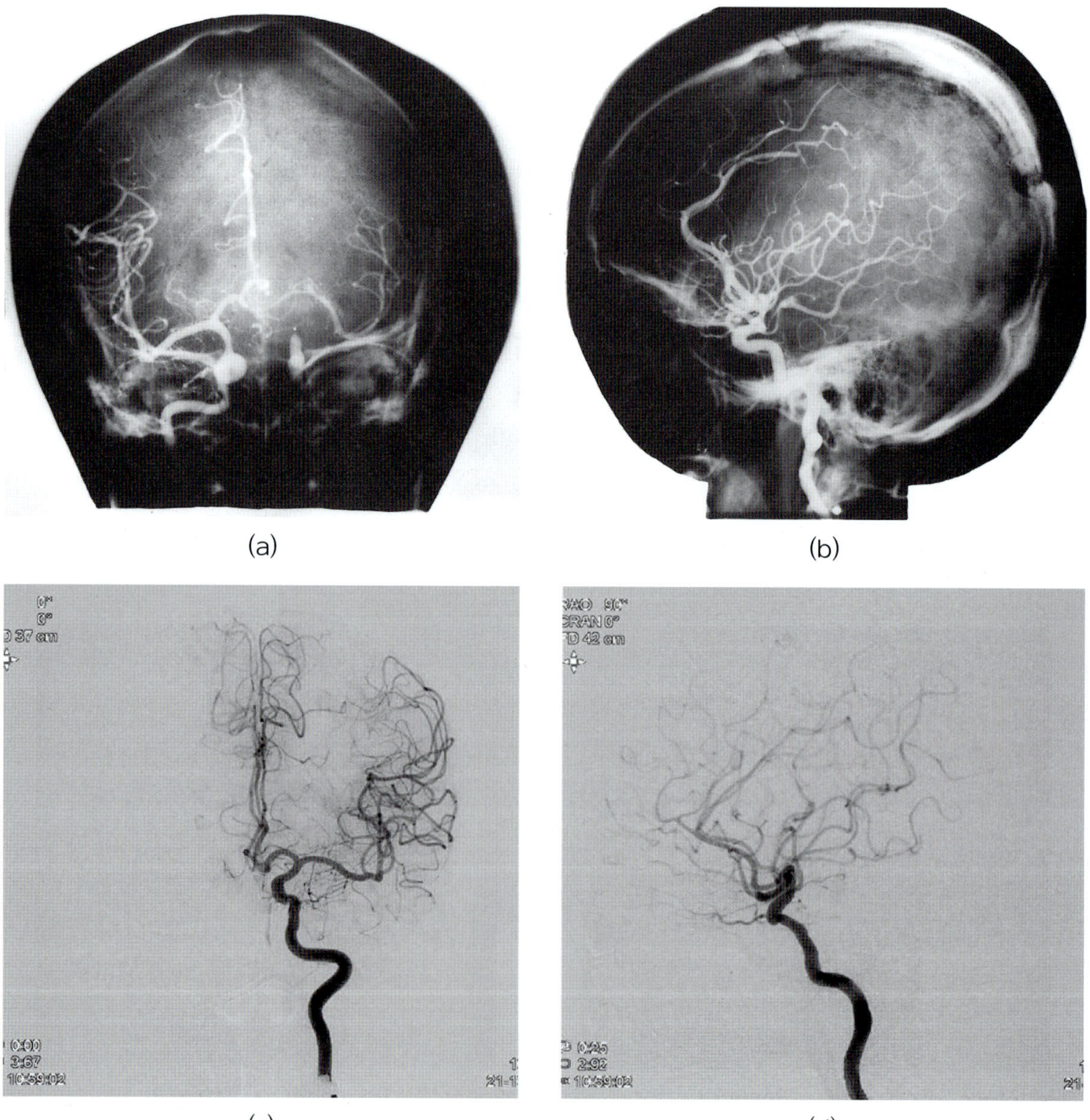

그림 2-15. 필름 혈관조영영상(a, b)과 DSA 영상(c, d)의 비교

6 조영제 자동주입기와 주입량

1) 조영제 자동주입기(Contrast media autoinjector)

조영제는 관찰 대상 장기와 주위 조직 간의 대조도를 나타나게 하는 약제로써 혈관계는 비이온성 수용성 조영제(non ionic water solution contrast media)를 사용한다. 조영제 자동주입기는 이러한 조영제를 체내 혈관에 주입하는 장치이다.

체내 혈관에 조영제를 주입하는 방법에는 두 가지가 있다. 첫째는 주사기(syringe)를 이용하여 손의 압력으로 주입하는 방법과 다른 하나는 조영제 자동주입기를 이용하는 방법이다. 주사기를 이용하여 손으로 직접 주입하는 방법은 자동주입의 반대 의미로 수동주입(handling injection)이라고 표현하기도 하는데, 이는 혈관조영술을 하는 과정에서 조영제 자동주입기를 사용하기 전에 검사대상 혈관에 조영제를 조금 주입해 봄으로써 혈관 분포를 파악하여 지연시간을 측정하거나 자동주입기로 주입할 조영제의 양을 결정할 목적으로 이용한다. 손으로 조영제를 주입할 수 있는 압력은 보통 20~150 PSI(pound per square inch) 정도이다. 그러나 수동주입은 정확한 시간에 정확한 양을 주입할 수 없다. 더욱이 내부 압력이 높은 심장이나 대동맥 등은 그보다 더 높은 압력으로 주입해야 체내로 조영제가 유입되기 때문에 기계적인 힘이 필요하다. 그러므로 다량의 조영제를 일정한 압력으로 정해진 시간 내에 혈관에 주입하기 위해 고안된 것이 조영제 자동주입기이다. 이 방법은 수동주입처럼 환자 옆에서 직접 조영제를 주입하지 않아도 되므로 시술자의 엑스선 피폭선량을 감소시킬 수 있다.

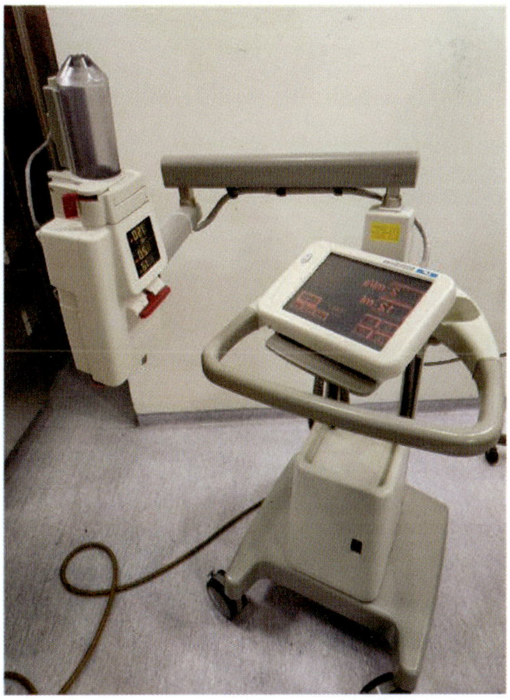
그림 2-16. 조영제 자동주입기

과거에는 주입 압력을 증가시키기 위해서 지렛대 원리를 이용한 레버 수동식이나 압력 가스식을 사용하기도 했으나 근래에는 모두 전동식 조영제 자동주입기를 이용한다.

전동식은 pressure control 방식과 flow control 방식으로 구분한다. 이들 방식은 전기적으로 주사기의 내관을 압축시킴으로써 일정 시간과 일정 양의 조영제를 검사부위에 정확히 분사할 수 있다. 또한 자동으로 분할하여 주입하기도 한다.

인체장기의 혈관은 각각 직경, 혈류속도, 혈류량 등이 달라 조영제를 주입할 때는 혈관의 특성에 맞는 카테터를 선별하여 조영제 양을 결정하여야 한다. 카테터도 직경과 재질에 따라 주입량이 결정된다. 그래서 촬영부위에 따라 초당 주입할 조영제 양과 총 주입량을 결정하고 이에 적합한 카테터를 선택한 후 자동주입기의 압력, 조영제의 양, linear rise time 등을 결정하여 주입하면 원활한 조영 효과를 얻을 수 있다. 과도한 양의 조영제를 짧은 시간에 주입하면 압력이 높아지고 와류가 형성되어 혈류의 진행을 방해하며, 주입압(injection pressure)이 높으면 카테터 끝(catheter tip)이 선택한 혈관(vessel selection)에서 이탈하여 조영제가 원하는 혈관부위에 주입되지 않는다. 그래서 주입 초기에 조영제가 급격히 주입되어, 그 압력에 의해 선택된 혈관으로부터 카테터가 이탈되는 것을 방지함과 동시에 혈관벽을 보호하기 위해 linear rise time(transition time)을 설정한다. 마치 수도꼭지에 낀 호스가 물을 갑자기 세게 틀면 빠지는 것과 같다. 그래서 조영제 주입 초기에 혈관에 조영제 양이 급속히 유입되는 것을 방지하기 위한 수단으로, 주입 초기에 조영제가 서서히 주입되는 예비시간을 갖은 후 나머지 조영제를 주입하는 것이다. Linear rise time의 설정은 검사부위에 따라 상이하다. 좁은 혈관에 많은 양의 조영제를 주입하려면 linear rise time을 길게 하여야 한다(그림 2-17).

카테터는 체내에 삽입되어 있고 이것이 조영제 자동주입기와 연결되어 있으므로 조영제 자동주입기가 전기적으로 안전해야 하는 것은 당연한 일이다. 조영제 컨넥터(connecter)는 조영제 자동주입기와 카테터 사이에 연결되어 있고 카테터는 환자의 혈관 내부에 삽입되어 있으므로 전기적 부주의는 환자의 생명에 치명적인 영향을 미친다. 그러므로 조영제 자동주입기는 전기적으로 안전한가를 수시로 점검하여야 한다. 또한 조영제 주입량과 주입 압력은 조영 검사부위와 환자의 상태에 따라 조절이 가능하여야 한다. 주입량은 초당 주입되는 양(volume/sec)과 주입 총량(total volume)이 정확하여야 하며, 주입압은 보통 100~1,500 PSI 사이에서 조절한다. 한편 초당 주입되는 양과 주입 총량의 오류로 인해 다량의 조영제가 주입되는 것을 방지하기 위한 자동정지 안전회로가 필수적이다.

조영제는 검사부위에 따라 선택해서 사용할 수 있도록 농도와 점도가 구별되어 조영제 용기 표면에 표시되어 있다. 보통, 농도가 높으면 점도도 높아진다. 조영제에 표시되어 있는 점도는 상온에서 측정한 것으로 온도가 낮아지면 점도가 증가한다. 혈관조영실 내부의 온도가 낮아 조영제의 온도가 낮아지면 점도가 올라가게 되고, 높은 점도의 조영제는 카테터와 혈관벽에 저항을 증가시켜 신속하게 주입되지 않는다. 그래서 당일에 사용할 조영제는 조영제 온장고에 보관하여 사용하는 것이 바람직하다. 그래서 조영제 자동주입기 주입구(syringe)에는 조영제의 일정한 온도를 유지하기 위해 보온기구가 부착되어 있기도 하다.

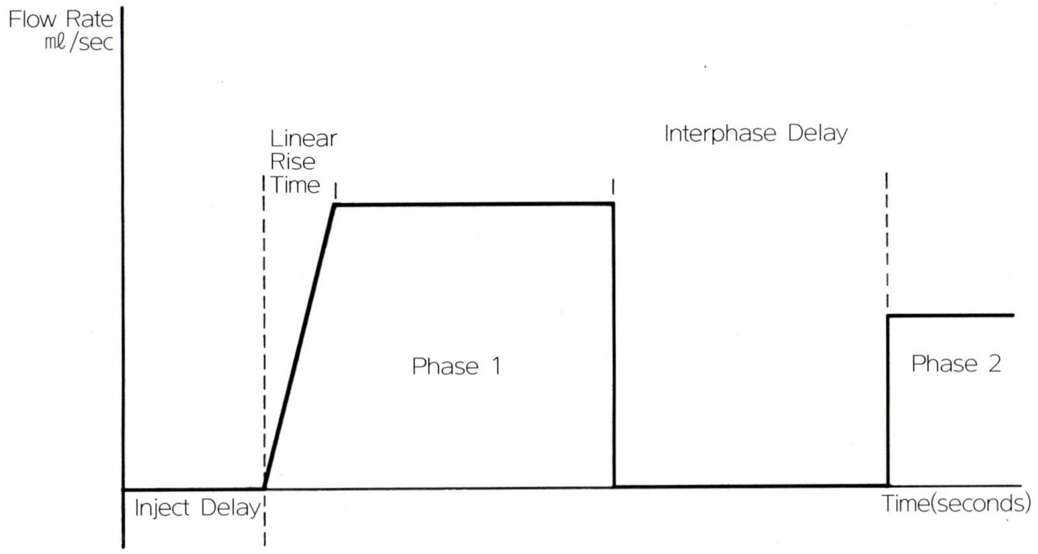

그림 2-17. Flow rate와 Inject time의 관계

조영제 자동주입기의 구비조건을 요약하면 다음과 같다.

① 전기적으로 안전할 것
② 주입량의 조절(volume control)이 가능할 것
③ 과도 주입량(over volume)의 차단장치가 있을 것
④ 압력조절(pressure control)이 가능할 것
⑤ 자동정지 안전회로가 있을 것
⑥ linear rise time 기능이 있을 것
⑦ 원격조정(remote control)이 가능할 것
⑧ 조영제의 보온 장치가 있을 것
⑨ 조영제의 주입을 확인할 수 있을 것 등이다.

2) 조영제의 주입량과 주입시간

각 장기에 조영제를 주입하는 양은 장기의 크기, 혈류속도, 종양의 유무에 따라 차이가 있으므로 이에 따른 카테터의 종류와 직경을 선택하여 사용해야 한다. 조영제의 주입량과 주입속도는 같은 장기라 하더라도 차이가 있으므로 획일적으로 적용할 수 없으나 일반적인 원칙이 있다. 원하는 장기의 조영상을 얻기 위해서는 일정한 양과 일정한 주입속도가 필수적이다.

조영제의 양이 부족하면 종양의 감별이 어렵고 혈액의 흐름이 명료하게 나타나지 않으며, 주입량이 과다하면 종양과 혈관이 과장되어 정확한 진단이 곤란하다. 주입시간이 늦으면 검사목적 부위의 조영제 부족현상이 나타나 필요로 하는 조영상을 얻을 수 없고, 주입시간이 지나치게 빠르면

혈관의 압력과 저항으로 카테터 선단(catheter tip)이 빠지거나 조영제의 역류현상이 발생한다.

조영제 주입량과 주입속도는 반비례한다. 주입량을 적게 하려면 주입속도를 빠르게 하여야 한다. 보통 성인의 대동맥 조영인 경우는 20/40 ㎖(초당 20 ㎖씩 2초간 주입하여 총 40 ㎖를 사용함), 복강동맥은 7/56 ㎖(지연시간 포함), 위창자간막동맥은 3/30 ㎖(지연시간 포함), 아래창자간막동맥은 2/10 ㎖(지연지간 포함), 선택적 콩팥동맥조영은 6/12 ㎖(초당 6 ㎖로 총 12 ㎖가 주입되므로 2초 동안 주입됨) 속도로 주입한다. 그러나 대동맥에서 분지하는 혈관의 혈류량은 개인차가 있기 때문에 이에 따른 카테터를 선택하여 조영 가능한 최적량을 사용하는 것이 바람직하다. 이의 측정(순환 혈액량의 정도)은 테스트 주입(hand injection)을 시행하여 결정하는 것이 좋다.

대혈관에 사용하는 돼지꼬리형 카테터(pigtail catheter)는 선단과 측면에 홀(end & side hole)이 있어 비교적 주입속도가 느려도 조영제가 일시에 분사되므로 대혈관 분지의 조영상이 양호하게 나타나지만, 단공의 end hole 카테터는 주입속도를 약간 빠르게 하여 조영제가 조금 역류하는 듯하게 주입하여야 분지의 혈관을 잘 나타낼 수 있다.

혈관 직경이 크거나 종양으로 인해 혈류 속도가 느린 경우는 조영제 주입시간을 길게 한다. DSA는 기종에 따라 대조도 차이를 보이므로 그 기종의 특성을 파악하여 각 부위별로 조영제의 평균 주입량과 속도를 사전에 결정해 놓는 것이 필요하다.

동맥자루(aneurysm), 동정맥기형(AVM), 동정맥샛길(A-V fistula) 등과 같이 혈관이 풍부한 혈관성 병변은 주입속도를 빠르게 하여 주입시간을 단축한다. 허파동맥과 콩팥동맥조영은 동맥상이 나타난 후 2초 이내에 정맥상이 바로 나타나므로 시간을 단축하여 동맥위상(arterial phase), 모세혈관위상(capillary phase), 정맥위상(venous phase)이 양호하게 조영되도록 한다. 콩팥조영은 초당 6 ㎖로 하여 총량이 12 ㎖되게 주입하면 충분하다. 많은 조영제를 일시에 주입하면 콩팥기능의 저하가 우려되므로 적은 양으로 주입속도를 빠르게 하여 주입시간을 단축하는 편이 좋다. 단, 콩팥암인 경우는 조영제 양을 2배로 늘려 3~4초 동안 서서히 주입하여 종양의 정맥 침습 유무를 관찰하여야 한다.

최근에는 DSA의 대중화로 이들 질환의 조영제로 인한 부담이 줄어 들었다. DSA는 조영제와 생리식염수를 1 : 1로 희석하여 사용하여도 대조도의 문제를 해결할 수 있기 때문이다. 미세도관(microcatheter)의 개발은 초선택을 가능하게 하여, 이로 인해 인터벤션의 적응이 보다 확대되었다. 그러나 여전히 미세도관에 대한 조영제 주입량의 제한은 숙제로 남아 있다. 초선택적 조영에 있어서 조영제 양과 주입속도는 역류와 조영제 불균등을 야기한다. 주입속도가 빠르면 조영제 역류로 인해 관찰 대상 부위의 조영 부족 현상이 생기고, 주입속도가 느리면 혈관 내 층류(層流)로 인한 조영제 불균등화가 발생한다. 물론 사전에 테스트 주입(hand injection)을 시행하여 판단하거나, 조영제 자동주입기(auto injector)의 주입량을 1 ㎖ 이하 단위로 조정하여 이 같은 현상을 다소 해소할 수 있으나, 무엇보다 역류와 층류가 발생하지 않도록 미세도관의 조영제 주입량을 확대하여 주입할 수 있는 새로운 것을 개발하는 것이 중요하다.

조영촬영은 혈류의 흐름을 관찰하는 검사이므로 대동맥, 콩팥, 허파, 혈관성 병변과 같은 것은 고속촬영이 필요하다. 보통 뇌동맥 조영은 2/2(1 sec.에 2 run씩 2 sec. 동안, 총 4 run), 복강동맥은 1/6(1 sec.에 1 run씩 6 sec 동안, 총 6 run)이 요구된다. 또한 모세혈관과 정맥을 관찰하기 위해서는 혈류 속도의 환류에 따라 촬영계획을 세워야 한다.

간종양의 경우 간실질의 조영제 충만상을 관찰하기 위해서는 조영제 주입을 서서히 하여 관심 대상 시기를 중심으로 촬영 프로그램을 설정하여야 한다. 즉, 동맥상이 나타나는 초기에는 2초에 1 run씩 촬영하고 간실질상이 나타나는 모세혈관상은 1초에 1 run씩 촬영하도록 설정한다. 간경화로 인한 문맥압 항진환자(portohypertension)의 조영은 복강동맥 조영을 시행하여 지연 시간을 줌으로써 문맥을 관찰할 수 있다. 이때는 조영제를 7/56 mℓ로 하여 서서히 주입한다. 정상 간에서 복강동맥에 조영제 주입 후 문맥이 나타나는 시간은 4초부터이다. 간경변이 있는 경우는 이보다 느리게 나타나므로 조영제 주입 후 6초부터 15초까지 매 초당 1 run씩 또는 2초에 1 run씩 촬영한다. 이와 같이 하면 측부행로에 의한 정맥류의 관찰이 가능하다.

정맥촬영의 경우도 고속촬영을 하는 것이 바람직하다. 물론 동맥보다 혈류의 흐름이 빠르지 않지만 초기의 촬영은 1~2 f/s로 하는 것이 좋다. 정맥류의 경우는 측부행로의 정도에 따라 조금 느리게 프로그램을 설정하는 것이 좋다. 앞서 설명한 것과 같이 조영제 주입량과 이에 따른 조영제 주입시간은 장기의 크기와 질병 유무에 따라 상이하게 적용되나 본인이 사용하는 장비의 특성에 맞게 환자 부위별로 주입량과 주입시간을 미리 설정하는 것이 바람직하다. 가장 바람직한 것은 최소의 조영제를 사용하여 최적의 영상 정보를 얻기 위해 노력하는 것이며 이것을 위해서는 조영검사 후 영상을 평가하는 습관을 기르는 것이 무엇보다 중요하다.

7 영상기록 장치

영상의 기록방법은 hard copy와 soft copy로 구분한다. Hard copy는 필름 상에 기록하는 것이고 soft copy는 tape 또는 CD에 기록하는 방법이다. 혈관조영의 영상 기록방법은 동영상과 정지상을 모두 관찰해야 하기 때문에 엑스선 필름, CRT 필름(cathode ray tube film), 레이저 필름(laser film) 등의 hard copy와 비디오테이프(video tape), CD(compact disk) 등의 soft copy가 혼용되어 사용한다. 그러나 DSA 장치와 PACS가 보편화 되어 디지털장치의 주기억장치와 CD 등의 백업 저장장치를 이용하면서 필름은 사용하지 않는다. 심혈관조영상의 영상기록은 시네 필름(cine film)에서 CD로 대체되었으며, 뇌혈관 및 복부혈관조영상은 PACS에 의해 저장되고 전송한다.

심혈관조영술은 주로 선천성 심장질환(congenital heart disease : CHD)과 심장동맥질환(coronary artery disease)의 이상 유무를 확인하기 위한 검사이다. 특히 심장은 다이나믹(dynamic)하게 움직이기 때문에 영화를 촬영하는 속도 이상으로 빠르게 촬영을 해야 동적인 상을 관찰할 수 있다. 어떤 움직이는 장기를 동적으로 관찰하려면 화면주파수 이상으로 촬영하여야 한다. 화면주파수는 움직이는 장기의 현상을 실제의 모습으로 영상에 담아 볼 수 있는 frame rate/second(f/s)로써 각 장기의 운동에 따라 화면주파수는 다르다. 어린이의 심장과 같이 빠르게 움직이는 장기의 화면주파수는 최소한 60 f/s 이상 되어야 한다. 실제로는 90~120 f/s를 사용하고 있다. 성인의 경우 심장은 분당 60~80회 박동하기 때문에 이것을 움직이는 형태로 관찰하기 위해서는 이에 따른 속도로 화면의 수를 진행시키지 않으면 안 된다. 일반적으로 움직이는 물체는 최소한 초당 16 frame 이상 회전해야 시각적으로 연속동작 상태로 관찰된다. 각 장기의 생리적인 움직임은 그 장기의 고유한 운동특성에 따라 다르며 이것을 관찰하려면 심장동맥은 30 f/s, 성인의 심장은 60 f/s, 소아의 심장은 90 f/s 이상으로 고속·연속 촬영하여야 한다.

8 셀딩거 침(Seldinger needle)

혈관에 조영제를 주입하기 위해서는 먼저 혈관에 천자침을 삽입하여야 한다. 피부를 통해 혈관에 주사침을 꽂는 행위를 피부경유(경피적) 천자(percutaneous puncture)라고 한다. 체내에 수분을 공급하기 위해 링거액을 주사할 때 팔의 정맥에 주사침을 꽂는 것과 마찬가지로 혈관조영술을 하기 위해서는 천자침으로 넙다리부위 혈관을 뚫고 조영제를 넣어 혈액과 같이 순환하도록 하여야 하는데, 이 때 혈관의 천자(puncture)에 사용하는 침은 셀딩거 침 또는 angiocath needle이다.

초기의 혈관조영은 주사침으로 대상 혈관을 직접 천자하여 조영제를 주입하였으므로 먼쪽 부분(원위부) 혈관의 조영능이 저하되고 미세혈관의 정보를 얻는 것이 불가능했다. 1950년 셀딩거 침(Seldinger needle)이 고안된 후 카테터와 안내철심이 개발되어 선택적 혈관조영술이 가능하게 되면서 미세 혈관을 관찰하게 되었다. 셀딩거 침 또는 angiocath needle은 혈관을 천자하는 데 사용하는 기구로써, 특히 깊은 부위의 동맥 또는 정맥을 천자하는 데 용이한 구조로 되어 있다. 넙다리동맥 천자는 넙다리뼈머리 안쪽(medial side of femoral head)의 온넙다리동맥(common femoral artery)을 천자한다.

셀딩거 천자법(Seldinger technique)은 셀딩거 침을 사용함으로써 혈관 내부에 철심(wire)과 카테터를 삽입하여 검사목적 부위까지 카테터를 진행시키는 목적으로 이용한다. 이 방법은 직접천자(direct puncture)의 위험 부담을 덜고 안전하게 천자할 수 있는 온넙다리동맥 또는 온넙다리정맥을 선택함으로써 천자에 의한 부작용을 현저하게 감소시켰다. 그러나 셀딩거 천자법은 double wall technique로써 내침의 혈관벽 천자는 주로 섬유조직(fiber)의 spreading에 의한 후벽의 출혈 부담이 있어 one way technique인 angiocath needle을 사용하기도 한다. 특히 이 방법은 혈전용해(thrombolysis), 우외로 설치(bypass graft), 성형(scarred), 서혜부 수술 후(post op.

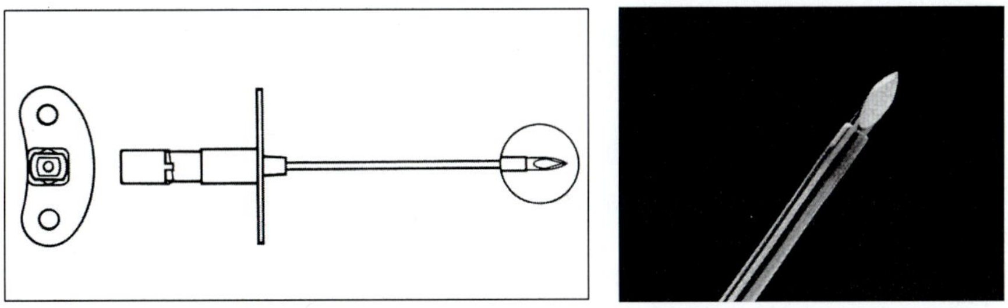

그림 2-18. 셀딩거 침(Seldinger needle)

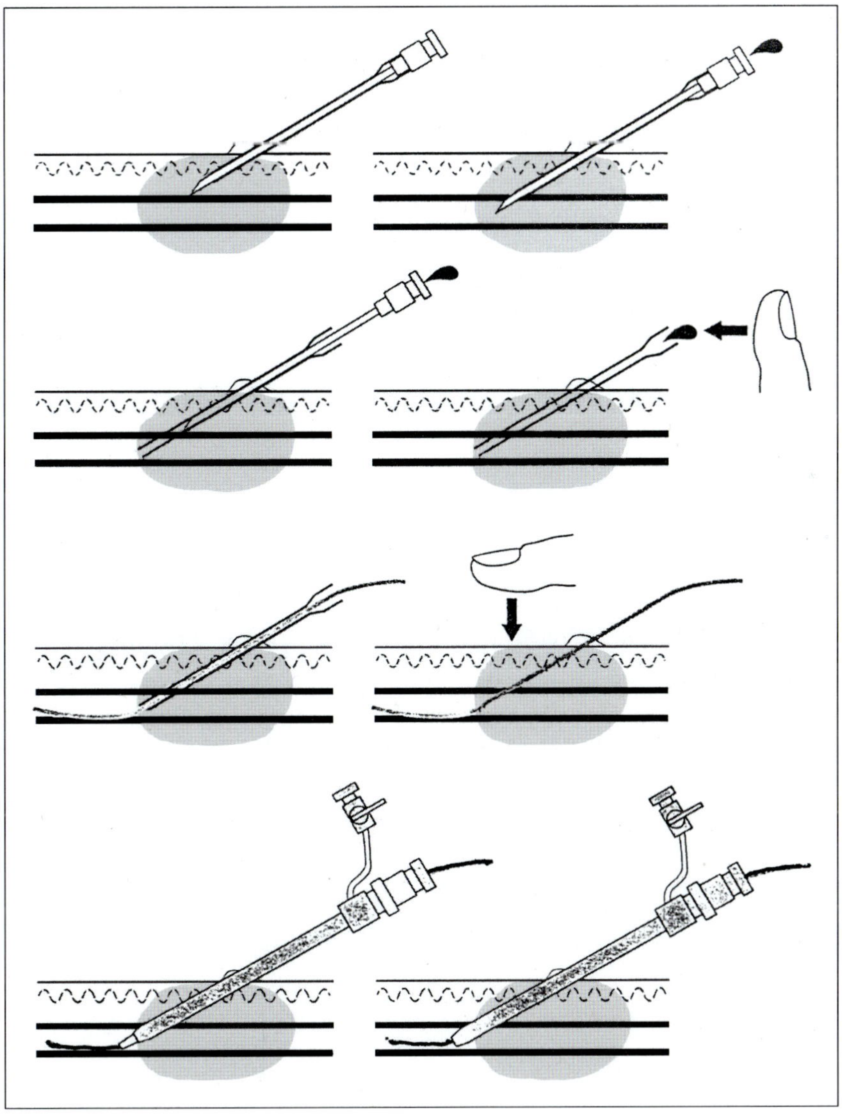

그림 2-19. 셀딩거 천자법(Seldinger technique)

groin) 등의 경우에 선호하는 방법이다. 또한 hallow needle은 조직에 의해 내부가 막히고, cutting needle은 동맥벽의 섬유조직을 손상시키는 단점이 있어 사용하는데 무리가 따른다.

셀딩거 침의 구성은 내침(stylet)과 외침(cannula)으로 되어 있다. 이는 천자할 때 혈류의 압력에 의해 급격히 혈액이 혈관 밖으로 유출되는 것을 방지한다. 셀딩거 천자법은 그림 2-19와 같이 셀딩거 침을 사용하여 대상 부위 혈관을 천자하여 쉬스와 철심을 교환해 가면서 조영하고자하는 장기 혈관에 카테터를 선택하는 것이 목적이다.

셀딩거 침의 길이와 직경은 환자의 나이와 체중에 따라 선택하여 사용한다. 천자에서 주사침의 각도는 40~45°가 적당하며, 각도가 작으면 천자가 어렵고, 각도가 크면 안내철심과 쉬스에 의한 혈관벽의 손상 위험이 있다. 또한 천자할 때는 서혜부 넙다리동맥 또는 넙다리정맥의 주행을 파악하고 피하지방을 고려하여야 하며 왼손의 중지를 천자 혈관의 중심에 약간 세워 놓고 검지를 넙다리동맥 또는 넙다리정맥 위에 놓은 다음, 오른 손은 천자침을 45°로 하여 왼손이 촉지하고 있는 중지와 검지 사이로 넙다리동맥을 향해 천자한다. 셀딩거 천자법에 대한 자세한 내용은 다음과 같다.

1) 대상 혈관을 촉지하고 셀딩거 침으로 천자한다.
2) 천자된 것을 확인하고 내침을 천천히 제거하여 혈액의 역류를 막는다.
3) 외침의 입구를 오른손 검지로 막아 혈액의 역류를 차단하고 신속히 짧은 안내철심(short guide wire)을 천자침 내부로 삽입하면서 천자침을 제거한다.
4) Short guide wire가 움직이지 않도록 왼쪽 중지로 누르고 short guide wire에 쉬스(sheath)와 다일레이터(dilater)를 씌워 집어넣으면서 short guide wire를 제거한다.
5) 쉬스를 통해 긴 안내철심(long guide wire)과 카테터를 삽입하여 목적 혈관을 선택한다.

천자 후 지혈은 동맥은 5분, 정맥은 1분 정도이며 재 천자가 가능하나 가능하면 한 번에 천자하여야 한다. 천자를 반복하면 혈관이 수축되어 천자가 더욱 어렵게 되고 천자성 혈종을 일으킬 수 있으므로 한 부위에 여러 번 천자하지 않는 것이 좋다.

9 Introduce kits

셀딩거 침과 카테터를 사용하면서부터 선택적 혈관조영술이 가능해졌고 이로 인해 온넙다리동맥 또는 온넙다리정맥이 주요 천자부위가 되었다. 온넙다리 동·정맥이 다른 부위의 혈관에 비해 튼튼하고 비교적 얕은 부위에 있어 천자가 용이하다고는 하나 반복적으로 천자를 시행하거나, 굵은 카테터를 사용할 경우 또는 조영검사 시간이 지나치게 길면 천자부위는 물론 그 아래의 혈관에 장애를 일으키게 된다. 혈관조영술 후에 발목 부위에 도플러 초음파를 하는 이유는 이러한 혈관의 손상 여부를 진단하기 위한 것이다. 그래서 천자부위의 혈관을 보호하기 위해 쉬스를 사용한다. 그 이유는 쉬스를 통해 안내철심과 카테터를 삽입할 수 있기 때문에 그 만큼 혈관의 손상을 방지할 수 있다.

Introduce kits는 쉬스(집, sheath), 다일레이터(확장기, dilator), 짧은 안내철심(short guide wire) 등으로 구성된다. 셀딩거 침의 내침과 외침이 한조를 이루듯이 쉬스와 다일레이터도 한 조를 이룬다. 쉬스와 다일레이터는 천자부위 혈관의 손상을 방지하고 안내철심과 카테터의 교환을 용이하게 하는 용도로 사용되며 천자부위의 혈관에 삽입하여 고정시켜 놓고 검사가 끝날 때까지 유지한다. 대동맥과 아래대정맥 등과 같이 큰 혈관을 검사할 경우는 쉬스를 사용하지 않기도 하나, 이때는 카테터 선단이 부드러운 것을 사용하여 혈관벽의 손상을 방지하여야 한다. 그러나 카테터의 제조 기술이 많이 개선되었다고는 하나 카테터의 자극으로 혈관에 상처를 낼 수 있으므로 쉬스를 사용하는 것을 권장한다.

쉬스는 동맥용과 정맥용으로 구분한다. 동맥의 경우 쉬스 직경(sheath diameter)을 가능한 작은 것을 사용하여야 한다. 큰 것을 사용하면 혈종을 일으킬 수 있다. 또한 쉬스의 길이는 긴 것(25 cm)을 사용하는 것이 안전하며 카테터의 조작성이 좋다. 그리고 쉬스를 선택할 때는 카테터의 사이즈를 생각하여 선택하여야 한다.

짧은 안내철심은 셀딩거 침으로 혈관을 천자한 후 다일레이터와 쉬스를 혈관 내로 삽입하기 위한 안내역할을 하는 것으로 천자 후 셀딩거 침 입구에 즉시 삽입하여 출혈을 방지한다. Introduce kits의 형태는 그림 2-20과 같다.

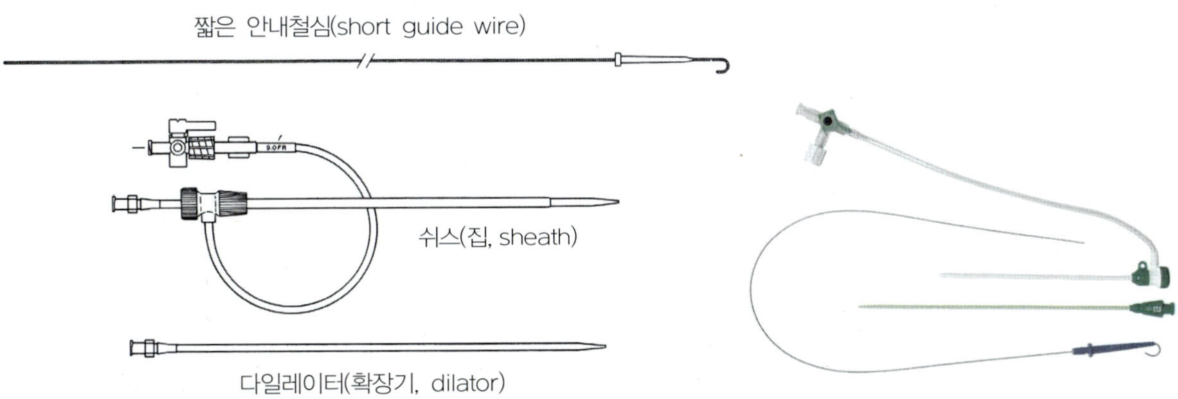

그림 2-20. Introduce kits 모식도와 실제 제품(Merit Medical Systems) 사진

10 안내철심(Guide wire)

안내철심은 부드러운 코일을 압축하여 제작한 철심으로 짧은 안내철심(short guide wire)과 긴 안내철심(long guide wire)으로 구분한다. 짧은 안내철심은 혈관 천자 후 셀딩거 침과 쉬스를 교환하는데 사용하고, 긴 안내철심은 카테터를 안내하여 목적 혈관에 카테터를 위치시키는데 활용한다. 카테터를 사용하다가 다른 카테터로 교환할 때 먼저 사용하던 카테터에 긴 안내철심을 넣고 카테터를 빼 낸 다음 안내철심에 새로운 카테터를 씌워 넣음으로써 카테터를 교체하게 된다. 즉, 셀딩거 침으로 온넙다리동맥 또는 온넙다리정맥을 천자한 후 짧은철심을 이용하여 쉬스를 설치하고 쉬스에 긴 안내철심과 카테터를 삽입하여 촬영하고자 하는 부위에 카테터 선단(catheter tip)을 고정시키고 철심(wire)을 제거시켜 목적혈관 내에 카테터를 위치시키는 것이다.

안내철심의 선단(guide wire tip)의 형태는 직선형, J자형 그리고 앵글형 등이 있어 검사부위의 용도에 알맞게 선택하여 사용할 수 있다. 안내철심의 외경은 인치(inch)로 나타내며 카테터의 내경과 일치하는 것을 사용하여야 한다. 카테터의 내경보다 철심의 외경이 크면 철심은 카테터 안으로 들어가지 않게 되며, 철심의 외경이 작으면 그 사이로 혈액이 유출된다.

안내철심의 종류는 기본형(standard type), 친수성 폴리머 코팅형(polymer coating type), 미세 와이어형(micro-wire type) 등이 있다. 기본형은 선단이 부드러운 것과 경도가 높은 것 등 여러 가지가 있으나 J형이 대부분이다. J형 철심(J wire)은 부드러우며 직선형에 비해 혈관벽에 자극을 주지 않아 안전성이 높은 장점이 있다. 보통 카테터를 교환하기 위한 목적으로 사용한다. 친수성 폴리머 코팅 와이어는 와이어에 건조를 방지하기 위해 중합체를 도포한 것으로 0.0635~0.09652 cm를 가장 많이 사용한다. 선단은 직선형(straight type)과 앵글형(angle type)이 있으며 위창자간막동맥(superior mesenteric artery) 본간에서 말초 또는 빗장밑동맥(subclavian artery)에서 위팔동맥(brachial artery)까지 진행시킬 경우는 직선형을 이용하는 것이 좋고 동맥을 선택적으로 삽입할 때는 앵글형이 좋다. 미세와이어는 미세 카테터와 같이 사용하며 제품에 따라 유연성, 내구성, 탄성 등이 다르다. 선단은 대부분 앵글형을 사용하고 그 각도와 길이는 혈관의 형태에 따라 상이하다. 미세하고 굴곡된 혈관을 진행할 때는 각도가 크고 짧은 앵글을 사용한다.

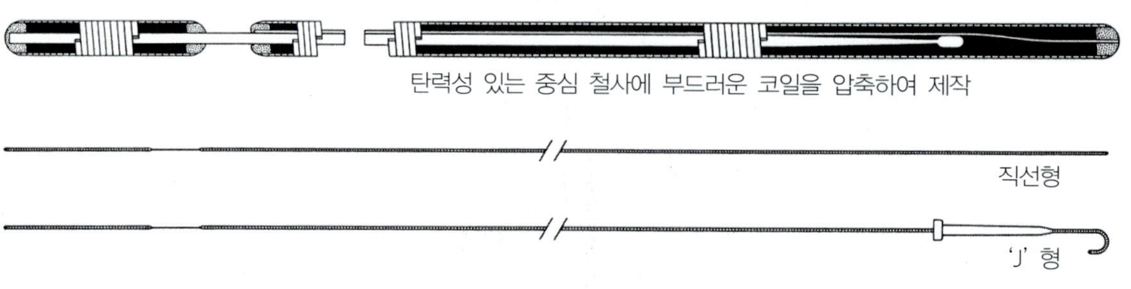

그림 2-21. 안내철심(guide wire)

안내철심과 카테터는 바늘과 실의 관계와 같다. 바늘귀에 실을 꿰어 바느질을 하는 것처럼 안내철심으로 카테터를 안내하여 원하는 부위에 카테터를 위치시킨다. 카테터가 혈관의 다양한 기시부 특성에 맞게 제작되어 종류가 많은 것처럼 이것을 안내하는 안내철심의 종류도 다양하다. 일반적인 안내철심의 외경과 길이는 표 2-2와 같다.

표 2-2. 안내철심의 외경과 길이

외경(cm)	총 길이(cm)	연재질 선단 길이(cm)
0.04572	120	1
0.0635	150	3
0.08128	180	5
0.0889	120	1
0.09652	150	3

11 혈관조영용 카테터(Angiographic catheter)

셀딩거법이 도입되어 온넙다리부위 혈관을 천자하면서부터 실질적인 카테터 사용이 시작되었으며 카테터가 없는 혈관조영술은 생각할 수 없다. 카테터는 목적하는 부위에 조영제를 주입하기 위한 기구로써 검사부위와 검사목적에 따라 카테터 선단(catheter tip)의 형태가 다르고, 같은 형태의 카테터라 하더라도 재질, 직경, 길이 등이 다르며, 더구나 새로운 재질과 형태의 카테터가 수시로 개발되고 있어 그 수를 헤아리는 것은 무리이다. 그러나 카테터의 구성 물질은 크게 연질형태(soft type)와 경질형태(hard type)로 나눌 수 있고 외경은 4~8 french, 길이는 50, 65, 80, 100, 110, 125 cm가 주종을 이룬다.

카테터의 선택에서 무엇보다 중요한 것은 검사부위에 알맞는 것을 사용하여 선택적 조영술을 원활하게 진행하는 것이다. 주로 많이 이용되는 카테터는 심장전용 NIH catheter, 심장동맥 전용 Judkin's 카테터(또는 coronary catheter), 뇌혈관조영용 HN 카테터, 복강동맥조영용 RH, RC, Yashiro 카테터, 위창자간막동맥용 Mickelson 카테터, 콩팥동맥조영용 cobra 카테터, 대동맥과 하지동맥용 돼지꼬리형 카테터(pigtail catheter), 인터벤션에 사용하는 풍선 카테터(balloon catheter) 등이다.

NIH 카테터는 심장전용 카테터로 심장의 내벽을 보호하기 위해 선단에는 구멍(hole)이 없고 굴곡 된 주위에 여러 개의 측면 구멍(side hole)이 있으며, Judkin's 카테터는 심장동맥 전용으로 선단에 만 구멍이 있고(end hole) 측면 구멍(side hole)이 없으며 왼쪽용이 오른쪽용보다 굴곡이 심하고 각이 크기 때문에 왼·오른쪽을 구별하여 사용하여야 한다. 돼지꼬리형 카테터는 선단과 그 주위에 여러 개의 구멍이 있어(side hole & end hole) 일시에 많은 양의 조영제를 주입할 수 있기 때문에 대동맥, 하지동맥, 왼심실조영술(LV angiography) 등 혈류가 많은 부위에 사용한다. RH, RC, Yashiro, Mickelson(MIK) 카테터는 복강동맥, 간동맥, 지라동맥, 위창자간막동맥 등의 선택적 조영술에 알맞게 고안되었으며 콩팥동맥의 선택적 조영에는 cobra와 renal double catheter(RDC)를 사용하고 뇌동맥에는 H, HN, JB형의 카테터를 사용한다. 그러나 전용 카테터를 제외하고는 일정 부위에 반드시 한 종류의 카테터만 적용되지 않으며, 환자의 혈관 구조에 따라 알맞은 카테터를 선택하여 사용한다. 각 혈관에 주로 사용하는 카테터의 종류와 그 형태는 표 2-3과 같다.

표 2-3. 혈관별 카테터의 종류

검사부위	카테터	검사부위	카테터
심장, 대정맥	NIH, pigtail	심장동맥	Judkin's
배대동맥	pigtail	콩팥동맥	cobra, RDC
복강동맥	RH, RHR, RC, Yashiro	뇌동맥	N, HN, JB
위창자간막동맥	MIK, RH, Yashiro	아래창자간막동맥	simmons 1

과거에는 미세혈관에 카테터를 삽입하는 것이 어려워 큰 혈관에 조영제를 주입하여 작은 혈관을 관찰했기 때문에 카테터의 직경이 큰 것을 사용했으며 이로 인해 혈관 손상을 일으키는 경우가 많았다. 그러나 근래에는 미세 카테터(microcatheter)의 등장으로 작고 굴곡된 혈관에도 카테터의 접근이 용이해졌다. 즉, 동맥의 분지에 모 카테터(mother's catheter)를 위치시키고 이것을 통해 직경이 작은 자 카테터(micro catheter)를 삽입하여 말초혈관까지 초 선택적 삽입을 하는 동축 카테터(coaxial catheter)를 이용한다. 미세 카테터는 제품에 따라 유연성과 내구성, 조영제의 주입량에 차이가 있어 이를 보완하기 위해 주기적으로 신제품이 등장한다. 따라서 현재 사용 중인 것에 고집하지 말고 신제품의 정보 수집과 적극적인 대체 사용이 바람직하다. 미세 카테터의 문제점은 주입량 부족으로 조영능이 저하되는 것인데, 5 ㎖ 정도의 양을 주입할 수 있도록 유량을 늘리는 것이 과제이다.

방사선 인터벤션에 사용하는 카테터는 확장용 풍선 카테터(dilatation balloon catheter), 폐색용 풍선 카테터(occlusion balloon catheter), 이탈성 풍선 카테터(detachable balloon catheter), 배액 카테터(drange catheter) 등이 있으며, 용도에 따라 구별하여 사용한다. 확장용 풍선 카테터는 혈관 또는 협착된 장기의 내강을 넓혀 재개통을 시키는 목적으로 사용되며, 폐색용 카테터는 색전물질 또는 항암제 등을 주입할 때 이들의 역류를 방지하기 위해 일시적으로 혈관을 막는 용도로 사용한다. 한편, 이탈성 풍선 카테터는 샛길(fistula)이 있는 부위에 풍선을 분리시켜 샛길을 반영구적으로 폐색시키는 용도로 사용한다. 배액 카테터는 체내의 액체 저류나 농양을 체외로 배출하는 경로로 사용한다.

카테터의 형태는 검사 또는 시술 부위에 따라 심장용, 심장동맥용, 복부혈관용, 뇌혈관용, 인터벤션용 등으로 구분할 수 있으며 그 형태는 다음과 같다.

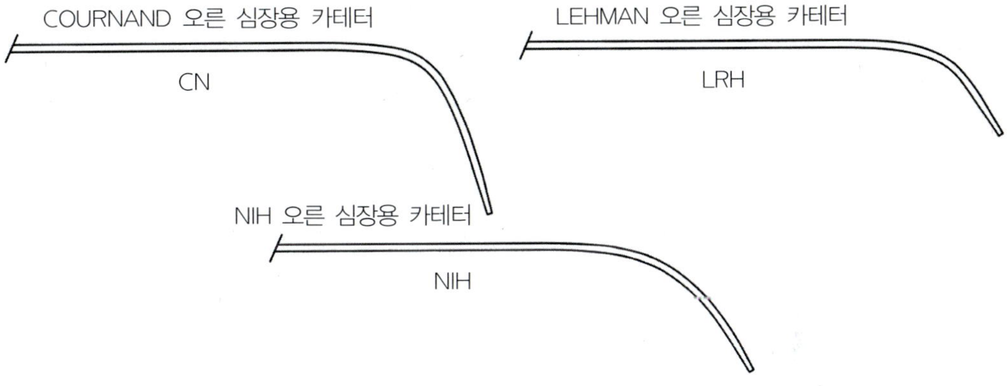

그림 2-22. 오른 심장 카테터(right heart catheter)

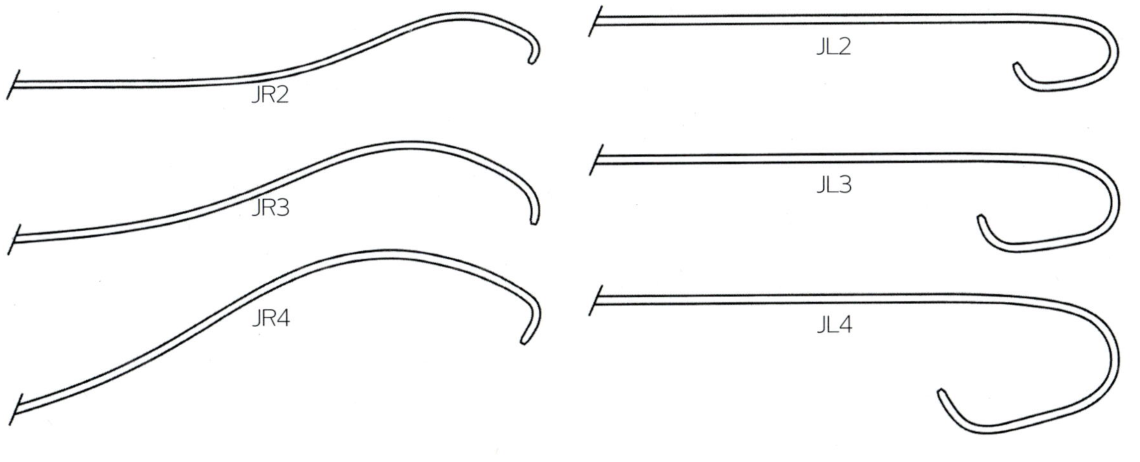

그림 2-23. 왼·오른 심장(관상)동맥 카테터(Rt., Lt. coronary catheter)

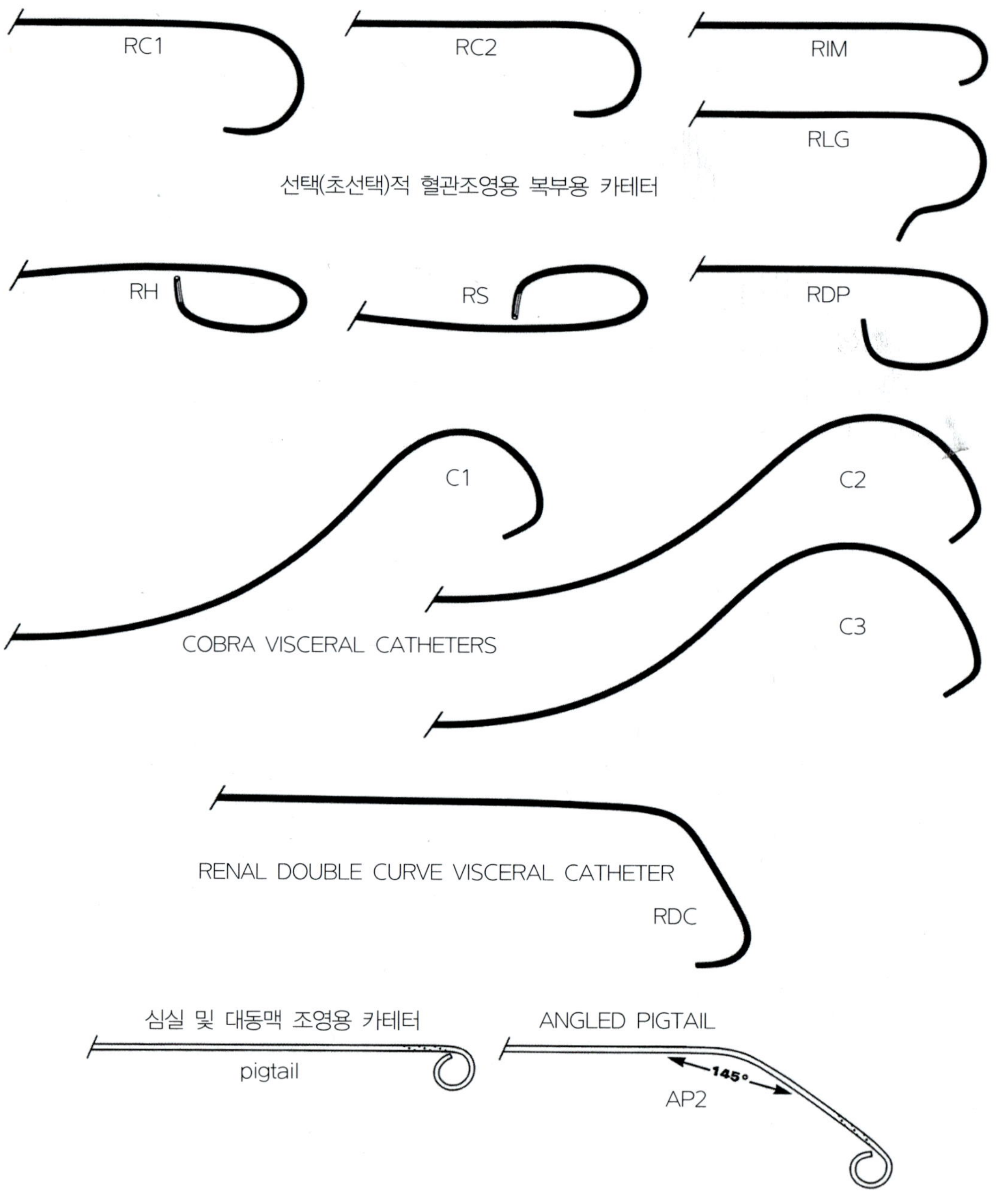

그림 2-24. 복부용 카테터(visceral catheter)

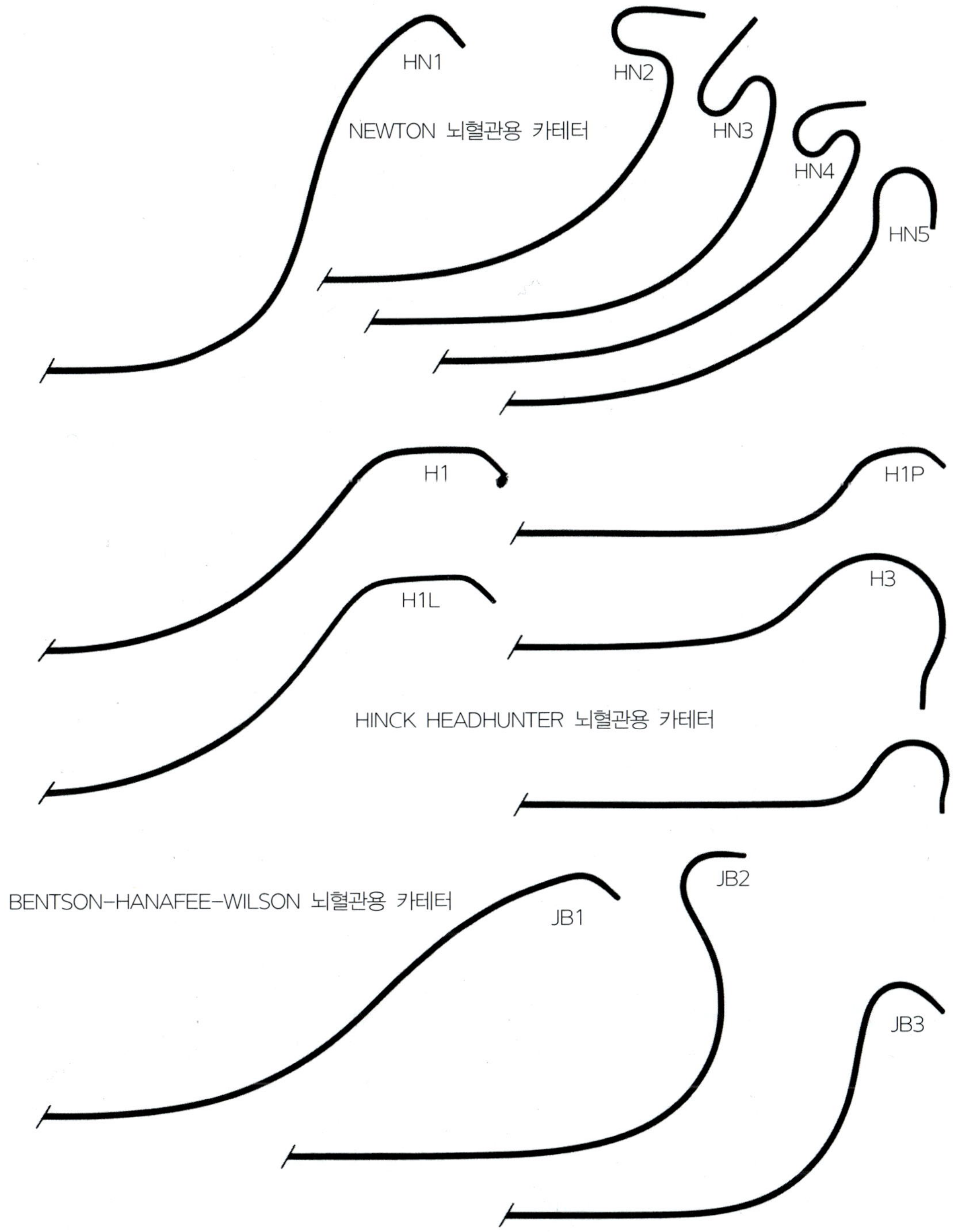

그림 2-25. 뇌혈관용 카테터(neuro catheter)

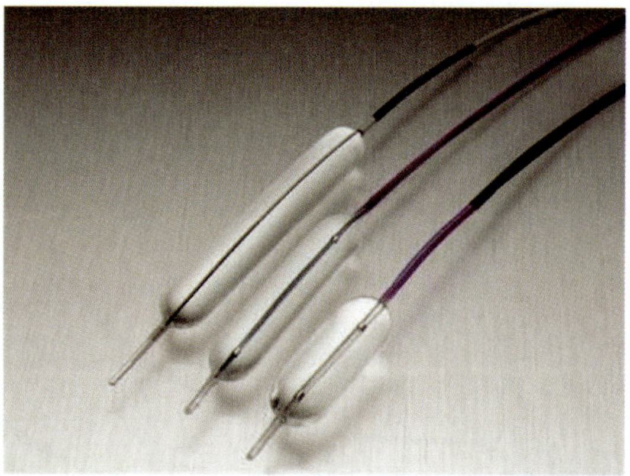

그림 2-26. 확장용 풍선 카테터(dilatation balloon catheter, Bostonscientific사)

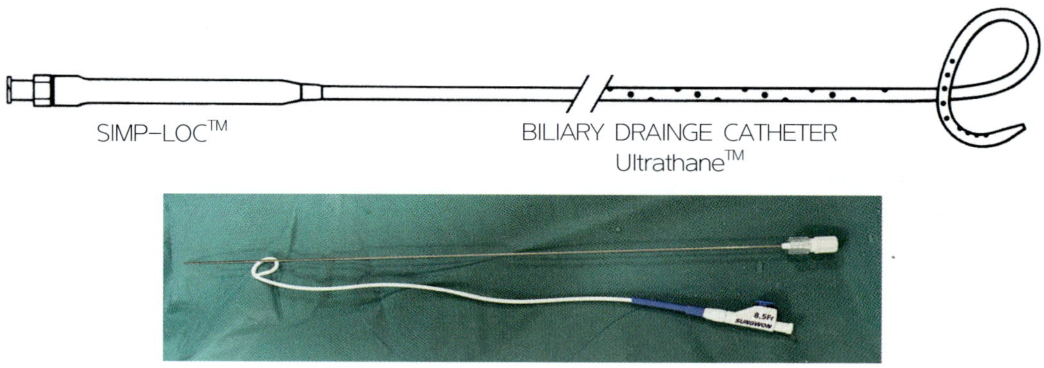

그림 2-27. 배액 카테터(drainage catheter)

12 심장 동영상 PACS

1) PACS의 일반적 개념

PACS(picture archiving and communication system)는 의학용 영상정보의 저장(archiving), 판독(diagnosis) 및 검색(viewing) 기능 등의 수행을 통합적으로 처리하는 시스템을 일컫는다. 즉, 엑스선, CT, MRI, PET, angiography 등에 의해 촬영된 모든 방사선 검사 결과를 디지털 이미지로 변환, 촬영과 동시에 대용량 기억장치에 저장시켜 판독 전문의가 모니터를 통해 판독할 수 있도록 해주는 시스템이다. PACS는 DICOM 규격에 따라 이미지 데이터를 저장, 관리하고 있으며, 또한 의료영상 획득장비와 영상의학과, 각 임상의사들을 하나로 연결하여 관계형 data base를 이용하여 의료영상을 저장하거나 요청에 따라 검색하고 전송해 주는 일을 한다. PACS의 보급과 함께 의료영상이 디지털화 되었을 뿐 아니라 의료영상과 가장 밀접한 관계를 가진 영상의학과의 업무형태도 많이 바뀌어 가고 있으며, 기존의 필름 환경 업무형태를 디지털화된 PACS 환경에서 그대로 유지할 수 없어 효율성 측면에서도 새로운 환경에 최적화되고 있는 추세이다. 디지털화된 PACS 환경을 이해하고 업무효율을 증가시키기 위하여서는 PACS의 종류, 구조에 대한 이해가 필요하다.

2) 동영상 PACS의 구성

2003년에 동영상 PACS의 등장으로 최근에는 움직이는 영상을 PACS에서 보며, 언제 어디서든지 환자에 대한 동영상 정보를 볼 수 있어 많은 의료인들에게 도움을 주고 있다. 예전에는 저장(storage)에 대한 문제 및 정보 전송 등에 관련하여 여러 가지 문제점이 있어 사용에 제한이 있었으나, 최근에 많이 개선되어 일반 PACS와 더불어 대부분의 병원에서 동영상 PACS를 구축하고 있다.

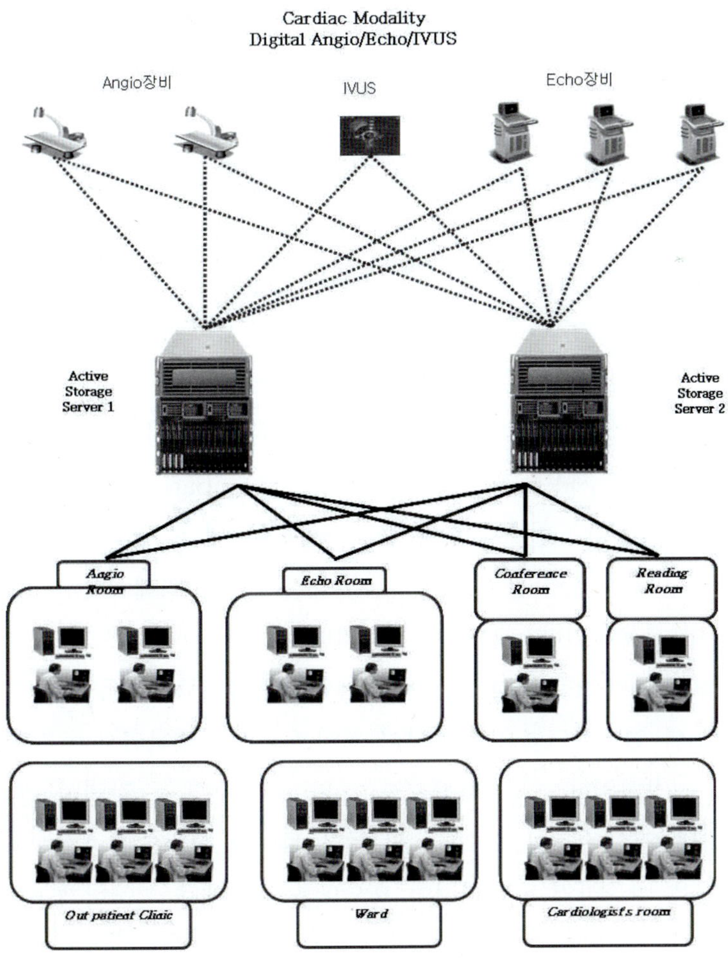

그림 2-28. 동영상 PACS work station

동영상 PACS의 구성은 cardiac modality, 즉 angiography 장비, echo장비, 혈관 내 초음파(intra vascualr ultrasound : IVUS) 장비에서 DICOM영상을 만들어 병원 네트워크를 통하여 active storage server 1, active storage server 2에 전송된 환자의 영상과 정보가 서로 mirroring하여 양쪽 storage에 저장된다. 어느 한쪽 server가 동작을 안 하면 다른 한쪽의 server에서 자동으로 환자의 영상과 정보를 볼 수 있다. 동작이 안 되는 server가 다시 recovery되면 다시 영상이 mirroring되어서 동작이 안 되는 server로 저장된다. 이렇게 저장된 data들은 동영상 장비가 설치되어진 곳에서 언제든지 영상 조회 및 편집이 가능하다. 그리고 동영상 PACS를 각 검사실은 물론 외래나 병동 등에 설치하여 환자 진료에 활용하고 있다.

13 조영제와 합병증

1) 조영제의 종류

조영제(contrast media)란 인체에 주입하여 이들 물질과 인체 조직의 엑스선 흡수율 차이를 이용하여 관찰 대상 장기에 대조도(contrast)를 형성시킴으로써 질병을 관찰 하는 데 이용하는 물질이다. 조영제는 양성조영제(positive contrast media)와 음성조영제(negative contrast media)로 구분한다. 양성조영제는 엑스선 흡수율이 높은 화학물질을 혼합한 것으로 주위 장기에 비해 농도가 희게 나타나고, 음성조영제는 주로 흡수율이 낮은 공기, 산소 등을 사용하여 주위 장기보다 검게 나타나게 한다. 양성조영제는 수분과의 용해도를 기준으로 수용성조영제와 유용성조영제로 구분한다. 수용성조영제는 주로 요로·혈관계에 사용하는 요오드성 조영제(iodine sulfate)와 위·장 관계에 사용하는 황산바륨제제($BaSO_4$, barium sulfate)로 구분한다. 유용성 조영제는 lipiodol이 있으나 현재 진단용으로 사용하는 예는 거의 없다.

혈관조영술에 사용하는 조영제는 요오드 성분의 수용성 조영제이다. 이것은 1895년 엑스선이 발견된 이듬해부터 사용하였다. 그 당시의 조영제는 차초산 비스무스, 은 코로이드 용액, 유산(硫酸) 바륨 등을 소화기 또는 요로조영에 사용하였으나 인체의 독성이 강해 사용을 꺼리다가 Cameron이 1918년 염화나트륨을 이용하여 혈관조영을 시행하였으며 그 후 요오드 물질을 합성하여 사용하기 시작하였다. 당시의 요오드(iodine)는 성병 등 감염성 질환을 치료하는 데 이용되었으나 1923년 Osborne이 요오드 나트륨을 투여한 환자에게 우연히 엑스선을 조사해 요로계가 조영된 것을 발견하였는데 이것이 요오드를 조영제로 이용하게 된 동기가 되었다.

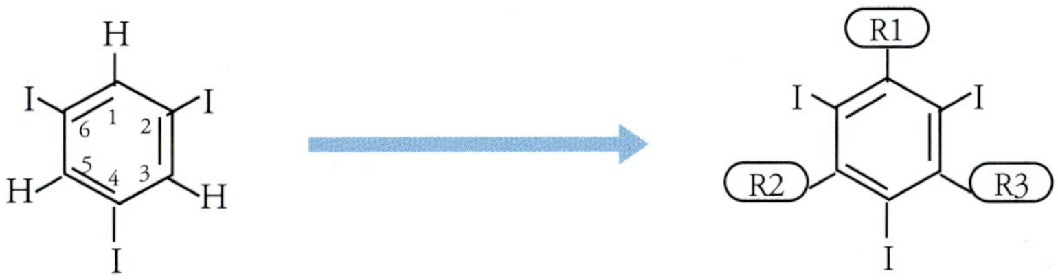

그림 2-29. 수용성 요오드 조영제의 화학구조

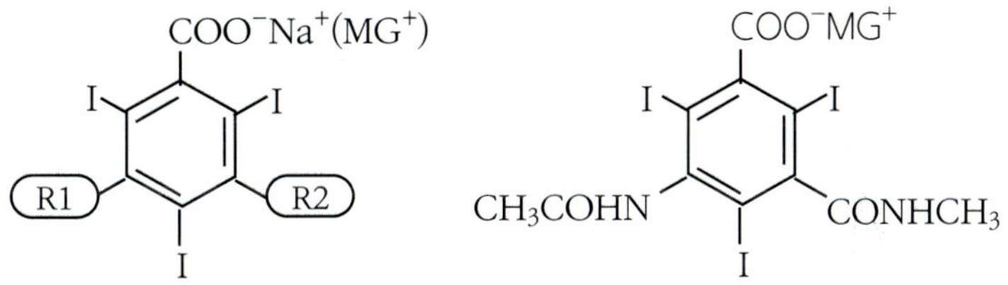

그림 2-30. 이온성 조영제의 화학구조

이어서 Graham(1924)과 Binz(1927) 등은 요오드 물질을 합성하여 조영제로 활용하다가 1929년 Swick에 의해 정맥성 요로조영이 성공하면서 실질적인 요로·혈관 조영제의 사용이 시작되었다고 할 수 있다. 이때 사용한 조영제는 모노 요오드(mono iodine) 제제였으나 1930년 Dohrn 등이 2요오드피린 유도체를 합성하여 분자 중에 요오드 함량과 수용성을 증가시켰다.

1세대 조영제의 분자구조는 분자 하나에 요오드 분자 2개로 제한되었으나 1933년 벤젠환(안시향산, benzoic acid)을 이용하여 3요오드 화합물을 합성하는 데 성공하여 제 2세대 조영제 시대가 개막되어 이온성 요오드 조영제의 기초가 되었다.

3요오드 안식향산계 조영제는 Na염, MG염 등의 형태로 Urografin(1954), Isopaque(1961), Conray(1962) 등이 개발되어 사용되었으나 현재 이것들은 거의 사용하지 않는다.

제1세대 조영제의 조영효과와 안전성을 개선하기 위한 꾸준한 노력으로 3요오드 안식향산계 조영제가 개발되어 어느 정도 부작용이 감소되었으나 만족할 만한 성과를 거두지 못하였다. 그러다가 스웨덴의 Almen 교수는 조영제 부작용의 주요 원인이 고삼투압성에 기인한다고 판단하여 조영제 농도를 그대로 유지하면서 저삼투압을 실현하기 위해서는 비이온성 화합물을 합성해야 한다고 주장하였다.

이 이론을 기초로 1972년 처음 비이온성 조영제인 Metrizamide가 개발되었다. 그러나 이것은 열과 용해성이 불안정해 혈관조영의 사용에는 부적합하므로 척수조영에 사용하여 오다가 Iopamiron, Ommipaque 등이 개발되면서 혈관에 대량으로 조영제를 사용하게 되었다.

비이온성 제제가 이온화하지 않으면서 수용성을 유지하는 것은 측쇄에 수산기(−OH기)를 많이 함유하고 있기 때문이다. 이 수산기는 물과의 친수성을 갖기 때문에 화합물 전체의 수용성을 유지할 수 있다.

조영제의 친수성은 부작용과 밀접한 관계가 있어 조영제의 친수성을 증가시키기 위한 연구가 꾸준히 진행되고 있다. 1979년에는 측쇄 말단에 소수성(疎水性) 메틸기를 수산기(6개)로 유도한 Optiray가 개발되었고 이어서 1980년에는 비이온성의 저삼투압 조영제인 Isovist가 개발되었다.

혈관계 조영제는 비이온성 수용성 조영제를 사용하며 그 목적은 부작용을 최소화하면서 혈관 및 장기들과 주위 조직의 대조도 차이를 나타내 혈관의 주행상태 및 분포를 관찰하는 데 있다. 1980년 이후 3세대 조영제인 비이온성 조영제가 개발되어 현재는 Isovist, Optiray, Ommipaque, Ultravist, Iomeron, Xenetix 등이 사용되고 있으며, 이들 조영제는 이온성 조영제에 비해 혈액 중에 저삼투압성으로 작용하고 이온화 현상이 일어나지 않아 부작용이 현저히 낮아졌다. 근래에 많이 사용되고 있는 혈관계 조영제의 종류와 요오드 함유량은 표 2-4와 같다.

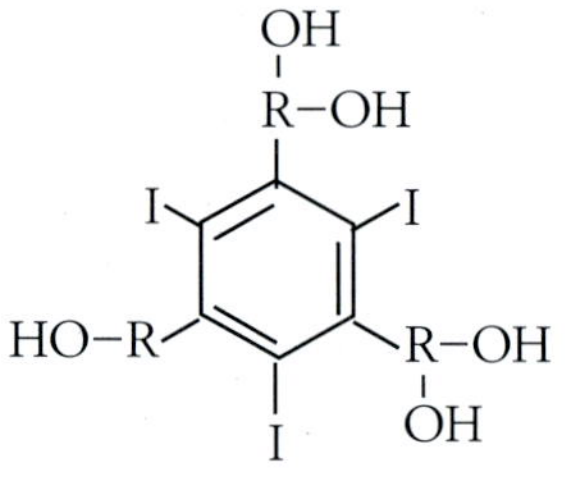

기본구조(3요오드 벤젠 유도체)

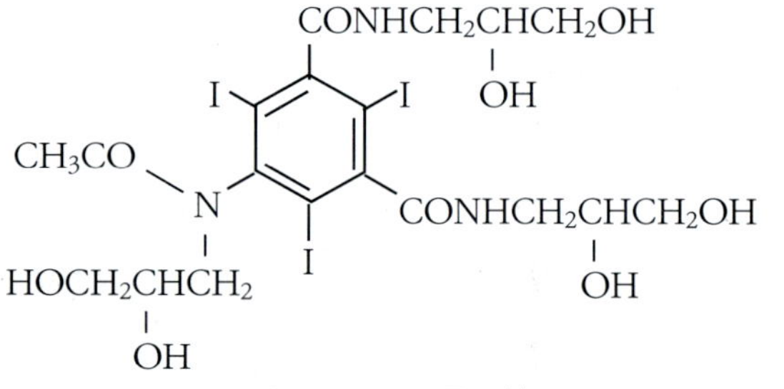

Omnipaque구조식

그림 2-31. 비이온성 조영제의 화학구조

표 2-4. 혈관계 조영제의 종류와 요오드 함유량

상품명	일반명	농도	요오드 함유량(%)	점도율(37℃) cps
Iopamiron 300	Iopamidol	61.24	300	4.4
Iopamiron 370	Iopamidol	75.52	370	9.5
Ommipaque 300	Iohexol	64.71	300	6.1
Ommipaque 350	Iohexol	75.49	350	10.5
Isovist 240	Iotrolan	51.25	240	3.9
Utravist 300	Iopamide	62.30	300	4.3
Ultravist 370	Iopamide	76.90	370	9.5
Iomeron 300	Iomeprol	52.00	300	4.2
Iomeron 400	Iomeprol	73.00	400	12.4
Xenetix 350	Iobitridol	76.78	350	10.0
Pamiray 300	Iopamidol	61.00	300	4.7

2) 조영제의 약리작용

조영제를 각 장기에 동맥주사(arterial injection)하면 모세혈관을 통해 정맥으로 유입되며 이것이 심장의 윗부분에서는 위대정맥(SVC)으로, 심장의 아랫부분에서는 아래대정맥(IVC)을 지나 심장으로 유입된다. 심장에 들어 온 조영제는 혈액과 혼합되어 허파순환을 거쳐 대동맥을 통해 신체의 각 부분으로 체순환 한다. 이때 대부분의 조영제는 콩팥을 거쳐 요(urine)로 배설되며 나머지는 간과 쓸개(gall bladder)를 통해 대변(stool)으로 배설된다. 콩팥에 의한 조영제의 배설은 주입 1시간 후에 50%, 24시간 후에 99%가 배설된다. 혈중의 농도 추이는 대체로 반감기가 30분이며, 각 장기 내에서의 농도 추이는 갑상선(thyroid gland)을 제외하고 비슷한 정도로 나타난다.

요오드 수용성 조영제는 물과의 용해성, 친수성, 삼투성, 단백결합성 등에 의해 인체에 영향을 미친다. 조영제의 물리·화학적 성질은 인체에 직접적으로 작용하기 때문에 중요한 요인으로 취급한다.

첫째, 용해성이다. 조영제가 지니는 용해의 성질은 혈액 안 수용액의 친수성과 밀접한 관계가 있다. 조영제의 친수성이 높다는 것은 용해도가 높다는 것을 의미한다. 혈액 내에 유입된 조영제의 용해도가 높으면 세포 점막에 대한 자극이 적어지고 일시적인 세포 안 침습이 저지되며 조영제의 단백결합성이 낮아진다. 따라서 친수성의 정도는 조영제의 화학 독성과 밀접한 관계가 있다. 친수성이 높은 기(基)는 아르복실기, 수산기, 아미노기 등이 있고 소수성(疎水性)이 높은 기에는 벤젠기와 그것의 알칼기 등이다.

물질의 친수성은 수용액에 물의 불용 용매인 옥타놀을 넣어 혼합하여 용매 중에 이행한 물질량을 측정해서 나타낸다. 즉 이것은 옥타놀/물의 계수로써 이것을 분배계수라고 한다. 예를 들어 iohexol 1 g의 수용액에 옥타놀을 혼합하면 0.0004 g이 옥타놀에 이행하고 나머지 0.9996 g

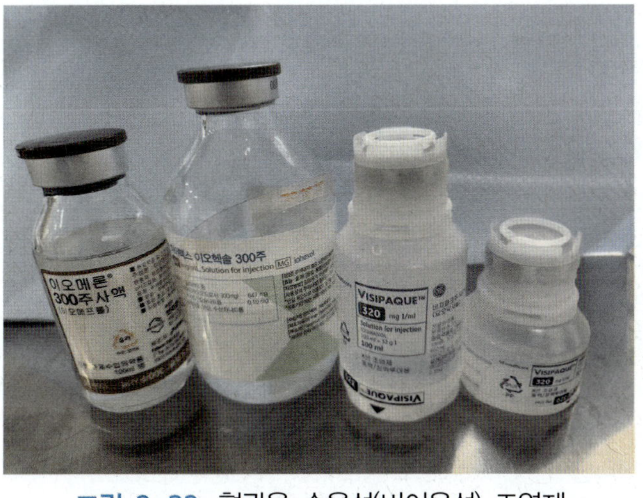

그림 2-32. 혈관용 수용성(비이온성) 조영제

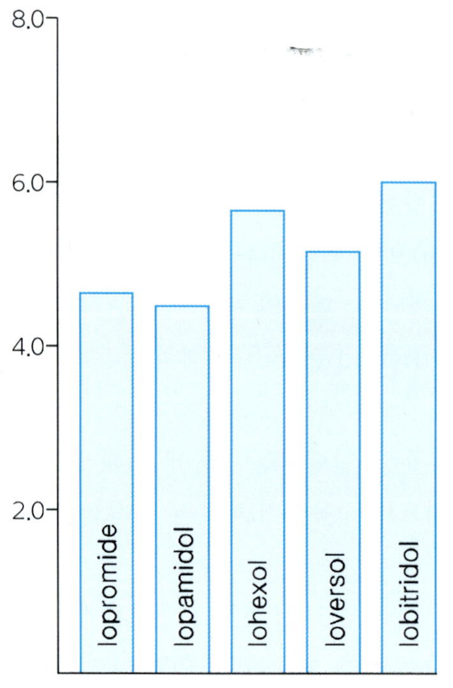

그림 2-33. 비이온성 조영제의 점도 비교

표 2-5. 조영제의 분배계수

조영제	분배계수
Metrizamide	0.019
Iopamidol	0.0019
Iohexsolo	0.0008
Ioversol	0.0004

은 수용액 측에 남는다. 이때 옥타놀에 이행하는 양이 적으면 친수성이 좋다고 표현한다. 비이온성 조영제는 이온성 조영제에 비해 친수성이 좋다.

둘째, 점도성이다. 점도는 농도와 관계하며 일반적으로 농도가 높으면 점도도 높아진다. 점도가 높다는 것은 조영제 주입시 저항이 높아지는 것을 의미하기 때문에 내경이 좁은 카테터를 통과할 때 높은 저항으로 인하여 주입이 어렵게 된다. 조영제는 종류에 따라 점도가 상이하며 같은 조영제라 할지라도 농도가 높을수록, 그리고 화합물의 분자량이 클수록 점도가 높아지고, 온도가 높을수록 점도가 낮아진다. Ommipaque의 경우 140, 180, 240, 300, 350의 5종이 있으며 Ommipaque 350이 최고 농도를 의미한다. 한편 같은 농도의 조영제라 할지라도 조영제의 온도가 상승하면 점도가 낮아지기 때문에 사용 시에는 체온 정도로 온도를 높여 주입함으로써 주입저항은 물론 환자에 대한 부작용을 줄일 수 있다.

셋째, 삼투성이다. 조영제의 삼투압은 부작용을 일으키는 주요 원인으로 저삼투압 조영제의 개발은 무엇보다 중요하다. 용액의 삼투압은 삼투압계로 측정하는 것이 정확하나 이론적으로는 Van't Hoff의 식으로 나타낸다. 이것은 용액 중에 분자 수가 많으면 삼투압이 높아진다는 법칙이다. 표 2-6은 Ommipaque의 삼투압을 비교한 것이다.

$$P = C \times R \times T$$

P : 삼투압　　C : mole의 농도　　R : 상수(0.0821)　　T : 절대온도

표 2-6. Ommipaque의 삼투압 비교

조영제 농도 (mgI/㎖)	삼투압 농도 (mOsmole/kg H_2O)	침투입비
104	300	1
180	380	≒ 1
240	500	2
300	690	≒ 2
350	880	3

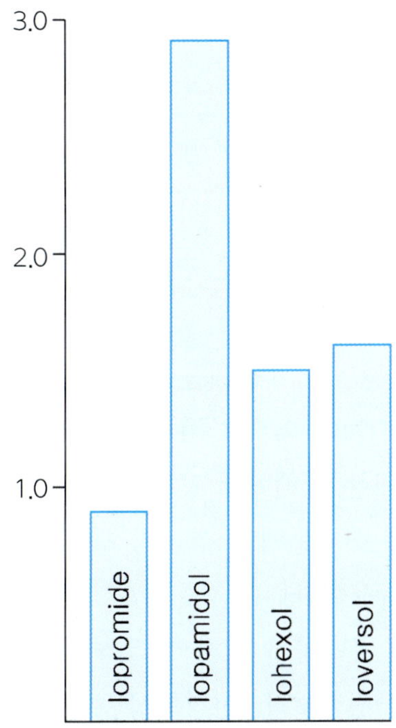

그림 2-34. 비이온성 조영제의 단백결합률 비교

용매의 삼투압은 그 물질의 분자 수에 비례한다.

체내에서 조영제의 이온화 형성 유무에 따라 삼투압이 크게 차이가 나는데 이온성 조영제는 체내에서 음이온과 양이온으로 이온화 현상이 생겨서 2분자로 된다. 그러나 비이온성 조영제는 이온화 현상이 생기지 않기 때문에 결정 상태와 같이 수용액 안에서도 1분자로 존재한다. 결국 이론적으로 보면 이온성 조영제는 비이온성 조영제에 비해 2배의 삼투성을 갖게 된다.

넷째, 단백결합률이다. 단백결합률은 혈장 중의 알부민의 결합률을 측정하여 구하며 이는 친수성과 관계한다. 이온성 조영제에 비해 비이온성 조영제가 친수성이 우수하며, 친수성이 높으면 조영제의 단백결합률이 저하된다. 따라서 비이온성 조영제는 이온성에 비해 단백결합률이 낮게 형성된다. 그러나 비이온성 조영제라 하더라고 이것은 이물질이며 인체에 주입되면 조영제에 의한 약리작용이 발생한다. 이로 인해 경한 증상으로 오심, 구토, 두통, 천식, 발한, 두드러기(담마진) 등이, 중증으로 호흡곤란, 경련, 허탈, 심장마비 등이 일어날 수 있다.

조영제의 주된 목적은 앞에서 설명한 것과 같이 조직의 대조도를 형성하여 질병 유무를 확인하는 것으로 가능한 인체에 대한 부작용이 없어야 한다. 즉, 조영제로 인한 생리학적, 약리학적 작용이 없어야 한다. 그러나 조영제는 화학적으로 합성된 화합물로써 인체 내에 유입되면 크고 작은 반사작용으로 부작용을 일으킨다. 인체 내의 각종 장기에 작용하여 증상을 나타내며 그 양을 증가시키면 부작용이 증가되고 요오드에 과민 반응자나 노약자인 경우는 심각한 발작 증상을 보이기도 한다. 따라서 조영제를 사용할 때는 세심한 주의가 필요하다.

조영제에 대한 약리 작용은 다음과 같다.

첫째, 혈관에 대한 작용이다.

혈액의 농도보다 높은 조영제가 혈액 안으로 급속히 주입되면, 주위 조직의 수분이 혈관 내로 유입되어 혈장량이 증가하고 혈관이 확장된다. 이로 인해 혈관통을 느끼거나 일시적으로 혈압이 떨어지고 체액의 불균형으로 현기증이 일어날 수 있다.

둘째, 적혈구에 대한 작용이다.

혈액 내의 정상 적혈구는 타원형으로 매끈매끈한 상태를 지니고 있다. 그러나 고삼투압성 조영제가 유입되면 적혈구 내부의 수액이 외부로 빠져 나와 수축됨으로써 본래의 탄력적인 형태를 상실한다. 형태가 일그러진 적혈구는 동맥에서 모세혈관을 거쳐 정맥으로 이행할 수 없게 되며, 모세혈관을 통과할 수 없게 되어 허파동맥압 상승의 원인이 된다.

셋째, 뇌중추혈 관계에 대한 작용이다.

중추혈관계는 이물질의 유입을 차단하기 위해 혈액 뇌장벽(blood brain barrier)이라는 안전장치가 있다. 이 장벽이 파괴되면 경련발작, 신경독성 증상 등을 일으킬 수 있는 데, 고삼투압성 조영제를 사용하면 혈액 뇌장벽이 장애를 일으킬 수 있다. 따라서 삼투압이 낮은 비이온성 조영제를 사용하는 것이 좋다. 때때로 뇌혈관조영술 중에 항암물질을 투여할 목적으로 맨니톨을 사용해 강제적으로 혈액 뇌장벽을 개방시키는 경우가 있다.

넷째, 혈관의 내피세포에 대한 작용이다.

혈관의 내피세포는 혈액과 접촉하는 혈관의 가장 내측 세포이다. 조영제의 화학독성에 의해 내피세포는 자극을 받으며 이로 인해 염증 및 혈전이 생겨 혈관벽이 불규칙하게 될 우려가 있다.

다섯째, 심장에 대한 작용이다.

혈액 내로 주입된 고삼투압성 조영제는 모두 심장으로 유입되어 심장 수축력을 저하시키고 이로 인해 가슴이 답답하게 느껴지거나 일시적인 부정맥 또는 심전도 이상을 일으킬 수 있다.

여섯째, 콩팥의 작용이다.

보통 정상적인 환자에게 비이온성 저삼투압 조영제를 투여하면 이상 증상을 나타내지 않으나 콩팥기능이 저하된 환자는 그렇지 않다. 따라서 가능한 많은 양을 주입하거나 고삼투압성 조영제를 주사하지 않는 것이 좋다. 정상적인 경우에도 2세대 조영제와 3세대 조영제를 주입해 콩팥에 고농도로 유입되었을 때의 영향은 2세대보다 3세대 조영제의 부작용이 현저히 낮게 나타난다.

일곱째, 알레르기 반응(과민성 반응)이다.

조영제에 의한 알레르기 반응은 자주 볼 수 있는 증상으로 그 원인은 여러 가지 학설이 있으나 비만 세포로부터 히스타민, 셀토닌 등의 화학전달 물질이 유리되는 것과 보체(補體)의 활성화 그리고 항원·항체의 반응에 의한 것들이 설득력을 얻고 있다.

3) 조영제의 부작용과 대책

대개 조영제에 의한 인체의 부작용 확률은 경증이 10%, 중증의 허탈이 1/20,000, 사망이 1/50,000~100,000으로 나타난다. 그러므로 이러한 부작용의 예방을 위해 비이온성 조영제의 사용이 권장되고 새로운 조영제의 개발이 요구되며, 검사 전에 피하주사(skin test) 또는 안구검사(eyeball test)를 시행하여 부작용을 최소화하는 한편, 정맥주사 확보와 조영제를 체온 정도로 데워서 사용하는 등 세심한 주의가 요구된다. 그리고 조영제 주입 전에 알레르기 반응 여부와 조영제를 사용한 방사선 검사를 한 경험이 있는지, 요오드가 함유된 해산물의 섭취 시 알레르기 반응 여부 등을 확인할 필요가 있다.

혈관조영실 안에는 조영제 부작용으로 인한 신속한 처치를 위해 아드레날린(adrenaline), 산소마스크, 혈압계, 흡인기, 심제세동기 등의 장비를 구비하여야 한다. 혈관조영실에 구비하여야 할 구체적인 응급장비 및 기구는 다음과 같다.

① oxygen tank and mask, pharyngeal airway
② adrenalin chloride
③ aminophylline
④ benadrly
⑤ solu−cortef
⑥ nembutal sodium
⑦ aromatic ammonia, crushable vials
⑧ amy nitrite, crushable vials
⑨ demerol
⑩ tubing adapters
⑪ physiological sterile saline
⑫ venocylsis set

조영제의 부작용은 피부발적, 열감, 두드러기, 재채기 두통과 같은 경증에서부터 쇼크, 호흡정지, 허파부종과 같은 치명적 증상을 나타낼 수 있으므로 투여 시에는 환자의 상태를 주시하면서 만약의 사태에 대비하여야 하며, 무엇보다 중요한 것은 부작용을 예방하기 위한 방법을 강구하는 것이다.

조영제 투여 전에 진찰을 기초로 환자의 상태를 파악하여야 한다. 즉, 조영제에 대한 과민반응 경험이 있는지의 유무를 살피고 과거에 조영제에 대한 과민반응의 경험이 있는 환자는 재발 위험성이 높기 때문에 이의 사용을 금지하여야 한다. 또한 심장, 허파, 콩팥 등의 장기에 대한 상태를 파악하여 이상이 있을시 각 장기의 기능 저하에 대한 조영제의 독성을 파악하고 주입하여야 한다. 특히 갑상선질환 환자는 조영제가 갑상선에 집적되면 갑상선 기능의 변화를 초래하거나 증상을 악화시킬 우려가 있으므로 검사 여부를 신중히 결정하여야 한다.

표 2-7. 부작용의 분류

분 류	증 상
경증	구역, 열감, 피부발적, 두드러기, 구토, 두통, 기침
중증	혈압저하, 냉한, 창백, 오한, 호흡곤란, 천식발작, 심한 구토, 경련, 흉통
치사적 증상	쇼크, 호흡정지, 심정지, 심블럭(cardiac bolck), 성문부종, 허파부종

급성 이자염 환자는 일반적으로 전신 상태가 쇠약해져 있으므로 금기대상이며, 갈색세포종 환자는 아드레날린과 노아드레날린(noradrenalin)의 유리로 급격한 혈압상승이 의심되는 데다 조영제로 인한 혈압의 상승이 복합되므로 금기 대상이다. 한편 탈수환자, 고혈압, 당뇨, 동맥경화, 유아 및 고령자는 조영제를 신중히 투여하여야 한다. 조영제는 삼투압성 이뇨작용이 있어 탈수를 촉진시킬 위험이 있으며 당뇨환자는 당뇨성 콩팥기능상실(신부전)의 위험을 배제할 수 없기 때문이다.

조영제 주입 중에는 환자의 이상 반응을 살피고 초기증상이 나타나면 신속히 적절한 조치를 취해야 한다. 중증인 혈압저하, 심실세동, 심정지, 허탈, 허파수종 등과 같은 증상도 초기에는 구역, 구토, 두드러기, 발열, 전신 불쾌감, 홍반(erythema), 기침과 같은 경증으로부터 시작하는 경우가 많다. 호흡기계와 심·혈관계의 치사적 증상일지라도 초기 증후로는 빈맥, 호흡곤란, 의식 저하 등의 가벼운 증상이 나타나므로 초기 증상을 발견하기 위한 관찰이 필요하다. 이러한 징후가 나타나면 조영제 주입을 중지하고 적절한 처치를 해야 하며 계속 검사를 시행할 것인가의 여부는 환자 상태를 관찰한 후에 결정하여야 한다.

원칙적으로 계속 검사를 시행해도 관계가 없는 경우는 구역, 열감, 혈관통 등이다. 이러한 때는 조영제의 주입을 잠시 멈추었다가 다시 주입한다. 구토와 두드러기의 경우는 조영제의 주입을 즉시 멈추고 증상이 소멸될 때까지 환자의 상태를 예의 주시하며 흡입기로 환자의 구강 내 이물질을 흡인하고 안정시킨다. 그리고 증상이 완화되면 서서히 조영제를 주입한다. 증상이 호전되지 않고 중등도 또는 그 이상의 증상을 보이면 즉시 검사를 멈추고 응급조치를 시행한다. 조영제에 의한 쇼크는 초기 치료의 15분이 예후를 결정하므로 신속하게 대응하여야 한다.

검사 후 환자에 대한 관리는 검사과정에서의 조영제에 대한 반응에 따라 다르다. 검사 중 이상 징후가 없었던 환자는 특별한 관리가 필요 없으나 경도의 부작용이 있었던 환자는 검사 후 6시간 정도 안정을 취하고 합병증의 여부를 점검하여야 하고 외래환자의 경우는 이상 징후가 나타나는 즉시 병원으로 연락을 취하도록 안내하여야 한다.

콩팥기능상실 등 합병증이 의심되는 환자는 가능한 콩팥투석의 일정에 맞춰 검사일정을 잡고 검사 직후 콩팥투석을 하도록 한다. 그리고 당뇨, 탈수, 조영제를 과다하게 사용한 환자 등은 수분을 충분히 섭취하게 하고 배뇨를 촉진시킨다. 또한 검사 후 24시간 동안 요량을 측정하고 혈청 크레아틴(creatine)을 측정한다.

부작용을 줄이는 가장 좋은 방법은 사전에 환자의 표정이나 태도를 관찰하여 대응하는 것이다. 경증의 부작용은 조영제의 주입을 중단하고 심호흡을 시켜 환자를 안정 상태로 유도하여야 한다. 그리고 증상에 따라 항히스타민제, 부신피질 호르몬제, 링거액 등을 주사한다. 조영제의 부작용은 대부분 조영제 주입 5분 이내에 나타나므로 초기의 환자 상태를 주의 깊게 관찰하여야 한다. 중증의 부작용이 나타나면 조영제의 주입을 즉시 중단하고 확보된 정맥으로 수액을 대체하고 산소호흡과 기관 내 삽입으로 기도를 확보한다. 또한 심장 마사지와 전기적 제세동기로 심기능을 유지하고 부신피질 호르몬제를 투여한다.

혈압저하는 혈압 상승제, 부정맥은 리도카인, 경련은 다이아제팜, 서맥은 유산 아트로핀, 천식은 아미노피린 등을 증상에 맞게 투여하는 대증요법을 시행하고 필요에 따라 마취의사에게 지원을 요청해야 한다.

4) 검사 후 처치와 합병증

검사 후의 합병증은 전처치와 관계가 있으므로 검사 전에 금식, 과도한 긴장, 불안감을 제거하기 위해 진정제를 투여하거나, 장내 가스를 제거하는 등의 조치가 필요하다. 시술 후 처치로 가장 중요한 것은 출혈의 방지와 안정이다. 보통 동맥의 지혈은 5분, 정맥의 지혈은 2분 정도 압박하면 된다. 지나치게 오랜 시간 압박·지혈하면 말초 혈류에 영향을 줄 수 있다.

합병증의 대부분의 원인은 검사과정에서 기본적인 수기 미숙에서 온다. 카테터 조작 미숙과 시술시간이 길어져 혈관에 영향을 주는 경우와 조영제 부작용이 원인인 경우로 대별할 수 있으나, 원인이 미상인 경우도 합병증을 고려하여야 한다. 주로 발생될 수 있는 합병증의 원인은 표 2-8과 같다.

표 2-8. 주요 합병증의 원인

시스템 원인에 의한 경우	조영제에 의한 경우
천자부위 혈관의 감염, 손상	목적 대상 혈관의 협착, 폐색
넙다리부위 혈관의 협착, 폐색	주변 장기의 조직장애(간동맥 조영에 의한 쓸개염)
카테터에 의한 혈관 손상	주변 장기의 장애(간동맥 조영에 의한 위궤양)
카테터에 의한 감염	일반적인 화학성분에 의한 장애(구역, 구토 등)

3 심장 및 폐 혈관조영술

1 심장의 구조 및 진단법(Cardiac structure & diagnosis)

1) 심장의 구조

심장은 인체의 중심선에서 2/3가 왼쪽으로 치우쳐 비스듬히 있으며 심장끝(첨부, apex)이 왼쪽 흉부 제 5늑간강에 위치한다. 무게는 성인의 경우 250~350 g이다.

심장은 좌·우로 구분하여 오른심장(right heart)과 왼심장(left heart)으로 나누며 오른심장에는 오른심방(right atrium)과 오른심실(right ventricle), 왼심장에는 왼심방(left atrium)과 왼심실(left ventricle)이 위치한다. 또한 상·하로 구분하여 윗부분은 막부분(막성부, membranous portion), 아랫부분은 근육부(muscular portion)로 되어 있으며 막부분에는 오른심방과 왼심방, 근육부에는 오른심실과 왼심실이 위치한다. 막부분은 주로 막성분으로 구성되어 있으며 근육부는 심장근육층(myocardium)이 두껍게 발달하여 신체 각부에 혈액을 공급하는데 유리한 구조로 되어 있다. 심장의 벽은 심장속막(endocardium), 심장근육층, 심장바깥막(epicardium)으로 구성된다. 심장속막은 혈액과 직접 접촉되는 부분으로서 심장의 가장 안쪽벽을 이루면서 판막을 형성한다.

심장근육층은 가로무늬근(striated muscle)으로 심벽 두께의 75% 정도를 차지하고 있어 강한 펌프력을 제공하며, 왼심실은 오른심실에 비해 3배 정도 두껍다.

심장바깥막은 심장근육층의 외부를 구성하는데 혈관의 분포가 치밀한 장측심낭(viceral layer pericardium)과 섬유성 장막(fibrous pericardium)으로 심장을 싸고 있는 벽측심낭(parietal pericardium)으로 구분된다. 그리고 그 사이에는 심장막공간(심막강, pericardial cavity)이 있으며, 이 안에 25~50 ml의 심낭액이 있어 수축과 이완시에 마찰을 방지하는 역할을 한다. 또한 심장에는 4개의 판(valves)이 있다. 즉, 방실판막(atrioventricular valve)과 반달판(semilunar valve)이 그것이다.

방실판막은 왼방실판막(mitral valve)과 오른방실판막(tricuspid valve)이며, 왼방실판막은 왼심방과 왼심실 사이에, 오른방실판막은 오른심방과 오른심실 사이에서 혈액의 역류를 방지하는 역할을 한다.

허파동맥판막(pulmonary valve)과 대동맥판(aortic valve)은 반달판 형태이다. 허파동맥판막은 오른심실과 허파동맥 사이에, 대동맥판은 왼심실과 대동맥 사이에 위치하여 혈액의 역류를 방지한다. 그리고 심방 사이에 심방사이막(interatrial septum), 심실 사이에 심실사이막(interventricular septum)이 위치해 좌·우측 심장 혈류의 혼합을 방지한다. 그러나 이곳에 선천적으로 사이막 결손(septal defect)이 생겨 혈액이 역류되는 경우가 있다.

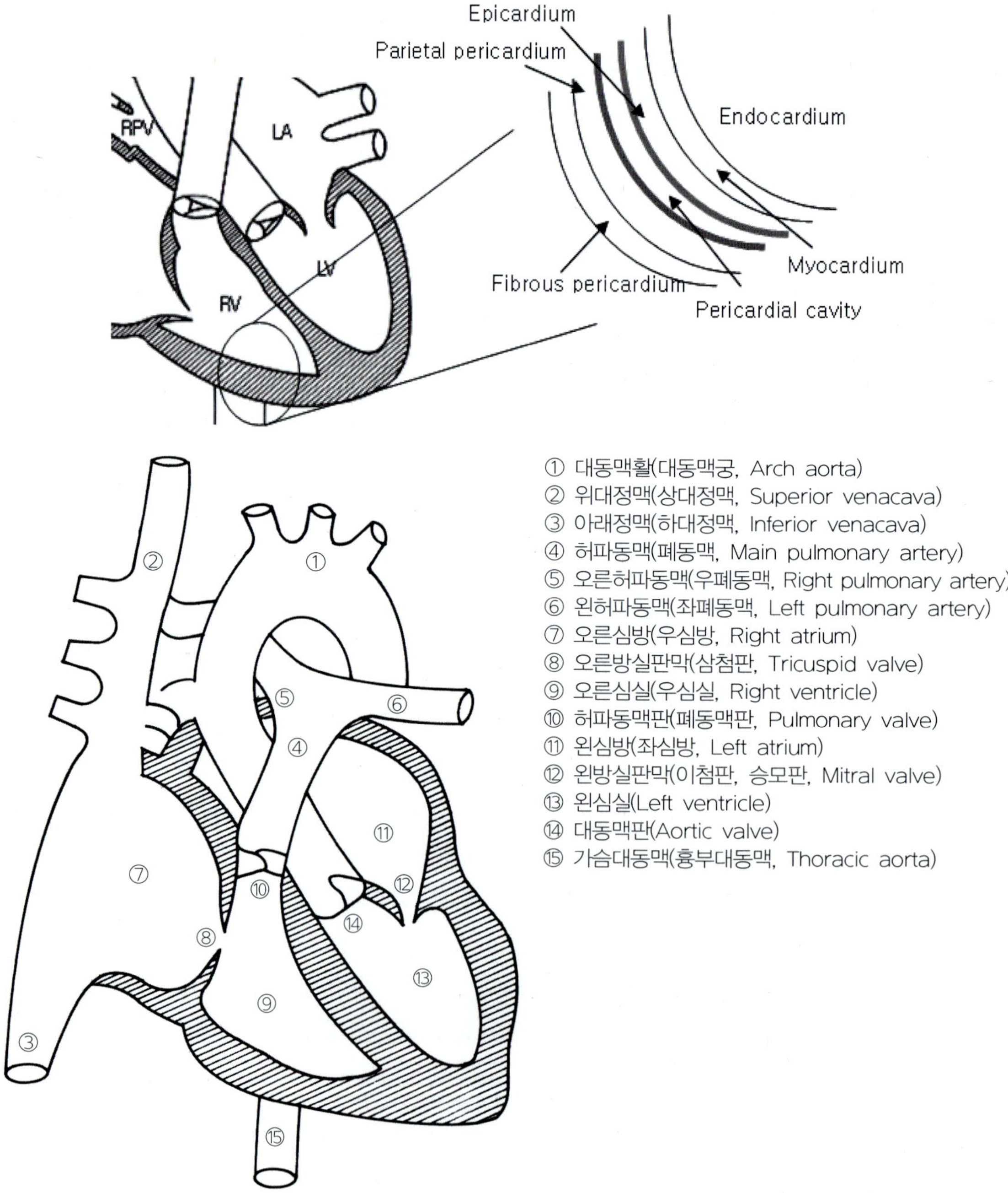

그림 3-1. 심장의 구조

심장은 펌프 기능에 의해 신체 각 부위에 혈액을 공급한다. 보통 성인의 경우 1회 박출량(stroke volume)이 70 ml, 심박동 수가 분당 70회라고 할 때 분당 심박출량은 4,900 ml 정도이다. 심박출량은 20세를 전후해서 가장 많고 나이가 들수록 서서히 저하된다. 그리고 대사와 운동을 할 때는 5~7배 증가한다.

2) 정상심장 순환 및 심장의 혈압과 산소 포화농도(%)

(1) 정상심장 순환

오른심방(RA)-오른방실판막(TV)-오른심실(RV)-허파동맥(PA)-허파의 모세혈관과 꽈리(폐포, alveolar)-허파정맥(PV)-왼심방(LA)-왼방실판막(MV)-왼심실(LV)-대동맥(Aorta)-모세혈관-정맥-위대정맥(SVC), 아래정맥(IVC)-오른심방(RA).

(2) 정상심장의 혈압(mmHg)과 산소포화농도(%)

과거에는 심장에 색소물질을 넣거나 심수축, 판막개폐, 심벽의 진동, 혈액의 흐름 등과 같은 심음을 듣고 심질환을 판별하기도 했다. 심장 내 각각의 방(chamber)은 산소포화도(oxygen saturation)와 압력(pressure)이 상이하다. 정상인 경우 우측심장은 정맥혈이므로 산소포화도가 낮고(75%), 동맥혈인 왼심장은 산소포화도가 높다(95%). 그리고 허파정맥(pulmonary vein)은 산소 분압에 의해 보다 높은 산소포화도를 보인다(95%). 또한 정상압력은 우측심장이 15 mmHg, 왼심장과 대동맥이 120 mmHg, 허파동맥(pulmonary vein)이 19.3 mmHg 정도이다.

따라서 심실 또는 심방 사이에 결손(defect)이 생기면 각 방(chamber)의 산소도와 압력이 변화하므로 혈액을 채취하여 산소포화도를 검사하거나 각각의 부위에 압력을 측정해 보면 혈관의 이상 유무를 미루어 짐작할 수 있게 된다.

표 3-1. 정상심장의 혈압과 산소포화농도

부위	혈압(mmHg)	산소포화농도(%)	부위	혈압(mmHg)	산소포화농도(%)
오른심방	5~10	75	왼심방	10	95
오른심실	〈 30	75	왼심실	120	95
허파동맥	〈 30	75	대동맥	120	95
허파정맥	10	95			

3) 진단방법

심장 이상은 소아인 경우 선천성 심장질환(congenital heart disease), 성인의 경우 심장동맥(관상동맥)의 협착증(coronary stenosis)이 검사의 대상이 된다. 심장을 진단하는데는 청진기를 이용하거나 흉부 X선(chest PA & lateral)을 촬영하는 것과 같이 간단한 방법에서부터 심장혈관조영술과 같이 복잡한 과정을 거치는 방법까지 다양하다.

비 침습적인 방법(non invasive)으로써 심장질환을 관찰하기 위해서는 기본적으로 흉부 X선 검사로 심장의 확대 및 기형의 유무 등을 관찰한다. 또한 심전도검사(electro cardiogram : ECG)는 심장의 전기활동을 통하여 심장질환의 유무 및 심근경색(myocardial infarction) 등을 알 수 있으며, 심장초음파검사(echocardiogram)는 심장을 구성하고 있는 모든 구조물의 형태학적인 구조와 기능 등을 평가한다.

침습적인 방법(invasive)인 심장혈관조영술은 심장의 이상 유무를 가장 확실하게 검사할 수 있는 방법으로 인터벤션 및 수술 전 계획을 세우는데 없어서는 안될 중요한 검사법이다. 물론 최근에는 심장초음파검사의 발달로 심실사이막결손(ventricular septal defect), 심방사이막결손(atrial septal defect) 등과 같은 단순한 선천성 심장질환인 경우는 심장혈관조영술을 생략하기도 한다. 그리고 심장혈관조영술은 검사절차가 복잡하고 침습적, 간헐적이어서 비교적 간단한 혈관의 이상 유무는 CT angio, 또는 MR angio로 대체되기도 한다.

심장질환의 검사방법을 요약하면 다음과 같다.

(1) 물리적인 검사(physical examination)
(2) 흉부 엑스선 검사(barium meal study)
(3) 심전도검사(ECG)
(4) 심장초음파검사(echocardiogram)
(5) 심장혈관촬영술(cardiac catheterization)

4) 심장혈관촬영술(Cardiac catheterization)

심장혈관촬영술은 혈관을 천자하여 심장에 카테터를 위치시켜 심장의 이상 유무를 관찰하고 확인하는 방법이다. 본 장에서는 선천성 심장질환에 대한 내용을 주로 다루었으며, 심장동맥에 대한 내용은 다음 장에서 심도 있게 다루고자 한다.

넙다리정맥(femoral vein)을 천자하여 심장에 카테터를 진행시키면 정상인 경우는 우측심장에서 좌측심장으로 이행할 수 없다. 그러나 심실사이막(ventricular septum) 또는 심방사이막(atrial septum)에 구멍이 생기면 이곳을 통해 카테터가 진행하게 된다. 이것은 엑스선장비 모니터를 관찰하면서 카테터를 움직여 진행시켜봄으로써 심장질환을 관찰할 수 있다. 물론 더 정확히 미세한 부분을 관찰하기 위해서는 조영제를 주입하면서 연속촬영을 하여야 한다.

심장혈관촬영술을 하기 위해서는 카테터를 삽입하여야 하는데 이는 숙달된 의사에 의해 조심스럽게 진행되어야 한다. 카테터의 선단(catheter tip)은 혈관벽에 자극을 주어 정맥염을 일으키거나 불결에 의한 감염(infection)을 초래하며, 조영제 주입시 압력이 전달되어 심한 경우는 약해진 혈관이 천공(perforation)되기도 한다. 또한 조영제나 카테터 내의 공기방울이 혈관에 유입되면 공기색전(air embolism)을 유발하기도 하므로 유의하여야 한다.

심장혈관촬영술의 세부 내용은 다음과 같다.

(1) 각 방(chamber)의 혈압측정(pressure measurement)

(2) 각 방의 산소포화도 측정(measurement of oxygen saturation)

선천성 심장질환이 있는 경우에 좌－우 및 우－좌 단락(shunt)이 발생하는 경우가 있는데 이때에는 각 부위의 산소 포화도를 구하여 아래와 같은 공식에 대입한다. 혈류비(Qp/Qs)의 수치가 1.5 미만의 경우는 소량의 좌－우 단락을 의미하며, 1.0 미만의 혈류의 경우에는 우－좌 단락을 의미한다. 혈류비가 1.5를 기준으로 이상이 있을 경우에 수술 여부를 결정한다.

$$Qp/Qs = \frac{(SaO_2 - MvO_2)}{(PvO_2 - PaO_2)}$$

* Qp : 폐혈류량, Qs(체혈류량), SaO_2(전신동맥), PvO_2(허파정맥), PaO_2(허파동맥), MvO_2(혼합정맥) = (SVC × 3 + IVC/4), SVC(superior vena cava 위 대정맥), IVC(inferior vena cava 아래 대정맥)

예) superior vena cava : 60%, inferior vena cava : 64%, pulmonary artery : 85%, aorta : 97%, pulmonic vein : 97%일 때의 Qp/Qs(혈류비)는?　　3 : 1

$$Qp/Qs = \frac{(97-61)}{(97-85)} = 3$$

(3) 심전도의 기록(recording of intracardiac ECG)

(4) 카테터 이행에 의한 결손의 관찰(abnormal communication by passage of catheter)

(5) 심장혈관조영술(cardiac angiography)

(6) 인터벤션(therapeutic intervention)

5) 심장 카테터법의 종류

(1) 우심 카테터법(transvenous angiocardiography)

카테터를 사용하여 주로 오른심장을 검사하는 방법이다. 넙다리정맥을 천자하여 카테터를 아래대정맥(하대정맥, inferior venacava) – 오른심방 – 오른방실판막 – 오른심실 – 허파동맥판 –

허파동맥까지 삽입시킬 수 있다. 그리고 이곳들에 Berman angio catheter 및 Cournand 카테터로 혈액을 채취하여 혈액 내 산소를 측정하거나 심장전용 NIH 카테터를 사용하여 혈관조영을 시행할 수 있는 검사법이다.

(2) 경중격 좌심 카테터법(transseptal angiocardiography)

정상적인 사람은 오른심실에서 왼심실로 카테터가 통과할 수 없으나 비정상적으로 오른심실과 왼심실에 중격 결손이 있으면 그곳을 통해 카테터가 통과할 수 있게 되는데 이러한 질환을 심실사이막결손(ventricular septal defect : VSD)이라고 한다. 이 검사법은 심실사이막결손환자에 있어서 Berman angio 카테터 또는 NIH 카테터를 사용하여 사이막결손을 통하여 왼심실까지 카테터를 삽입시켜 결손의 정도와 오른심실, 왼심실, 왼심방의 이상 유무를 진단한다.

그러나 이러한 방법은 근래에 심장초음파검사로 대체되었으며, 동반된 다른 질환이 있을 경우 역행성 좌심 카테터법을 이용한다.

(3) 역행성 좌심 카테터법(retrograde angiocadiography)

왼심방과 왼심실은 심실사이막결손(VSD)이 없으면 정맥을 통하여 카테터가 삽입될 수 없다. 결국 심실사이막결손이 없으면 우측심장에서 좌측심장으로 카테터를 진행시킬 수 없으므로 넙다리동맥(femoral artery)을 천자하여 혈액이 흐르는 반대방향(역행성)으로 좌측심장까지 카테터를 진입시켜야 하는데 이러한 방법을 역행성 좌심 카테터법이라고 한다. 즉, 넙다리동맥을 천자하여 배대동맥 – 대동맥활(aortic arch)– 대동맥판 – 왼심실 – 왼심방의 순서로 카테터를 삽입시켜 좌측심장의 이상 유무를 검사한다. 이 경우에는 일반적으로 pigtail 카테터를 사용한다.

(4) 선택적 심장동맥(관상동맥)조영법(selective coronary angiography)

심장동맥(coronary artery)은 오른심장동맥(Rt. coronary artery)과 왼심장동맥(Lt. coronary artery)으로 분지되며 왼심장동맥은 좌전하행지(Lt. anterior descending)와 휘돌이가지(회선지, circumflex)로 분지된다. 심장동맥은 심장에 영양을 공급하며 협착에 의하여 혈류의 공급이 원활하지 못할 경우 그 정도와 부위를 정확히 진단하기 위해 보고자 하는 혈관만 선택하여 조영술을 행하는데 이것을 선택적 심장동맥조영법이라고 한다. 심장동맥조영법에는 coronary 카테터(Judkin's catheter, amplatzer catheter 등)가 사용된다.

(5) Balloon–tipped flow 직접 카테터법(balloon–tipped flow directed catheter method)

심장의 내막은 혈액과 직접 닿는 부분으로써 막부분로 구성되어 카테터의 선단(catheter tip)에 의해 손상되기 쉽기 때문에 카테터 선단에 작은 풍선(balloon)이 달려 있는 것을 사용함으로써 혈류에 의해 오른심방에서 허파동맥까지 카테터가 원활하게 진행하도록 하는 방법이다. 최근

소아 및 성인에서의 선천적인 심장질환은 balloon-tipped flow 직접 카테터법(Berman angio catheter: side hole, Wedge catheter : end hole)을 많이 이용하고 있다.

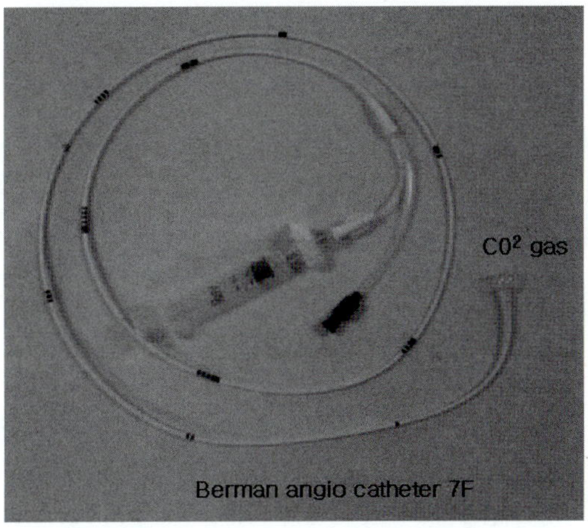

그림 3-2. Berman angiocatheter

6) 심장 카테터의 위치

앞서 설명한 바와 같이 심장은 왼쪽과 오른쪽으로 구분되며 왼심실보다 오른심실이 전방에 위치한다. 따라서 심장 내 카테터 선단의 위치를 보고 심장 각각의 어느 방(chamber)에 카테터가 선택(selection)되었는지 알 수 있다. 이것은 각 부분의 심장혈관조영술을 실시하는데 중요한 사항으로써 세심하게 관찰하여야 한다(그림 3-3).

7) 심장혈관조영법(Cardiac angiography)

심장 내강에 조영제를 주입하여 단락(shunt), 판막의 이상 등을 영상화하여 관찰하는 방법이다. 주로 선천성 심장질환(congenital heart disease : CHD) 환자에게 수술 전 마지막 검사로써 시행한다. 이 검사는 일정한 압력 이상으로 조영제를 주입하기 위해 조영제 자동주입기를 사용하여야 하고, 심장의 입체 형상화를 위해 좌·우, 전·후 방향과 측 방향의 동시 양면촬영(biplane radiography)을 하며, CD나 동영상 PACS로 영상을 기록·보관한다.

심장혈관조영상은 그림 3-4~3-6과 같다. 심혈관에 사용하는 조영제는 비교적 고농도의 조영제가 이용되나 이는 말초혈관 확장작용에 따른 순환 혈액량 감소로 인해 혈압저하를 초래할 수 있다. 따라서 비이온성 저삼투압 조영제의 사용이 권장된다. 보통 Visipaque 320, Ultravist 370, Omnipaque 350, Iopamiron 370, Optiray 350 등을 사용한다.

조영제 양은 보통 0.8~1.3 mℓ/kg을 사용하지만 가급적 조영제의 총 사용량을 줄일 필요가 있다. 조영제의 주입시간은 혈액과의 희석을 감안하여 1.0~2.0 sec로 제한한다.

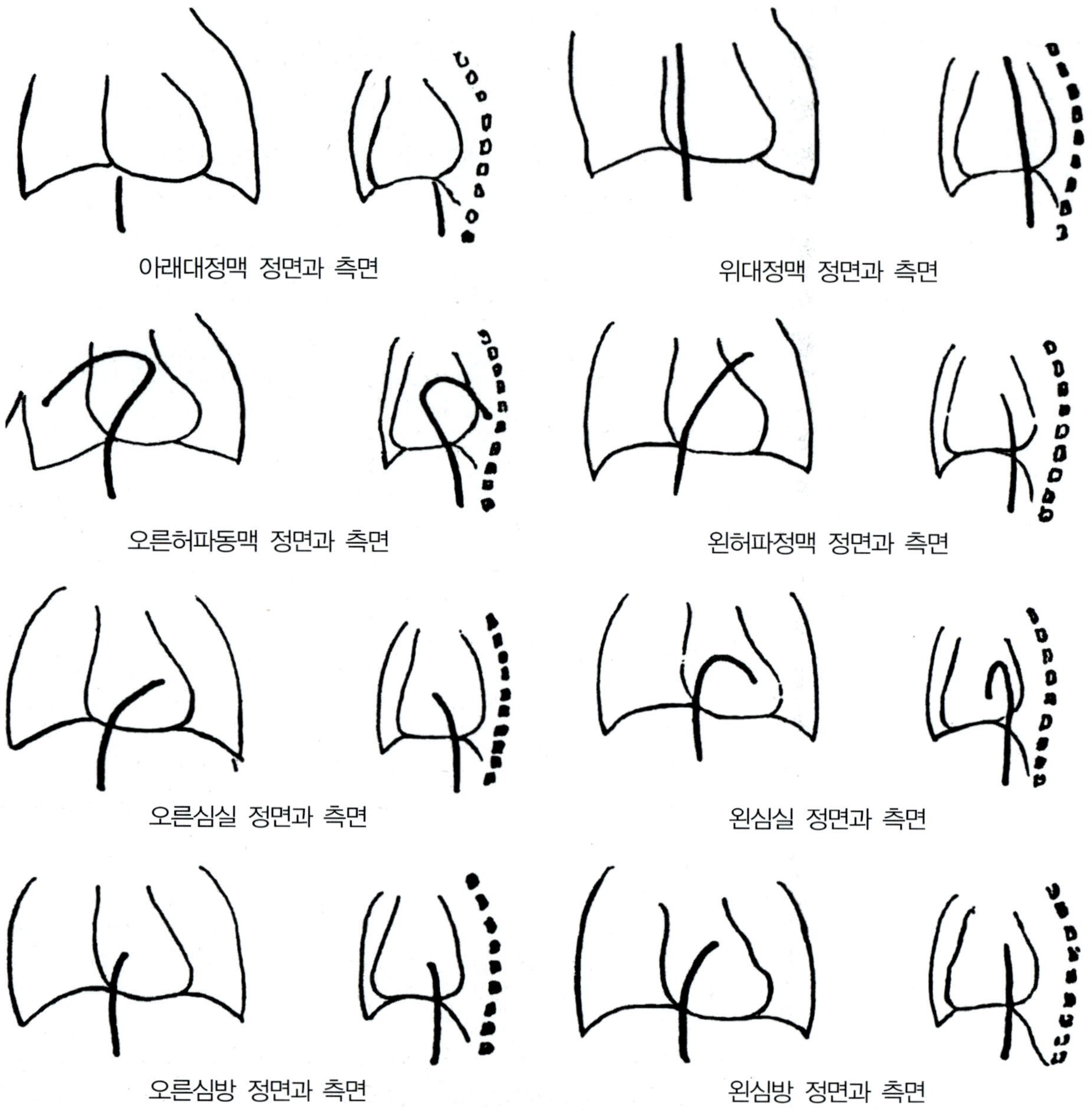

그림 3-3. 심장의 카테터 위치

표 3-2. 심장조영의 조영제 주입량(체중 고려)

검사부위	주입량(mℓ/s)
오른심방조영	10~15 / 40
오른심실조영	10~15 / 30
허파동맥조영	10~15 / 20~30
왼심실조영	10~15 / 25~30
대정맥조영	10~15 / 20~30
대동맥조영	10~15 / 20~30

심장혈관조영법의 목적은 다음과 같다.

(1) 혈관의 협착 정도와 판막의 단락 유무
(2) 심방과 심실의 상태 및 크기
(3) 심방·심실·허파동맥·대동맥 등의 관계
(4) 심장 기능의 진단
(5) 수술 가능 여부의 결정
(6) 인터벤션을 위한 시술 전·후의 검사

심장조영검사의 전처치는 다른 부위의 조영검사와 동일하다. 보통 검사 8시간 전부터 금식하나 3시간 전까지는 수분 섭취가 가능하다. 그리고 중증의 신부전, 급성신염, 골수종, 심한 탈수, 요오드 과민 환자는 금기 대상으로 한다. 검사가 끝나면 천자부위의 출혈을 방지하기 위해 압박지혈하고 동맥인 경우는 24시간, 정맥인 경우는 12시간 동안 안정을 취하도록 한다.

왼심실조영술(left ventricle angiography)은 경중격 좌심 카테터법 또는 역행성 좌심 카테터법으로 시행할 수 있다. 경중격 좌심 카테터법인 경우는 심실사이막결손(VSD)을 통해 NIH 카테터, 역행성 좌심 카테터법인 경우는 넙다리동맥을 천자하여 pigtail 카테터 선단을 왼심실 첨부에 위치시키고 test 촬영을 시행한 후 X선관 각을 elongated RAO, 4 chamber view로 설치하고 조영제를 주입하면서 연속 촬영한다.

오른심실조영술(right ventricle angiography)은 넙다리정맥(femoral vein)을 천자하여 NIH 카테터를 오른심실의 첨부에 위치시키고 test 촬영을 시행하여 카테터 선단의 위치를 확인한 후, X선관 각을 elongated RAO, longaxial oblique view로 하여 조영제를 주입하면서 연속 촬영한다.

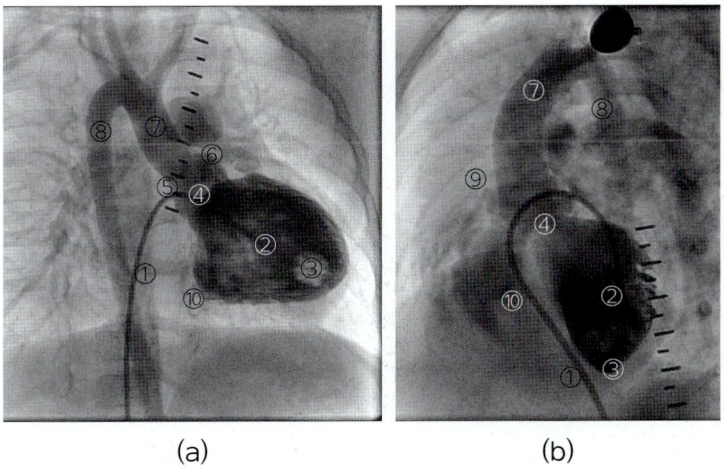

① 심방사이막결손(심방중격결손)을 통해 왼심실 내에 삽입된 카테터(Berman angio catheter in LV via ASD)
② 왼심실(좌심실, Left ventricle)
③ 왼심실 심장끝(Apex of left ventricle)
④ 대동맥판(Aortic valve)
⑤ 오른관상동맥동 (Right coronary artery sinus)
⑥ 왼관상동맥동 (Left coronary artery siuns)
⑦ 오름대동맥 (상행대동맥, Ascending aorta)
⑧ 내림대동맥 (하행대동맥, Descending aorta)
⑨ 오른관상동맥(Right coronary artery)
⑩ 오른심실(Right atrium)

그림 3-4. 왼심실의 정(a)·측면(b) 조영상

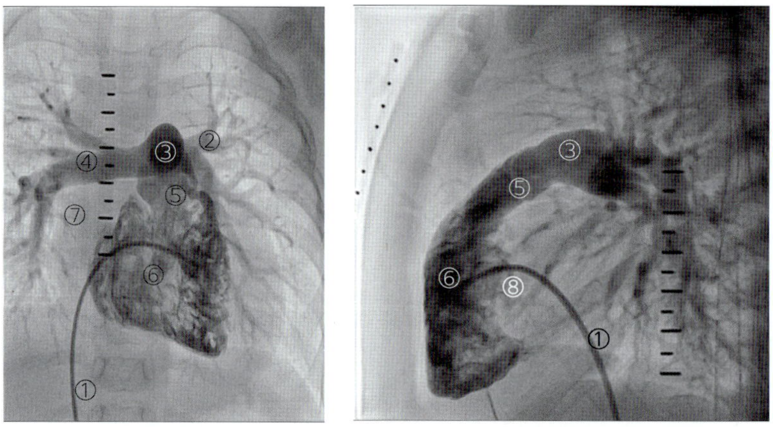

(a) (b)

그림 3-5. 오른심실(우심실, Right ventricle)의 정(a)·측면(b) 조영상

① 아래대정맥(하대정맥)을 통해 오른심실 내에 삽입된 카테터 (Berman angio catheter in Right ventricle via IVC)
② 왼허파동맥 (Left pulmonary artery)
③ 허파동맥 (Main pulmonary artery)
④ 오른허파동맥 (Right pulmonary artery)
⑤ 허파동맥판(Pulmonary valve)
⑥ 오른심실 (우심실, Right ventricle)
⑦ 오른심방(Right atrium)
⑧ 왼심실(Left ventricle)

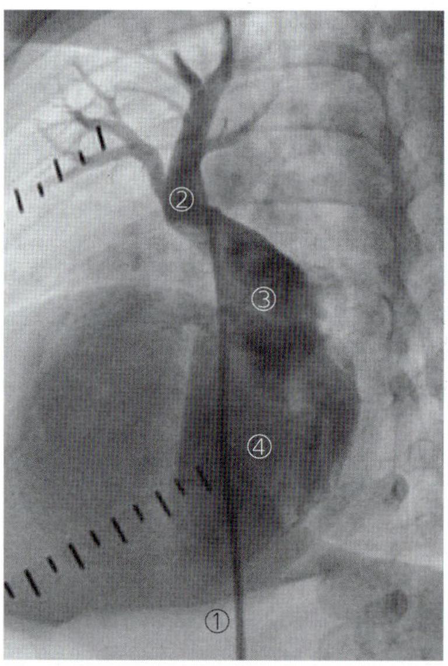

① 우상부 허파정맥 내에 삽입된 카테터 (Berman angio catheter in Right upper pulmonary vein outflow track via ASD)
② 우상부 허파정맥(Right upper pulmonary vein)
③ 왼심방(Left atrium)
④ 왼심실(Left ventricle)

그림 3-6. 허파정맥(pulmonary vein)의 정면상

폐정맥조영술(Pumonary vein angiograpy)은 넙다리정맥을 천자하여 오른허파정맥(우폐정맥, right pulmonary vein) 또는 왼허파정맥(left pulmonary vein)을 선택적으로 조영한다. Berman angiocatheter 또는 NIH 카테터를 선택한 허파정맥(pulmonary vein)의 출구에 위치시키고 X선관을 sitting position으로 한 후 연속 촬영한다. 조영제는 허파정맥에서 왼심방과 왼심실로 유입된다.

2 심장조영술(Cardiography)

심장조영술은 주로 선천성 심장질환(congenital heart disease : CHD) 환자에게 조영제를 주입함으로써 심장 내부의 이상 유무를 관찰하는 방법으로, 2방향 동시촬영을 하면서 동영상 PACS 또는 CD를 사용하여 기록한다. 조영제는 비이온성 수용성 조영제를 정확한 양과 압력으로 심장 내에 주입하기 위해 조영제 자동주입기(autoinjector)를 이용한다. 심장검사에 사용되는 카테터는 대표적으로 혈액채취(blood sample)를 위한 Berman angio 카테터 및 조영술을 위한 심장전용 카테터가 있으며, 인터벤션에 이용되는 확장용 풍선 카테터(dilatation balloon catheter) 등이 있다.

1) 심장질환(Heart disease)

심장질환은 선천성 심장질환(congenital heart disease : CHD)과 후천성 심장질환(acquired heart disease : AHD)으로 대별된다.

선천성 심장질환은 허파동맥판협착(pulmonary valvular stenosis)과 같은 심장판막이상(valvular heart disease), 심실사이막결손(ventricular septal defect : VSD), 심방사이막결손(atrial septal defect : ASD)과 같은 심장사이막이상(cardiac shunt), 그리고 Fallot 4증과 같이 두 가지 이상의 복합적인 질환이 있는 복합적 선천이상(complex congenital anomaly) 등이 있다. 후천성 심장질환은 주로 관상동맥의 협착 또는 폐색 그리고 심장의 종양(cardiac tumor) 등이 있다. 여기서는 주로 선천성 심장질환에 대하여 언급하기로 한다. 선천성 심장질환(CHD)은 청색증 선천성 심장질환(cyanotic congenital heart disease)과 비청색증 선천성 심장질환(acyanotic congenital heart disease)으로 나눌 수 있다. 청색증 선천성 심장질환은 허파동맥에 혈류의 유입이 낮아 산소결핍에 의해 입술과 피부가 청색으로 변하는 증상이며, Fallot 4증(Tetralogy of Fallot : TOF), 오른방실판막 폐쇄(tricuspid atresia : TA), 심실사이막 결손이 있는 허파동맥 협착환자인 경우에 나타난다. 비청색증 선천성 심장질환은 청색성을 나타내지 않는 심장질환으로 심방사이막결손(ASD), 심실사이막결손(VSD), 동맥관열림증(patent ductus arteriosus : PDA), 허파동맥협착(pulmonary stenosis : PS) 등의 환자에서 나타난다.

일반적으로 관찰할 수 있는 심장질환은 다음과 같다.

(1) 심장사이막결손(cardiac shunt) : 심실중격결손, 심방중격결손

(2) 심장판막질환(valvular heart disease) : 허파동맥판협착

(3) 복합심장질환(complex congenital anomaly) : Fallot 4증(TOF), 오른심실양동맥기시(double outlet right ventricle : DORV) + 심실사이막결손(VSD), 대동맥역위증(trans great artery : TGA) + 심방사이막결손(ASD)

(4) 심장종양(cardiac tumor)

2) 검사방법

(1) 엑스선관의 각도

심장혈관조영술에서 환자는 바로누운자세(supine position)로 한다. 디지털영상검출기(영상증배관 : Flat detector)와 엑스선관은 연계되어 일직선 상(180°)에 있으며 필요에 따라 각도를 줄 수 있다. 그리고 심장의 입체상을 파악하기 위해 반드시 2방향촬영(biplane radiography)을 하며 동영상 PACS 또는 CD에 영상을 기록·보존한다. 과거에 엑스선관의 각도가 상하, 좌우로 움직이지 않는 장비에서는 환자의 체위를 변환시키면서 혈관조영술을 하였으나 현재는 엑스선관의 각도를 자유자재로 움직일 수 있기 때문에 환자는 바로누운 상태에서 모든 검사가 진행된다.

심장의 구조는 앞에서 설명한 바와 같이 4개의 판막과 각각 2개의 방과 실이 있으며 이들 사이에는 중격이 가로 막고 있다. 이들 구조는 엑스선속(X-ray beam)과 항상 일치하지 않기 때문에 엑스선관을 cranial, caudal, RAO, LAO의 각도를 줌으로써 검사하고자 하는 부위를 정확히 관찰할 수 있게 된다. 심장조영술의 촬영방법은 4 chamber view, longaxial oblique view, elongated RAO view, sit up view, RAO, LAO, true A-P & lateral view 등이 있다. 이와 같은 촬영방법들은 검사부위에 따라 2 방향촬영으로 적절히 응용되어 사용되는데 중요한 촬영방법은 다음과 같다.

① 4 chamber view

심장의 4개 chamber를 모두 잘 관찰할 수 있는 방법이기 때문에 4 chamber라고 이름 붙였으며, 이것은 디지털영상검출기(대부분 under tube이므로 편의상 디지털영상검출기를 기준으로 함)를 LAO 30~40°, cranial 30~40° 방향으로 각도를 주는 방법이다. 따라서 X선관이 심장의 장축(long axis)과 수직이 되고 심방사이막(atrial septum)과 일직선이 되며 후측심실사이막(posterior interventricular septum)과 평행이 되게 함으로써 사이막은 물론 각각 2개의 방과 실이 잘 관찰되는 장점이 있다.

그림 3-7의 ①, ③이 4 chamber view이다.

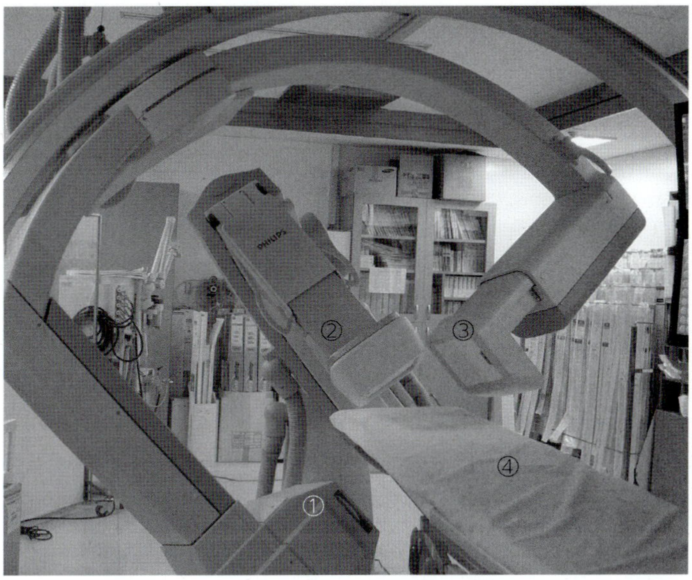

① 측면 X선관
(Lateral X-ray tube)
② 정면 디지털영상검출기
(Frontal flat detector)
③ 측면 디지털영상검출기
(Lateral Frontal flat detector)
④ 촬영대(Patient table)

그림 3-7. 4 chamber position(Lat. tube)

② longaxial oblique view

전방의 디지털영상검출기를 LAO 25~30°, cranial 25~30°로 위치시키는 방법으로, 이 때 전측심실중격(anterior interventricular septum), 왼심실, 하대동맥판 부분(subaortic valve area)이 잘 관찰된다. 그림 3-8의 ①, ②가 longaxial oblique view이고 ③, ④는 true lateral view이다.

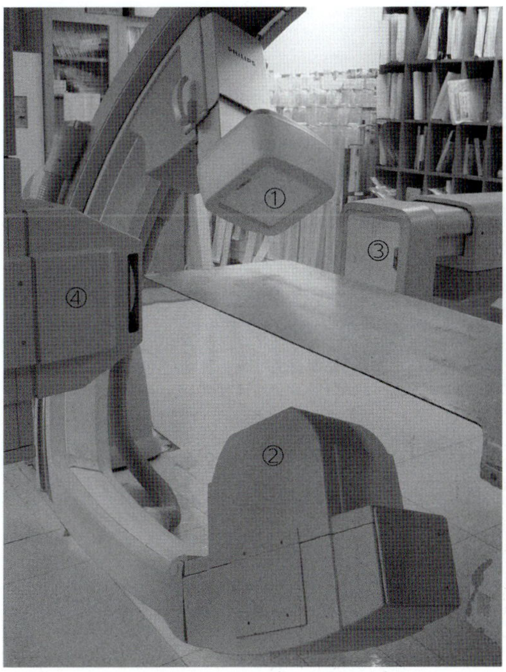

① 정면 디지털영상검출기(Frontal flat detector)
② 정면 X선관(Frontal X-ray tube)
③ 측면 디지털영상검출기(Lateral flat detector)
④ 측면 X선관(Lateral X-ray tube)

그림 3-8. Longaxial oblique position(frontal tube)

③ elongated RAO view

전방의 디지털영상검출기를 RAO 25~30°, cranial 25~30°로 위치시키며, 이때 특히 왼심실이 잘 관찰된다. 그림 3-9의 ①이 elongated RAO view의 디지털영상검출기이며 엑스선관은 촬영대 아래에 있다.

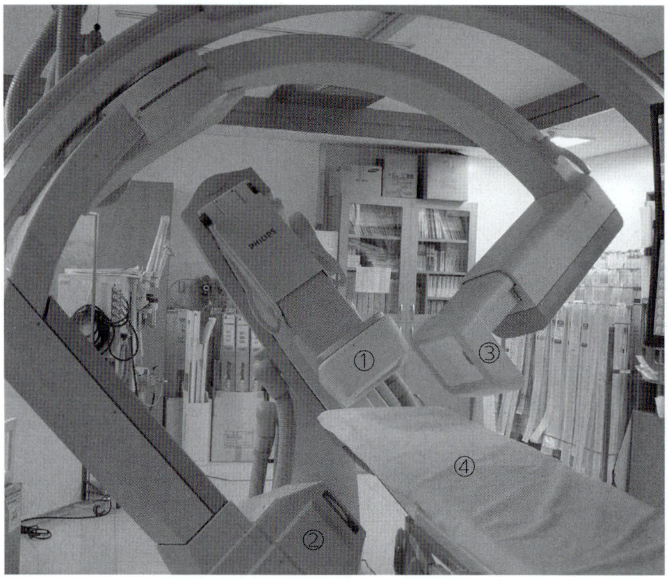

① 정면 디지털영상검출기 (Frontal flat detector)
② 측면 X선관(Lateral X-ray tube)
③ 측면 디지털영상검출기 (Lateral flat detector)
④ 촬영대(Patient table)

그림 3-9. Elongate RAO position(frontal tube)

④ sit up view

전방의 디지털영상검출기를 cranial 30~45°로 위치시켜 환자의 머리 윗부분에 위치하게 한다. 이때 주 허파동맥(main pulmonary trunk)과 허파동맥 분지부(pulmonary artery bifurcation)가 잘 관찰된다.

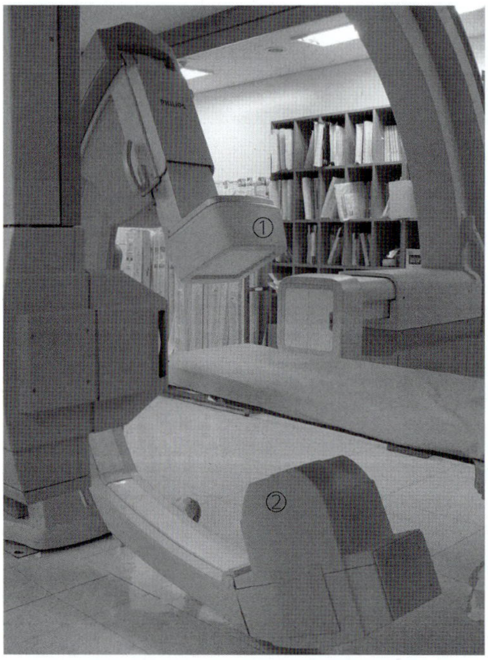

① 정면 디지털영상검출기 (Frontal flat detector)
② 정면 X선관(Frontal X ray tube)

그림 3-10. Sit up position(frontal tube)

3) 선천성 심장질환의 검사법

① 심실사이막 결손(ventricular septal defect : VSD)

심실사이막 결손의 분류방법은 크기에 따른 분류(작은 결손, 중등도 결손, 큰 결손)와, 구멍의 위치에 따른 분류(막성부 결손, 동맥하 결손, 근성부 결손)로 구분하는데 여기에서는 크기에 따른 분류방법을 간단히 소개하겠다.

• 심실사이막 결손 Ⅰ－형(VSD Ⅰ－type)

심실사이막 결손 Ⅰ－type은 오른심실과 왼심실 사이에 미세한 구멍이 형성된 질환이다. 영상을 관찰하면 결손을 통해 마치 담배연기가 새어 나오듯 미세한 혈류가 왼심실에서 오른심실로 역류하는 것이 관찰되는데 이것은 왼심실의 압력이 오른심실에 비해 높기 때문이다. 그러나 이 결손을 통하여 카테터는 삽입될 수 없는 정도이기 때문에 왼심실을 검사할 경우는 왼심장으로 카테터를 삽입시켜야 한다. 즉, 넙다리동맥을 천자한 후 pigtail 카테터를 사용해 왼심방심실판을 지나 왼심실의 첨부에 카테터 선단을 고정시킨다. X선관의 각도는 정면 디지털영상검출기(frontal flat detector에 해당됨)는 elongated RAO, 측면 디지털영상검출기(lat. flat detector에 해당됨)는 longaxial oblique view로 촬영한다. 심실사이막 결손 Ⅰ－type은 허파동맥이 확대되고 심장이 확대되는 소견을 보인다.

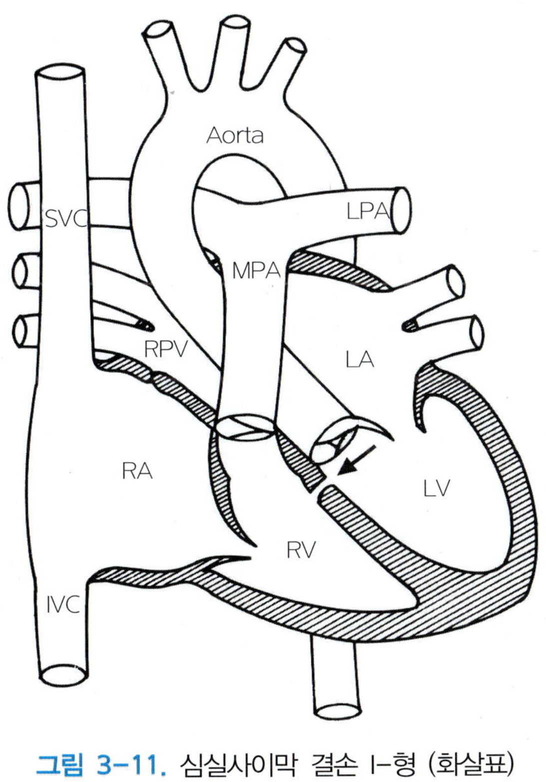

그림 3-11. 심실사이막 결손 Ⅰ-형 (화살표)

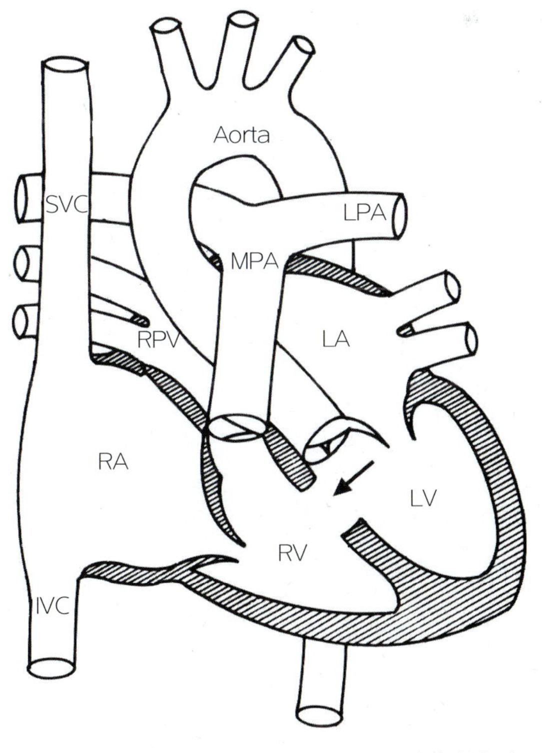

그림 3-12. 심실사이막 결손 Ⅱ-형 (화살표)

• 심실사이막 결손 Ⅱ-형(VSD Ⅱ- type)

오른심실과 왼심실 사이의 사이막 결손이 VSD Ⅰ- type 보다 크게 형성되어 이곳을 통해 NIH 카테터가 삽입된다. 따라서 넙다리정맥을 천자한 후 카테터를 아래대정맥 - 오른심방 - 오른심실 - 사이막 결손 - 왼심실로 삽입시켜 혈관조영을 시행한다. 이 경우 정면 디지털영상검출기(영상증배관)는 elongated RAO, 측면 디지털검출기는 4 chamber 또는 longaxial oblique로 위치시켜 왼심실에서 오른심실로 역행하는 혈류의 정도와 위치를 관찰할 수 있다. VSD Ⅱ-type이 진행되면 심실의 확장에 의해 심장이 확대되고 오른심실의 혈류 증가로 허파동맥의 확장 상을 볼 수 있다.

② 심방사이막 결손(atrial septal defet : ASD)

오른심방과 왼심방의 사이막 결손에 의해 왼심방에서 오른심방으로 혈류의 일부가 역류한다. 넙다리정맥을 천자하여 아래대정맥 - 오른심방 - 심방사이막 - 왼심방에 카테터를 삽입시킬 수 있다. 심방중결 결손의 확인은 우측상부 허파정맥(right upper pulmonary vein)의 기시부에 NIH 카테터를 고정시키고 조영제를 주입함으로써 왼심방과 오른심방 사이의 사이막 결손을 통해 조영제의 역류현상을 관찰할 수 있다.

③ 동맥관열림증(patent ductus ateriosus : PDA)

태생기 때는 대동맥활(arch aorta)과 허파동맥 사이에 정상적인 통로(ductus arteriosus)가 있다가 출생하면 저절로 막히게 된다. 하지만 어떤 원인으로 막히지 않고 단락으로 남게 되는

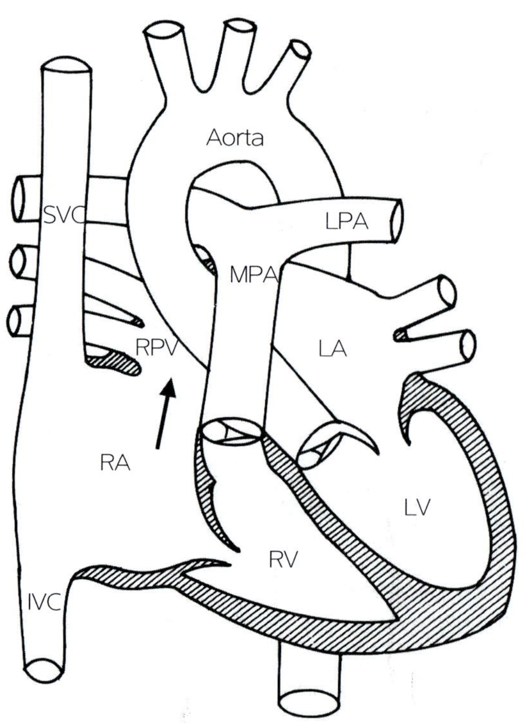

그림 3-13. 심방사이막 결손(ASD : 화살표)

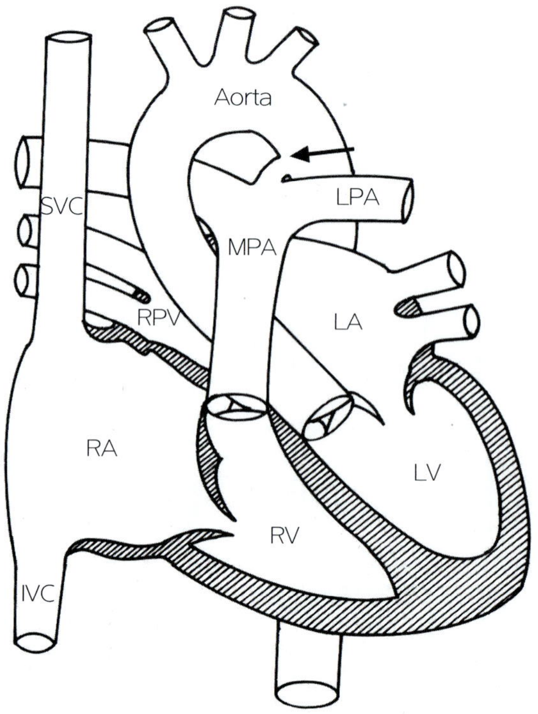

그림 3-14. 동맥관열림증
(대동맥 개존, PDA : 화살표)

데 이를 동맥관열림증이라고 한다. 동맥관열림증이 있으면 대동맥 혈류가 허파동맥으로 역류하여 허파동맥 고혈압을 유발하며, 더 심해질 경우에는 Eisenmenger syndrome 상태가 되어 수술을 시행할 수 없게 된다. 넙다리정맥을 천자한 후 NIH 카테터를 아래대정맥–오른심방–오른심실–허파동맥을 거쳐 대동맥 열림증 부위에 카테터 선단을 위치시키거나, 넙다리동맥을 천자하여 pigtail 카테터를 대동맥열림증 부위에 위치시켜 조영제를 자동 주입한다. 디지털영상검출기의 위치는 정면 디지털영상검출기은 RAO 50°, 측면 디지털영상검출기은 LAO 60°나 true lateral view로 하고 혈관조영술을 시행한다. 이 질환은 왼심실의 운동량 증가로 왼심실이 확장되고 오른심실의 운동량 증가로 폐혈흔다혈증(pulmonary plethora)을 볼 수 있다. 최근에는 개존 부위의 혈액 역류를 막기 위해 방사선적 인터벤션이 많이 이용된다.

④ 폐동맥 판막협착(pulmonary valve stenosis : PS)

허파동맥 판막(pulmonary valve)의 협착으로 인해 오른심실(right ventricle)에서 허파동맥으로 혈류의 유입이 원활하지 못한 질환이며, 넙다리정맥을 천자하여 NIH 카테터를 오른심실의 체부에 위치시켜 혈관조영을 실시함으로써 확인할 수 있다. 디지털영상검출기의 위치는 정면 디지털영상검출기를 sit up 또는 4 chamber로, 측면 디지털영상검출기를 true lateral로 한다. 이 질환은 허파혈관에 혈류를 증가시키기 위한 생리적인 기전으로 오른심실의 운동량이 증가하며 비대해지고 허파동맥 판막협착이 있는 뒷부분은 통과한 혈류의 분사로 확장된다.

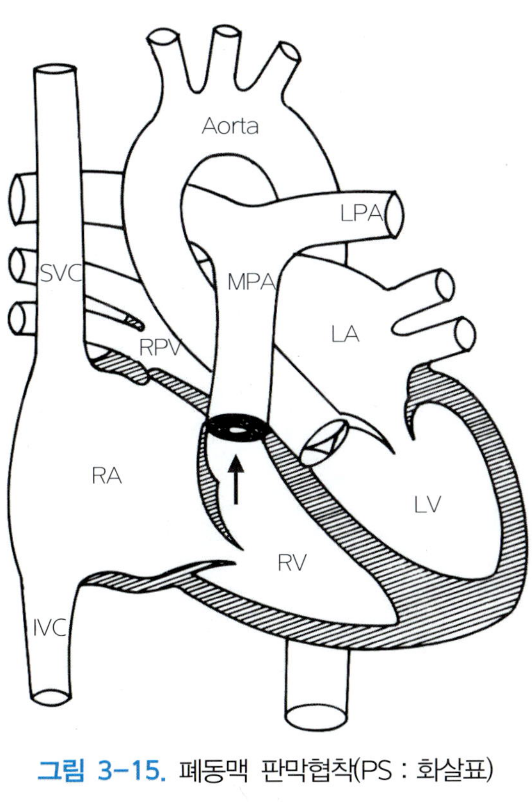

그림 3-15. 폐동맥 판막협착(PS : 화살표)

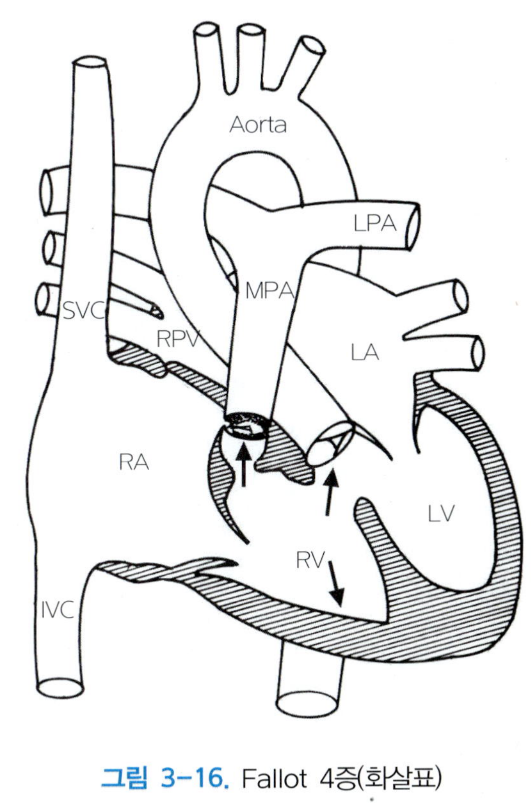

그림 3-16. Fallot 4증(화살표)

⑤ Fallot 4증(tetralogy of Fallot)

허파동맥 판막협착, 심실사이막 결손(VSD), 대동맥 기승(overiding aorta : 대동맥이 오른쪽으로 치우쳐 있어 오른심실과 왼심실 사이에 걸쳐있는 모양), 오른심실비대(right ventricle hypertrophy) 등의 4가지 현상을 동반하며 이를 Fallot 4증이라고 한다. 이와 같은 여러 가지 증상을 관찰하기 위하여 오른심실 조영촬영, 왼심실 조영촬영, 허파동맥 조영촬영, 대동맥 조영촬영 등을 실시한다. X선 소견은 심장이 장화모양으로 보이며, 오른심실이 비대해지고 왼심실이 축소되기 때문에 전체적인 심장의 크기는 정상에 가깝다. 또한 주 허파동맥 부위에 함몰상을 관찰할 수 있다.

⑥ 오른심실 양동맥 기시(double-outlet right ventricle : DORV)

오른심실에서는 허파동맥, 왼심실에서는 대동맥으로 혈류의 공급이 이루어지는 것이 정상인데 반해 이 질환은 오른심실에서 허파동맥과 대동맥이 함께 기시되는 증상이다. 따라서 왼심실은 심실사이막 결손에 의해 혈액의 공급을 받게 된다.

이 질환은 일반적으로 3가지 형태를 보인다.

첫째, 비교적 큰 심실사이막 결손은 있으나 허파동맥협착을 동반하지 않는 경우이다. 이것은 허파동맥압 상승이 있는 심실사이막 결손과 유사하며 약간의 청색성을 보이고 영아기에 심부전을 나타낼 수 있다.

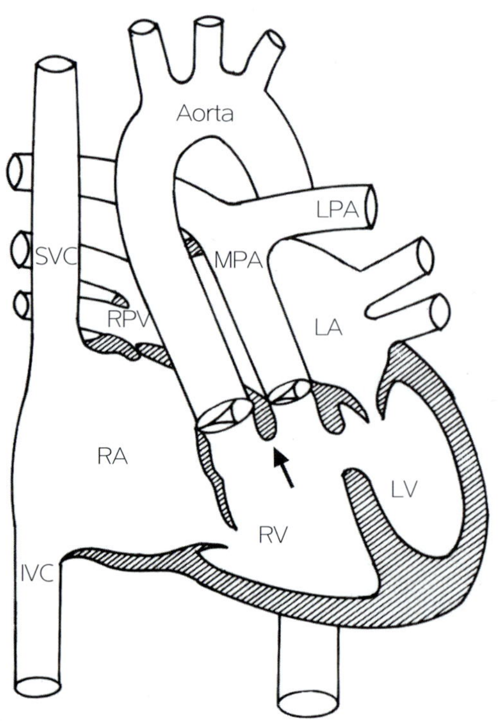

그림 3-17. 오른심실(우심실) 양동맥 기시(DORV : 화살표)

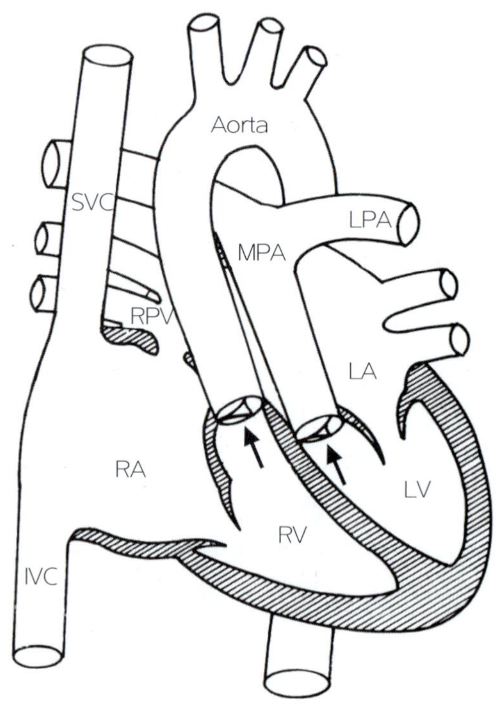

그림 3-18. 대동맥 역위증(TGA : 화살표)

둘째, 비교적 큰 심실사이막 결손과 허파동맥 협착이 있는 경우이다. 이것은 임상적으로 Fallot 4증과 유사하다.

셋째, 작은 심실사이막 결손이 있는 경우이다. 이때는 왼심실의 기능이 약화되면서 축소되고 왼심실의 부전을 나타낼 수 있다. 오른심실양동맥기시(DORV)는 위와 같은 증상을 관찰하기 위하여 왼심실 조영촬영, 오른심실 조영촬영, 대동맥 조영촬영 등을 실시한다.

⑦ 대동맥 역위증(transposition great arteries : TGA)

정상인 상태는 오른심실에서 허파동맥, 왼심실에서 대동맥으로 혈액이 유입되나 이 질환은 이것이 서로 바뀌어 유입된다. 즉 오른심실에서 대동맥, 왼심실에서 허파동맥이 진행됨으로써 왼·오른의 심실이 바뀐 형태를 하고 있다. 혈관조영술은 해부학적 왼심실(anatomic LV)과 해부학적 오른심실(anatomic RV)의 조영촬영, 왼심방 조영촬영, 대동맥 조영촬영 등을 실시한다.

⑧ 단순심실(single ventricle : SV)

왼심실과 오른심실의 구분이 없이 하나의 심실만이 존재하며, 일반적으로 대동맥 역위증(TGA)과 유사한 형태를 보이고 허파동맥협착증을 동반한다. 이 질환은 사망률이 50% 정도이다. 조영촬영은 카테터 선단(catheter tip)을 심실의 첨부에 위치시키고, 디지털영상검출기 위치는 정면 디지털영상검출기는 RAO 또는 4 chamber, 측면 디지털영상검출기는 LAO 또는 lateral로 촬영한다.

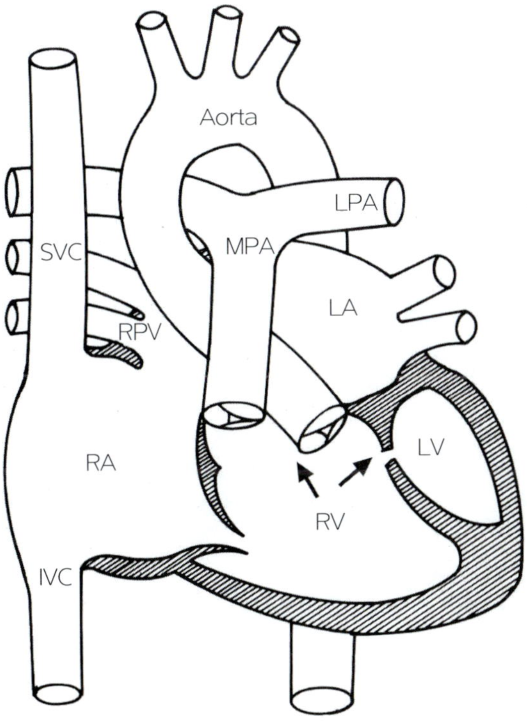

그림 3-19. 단순심실(single ventricle : 화살표)

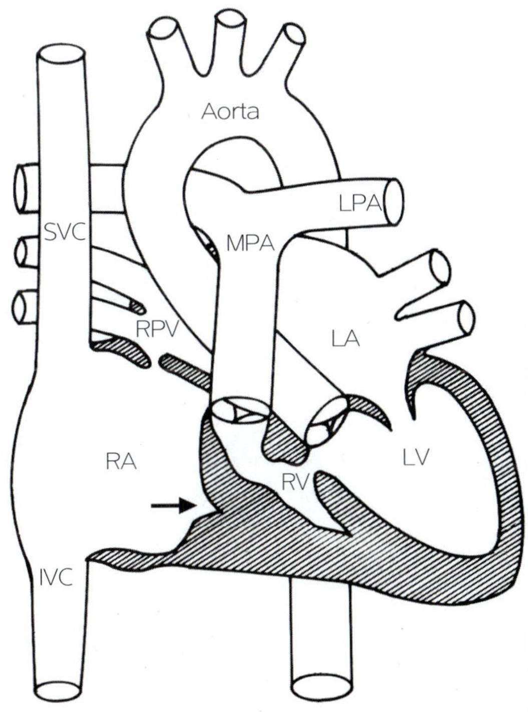

그림 3-20. 오른방실판막 폐쇄(삼첨판 폐쇄, TA : 화살표)

⑨ 오른방실판막 폐쇄(tricuspid atresia : TA)

오른심방과 오른심실 사이에는 혈액의 역류를 방지하기 위해 오른방실판막이 있으나 이것이 폐쇄됨으로써 심실사이막 결손에 의해 허파동맥으로 혈액공급이 이루어진다. 따라서 허파의 혈류 공급이 원활하지 않아 허파가 축소되며(oligaemic lungs), 왼심실의 운동량 증가로 왼심실이 확대되고 왼심실 확장에 따라 심장의 첨부가 둥근 형태를 가져온다(rounded apex). 혈관조영술은 왼심실 조영촬영과 아래대정맥 또는 위대정맥 조영촬영을 실시한다.

⑩ 대동맥 축착(coarctation of aorta : COA)

주로 대동맥활(aortic arch)과 흉부대동맥의 연결 부위가 협착되는 증상이며 그로인해 왼심실의 운동량이 증가하여 왼심실이 확장된다. 협착에 의해 그 아랫부분은 혈류의 공급이 적어지고 협착된 윗부분에 과잉의 혈류가 공급되어 하지부분 보다 상지부분의 수축기 혈압이 20~50 mmHg 정도 높다. 또한 흉곽과 견부에 부행로(collateral)가 생길 수 있다. 촬영은 정면 디지털영상검출기는 RAO 50°, 측면 디지털영상검출기는 LAO 60° 또는 true lateral view로 혈관조영술을 시행한다.

⑪ 대동맥판 폐쇄부전(aortic valve insufficiency : AI)

심장판막질환 중 비교적 흔하며 대동맥판의 기능부전으로 오름대동맥(ascending aorta)에서 왼심실로 혈류가 역류하는 질환이다. 선천적인 경우도 있지만 류머티즘 또는 심내막염의 합병증이 원인이 된다.

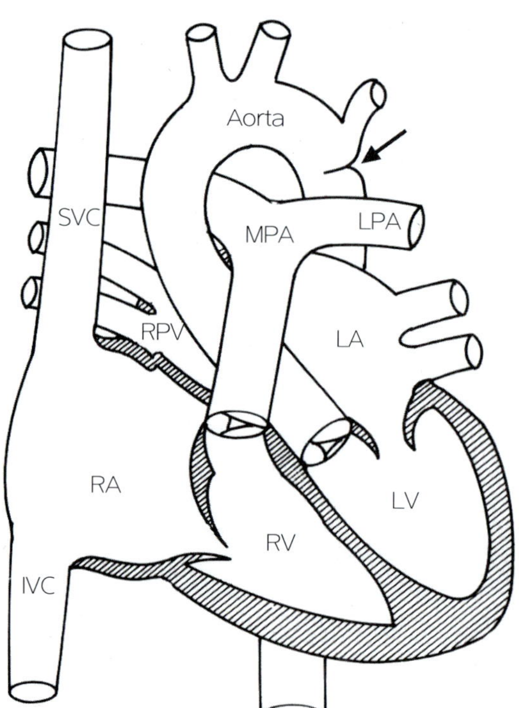

그림 3-21. 대동맥 축착(coarctation : 화살표)

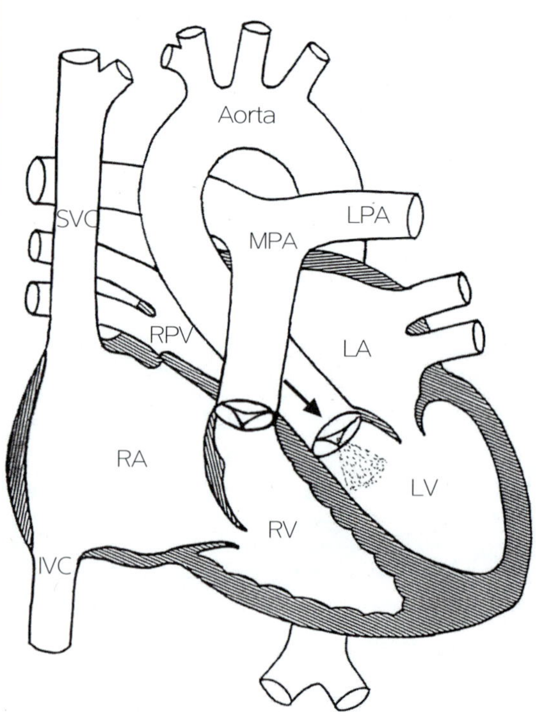

그림 3-22. 대동맥판 폐쇄부전(AI : 화살표)

4) 선천성 심장질환의 인터벤션

선천성 심장질환에서의 인터벤션은 크게 두 가지로 구분할 수 있다. 막힌 부분을 넓히는 시술과 선천적으로 생긴 구멍을 막는 시술이다. 전자의 경우, 대표적인 것은 허파동맥 판막성형술, 폐동맥 분지 스텐트 삽입술, 대동맥 판막 및 축착 성형술 등이 있으며, 후자의 경우에는 심방사이막 폐쇄술 및 동맥관열림증 폐쇄술 등이 있다.

(1) 폐동맥 판막성형술(percutaneous pulmonary valvuloplasty : PPV)

오른심실과 허파동맥 사이의 압력차가 40 mmHg 이상되는 경우와 오른심실 수축기 압력이 50 mmHg 이상 증가하여 허파동맥에 무리를 주는 경우에 시술을 시행할 수 있다. 시술방법으로는 오른심실조영술을 통하여 허파동맥 판막륜의 넓이를 측정하여 1.2~1.5배 정도의 풍선을 선택한 후 완강한 안내철심(wire)을 타고 병변 위치에서 풍선을 확장한다(그림 3-23b). 시술 후 오른심실과 허파동맥 사이의 압력차를 확인한 다음 시술을 마친다.

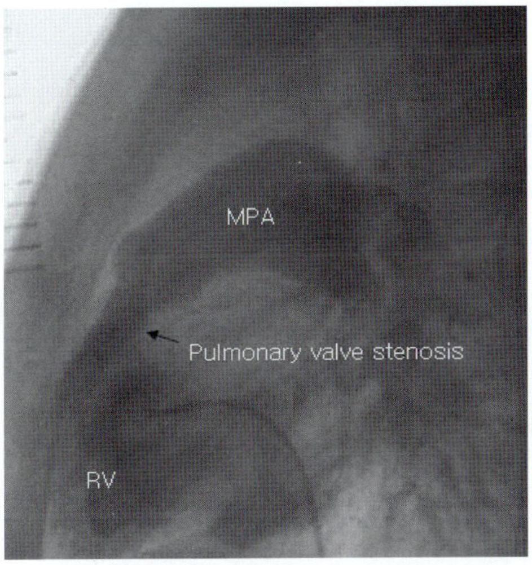

(a)

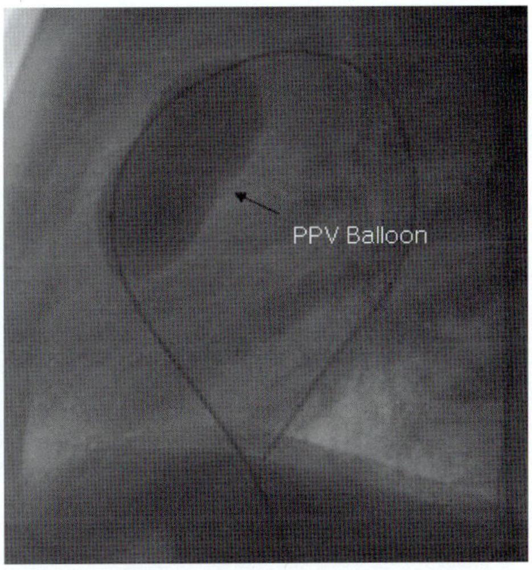

(b)

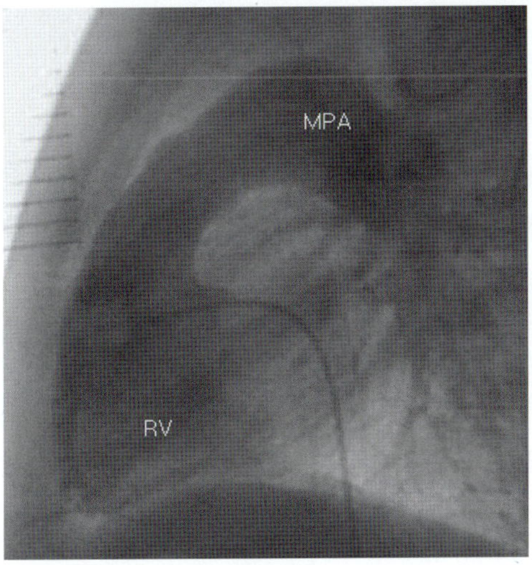

(c)

그림 3-23. 폐동맥 판막성형술(a : 시술 전 측면상, b : 허파동맥 판막성형, c : 시술 후 측면상)

(2) 폐동맥 분지 스텐트 삽입술

선천적으로 허파동맥 분지에 협착이 있는 경우나 수술 후 연결 부위에 협착이 발행하는 경우에 풍선 확장술을 시행하고, 협착이 남아있는 경우에는 스텐트를 삽입한다.

시술방법은 Judkin's right 카테터를 이용하여 병변 부위를 통과하고 허파동맥 분지혈관의 먼 부분(distal)까지 위치시킨다. 완강한 안내철심을 남겨두고 Judkin's right 카테터를 제거한다. 이때 안내철심이 혈관을 뚫지 않도록 조심해야 한다. 완강한 안내철심을 타고 풍선 및 스텐트가 들어가는 긴 쉬스(long-sheath)나 안내 카테터를 병변 앞에 위치시킨다. 병변의 길이와 직경 등을 측정하여 풍선으로 확장한 후 스텐트를 삽입한다. 이때 스텐트가 이탈하지 않도록 각별히 신경 써서 시술을 시행하여야 한다.

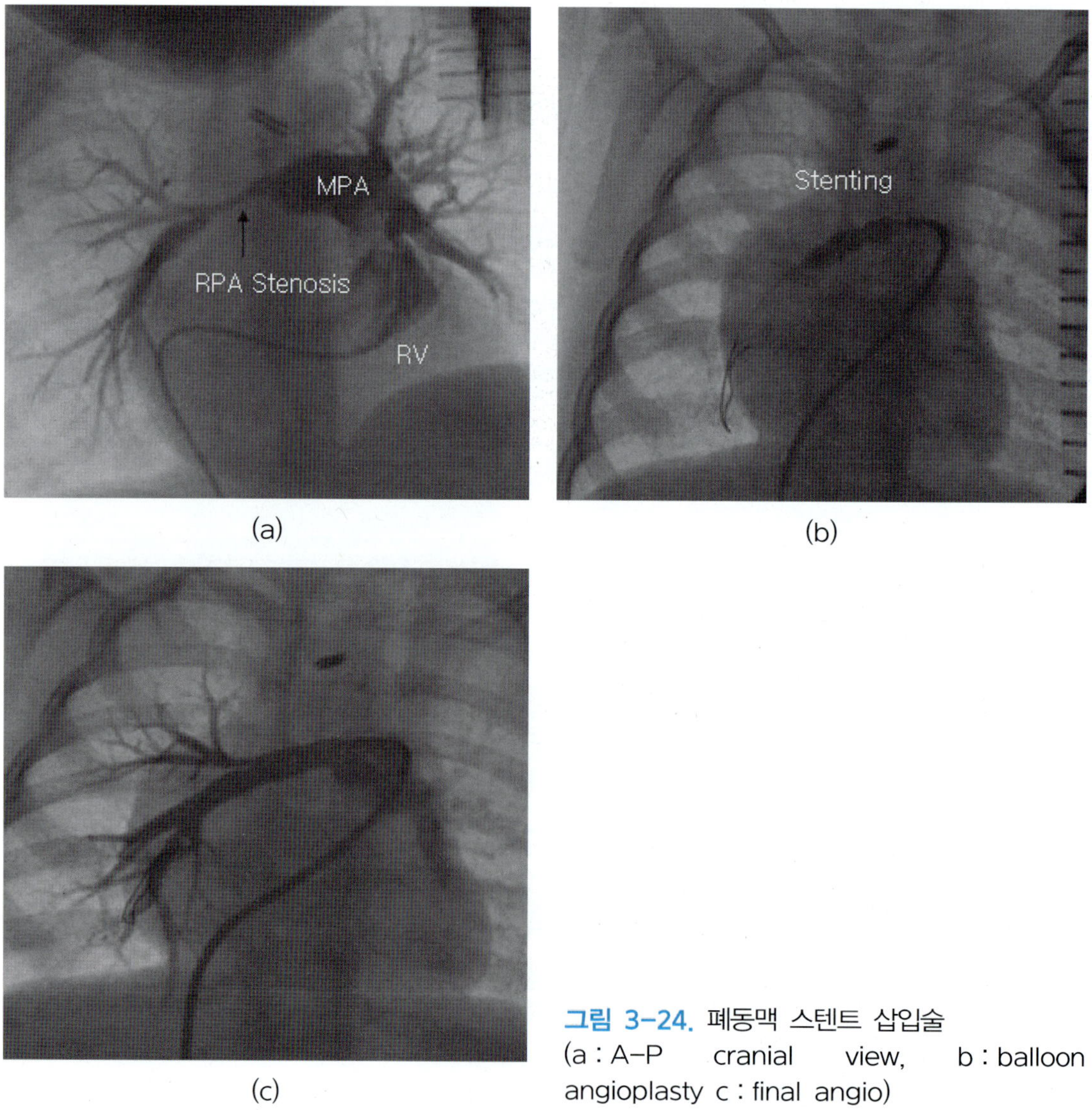

그림 3-24. 폐동맥 스텐트 삽입술
(a : A-P cranial view, b : balloon angioplasty c : final angio)

(3) 대동맥 판막 성형술

대동맥 판막의 협착으로 인하여 왼심실과 오름대동맥의 압력차가 많이 나서 온몸으로 혈액을 원활하게 공급하지 못하게 되는 선천성 심장기형으로 풍선을 이용하여 대동맥 판막을 확장시켜 준다. 풍선의 크기는 대동맥 판막륜의 넓이 보다 같거나 작게 해야 하며, 풍선길이는 판막륜에 안정된 위치에 고정시키기 위해서 다소 긴 풍선을 사용해야 한다. 대동맥 판막 주변에는 심장동맥이 있어 풍선 확장시 신속하고 조심스럽게 시행하여야 한다.

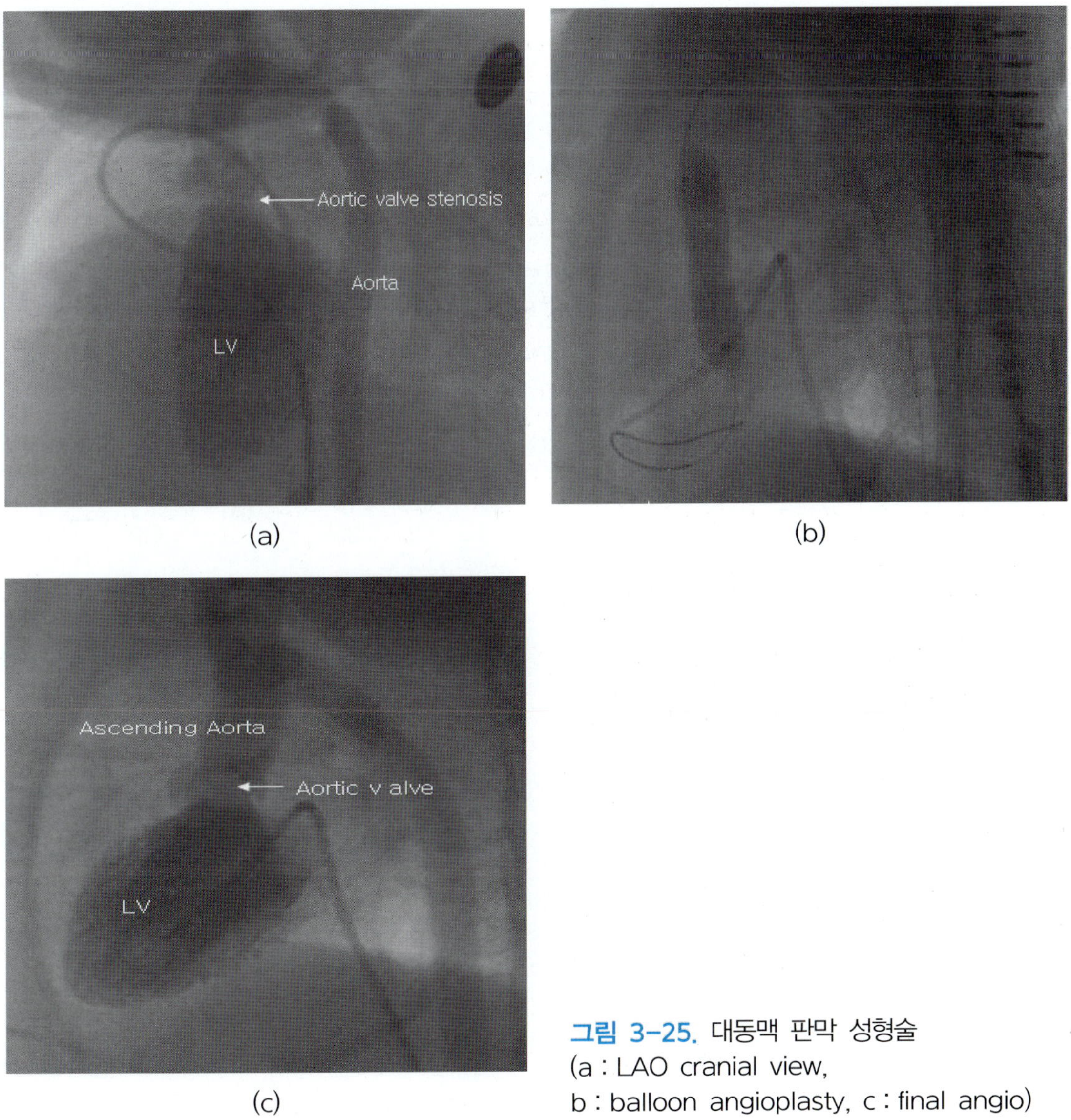

그림 3-25. 대동맥 판막 성형술
(a : LAO cranial view,
b : balloon angioplasty, c : final angio)

(4) 대동맥 축착 성형술

대동맥활(대동맥궁, aortic arch)을 지나 내림대동맥(descending aorta)으로 이행하는 부위의 대동맥 특히, 동맥관이 붙은 근처가 좁아지는 기형이다. 상지의 혈압과 하지의 혈압을 같게 해주는 것이 이 시술의 요점이다. 시술방법은 축착 부위를 지날 때는 친수성 wire를 이용하여 통과하고, 풍선이 들어갈 때는 완강한 wire를 이용하여 들어간 다음 적정한 압력으로 풍선을 확장하여 준다. 성인환자는 풍선 확장으로 시술이 충분하지 않을 경우, 스텐트를 사용하기도 한다.

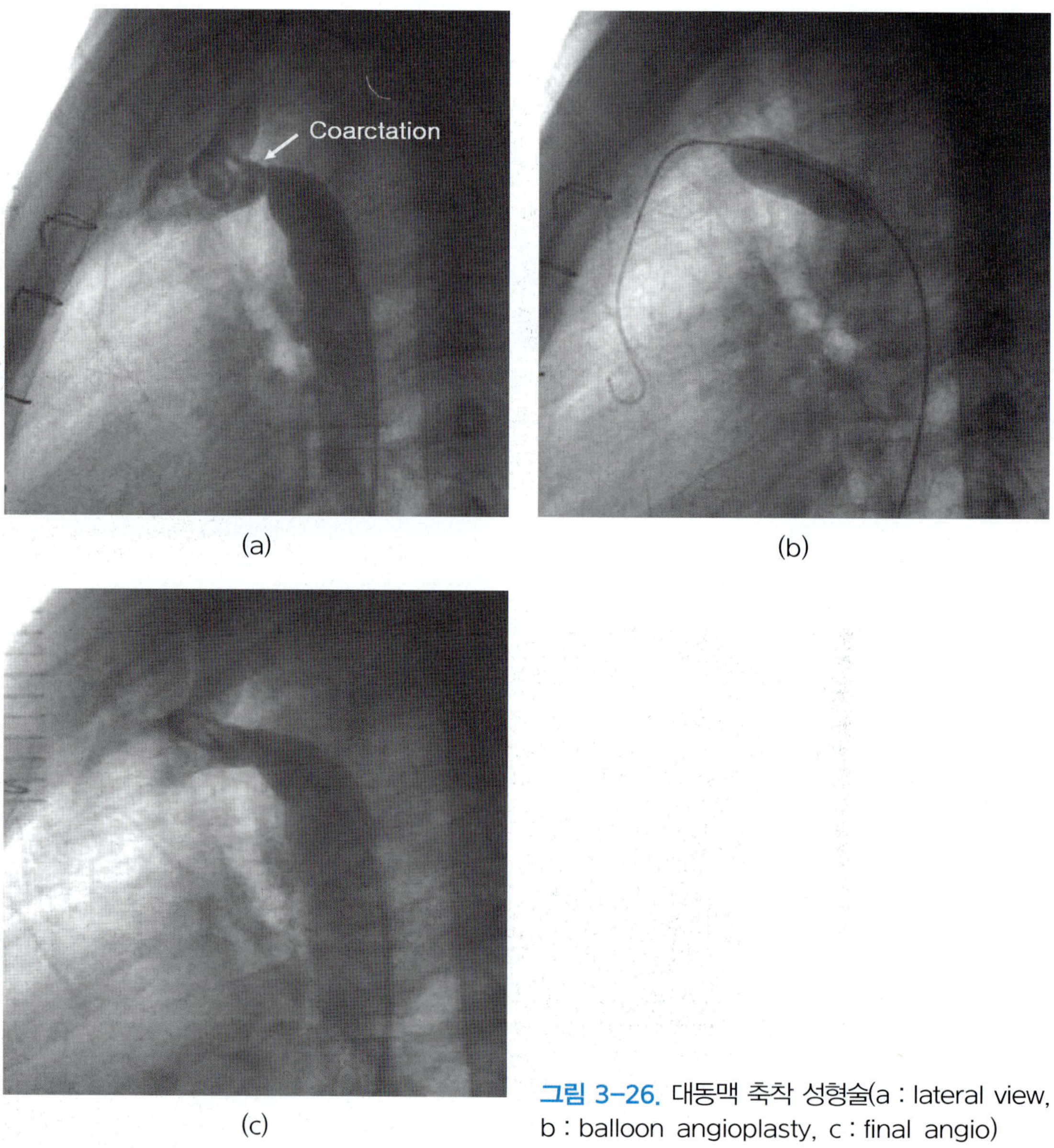

그림 3-26. 대동맥 축착 성형술(a : lateral view, b : balloon angioplasty, c : final angio)

(5) 심방중격 폐쇄술

오른심방과 왼심방 사이에 사이막이나 타원구멍(foramen ovale)이 닫히지 않는 경우에 시행한다. 최근 인터벤션에 사용하고 있는 기구는 amplatzer device이며, defect size가 40 mm 이상에서는 시술이 어렵고, 그 이하에서는 치료효과가 좋은 편이다.

시술방법으로 intra cardiac echo(ICE)를 시행하여 defect size 및 위치, 형태들을 파악하고 Judkin's right 카테터를 왼허파정맥 위엽(좌폐정맥 상엽, left pulmonary vein upper lobe)에 위치시킨다. 완강한 wire를 고정시킨 다음 sizing balloon으로 심장사이막의 크기를 측정한 후(그림 3-27b) 적당한 amplatzer device를 선택한다. Amplatzer device 전용 쉬스(sheath)를 삽입하고 심방사이막을 완전히 통과시킨 다음 쉬스 안으로 device를 넣고 쉬스 끝에 살짝 나오게 한 후 전, 후 쉬스 위치를 조정하여 안전하게 위치시킨 다음 이탈시키면 된다(그림 3-27c). 시술 끝나기 전에 오른허파동맥(우폐동맥, right pulmonary artery)조영술을 시행하여 단락(shunt)이 잘 막혀있는지, device의 위치가 정확한지를 확인한다(그림 3-27d). 그리고 위대정맥에서 혈관조영을 시행하여 device가 위대정맥을 막는지 확인하고 시술을 끝낸다(그림 3-27e).

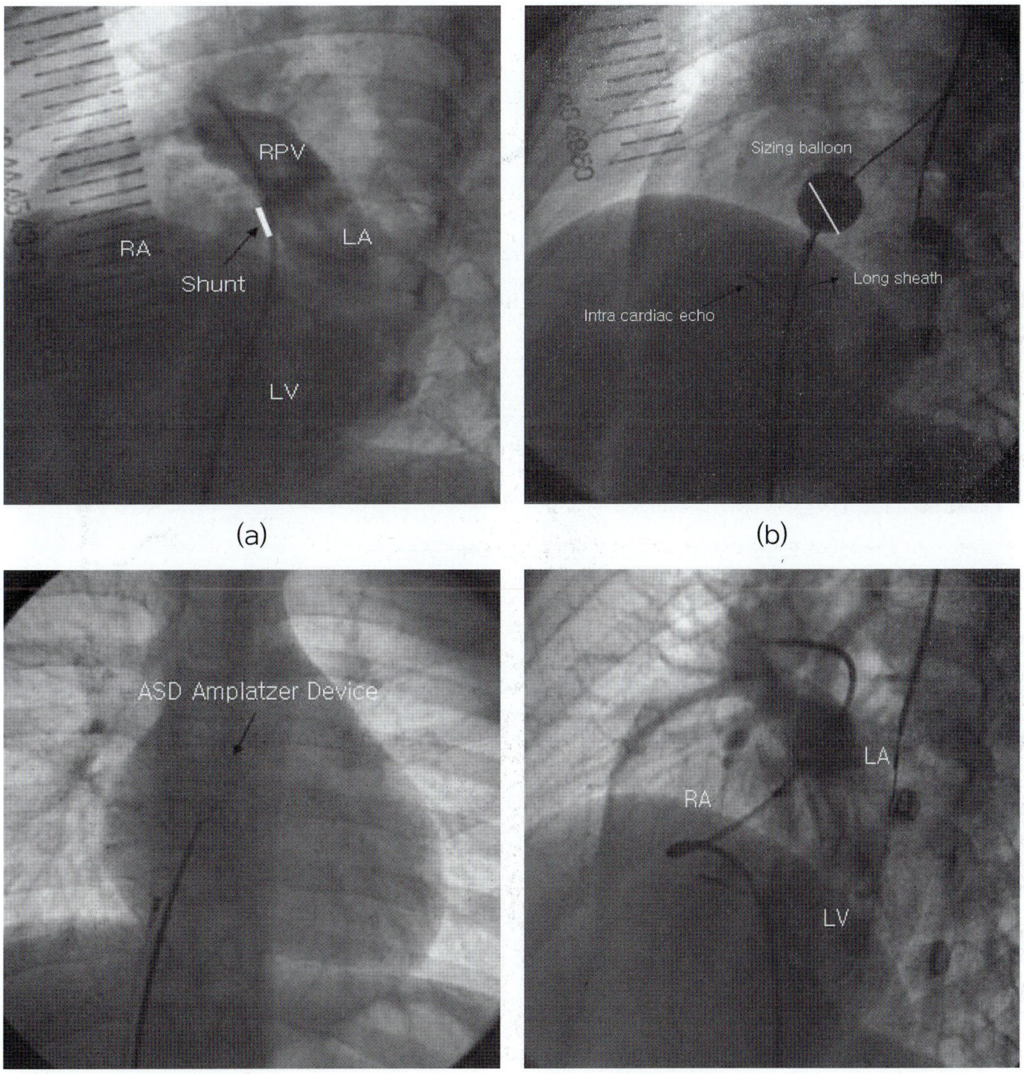

(a) (b) (c) (d)

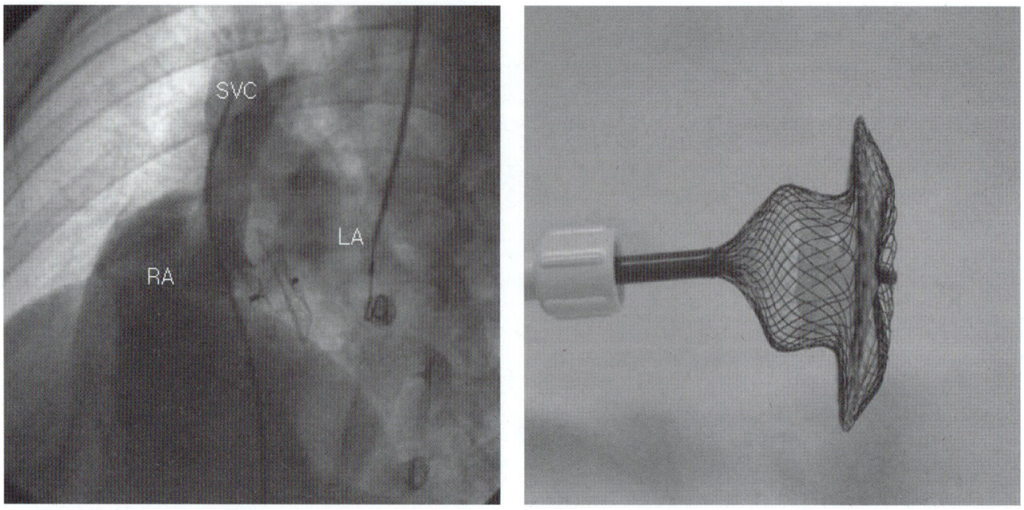

(e) (f)

그림 3-27. 심방중격폐쇄술(a : LAO cranial view, b : sizing balloon, c : amplatzer device detach, d : RPA에서 final angio, e : SVC에서 angio. f : ASD amplatzer device)

(6) 동맥관 개존 폐쇄술

정상 신생아의 동맥관은 생후 10~15시간 이내에 기능적으로 막힌다. 그러나 동맥관이 계속 열려 있는 경우에는 허파혈관저항(폐혈관저항, pulmonary vascular resistance)이 감소하면서 대동맥 혈류가 허파동맥으로 유입되는 단락을 형성하게 된다. 이 단락을 막아주는 치료방법은 PDA amplatzer(그림 3-28), ductus occluder(그림 3-29), detachable coil(그림 3-30) 등이 있다. 주로 사용하는 것은 PDA amplatzer로 시술방법은 ASD amplazer와 비슷하며, 단지 intra cardiac echo(ICE)는 사용하지 않고 해부학상 넙다리동맥을 이용하여 pigtail 카테터로 조영제를 주사하면서 시술을 시행한다. Ductus occluder, detachable coil은 주로 5 mm 이하의 PDA에 사용된다.

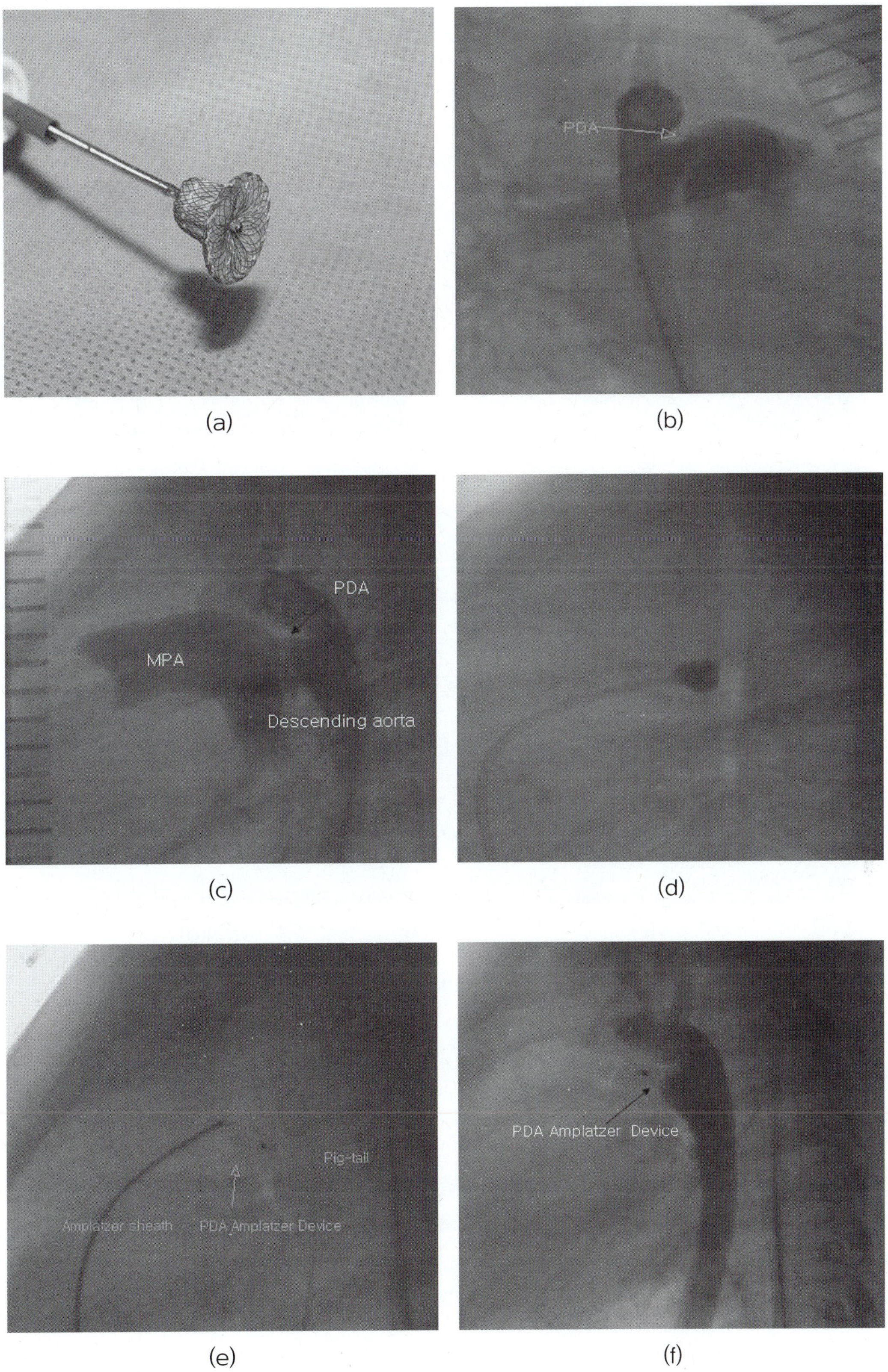

그림 3-28. 동맥관 개존 폐쇄술(a : PDA amplatzer, b : RAO view, c : lateral view d : sizing balloon, e : PDA amplatzer device detach, f : final angio)

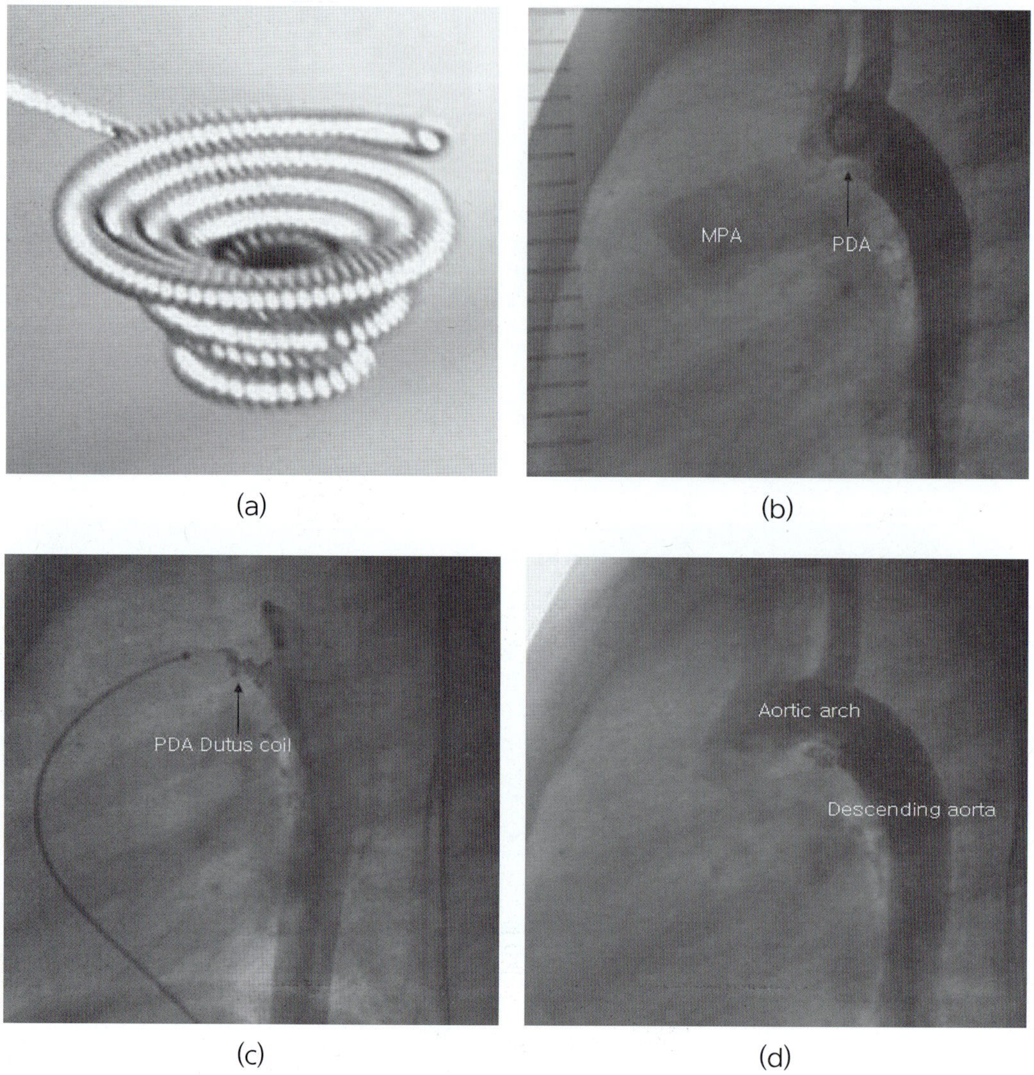

그림 3-29. 동맥관 개존 폐쇄술(a : dutus occluder, b : PDA lateral view, c : dutus occluder coil detach, d : final angio)

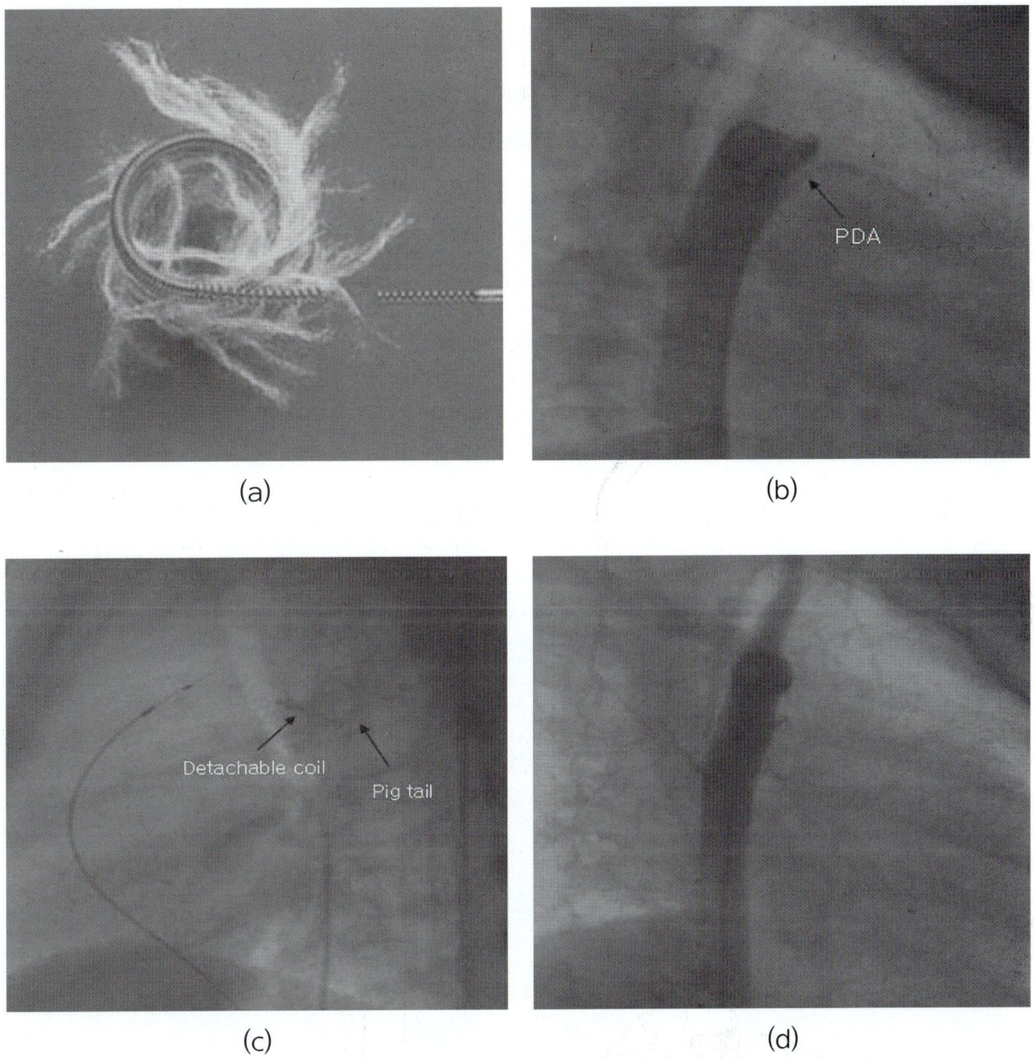

그림 3-30. 동맥관 개존 폐쇄술(a : detachable coil, b : RAO view, c : detachable coil detach, d : final angio)

(7) 심장중격 절제술(balloon atrial septostomy)

일반적으로 systemic circulation이나 pulmonary circulation이 제대로 이루어지지 않는 경우로 완전 대동맥 역위(complete transposition of the great arteries)에서 심실사이막이 없는 경우, 왼방실판막 폐쇄, 오른방실판막 폐쇄 등과 같이 혈액의 흐름이 없는 경우에 수술하기 전 일시적으로 심장사이막을 열어 주어 피의 순환을 도와주는 역할을 한다. 시술방법으로 절제술 카테터(septostomy catheter)를 이용하여 타원구멍(난원공, foramen ovale)을 통해 좌심방에 넣고 투시를 통해 정확한 위치를 잡는다. 풍선을 순간적으로 잡아당겨 심방사이막 조직이 찢어지는 듯한 느낌으로 시술을 해야 한다.

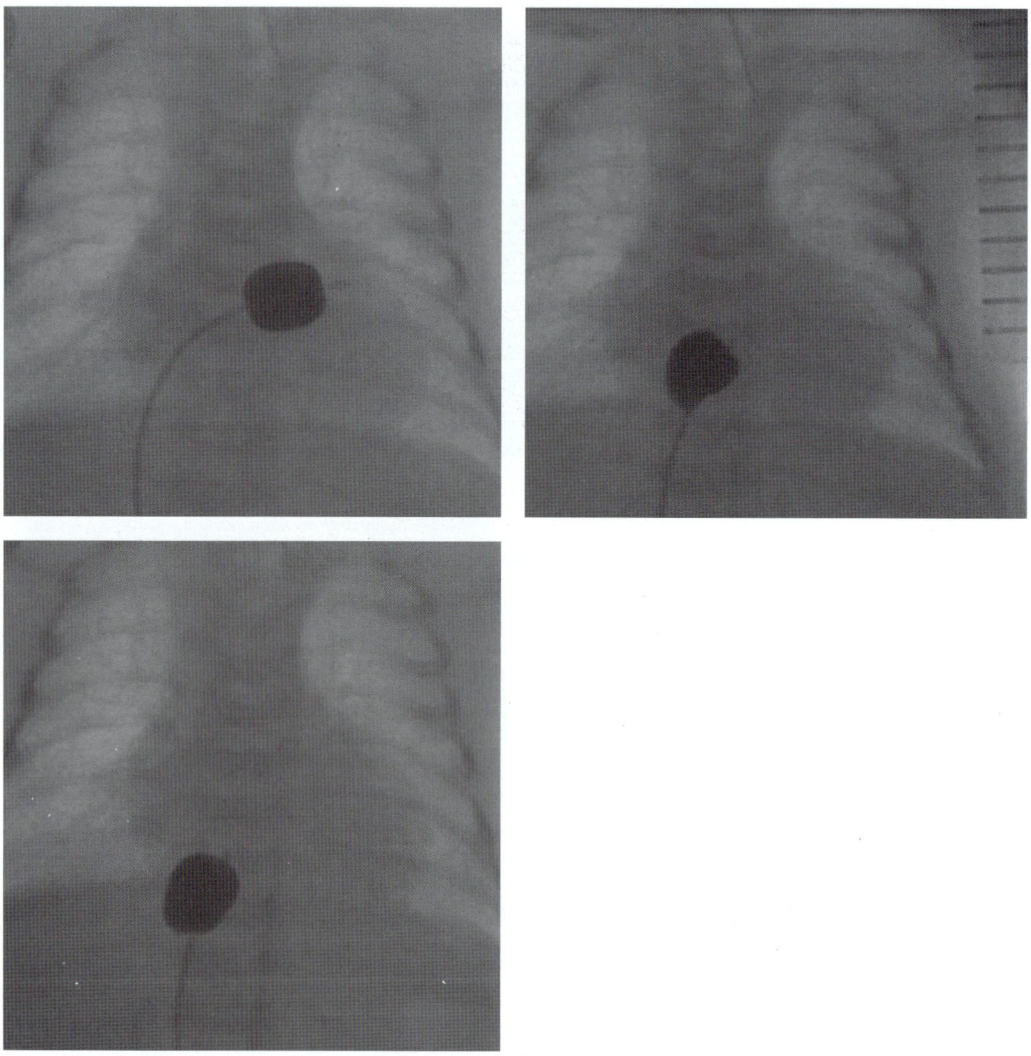

그림 3-31. 심장중격 절제술

(8) 측부혈관색전술(collateral coil embolization)

심장의 기형이 복잡하거나 수술 후 2차적으로 발생한 측부혈관이 비정상적으로 심장과 연결되어 있어 심장에 무리를 주는 경우가 있는데 이런 경우에 코일로 치료가 가능하다. 시술방법은 end hole catheter(Judkin's right, mulitpurpose 등)를 측부혈관에 위치한 후, coil을 0.035" 정도의 안내철심으로 밀어 넣는다.

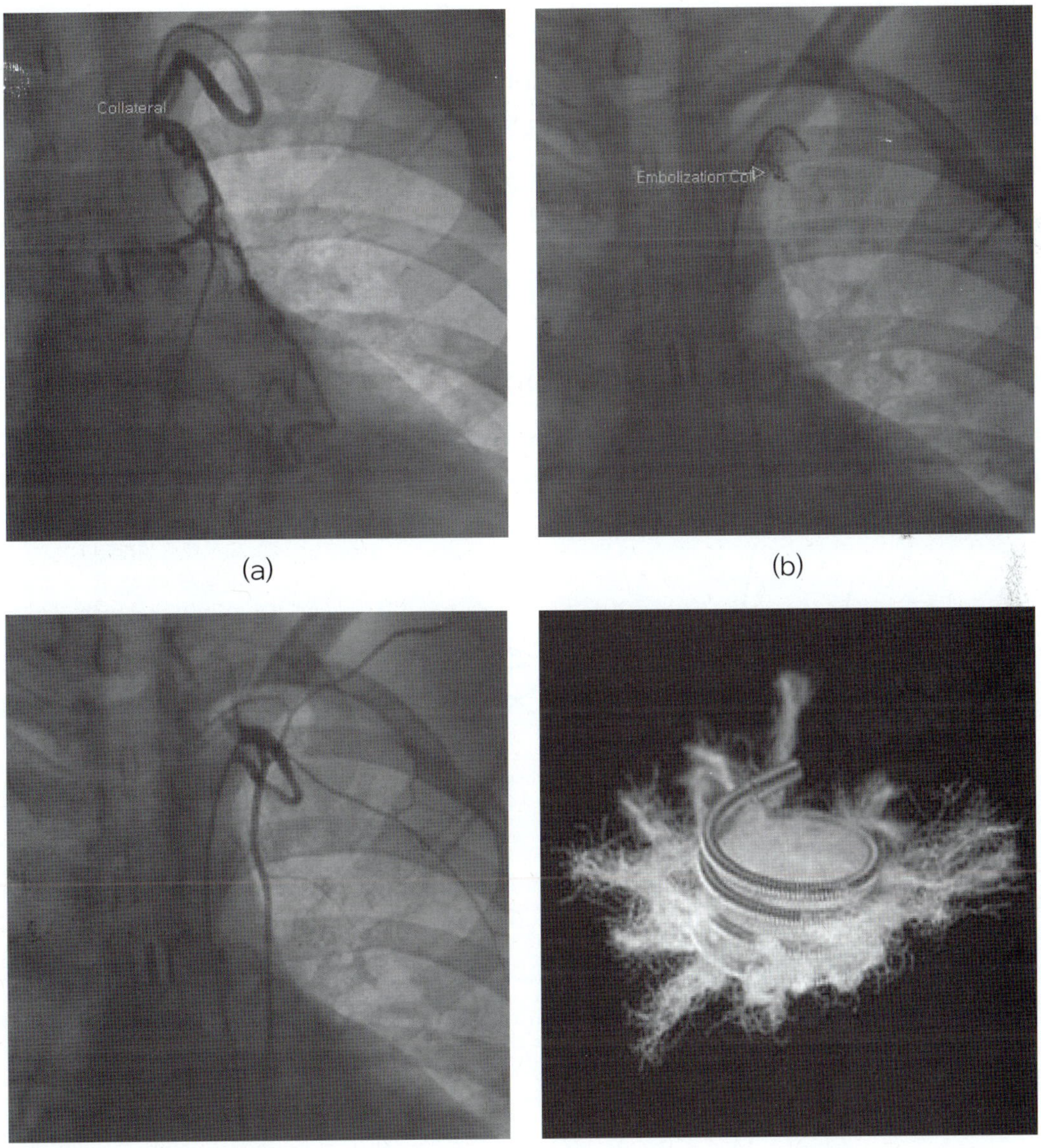

(a) (b) (c) (d)

(a : A-P view, b : embolization coil, c : final angio, d : collateral coil)

그림 3-32. 측부혈관 색전술

3 관상동맥조영술(Coronary angiography)

1) 심장동맥의 해부학적 구조

심장동맥(관상동맥)은 심장벽에 분포하여 심장에 산소와 영양을 공급하는 혈관이다. 유입 혈류량은 250~300 ㎖/min으로 심박출량의 4~5%에 해당된다. 심장동맥은 대동맥 기시부의 심장동맥동(coronary sinus)에서 좌·우로 분지되어 오른심장동맥(Rt. coronary artery)과 왼심장동맥(Lt. coronary artery)을 낸다. 심장의 왼쪽으로 분지되는 왼심장동맥(left coronary artery)은 좌전하행지(Lt. anterior descending artery : LAD)와 휘돌이가지(Lt. circumflex artery : LCx)를 분지한다. 오른심장동맥(right coronary artery)은 심장의 우측으로 분지되어 오른심방과 오른심실 그리고 왼심실의 후측벽으로 내려와 영양을 공급한다. 왼쪽 심장동맥의 좌전하행지(LAD)는 심실사이막 전면에서부터 왼방실판막 방향으로 분지되며 휘돌이가지(LCx)는 왼심방과 왼심실의 측벽과 후벽에 분지되어 각각 영양을 공급한다. 오른심장동맥은 그림 3-33과 같이 오른몸쪽심장동맥(proximal Rt. coronary artery), 오른중간심장동맥(mid Rt. coronary artery), 오른먼쪽심장동맥(distal Rt. coronary artery)으로 구분되며, 왼심장동맥의 전하행지는 왼몸쪽(근위) 전하행지(proximal LAD), 왼중간 전하행지(mid LAD), 왼먼쪽(원위)

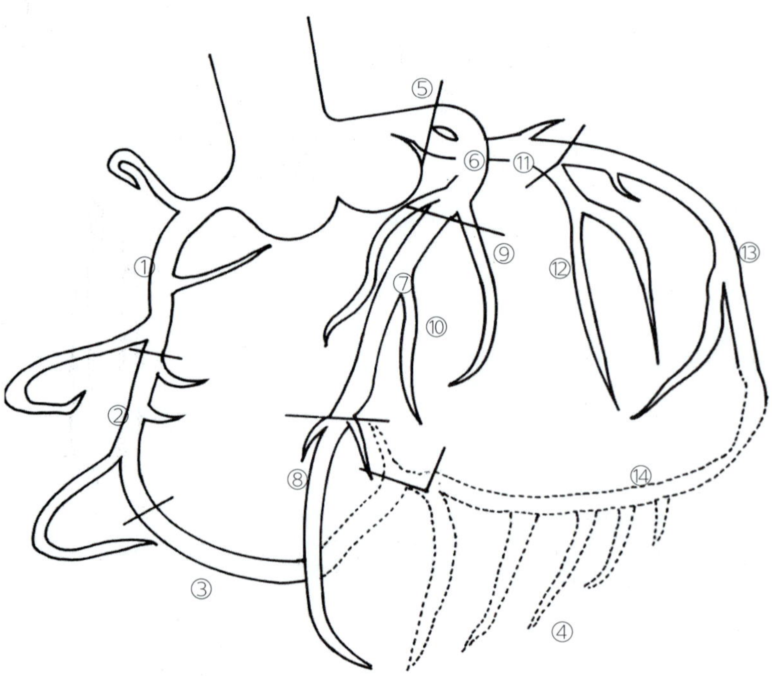

① 몸쪽오른심장동맥 (근위우관상동맥, Proximal RCA)
② 중간오른심장동맥 (중간우관상동맥, Mid RCA)
③ 먼쪽오른심장동맥 (원위우관상동맥, Distal RCA)
④ 후하행지(PDA)
⑤ 주왼심장동맥 (주좌관상동맥, Main LCA)
⑥ 몸쪽전하행지 (근위전하행지, Proximal LAD)
⑦ 중간전하행지(Mid LAD)
⑧ 먼쪽전하행지 (원위전하행지, Distal LAD)
⑨ 제1사선지(1st diagonal)
⑩ 제2사선지(2nd diagonal)
⑪ 근위좌회선지(Proximal LCx)
⑫ 둔지(Obtuse marginal)
⑬ 원위좌회선지(Distal LCx)
⑭ 후측지(Posterolateral)

그림 3-33. 심장동맥(관상동맥)의 해부학적 구조

전하행지(distal LAD)로 구분되고, 왼휘돌이가지(회선지, Lt. circumplex)는 왼몸쪽휘돌이가지(proximal Lt. Cx.), 왼먼쪽휘돌이가지(distal Lt. Cx.)로 구분되어 협착이나 폐색의 위치를 구분하는 데 활용된다. 왼·오른 심장동맥은 후측지(posterolateral)와 후하행지(PDA)를 이행하면서 왼·오른쪽을 잇는 아케이드(arcade)를 형성한다.

2) 검사목적

심장동맥질환은 성인병의 하나로 식생활의 변화와 노인인구의 증가로 인해 급증하고 있다. 심장동맥협착은 심장동맥의 내부벽에 혈전이나 죽상반(atheromatous plaque)이 생겨 혈관이 좁아짐으로써 혈액이 제대로 흐르지 못해 심장발작, 협심증, 심근경색, 허혈성 심근증에 의한 심부전증 등의 증상이 나타난다. 따라서 이러한 환자는 심장동맥조영술을 시행하여 심장동맥의 협착 또는 폐색 정도와 부위, 범위, 측부순환의 평가, 수술 후 우회로의 개통 여부를 관찰하여야 한다. 과거에는 PTCA(percutaneous transluminal coronary angioplasty)와 스텐트삽입술(stent insertion) 등을 구분하여 사용하였는데, 최근에는 경피적 심장동맥중재술(percutaneous coronary intervention : PCI)로 통합하여 사용하고 있다.

3) 검사방법

심장동맥조영술은 천자부위에 따라 크게 넙다리동맥 및 노동맥(radial artery)로 나누며, 필요에 의해 위팔동맥(brachial artery)을 천자하기도 한다. 심장동맥조영술은 심장동맥의 기시부에 카테터 선단을 삽입해야 하는데 왼·오른 심장동맥의 형태가 상이하기 때문에 이곳에 용이하게 심장동맥조영 카테터(coronary catheter 또는 Judkin's catheter)를 삽입시키기 위해서는 왼쪽용과 오른쪽용을 구분하여 사용하여야 한다.

(1) 천자방법

① 넙다리동맥 천자법(femoral puncture technique)

넙다리동맥을 천자하는 방법은 환자를 바로누운자세(supine position)로 하여 샅굴부위(inguinal ligament)를 소독한다. 셀딩거 테크닉으로 천자침(puncture needle)을 샅굴부위 2~3 cm 아래에서 30~40° 각도로 왼쪽 어깨를 향하여 천자 한다. 그런 다음 혈관 밖과 혈관 안을 연결하는 쉬스를 삽입하고 시술한다.

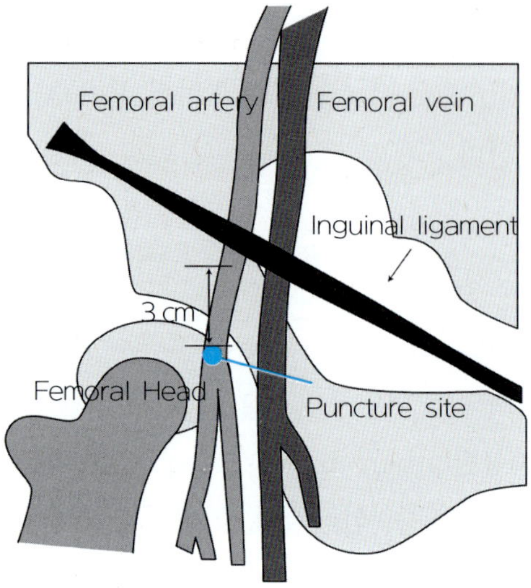

(기존 모식도)

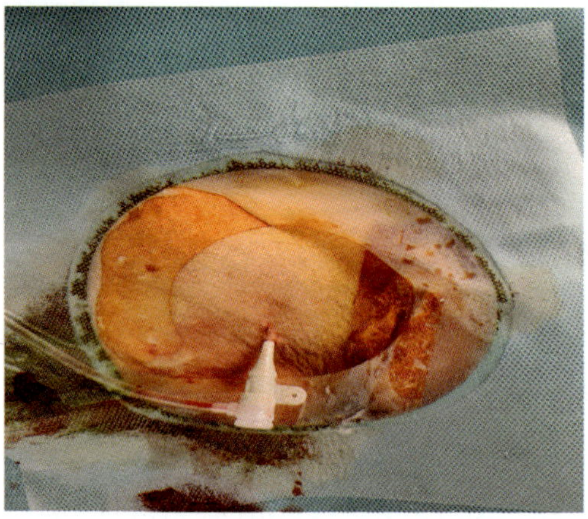

그림 3-34. 넙다리동맥 천자부위(femoral artery puncture site)

② 노동맥 천자법(radial puncture technique)

손 부위의 혈류구조는 노동맥(radial artery)과 자동맥(ulnar artery)이 만나 하나의 혈관(수장궁 : palmar arch)으로 연결되어 있으며, 노동맥 천자는 이 구조에 의해 "알렌 test"(노골과 자동맥을 누른 상태에서 주먹을 5회 정도 쥐었다 폈다 한 다음 자동맥을 서서히 이완시켜주면 손바닥이 붉은색으로 돌아오는 것이 정상임)를 거쳐 손목 혈액순환을 확인하고 시행해야 한다. 아래 그림은 노동맥을 이용하여 쉬스를 삽입하는 장면이다. 천자하는 방법은 넙다리동맥 천자와 비슷하나 노동맥 쪽은 혈관이 가늘어 천자 후 칵테일(heparin + nitroglycerin + verapamil) 약물을 주입한 후 시술을 한다.

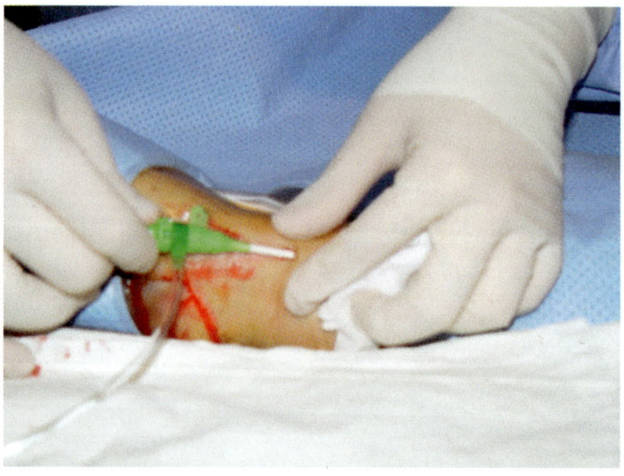

그림 3-35. 노동맥 천자(radial artery puncture)

(2) 심장동맥용 카테터

일반적으로 카테터는 Judkin's type(JL5-4, JR5-4)을 이용하여 심장동맥을 촬영하고, pigtail 카테터로는 왼심실 촬영을 하여 심장의 근육손상 및 왼심실의 해부학적인 모습을 알 수 있다. 왼심장동맥 촬영에 필요한 카테터는 크게 Judkin's type(JL3.5, JL4, JL5)과 amplatzer type(AL1, AL2, AL3)으로 구분할 수 있으며, 오른심장동맥 촬영의 경우에도 Judkin's type(JR3.5, JR4, JR5)과 amplatzer type(AR1, AR2)으로 나눌 수 있다. 카테터의 크기는 환자의 대동맥 크기 및 모양, cusp(첨단부)의 위치 등에 따라 구분된다. 여기에서 Judkin's type의 3.5, 4, 5가 의미하는 것은 카테터의 first curve와 secondary curve와의 길이를 말하는 것이며, amplatzer type의 1, 2, 3은 카테터 모양의 크기를 순서대로 나열한 것이다. 최근에는 multipurpose 카테터를 변형시켜 심장동맥을 촬영하기도 한다.

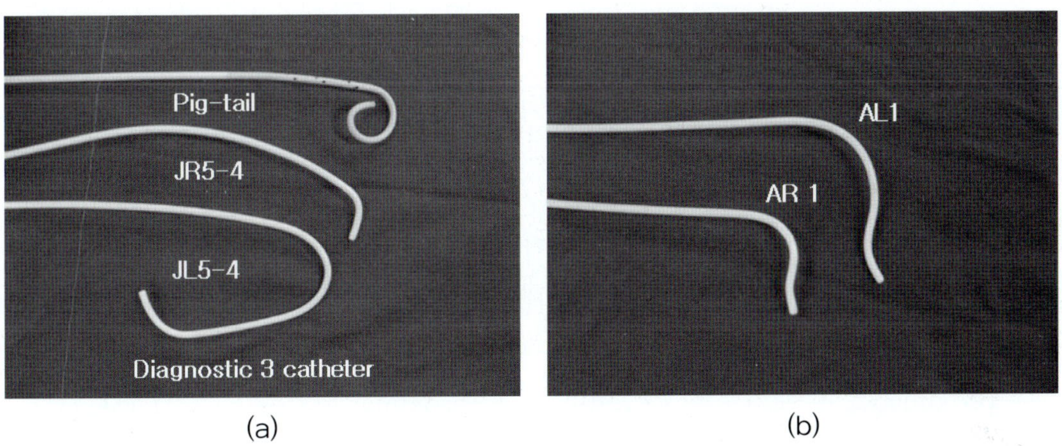

그림 3-36. 심장동맥 촬영용 기본 catheter(a) 및 amplatzer catheter type(b)

(3) 시술방법

카테터를 좌측심장 동맥에 삽관할 때는 Judkin's left 카테터를 안내철심과 같이 들어가 aortic cusp 부위에서 안내철심을 제거하고 약간 시계 반대방향으로 조종하면 왼심장동맥에 삽관된다(그림 3-37). 오른심장동맥의 경우는 그림에서 보는 바와 같이 right aortic cusp 부위까

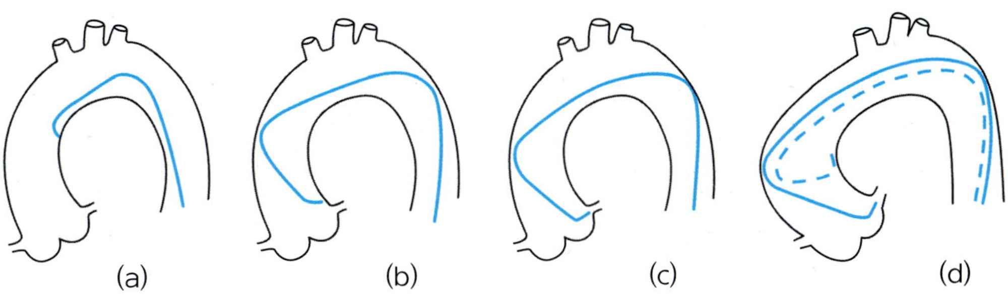

그림 3-37. Judkin's left catheter를 이용한 왼심장동맥 삽관방법

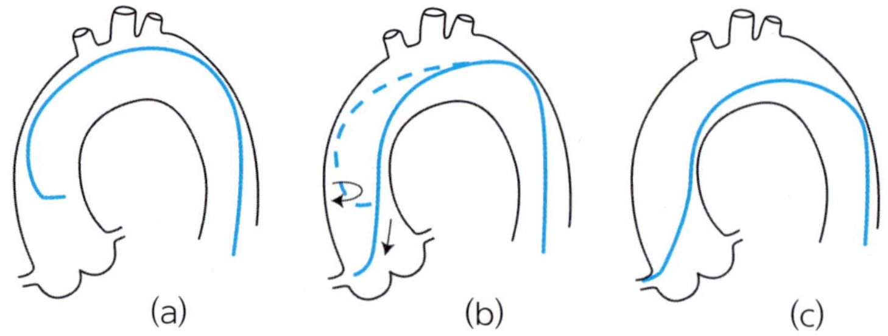

그림 3-38. Judkin's right catheter를 이용한 오른 심장동맥 삽관방법

지 진행한 다음 시계방향으로 조종하여 오른심장동맥에 삽관한다(그림 3-38). 조영제는 수동주입(handling method)으로 하고 디지털영상검출기를 AP, RAO, LAO, lateral, caudal, cranial 등으로 회전시키면서 협착 또는 폐색이 있는 부위를 연속 촬영하면서 동영상 PACS 또는 CD에 기록한다.

(4) Tube angle에 따른 심장동맥의 위치 변화

심장동맥은 디지털영상검출기 각도를 어떻게 주느냐에 따라서 혈관의 모양이나 형태가 변화하게 된다. 아래 촬영된 영상들은 심장혈관촬영실에서 대부분의 환자에게 사용되는 각도이다. 먼저 그림 3-39의 경우는 왼심장동맥 휘돌이 가지(left circumflex : LCX), 둔지(obtuse marginal : OM), 왼심장동맥 전하행지의 몸쪽부분(proximal of left anterior descending : LAD-proximal)를 잘 보기 위한 각도이며, LCX-proximal 위치는 1st OM까지, LCX-mid는 2nd OM까지이고, 그 밑으로는 LCX-distal이라 볼 수 있다. 그림 3-40은 LAD와 diagonal과의 관계를 잘 보여주고 있는데 LAD를 기준으로 왼편으로 주행하면 septal branch이고 오른쪽

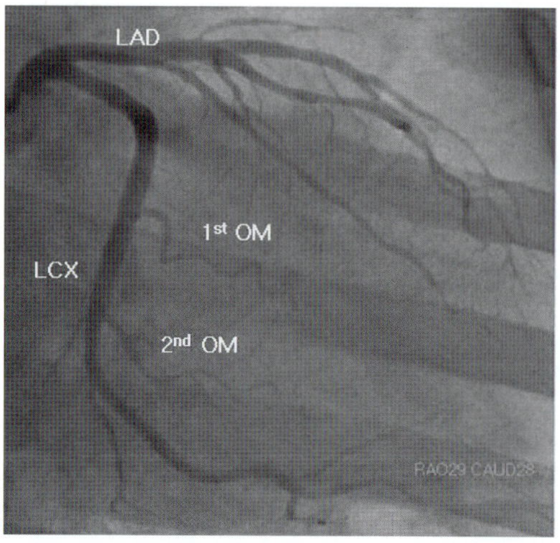

그림 3-39. RAO 29°, caudal 28° 왼심장동맥

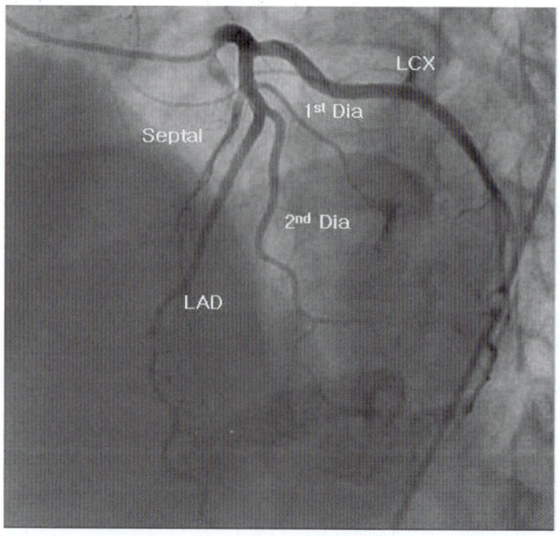

그림 3-40. LAO 45°, cranial 27° 왼심장동맥

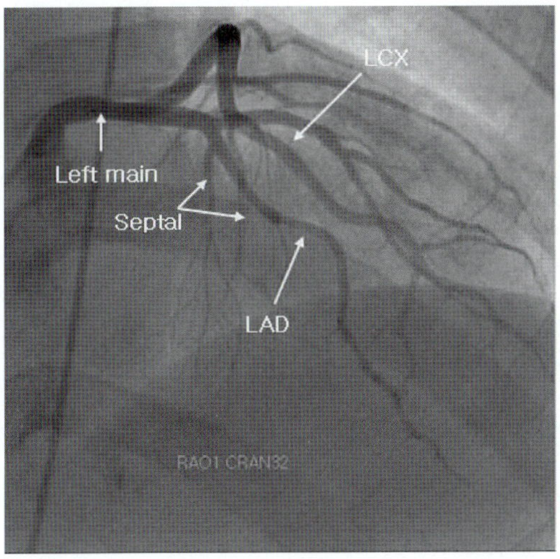

그림 3-41. RAO 1°, cranial 32° 왼심장동맥

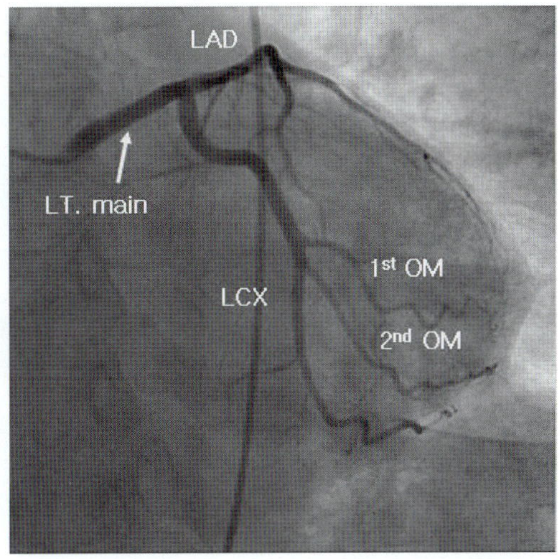

그림 3-42. RAO 0°, caudal 32° 왼심장동맥

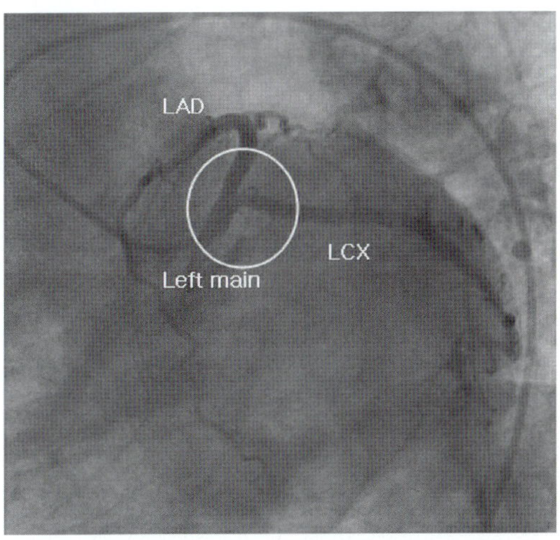

그림 3-43. LAO 50°, caudal 29° 왼심장동맥

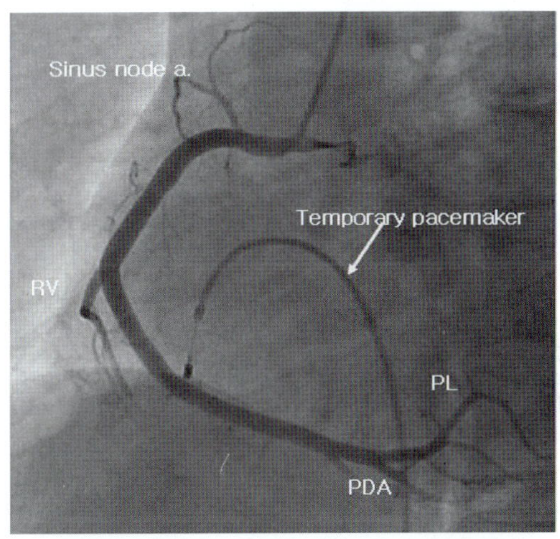

그림 3-44. LAO 50° 왼심장동맥

으로 주행하면 diagonal branch이다. LAD를 구분할 때 몸쪽부분 전하행지(LAD-proximal)의 경우 제 1사선지(1st diagonal)까지이고, 중간부 전하행지(LAD-mid)는 제 2사선지(2nd diagonal)까지이며, 그 이하는 먼쪽부분 전하행지(LAD)로 보면 된다. 또한 이 각도의 경우는 LCX의 주행도 잘 관찰된다.

그림 3-41은 주로 LAD-mid, distal 부분과 LCX-distal을 보기 위한 각도이며, 그림 3-42는 left main, LCX와 OM과의 관계를 살펴 볼 수 있다. 그리고 그림 3-43은 일명 "spider(거미)"라고 일컫는데 이는 LAD와 LCX가 갈라지는 것이 마치 거미다리와 유사하여 붙여진 것이다. 이 view는 left main과 LAD-proximal 그리고 LCX-proximal과의 관계 등을 볼 때 자주 검사한다.

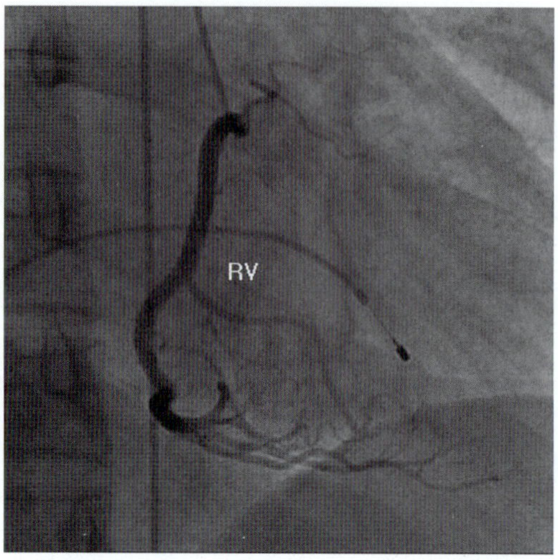

그림 3-45. RAO 30° 오른심장동맥

오른심장동맥의 경우는 왼심장동맥에 비하여 간단하다. 그림 3-44는 오른심장동맥이 길게 펴지는 듯한 영상을 보이고 먼쪽부분 오른심장동맥(RCA-distal)에서 PL(posterior lateral-branch)과 PDA(posterior descending artery)로 나뉘어져 있다. 그림에서는 AM(acute marginal-branch)분지가 보이질 않는데 오른심장동맥을 구분할 때 RV(right ventricular)분지 위를 RCA proximal이라 하고, RV branch에서 AM분지까지를 RCA-mid라 한다. 그리고 RCA distal은 나머지 부분을 의미한다. PL 분지의 경우는 LCX와 연관되고, PDA는 LAD와 연관이 있어 혈관이 막혔을 때 이곳에서 측부혈관이 자라나 연결되기도 한다. 그림 3-45는 오른심장동맥의 중간 부분을 보기 위해 자주 시행하는 영상이다. 이외에도 오른심장동맥의 몸쪽부분을 관찰하기 위해서는 LAO 50°, caudal 25°로 하며, RCA distal 부위의 PL(posterior lateral-branch)과 PDA(posterior descending artery)가 갈라지는 영상을 얻기 위해서는 LAO 30°, cranial 25°로 촬영한다. Temporary pacemaker는 심장의 이상으로 심한 느린맥(bradycardia)이 있을 경우나 심한 방실차단(A-V block)이 있을 경우, 심장박동을 일시적으로 조율할 수 있는 기구이다.

4) 심장동맥(관상동맥) 협착의 인터벤션

1977년 미국 심장협회(American heart association)에서 스위스 의사의 Gruentzig가 경피적심장동맥중재술(percutaneous coronary intervention : PCI)을 발표한 이래 심장혈관 중재 시술은 많은 발전을 하고 있다. 최근에는 약물 방출용 스텐트(drug eluting stent)가 개발되어 재 협착률이 현격히 줄어들고 있다. 따라서 본 장에서는 심장동맥환자에 대한 인터벤션 및 진단 기구, 병변에 대한 시술방법 등을 알아보고자 한다.

표 3-3. 심장동맥 혈관의 부위별 디지털영상검출기(Flat detector) 각도

Right Coronary Artery(RCA)	Left Anterior Desending(LAD)	Left Circumflex(LCX)
1) RCA-Proximal **(LAO 30°, Caudal 30°)** (RAO 20°, Caudal 20°) (LAO 90°, Caudal 20°)	4) LAD-Proximal (LAO 20°, Cranial 20°) **(RAO 30°, Caudal 30°)** **(LAO 50°, Caudal 30°)**	7) LCX Proximal **(RAO 30°, Caudal 30°)** (LAO 30°, Caudal 30°)
2) RCA-Mid (LAO 30°) **(RAO 20°)** (LAO 90°)	5) LAD-Mid, Diagonal Proximal **(LAO 50°, Cranial 30°)** (RAO 60°, Cranial 20°) (LAO 90°) (LAO 50°, Caudal 30°)	8) Obtuse Marginal-Proximal (RAO 20°, Caudal 20°) (LAO 50°, Caudal 30°)
3) RCA-Distal **(LAO 30°, Cranial 30°)** (LAO 90°)	6) LAD-Distal (RAO 20°, Caudal 20°) (LAO 40°) (LAO 20°, Cranial 20°)	9) LCX-Distal (RAO 30°, Caudal 30°) (LAO 30°, Cranial 30°)

※ 위 표는 각 심장동맥을 일반적으로 촬영하였을 때 잘 보이는 각도이며, 굵은 글씨는 임상에서 자주 사용하고 있는 각도이다. 그러나 이 각도들은 환자의 심장동맥 상태나 병원의 특색마다 약간의 차이가 있을 수 있으니 참조하기 바란다(Manual of Interventional Cardiology 2000 참조).

(1) 경피적심장동맥 중재술(percutaneous coronary intervention : PCI)

불안전 혹은 안전 협심증, 심근경색 후 협심증, 급성 심근경색 등의 환자에게 심장동맥 촬영 후 병변이 있는 부위를 확장용 풍선 카테터 및 스텐트(stent)를 이용하여 넓혀주는 시술이다. 이 방법은 심장동맥협착 환자에게 수술의 부담 없이 비교적 간단하게 처치할 수 있어 가장 많이 이용되고 있으나 협착부위가 여러 곳인 환자에게는 제한이 있고 재협착이 일어날 수 있는 단점이 있다.

① 인터벤션 시 사용되는 기구

인터벤션은 여러 가지 기구들을 사용한다. 각각의 명칭과 기능은 다음과 같다.

- Pressure line : 환자의 혈압을 sheath를 통하여 연결시켜 모니터로 알 수가 있다.
- Indeflator : 풍선하고 연결되어 있어 압력(atmospheric)을 올려 풍선을 확장시켜 준다.
- PCI Balloon : 풍선은 재질 탄성도의 정도에 따라 compliant, semi-compliant, non-compliant로 분류하며, 모양에 따라 monorail type, over the wire type으로 구분할 수 있다. 일반적으로 풍선의 압력은 nominal pressure(풍선의 직경만큼의 크기를 원할 때 압력), rated burst pressure(풍선의 99.9%가 터지지 않을 압력), mean burst pressure(풍선의 50%가 터질 압력)의 3가지로 구분할 수 있다.
- Insertion tool : 014" guide wire가 Y-connector로 잘 들어가게 안내해 주는 기구이다.

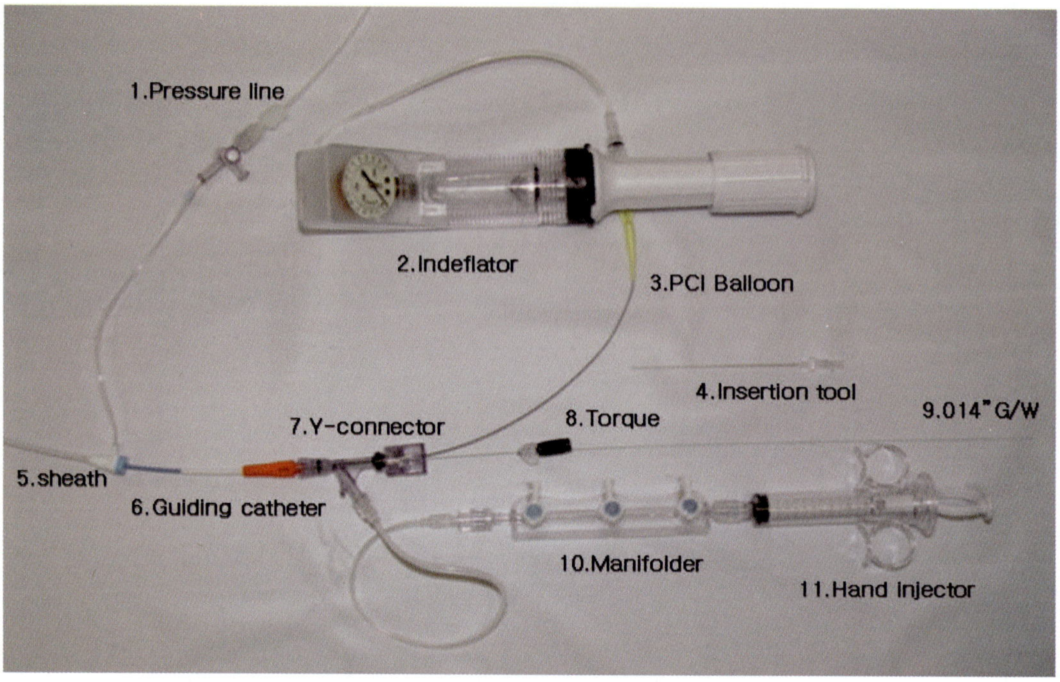

그림 3-46. 경피적 확장술을 위한 기본 장비

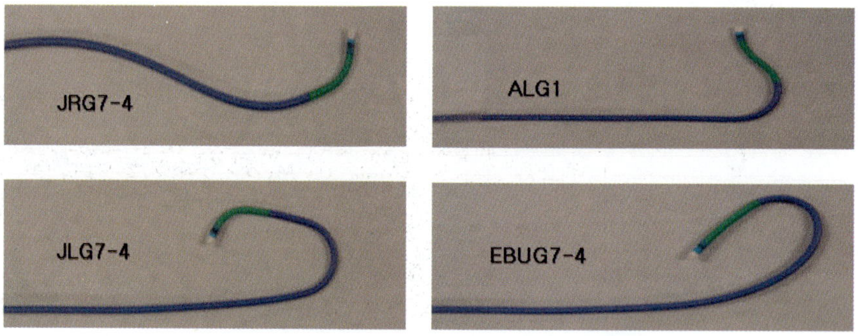

그림 3-47. Guiding catheter의 종류

- Sheath : 최근에는 guiding catheter를 6F, 7F로 사용하므로 보통 하나 큰 사이즈인 7F나 8F sheath를 사용한다(side hole을 이용한 혈압 모니터링).
- Guiding catheter : 일반적으로 많이 사용하는 것은 Judkin's type guiding catheter이며, 배후 지지력이 우수한 카테터로는 EBU(extra backup catheter)와 AL 1(amplatzer 1) guiding 카테터가 있다. 7F Guiding 카테터로 혈관촬영을 한 경우에는 카테터 외벽이 2.3 mm이고, 6F는 1.98 mm로 병변에 풍선 사용시 기준이 되기도 한다(1F : 0.33 mm : 0.013 inch).

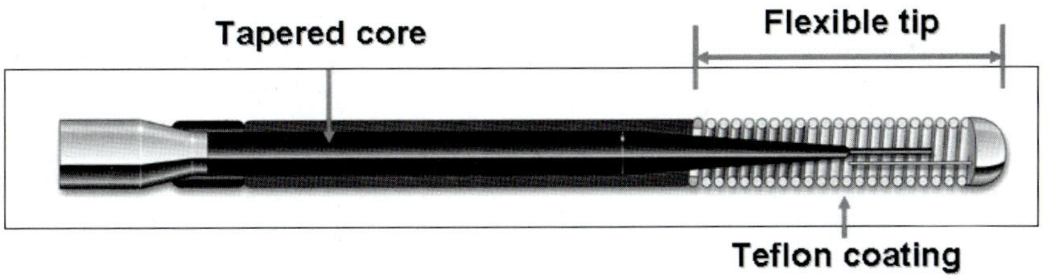

그림 3-48. Conventional 014" guide wire 확대 사진

- Y-connector : Guiding 카테터와 연결되어 피가 흘러나오는 것을 방지하며 조영제 주사 및 풍선, 안내철심(guide wire) 등이 지나다니는 통로 역할을 한다.
- Torque : 014" guide wire를 조절하여 병변의 먼쪽부위(distal)까지 도달하게 하는 도구이다.
- 014" guide wire : 풍선이 타고 들어갈 수 있게 하는 역할을 하며, 다양한 재질 및 구조로 만들어져 있다.
- Manifolder : 3개의 홀(hole)로 구성되어, 앞쪽은 동맥압을 측정하며 가운데는 조영제, 뒤쪽은 생리식염수를 연결하여 사용하나 사용자에 따라 약간의 차이가 있을 수 있다.
- Hand injector : 심장동맥 촬영시 시술자가 적당한 양의 조영제를 손으로 공급하여 촬영할 때 사용한다.

② 일반적인 인터벤션 방법(balloon 후 stent 삽입술)

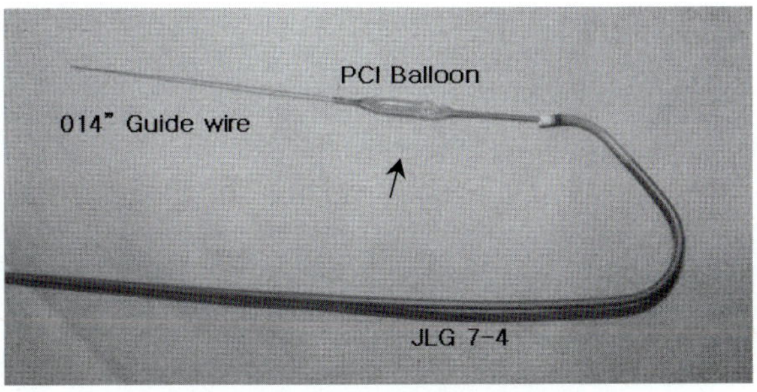

그림 3-49. 확장된 풍선(화살표)

심장동맥 내에 병변이 심한 경우 좀더 큰 쉬스로 관로를 확보하고 안내 카테터에 035" 안내철심을 이용하여 병변이 있는 혈관에 위치한 다음, 014" 가는 안내철심으로 병변부위를 통과시켜 혈관의 먼쪽 부분까지 위치시킨다. 혈관의 굵기를 안내 카테터의 굵기와 비교하여 풍선의 직경을 구하고 적당한 풍선으로 stent를 넣기 전에 확장시켜 준다. 풍선으로 확장이 제대로 이루어지지 않을 경우 stent를 삽입하여 혈관벽을 지지한다. 최근에는 대부분 drug eluting stent를 사용한다.

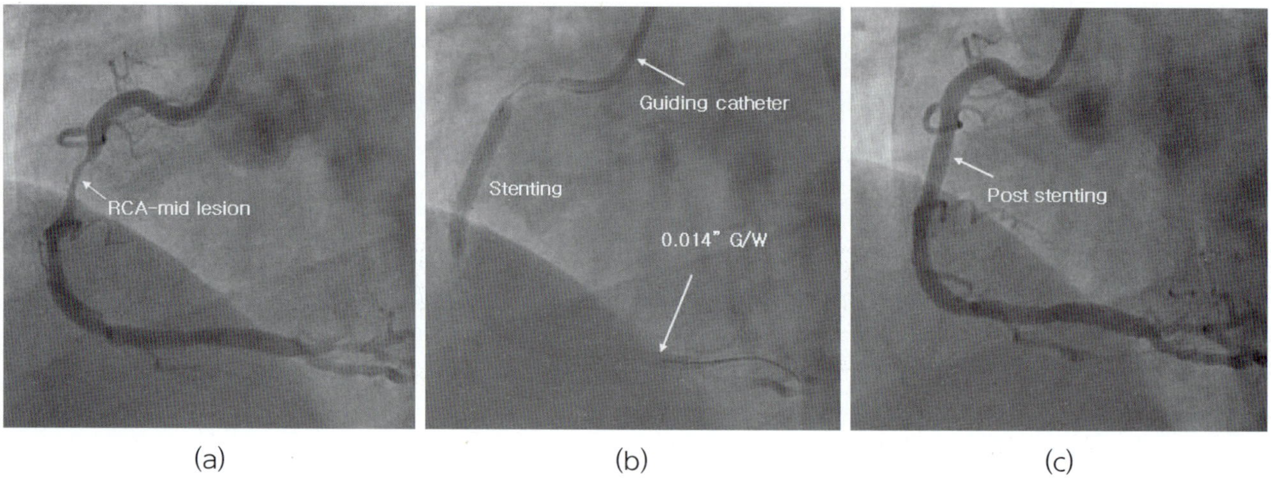

그림 3-50. 오른심장동맥 스텐트 설치술(a : pre-dilatation RCA, b : stenting RCA, c : post-stenting RCA)

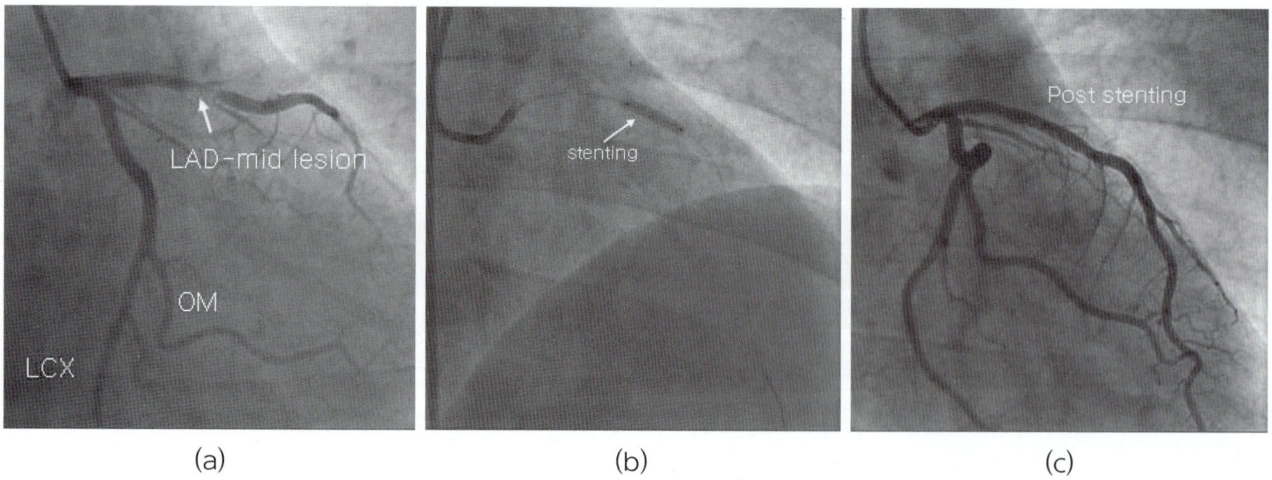

그림 3-51. 왼심장동맥 스텐트 설치술(a : pre-dilatation LAD, b : stenting LAD, c : post-stenting LAD)

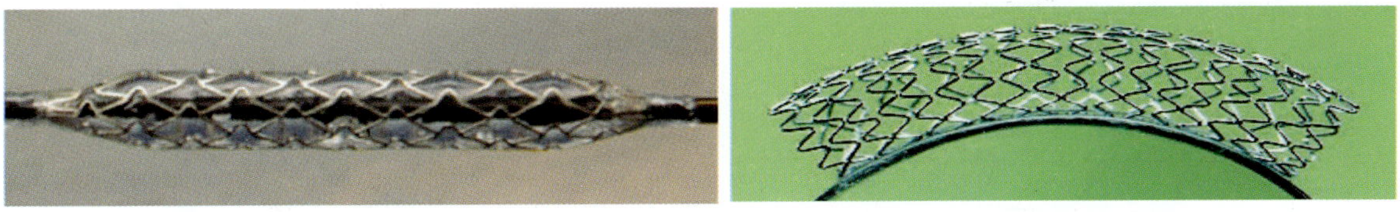

(a) (b)

그림 3-52. 스텐트 팽창 과정(a : stent mounted 상태, b : stent expansion 상태)

(2) 로터브레이터(rotablator)

주로 석회화를 동반한 심장동맥경화증에 적용되며 풍선확장술과 스텐트 설치 전에 시행한다. Rotablator의 직경(burr diameter)은 1.25~2.50 mm이며 유연성이 뛰어난 안내철심(most flexible guide wire)과 같이 사용한다. 동맥경화로 좁아진 부위를 140,000~180,000 rpm의 속도로 빠르게 회전하면서 죽상반을 갈아서 제거하는 원리이다. 이때 죽상반은 아주 작은 조각으로 적혈구 크기(5micron)보다 작은 미세한 조각으로 갈리어 모세혈관을 통해 혈액내로 사라진다. 니켈 성분의 burr 위에 다이아몬드 chip이 박혀 있으며, 질소 가스를 이용하여 모터를 작동시킨다.

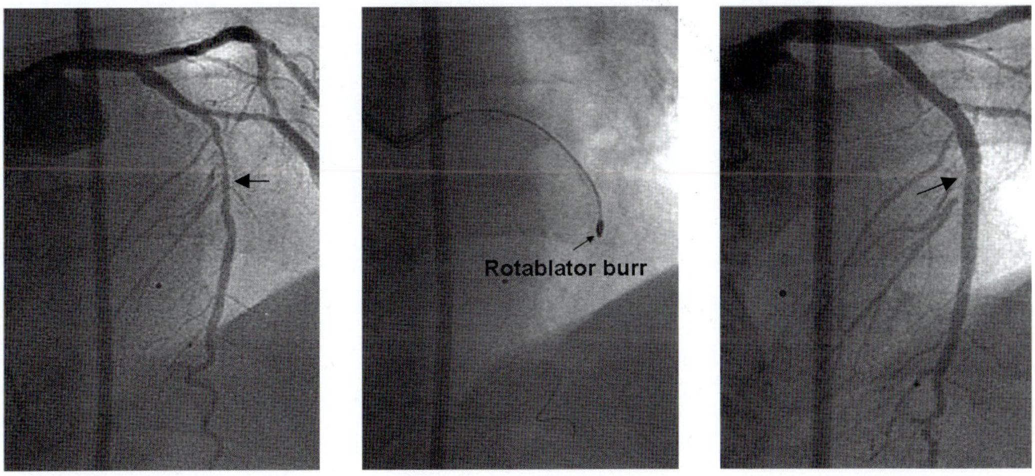

(a) (b) (c)

그림 3-53. 로터브레이터(a : 석회화 병변(화살표), b : rotablation, c : rotablation 후 stenting(화살표))

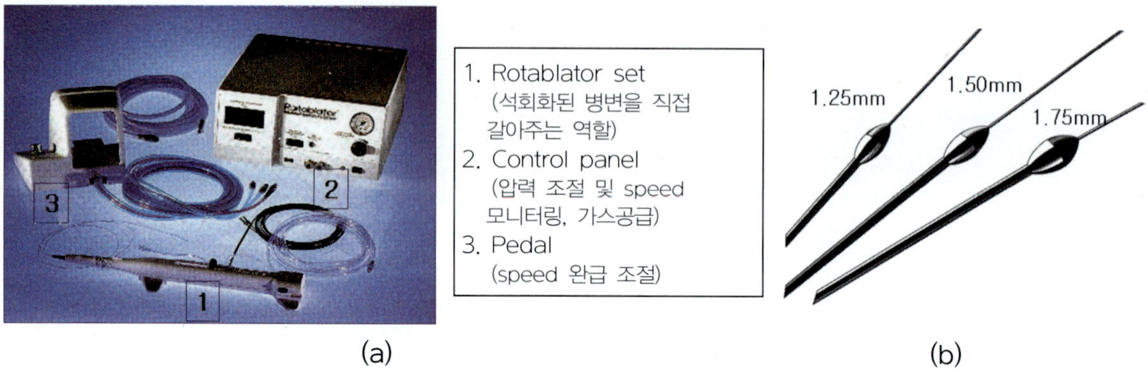

그림 3-54. Rotablator의 구성(a)과 rotablator burr(b)

(3) 약물 코팅형 풍선(Drug Eluting Balloon : DEB)

DES(Drug Eluting Stent)를 삽입하고도 심장동맥에 재협착(In-stent restenosis)이 있는 환자 및 작은 혈관이 좁아진 경우에 사용하는 기구로써 풍선 표면에 약물을 입혀 목표 병변에 위치시킨 후 확장하여 약물을 혈관벽에 붙이는 시술이다. 이렇게 되면 약물들이 혈관벽의 병변과 반응를 일으켜 협착을 줄여 주는 효과를 볼 수가 있다.

약물은 Paclitaxel을 주로 이용하고 있으며, 그림 3-55는 DEB(Drug Eluting Balloon)를 확장하기 전 사진으로써 풍선에 도포되어 있는 하얀색 물질이 약물을 의미한다.

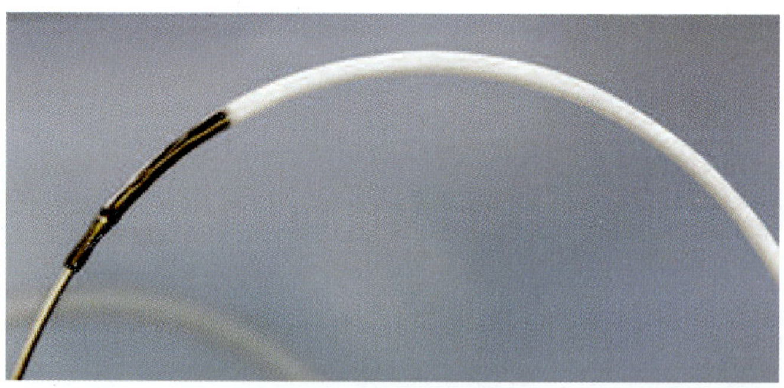

그림 3-55. DEB(Drug Eluting Balloon)

(4) 약물 코팅형 스텐드(Drug Eluting Stent : DES)

풍선으로만 확장했을 경우보다 Bare Metal Stent를 삽입하였을 경우에 좋은 결과를 보여주고 있다. 그러나 stent의 경우, 혈관내로 신생내막(neointima)이 자라나 인터벤션을 다시 하는 경우도 있다.

Drug eluting stent의 가장 큰 목적은 재협착을 감소시키는데 있다고 하겠으며, 최근에 출시된 drug eluting stenting은 성과가 매우 우수하여 대부분의 임상에서 사용하고 있다.

DES(drug eluting stenting)는 스텐트(stent), 폴리머(polymer), 약물(drug) 3가지로 구성되어 있으며 자세한 내용은 다음과 같다.

① 스텐트(stent)

심장동맥에 사용하는 stent는 혈관의 병변(죽상반)을 혈관벽으로 밀어 붙여 혈관통로를 확보하고 혈류를 원활하게 하는데 목적이 있다. Stent는 여러 가지 재질의 특성 및 코팅된 약물로 구분할 수 있으며, 각각의 특성에 맞는 stent를 병변에 삽입하는 것이 효과적이다.

② 폴리머(polymer)

Polymer는 stent에 코팅되어 있는 물질로써 stent를 혈관벽에 밀착시켰을 때 일정기간 약물이 서서히 방출되도록 조절하는 역할을 한다.

③ 약물(drug)

세포의 분열과정을 중간에 차단하여 세포증식을 억제하는 것이 주요 기능이다. 즉, 혈관 내벽에 신생내막(neointimal hyperplasia)이 형성되는 것을 막아주며 유효성과 안전성이 입증된 약물들을 사용한다.

- Paclitaxel : 주로 유방암과 난소암들에 사용하는 약물로 세포 증식과정을 억제하는 역할을 한다.
- Sirolimus : 콩팥 이식 후 rejection의 예방효과가 있어 면역억제 치료로 효과가 기대되는 약물이다.
- Zotalimus : 세포를 죽이지 않고 세포 증식을 멈추게 하는 세포안정성제재(cytostatic agents)약물이다.

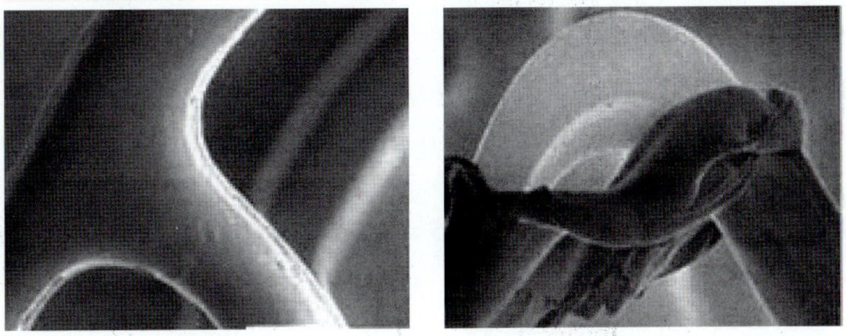

(a) (b)

그림 3-56. DES polymer(a : 정상적인 폴리머 도포 상태, b : 도포가 벗겨진 폴리머 상태)

- Evololimus : 세포의 증식을 차단하는 성질을 가진 limus 계열의 약물 중에서도 장기이식 환자들의 면역억제제 또는 항암제로 사용되고 있는 FDA 승인 약물이다.

5) 심장동맥 정밀분석 장비

심장동맥을 정밀하게 분석하는 장비는 혈관 내 초음파(IVUS)와 동맥관 경화반에 대한 성분분석(VH), 심장동맥의 혈류속도 및 혈류 형태를 보는 Doppler wire 그리고 협착먼쪽 부분과 몸쪽부분의 압력을 측정하는 pressure wire 등을 들 수 있으며, 최근에는 적외선을 이용한 해상도 높은 혈관영상을 얻을 수 있는 광화학전 단층촬영(OCT) 장비 등이 많이 사용되어지고 있다.

(1) 혈관 내 초음파(intra vascular ultrasound : IVUS)

혈관 내 초음파 장비는 3차원적인 영상을 얻어 혈관 내부구조가 석회화인지, 부드러운 죽상반인지 혹은 혈전인지 등을 구분해 줄 수 있다. 또한 혈관의 협착 정도와 길이 등을 정확히 평가할 수 있어 기존의 2차원적인 심장동맥조영술의 단점(혈관의 내막 박리, 석회화, 혈전의 등을 구별하기 어려움)을 극복하여 심장동맥중재시술 중에 풍선 및 스텐트를 결정하는데 많은 도움을 준다. 일반적으로 심장동맥용 IVUS 카테터는 40 MHz를 사용하며, 크기는 2.5~3.5 French를 이용하나 최근에는 6F guiding catheter에서도 사용이 가능하다.

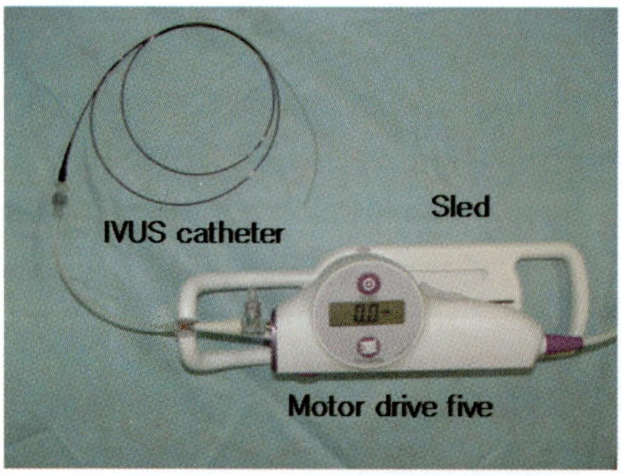

그림 3-57. IVUS 장비와 연결되는 도구

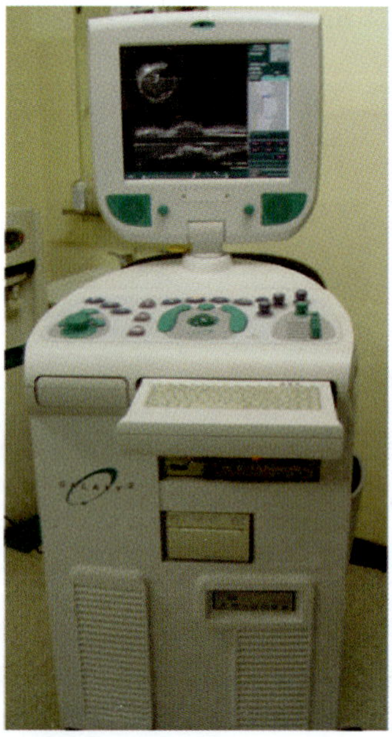
그림 3-58. IVUS 장비

정상 심장동맥의 구성은 크게 3가지로 나눈다. 혈관의 내강으로부터 가장 안쪽을 내막(intima), 중간층을 중간막(media), 가장 바깥층을 외막(adventitia)이라고 한다. 또한 혈관 내의 죽상반(plaque)의 구성에 따라서 분류할 수가 있는데 석회화 병변(calcified lesion)의 경우 강한 초음파 음영과 함께 뒷면에 그림자 음영(acoustic shadowing)을 볼 수 있으며(그림 3-59b), Fibrous형은 hard 죽상반이라 하여 약간 강한(밝은) 초음파 음영을 보여준다. 그리고 fibro fatty형은 soft 죽상반이라 하여 관강(lumen)보다는 진하고 fibrous형 보다는 어두운 양상을 보여준다.

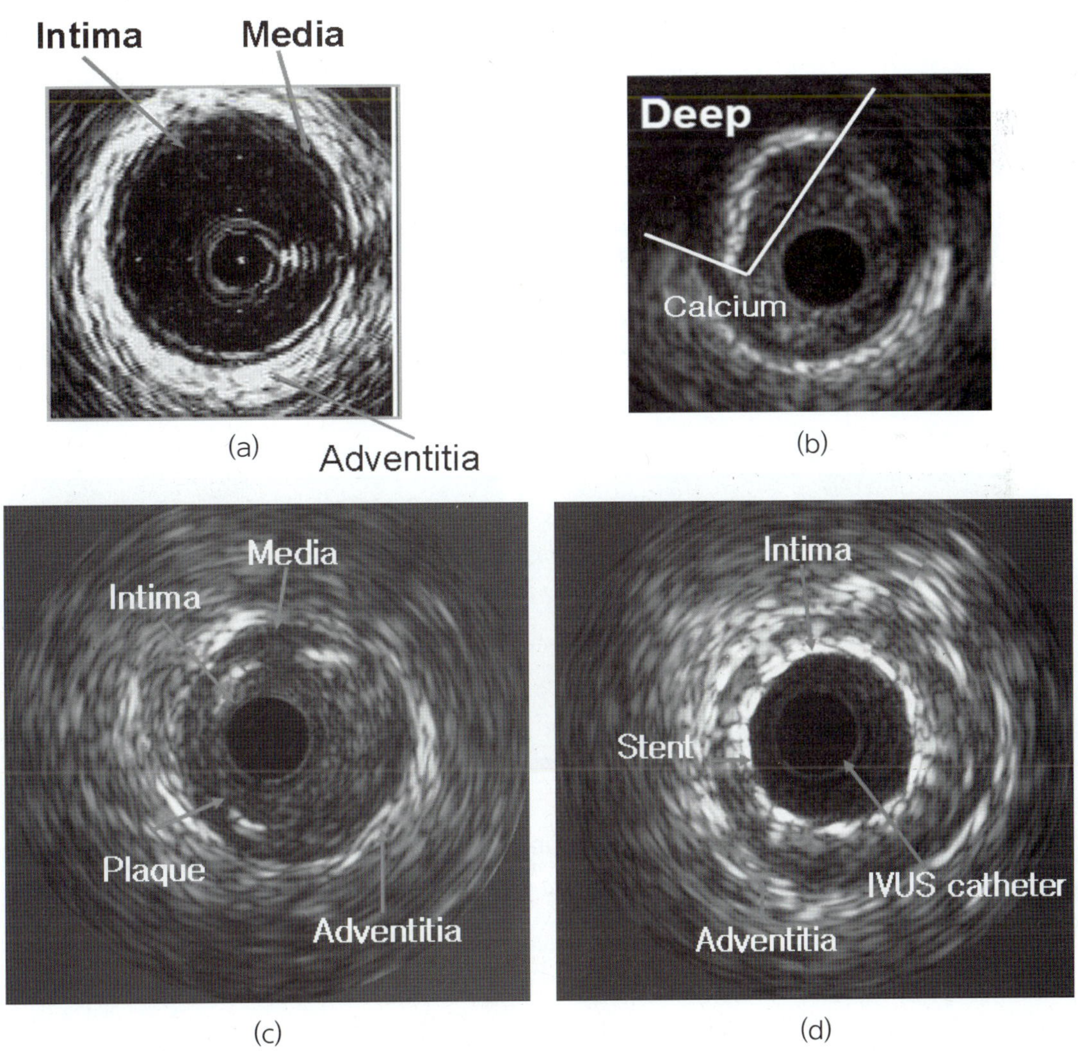

(a : 3층으로 구성된 정상 심장동맥, b : 석회화 동반, c : plaque, d : 스텐트 삽입 후)

그림 3-59. IVUS 영상

(2) Pressure wire & Doppler wire

형태학적인 심장동맥혈관 평가방법인 심장동맥조영술이나 혈관 내 초음파검사는 심근의 허혈 유무, 미세혈관 기능을 측정하기 어려운 단점이 있다. 그래서 심장동맥의 기능적인 측면을 보는 것이 Pressure wire와 Doppler wire이다.

Pressure wire는 심장동맥에 병변이 심한 경우 혈류가 통과하면서 혈류 압력이 떨어지게 되는데 병변의 몸쪽부분(Pa)과 먼쪽부분(Pd) 사이의 압력차가 나타나게 된다. 이러한 압력 차이의 측정을 심근분획 혈류예비력(fractional flow reserve : 이하 FFR = Pd/Pa, Pa : aorta pressure, Pd : lesion distal pressure)이라고 하며, 최근에 이 값의 기준은 0.80 이하인 경우 경피적 관상동맥 인터벤션(Percutaneous Coronary Intervention : PCI) 시행 여부를 결정하는데 도움을 준다. 그림 3-60은 PCI 시술전후 Pressure wire 측정값으로 시술 전에는 혈관이 막혀 0.64 mmHg였으나 시술 후 개통이 되어 0.91 mmHg로 향상된 압력 모양을 보여준다.

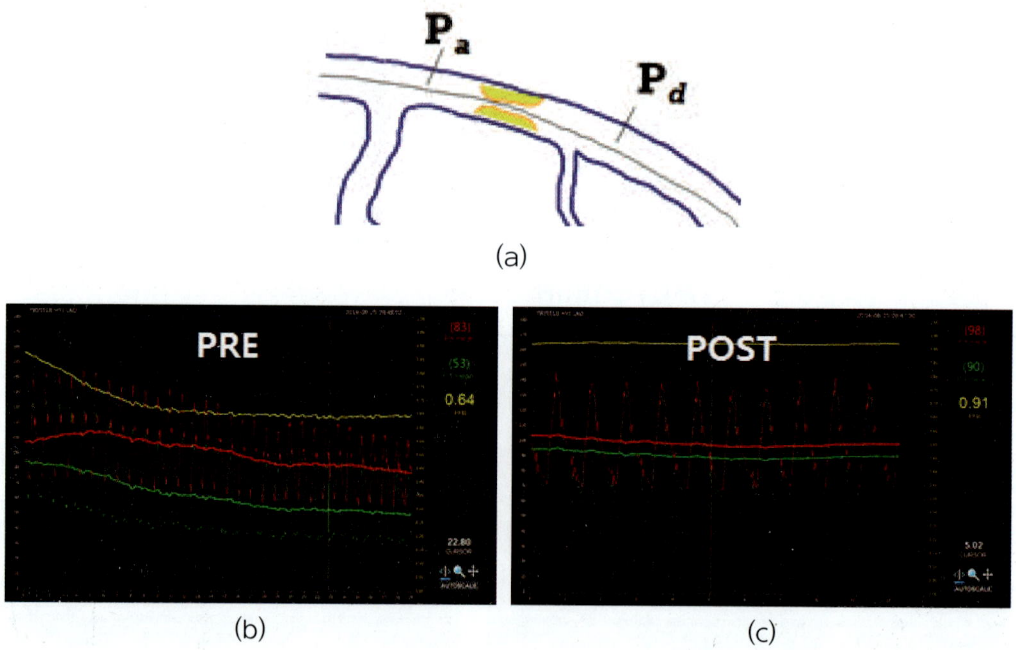

그림 3-60. (a) Pa : aorta pressure, Pd : lesion distal pressure 위치 안내, (b) 중재시술 전 압력, (c) 중재시술 후 압력

Doppler wire(그림 3-61c)는 심장동맥의 혈류속도 및 혈류량을 측정할 수 있지만 환자 개개인의 혈류역학적인 상태에 많은 영향을 받는 것이 제한점이 있어 최근 많이 사용하지 않는다.

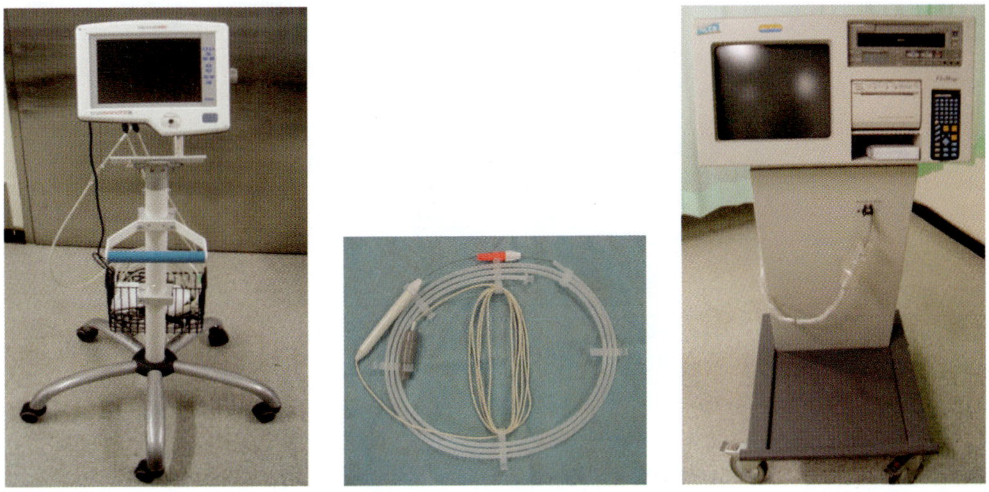

(a) (b) (c)

그림 3-61. Pressure wire 장비(a, b)와 Doppler wire 장비(c)

(3) OCT(Optical Coherence Tomography : 이하 OCT)

OCT는 1990년에 Fujimoto와 Tanno 등에 의해 개발되었고 이를 바탕으로 2002년 이후 Lightlab에서 개발한 OCT를 임상에서 환자에서 적용할 수 있게 되었다. OCT는 강도가 낮은 적외선으로 최근에는 레이저를 이용하는데 이는 기존의 가시광선에 비해 혈관 내 물질(예, 적혈구나 혈관벽)에 흡수(absorption)나 산란(scattering)되는 정도가 적어서 영상의 손실을 줄여 뚜렷한 영상을 얻을 수 있는 장점이 있기 때문이다. 이러한 장점으로 혈관내막과 스텐트와의 관계를 보다 명확하게 알 수가 있으며 병변 및 조직에 대한 감별을 높일 수가 있게 되었다.

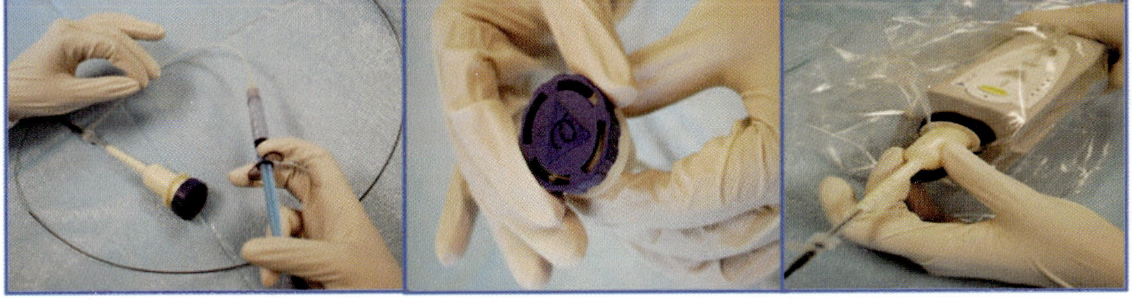

그림 3-62. OCT 시술시 사용되어지는 기구

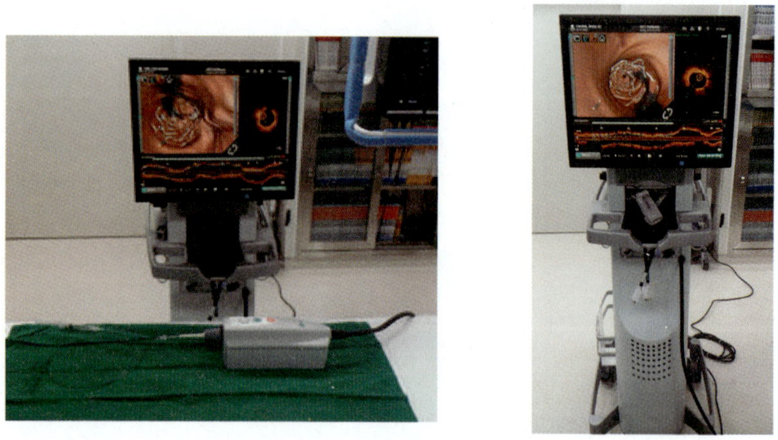

그림 3-63. OCT PIU & Viewing 장비

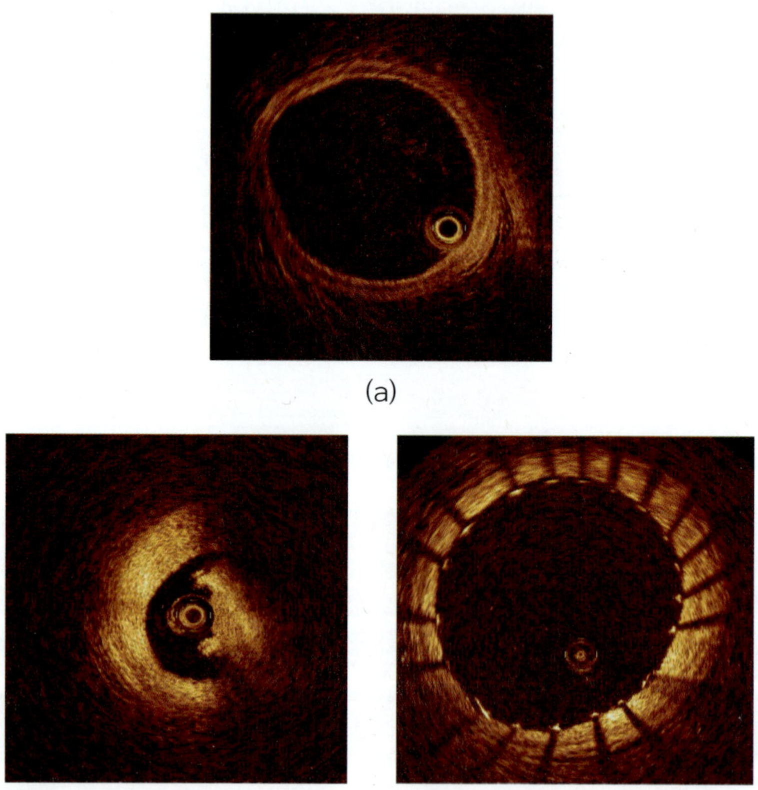

(a) (b) (c)

(a : 정상심장동맥영상, b : 죽상반 및 혈전으로 덮인 병변 영상, c : stent로 치료된 영상)

그림 3-64. OCT image

(4) Virtual Histology Intravascular Ultrasound(VH-IVUS)

심장동맥 혈관 내 조직 초음파 영상으로 얻어진 grayscale에 Color cording을 통한 map을 만들어 4가지의 성분으로 분류한다. Fibrotic plaque는 green color, fibro-fatty plaque는 bright green, calcium은 white color, necrotic core는 red color로 구분되어 혈관 내 동맥 경화반의 성분분석이 가능해지면서 중재적 치료 및 약물 치료에 도움을 주고 있다.

이 검사의 정확도는 90~95%(Nair et al. Euro Intervention 2007;3:113-120)이지만 혈관의 내강과 외막의 경계의 측정이 불명확하고, calcium의 acoustic shadow로 인한 주변 병변 측정의 어려움, stent strut에 대한 분류기준 및 guide wire artifact를 necrotic core로 인지하는 부분들은 검사시 주의할 사항으로 남아 있다.

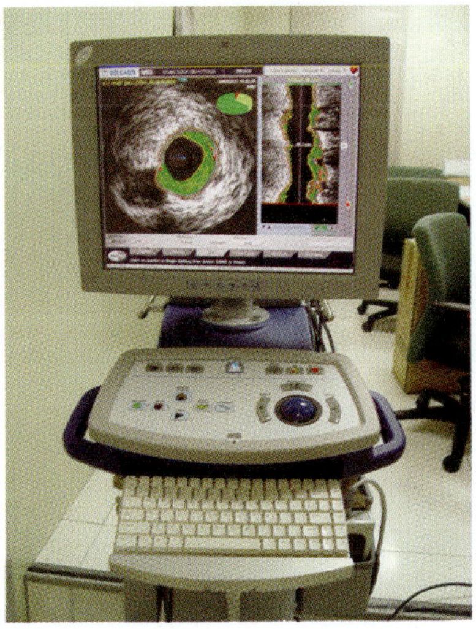

그림 3-65. VH-IVUS 장비

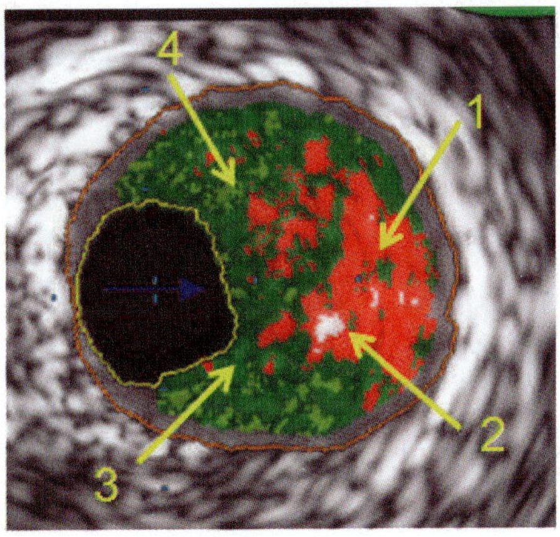

(1. necrotic core, 2. calcium, 3. fibro-fatty plaque, 4. fibrotic plaque)

그림 3-66. VH 영상

(5) TVC(True Vessel Characteristic) 혈관 내 영상장비

본 장비는 IVUS system을 기반으로 spectroscopy 기능이 추가된 장비로 한번 scan으로 혈관 내 초음파 영상과 near infrared spectroscopy영상(plaque의 위치 및 양을 알 수 있음)을 구현할 수가 있다.

특히, near infrared spectroscopy 기능은 lipid core plaques(LCP)의 위치를 알려 주고 수치상 1,000이라는 기준으로 값이 계산되며 지정한 범위의 값이 1,000에 가까울수록 심한 지질 협착의 상태를 보여주고 500 이하 협착은 미미한 지질 협착의 정도, 0에 가까울수록 전혀 없는 경우를 표시하게 된다. 또한, max LCBI(lipid core burden index)는 LCP가 가장 많이 분포되어 있는 4 mm 범위를 자동으로 찾아 그 부분의 LCBI값만을 보여주어 심한 정도를 평가할 수가 있다. 그림 3-68에서 빨간색은 혈관 내경을 보여주고 있으며 노란색은 내경에 지질이 있는 것을 보여주는 영상이다. mxLCBI 403의 값을 볼 때 어느 정도 지질이 있음을 알 수가 있다.

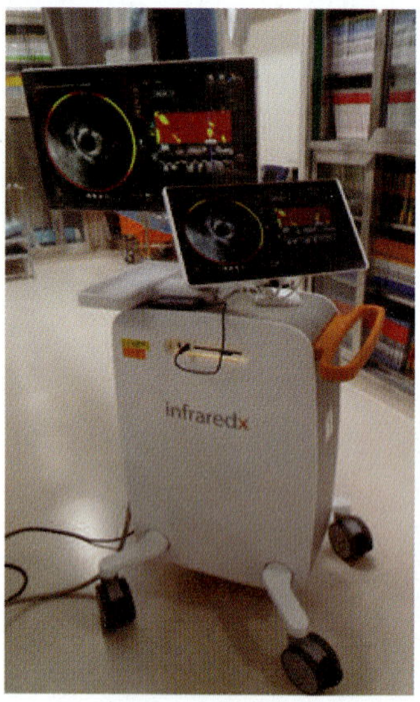

그림 3-67. TVC 장비

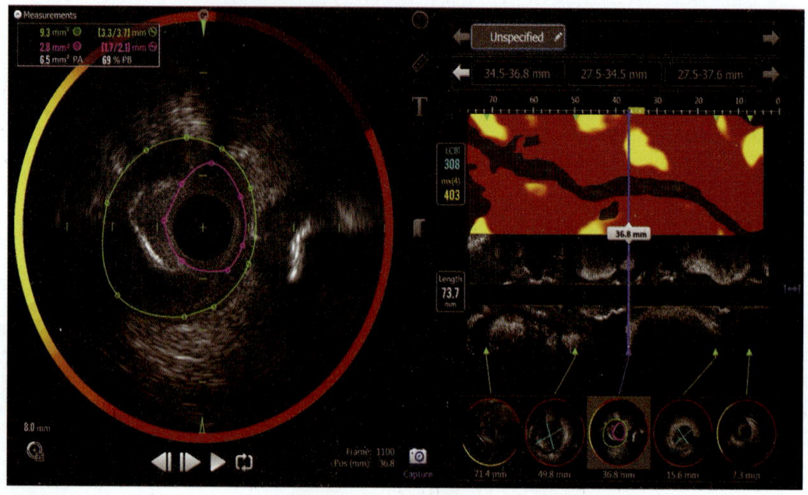

그림 3-68. LCBI 표시 영상

6) 병변의 종류

심장동맥 조영촬영에서 일반적으로 볼 수 있는 병변은 다음과 같다.

(1) 좌주간부 심장동맥 병변(left main disease)
(2) 분기부 병변(bifurcation lesion)
(3) 만성 완전폐쇄 병변(chronic total occlusion)
(4) 다발성 혈관질환(multivessel disease)
(5) 소혈관 및 긴 병변(small vessel & long lesions)
(6) 혈전 병변(thrombosis)
(7) 석회화 병변(calcified lesion)
(8) 사행성 병변(tortuous lesion)
(9) 구(口) 병변(ostial lesion)
(10) 편심성 병변(eccentric lesion)
(11) 동심성 병변(concentric lesion)

7) 기타 인터벤션

(1) 경피적 승모판 성형술(percutaneous mitral valvuloplasty : PMV)

왼방실판막 협착증의 가장 큰 원인은 어렸을 때 류마티스열을 앓은 경우가 대부분이다. 최근에는 경제적 사항이 좋아져 이러한 질환이 많이 줄어드는 추세이다. 시술방법으로 가장 많이 사용하는 것이 Inoue balloon이다.

먼저 좌심실조영술을 시행하여 위치를 확인한 후, septal needle로 심방사이막을 천자한다. Inoue balloon이 왼심방을 지나 왼방실판막에 위치시킨 다음 풍선을 확장시킨다.

시술 전 이완기 때에는 허파동맥 쐐기압(pulmonary capillary wedge pressure) 또는 왼심방과 왼심실의 압력차가 있었으나, 시술 후 압력차가 줄어들게 되는 정도에 따라 시술의 성공여부를 알 수가 있다.

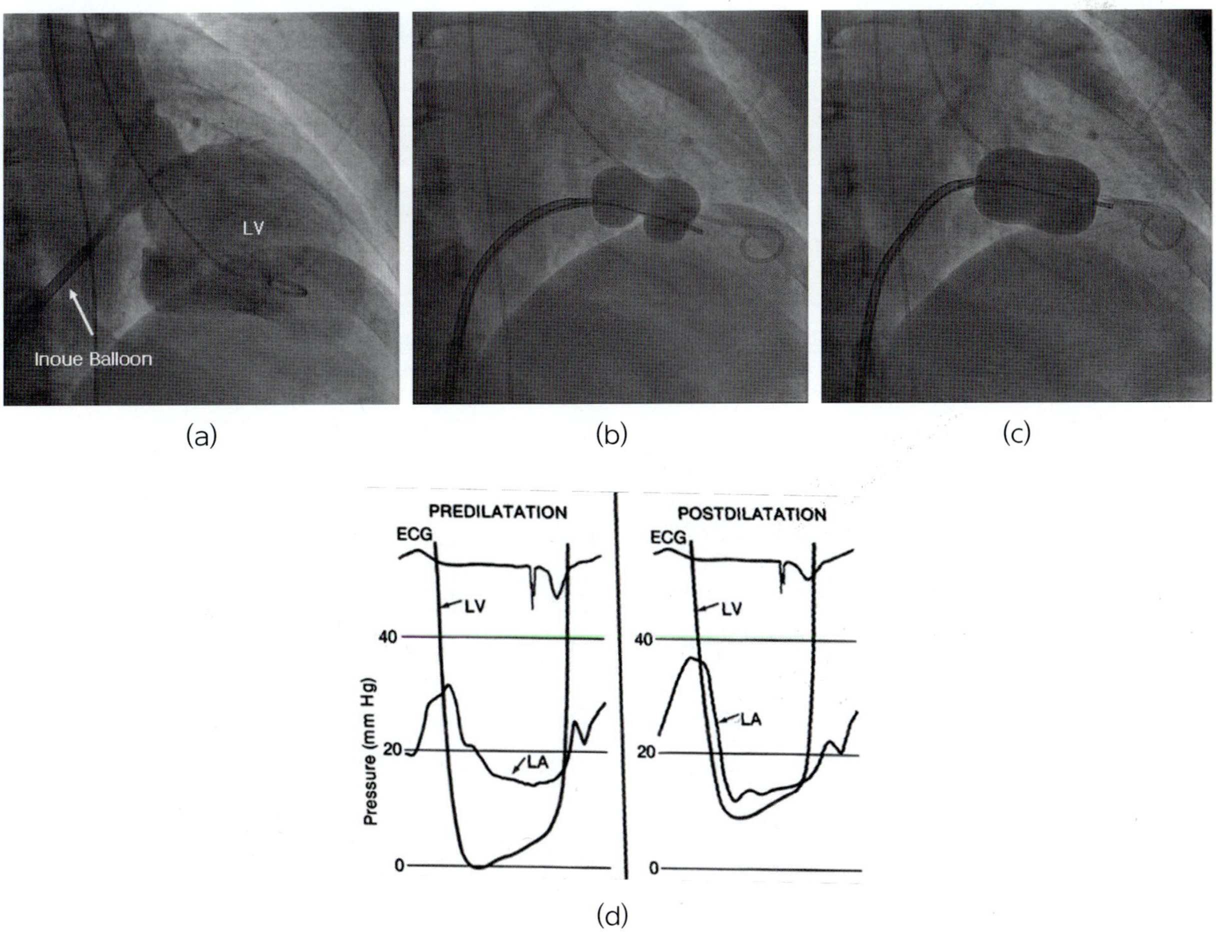

(a : 확장 전 왼심실 angio, b : indentation이 있는 모습, c : full expansion balloon, d : 시술 전, 후 압력차)

그림 3-69. 왼방실 판막성형술

(2) Hybrid 시술에 대한 이해

최근 인간의 기대 수명이 점차 증가하고 있으며, 이에 따라 순환기계와 관련된 복잡한 질환들이 날로 증가하고 있는 실정이다. 이를 반영하여 국내 여러 병원에서는 Hybrid 검사실을 만들고 있다. Hybrid는 혼합 및 결합의 의미를 가지고 있어 중재시술과 수술을 한 번에 치료할 수 있는 검사실을 의미한다.

예를 들면, 대동맥에 aneurysm이 생겨 시술로 어려운 경우를 동반한 다리혈관질환을 가진 환자의 경우 대동맥 aneurysm은 수술로 치료하고 다리혈관은 인터벤션을 하여 환자를 한 테이블에서 두 의료진에 의해서 치료를 받는 것이다.

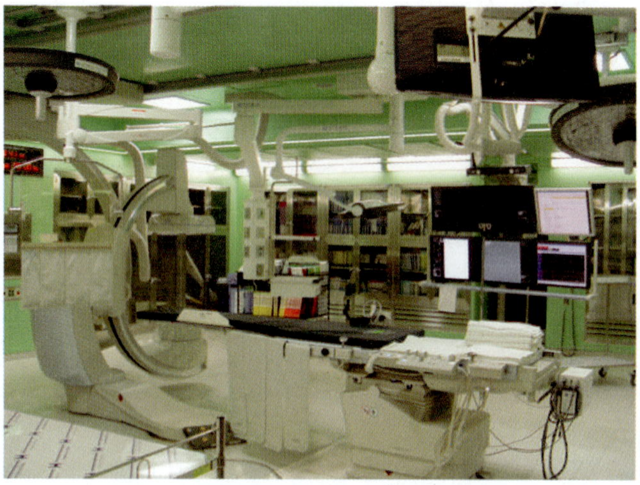

그림 3-70. Hybrid 검사실 내부 구조

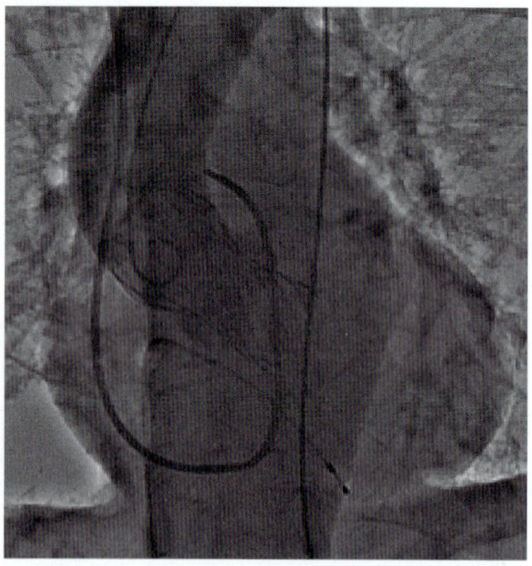

그림 3-71. TAVI(Transcatheter Aortic Valve stent Implantation) 시술

이러한 hybrid 검사실의 장점은 수술시 절개부위를 최소화 할 수 있으며, 환자가 한 번에 두 가지 이상의 치료를 받아 회복 및 치료시간을 줄일 수 있다는 장점이 있다. 또한, 위급한 상황이 발생할 수 있는 시술을 진행할 경우에도 이용되어진다.

검사의 예로는 다음과 같은 것들이 있으며, 시술은 종류에 따라 다양한 방식으로 운영될 수가 있다.

- 경피적 대동맥판막 치환술(transcatheter aortic valve stent implantation : TAVI)
  대동맥판막에 협착이 생겨 왼심실에서 대동맥으로 혈액공급이 어려울 경우 TAVI시술을 시행한다. 그림 3-72와 같이 시술 전 왼심실 혈압과 대동맥 혈압의 차이는 약 80 mmHg였으나 시술 후 거의 차이가 없고 합병증이 없어 성공적인 시술을 한 예로 볼 수 있다.

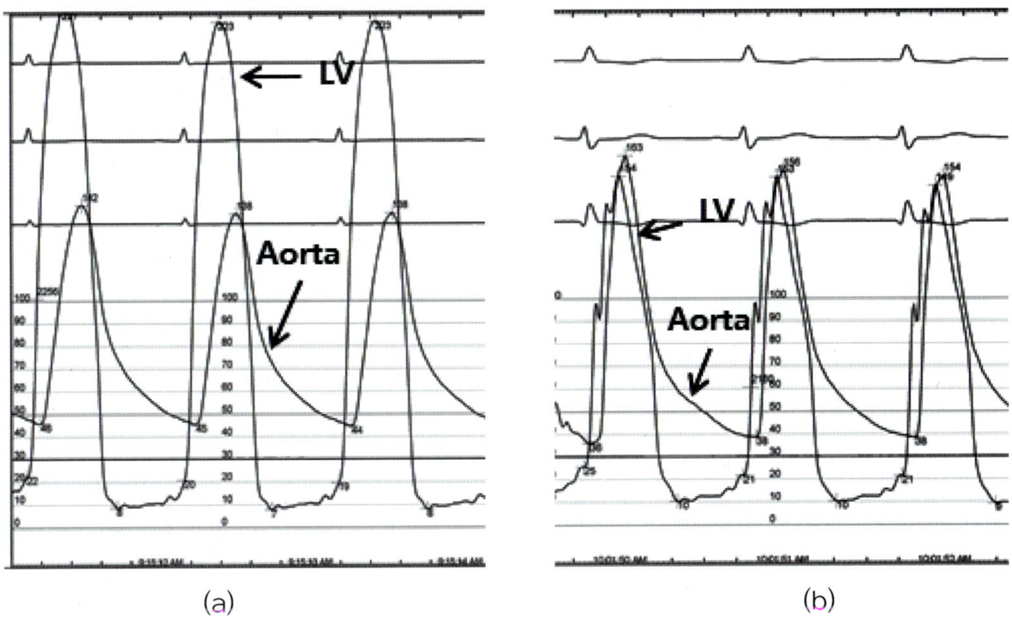

그림 3-72. TAVI 시술 전, 후 혈압비교(a : 시술 전, b : 시술 후)

그림 3-73의 Edwards SAPIEN은 balloon expandable type으로 기압을 올려 풍선을 확장하는 방식으로 aortic valve에 장착시킬 수가 있다. 반면에 그림 3-74의 경우는 self-expandable 방식으로 자체적으로 고유의 크기만큼 확장되어 aortic valve에 장착시키는 방식이다.

최근 두 가지 방식을 이용한 대동맥 협착치료 결과가 좋아 시술건수가 증가하고 있는 추세이다.

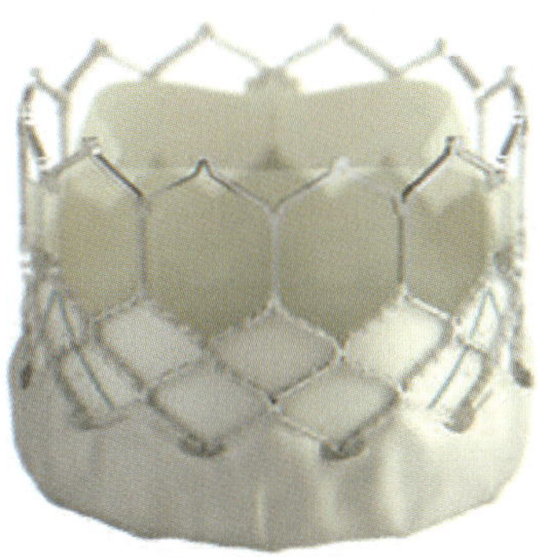

그림 3-73. Edwards SAPIEN

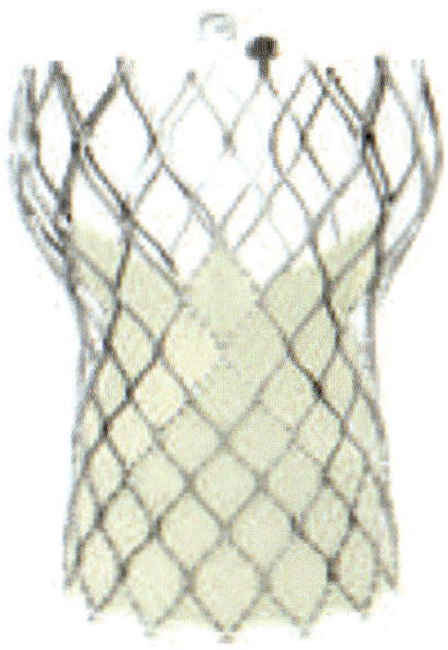

그림 3-74. Medtronic Evolute R

- Aortic graft stent with operation of Carotid
- Structure Heart Disease
- etc.

4 폐혈관조영술(Pulmonary angiography)

1) 해부학적 구조

허파동맥은 허파에 혈액을 공급하는 기관으로써 크게 오른허파동맥(Rt. pulmonary artery)과 왼허파동맥(Lt. pulmonary artery)으로 구분된다.

오른허파동맥은 왼허파동맥보다 약간 길며 오름대동맥과 위대정맥의 뒤쪽을 지나 오른허파정맥과 오른기관지(Rt. bronchus)의 사이에서 3분지로 나눠지며 왼허파동맥에 비해 수평으로 분포한다.

왼허파동맥은 오른허파동맥에 비해 수직으로 분포되어 있으며 내림대동맥의 앞과 왼기관지(Lt. bronchus) 위에서 왼허파의 상·하엽으로 분지된다. 오른허파정맥(Rt. pulmonayr vein)은 위대정맥과 오름대동맥의 뒤쪽을 지나 왼심방으로 유입되며, 왼허파정맥(Lt pulmonary vein)은 왼허파동맥의 아래와 가슴대동맥(thoracic aorta)을 지나 왼심방으로 유입된다.

2) 검사목적

허파동맥질환, 허파동맥 출혈 및 협착, 허파동맥색전증, 허파동맥기형을 알아보고자 한다.

3) 검사방법

환자는 바로누운자세로 하여 움직임을 방지하고 흉부정면(chest AP)을 조영전촬영(scout radiography)한다. 불결을 방지하기 위해 샅굴부위를 소독하고 셀딩거 침(Seldinger needle)으로 넙다리정맥을 천자하여 NIH 카테터를 검사하고자 하는 허파혈관의 기시부에 위치시킨다. 그리고 카테터의 입구와 조영제 자동주입기를 연결한다. 이 때 공기가 들어가지 않도록 주의한다.

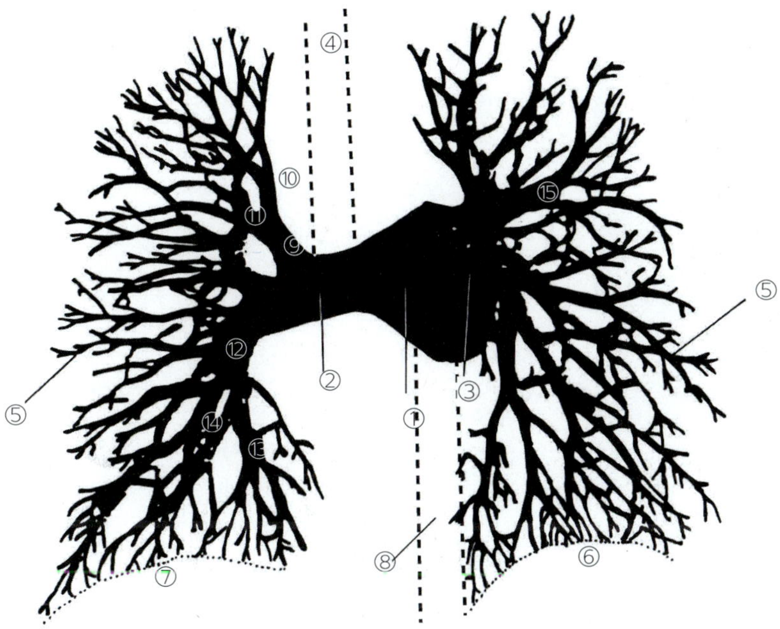

① 허파동맥(폐동맥, MPA)
② 오른허파동맥(우폐동맥, RPA)
③ 왼허파동맥(좌폐동맥, LPA)
④ 위대정맥(상대정맥, SVC)
⑤ 허파동맥분지(폐동맥분지, Pulmonary artery branches)
⑥ 왼가로막(왼횡격막, Lt. diaphragm)
⑦ 오른가로막(오른횡격막, Rt. diaphragm)
⑧ 가슴대동맥(흉부대동맥, Thoracic aorta)
⑨ 상엽허파동맥(상엽폐동맥, Sup. lobe pulmonary artery)
⑩ 상엽후동맥(Sup. lobe post. artery)
⑪ 상엽전동맥(Sup. lobe ant. artery)
⑫ 중엽허파동맥(중엽폐동맥, Middle lobe pulmonary artery)
⑬ 앞바닥구역동맥 (전기저동맥, Ant. basal artery)
⑭ 뒤바닥구역동맥 (후기저동맥, Post. basal artery)
⑮ 위바닥구역동맥 (상설동맥, Sup. lingular artery)

그림 3-75. 허파(폐)혈관의 해부학적 구조

조영제 양은 주 허파동맥에서는 20/40 mℓ(1초에 20 mℓ로 2초간 총 40 mℓ를 주입한다)로 하여 3 f/s로 연속 촬영한다. 환자에 따라 필요한 영역을 선택적 조영촬영(selective angiography) 및 사위상과 측면상을 촬영한다. 또한 충분히 흡기한 상태에서 촬영한다. 그리고 검사가 끝나면 천자부위를 지혈하고 환자의 상태를 지속 관찰한다.

4) 혈관조영상

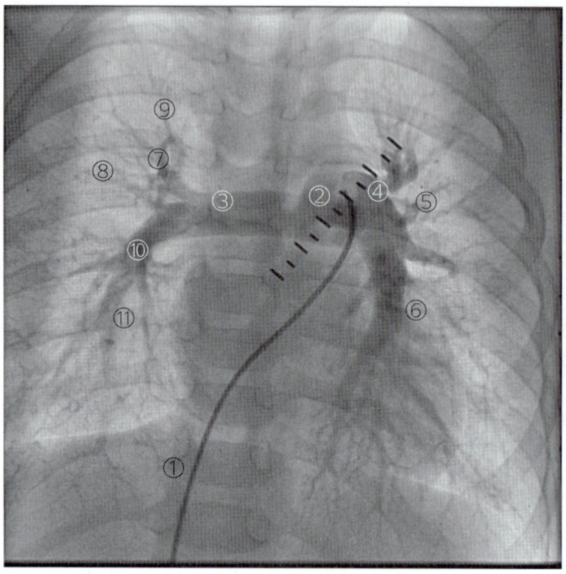

① 오른심실을 통과한 카테터
(Berman angio catheter via RV)
② 허파동맥 내의 카테터 선단
(Catheter tip in main pulmonary artery)
③ 오른허파동맥(Rt. pulmonary artery)
④ 왼허파동맥(Lt. pulmonary artery)
⑤ 위혀구역동맥(상설동맥, Sup. lingular artery)
⑥ 가쪽바닥구역동맥
(외측기저동맥, Lat. basal artery)
⑦ 상엽허파(폐)동맥(Sup. lobe pulmonary artery)
⑧ 상엽전동맥(Sup. lobe ant. artery)
⑨ 상엽후동맥(Sup. lobe post. artery)
⑩ 중엽허파동맥(Middle lobe pulmonary artery)
⑪ 후기저동맥(Post. basal artery)

그림 3-76. 허파동맥 조영상

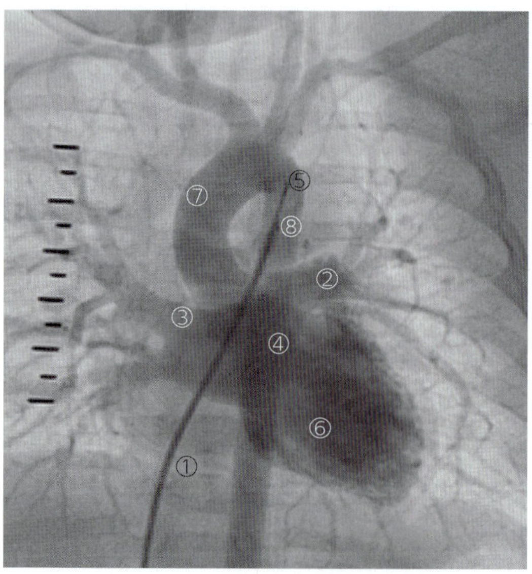

① 오른심실을 통과한 카테터
(Berman angio catheter via RV)
② 왼허파정맥(Lt. pulmonary vein)
③ 오른허파정맥(Rt. pulmonary vein)
④ 왼심방(Lt. atrium)
⑤ 허파동맥 내의 카테터 선단
(Catheter tip in main pulmonary artery)
⑥ 왼심실(Lt. ventricle)
⑦ 오름대동맥(Ascending aorta)
⑧ 내림대동맥(하행대동맥, Descending aorta)

그림 3-77. 허파동맥조영 지연상

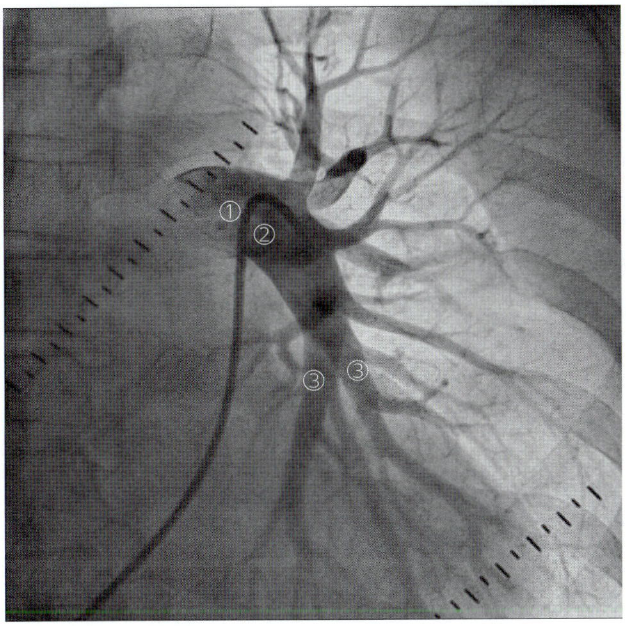

① 왼허파동맥 기시부에 위치한 Berman angio 카테터
② 왼허파동맥(LPA)
③ 오른허파동맥에 비해 수직으로 분포한 왼허파동맥가지 (Lt. pulmonary artery branch)

그림 3-78. 선택적 왼허파동맥 조영상

5) 주요 허파동맥(pulmonary artery)질환

(1) 허파동맥색전증(pulmonary artery embolism)

허파동맥색전(pulmonary embolism)은 주로 하지에서 발생한 혈전이 떨어져 허파로 흘러 들어가 발생한다. 미국에서는 매년 허파동맥색전증으로 5만~20만 명의 사망자가 발생할 정도로 흔하다.

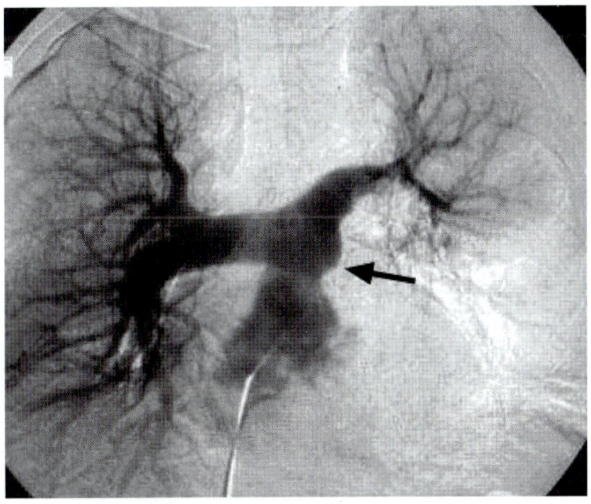

폐동맥조영술에서 오른허파동맥은 정상이다. 왼허파동맥은 하엽으로 유입되는 동맥이 혈전으로 완전히 폐색되었다(화살표).

그림 3-79. 허파동맥(pulmonary artery embolism)색전증

혈전으로 허파동맥이 갑자기 막히면 갑작스런 통증과 호흡곤란이 발생하며 객혈이 생기기도 한다. 폐동맥조영술은 혈전의 위치와 크기를 파악할 수 있다.

6) 일반적인 혈관조영술의 전처치 및 검사방법

동맥조영술은 검사부위에 따라 전처치나 방법에는 큰 차이 없이 거의 동일하다. 따라서 각 부위에서 별도로 설명하지 않고 여기서 기술하기로 한다.

(1) 전처치

환자의 병력이나 현재의 질환에 대해 사전에 숙지하여야 한다. 혈관조영술 전에 확인하여야 할 검사는 심전도(심근경색이나 부정맥 등), 비뇨기계 소견(BUN, creatinine), 출혈반응(bleeding time, PT, PTT) 등이다. 환자는 입원을 원칙으로 하고 검사 전 최소 8시간 금식한다. 검사 30분 전에 valium과 같은 진정제를 근육주사(IM)하여 환자를 안정시키고 천자 부위는 청결을 위해 pubic hair 또는 axillary hair를 제거한다. 환자의 왼쪽 팔에 D/W 1,000 ㎖의 정맥주사를 하는데, 이것은 수분공급과 검사 중 환자의 상태가 악화될 경우 혈관수축으로 정맥주사가 어려우므로 미리 혈관을 확보하기 위해서이다.

심근경색 및 조영제 과민반응 환자, 알레르기의 기왕력이 있는 경우, 혈소판 50,000 이하의 출혈성 경향이 있는 환자, 심한 감염이 있는 경우, 심부전환자, 호흡기 계통의 기능저하환자, 신장질환이 있는 경우는 특히 주의하여야 하며 검사 동안 시술자는 환자의 안정을 위해 노력하여야 한다. 또한 조영제 주입시 작열감(burning sensation)이 있으므로 움직이지 않도록 조치한다.

(2) 검사방법

환자에게 검사에 대한 과정을 설명하고 협조를 구한 뒤 촬영대에 바로누운자세(supine)로 한다. 카테터를 시술자가 원하는 부위에 위치한 후, 조영제를 자동주입기 또는 hand injector(손으로 주입)을 연결하고, 검사부위에 따라 적절한 양의 조영제를 설정하고 촬영계획을 정한다. 그리고 환자에게 촬영함을 알리고 움직이지 않게 다시 한 번 주의를 준다.

검사가 끝나면 카테터를 체외로 제거하고 천자부위는 압박하여 지혈시킨다. 모든 혈관조영검사는 의사, 방사선사, 간호사의 긴밀한 협조가 요구되며 방사선사는 검사 과정을 충분히 숙지하여 조영검사의 진행 및 환자의 안정에 최선을 다해야 한다.

4 뇌혈관조영술

뇌(brain)는 대뇌(cerebral hemisphere), 사이뇌(diencephalon), 중간뇌(midbrain), 다리뇌(pons), 소뇌(cerebellum), 숨뇌(medulla) 등으로 구성된다. 뇌막(meninges)에 의해 둘러 싸여져 있고 뇌막의 바깥쪽은 두개골(skull)에 의해 안전하게 보호되고 있다. 양쪽 속목동맥(internal carotid artery)과 양쪽 척추동맥(vertebral artery)이 뇌실질에 혈액공급을 담당하며 바깥목동맥(external carotid artery)은 주로 뇌막(menings)과 얼굴(face) 그리고 갑상샘(thyroid gland) 일부의 혈액공급을 담당한다.

뇌혈관조영술(transfemoral cerebral angiography : TFCA)은 셀딩거 기법으로 넙다리동맥(femoral artery)을 천자하여 직접 뇌혈관까지 카테터를 위치시켜 조영제를 주입하는 방법이다. 그러므로 카테터나 안내철심에 의해 혈관벽이 손상을 받거나 혈관벽에 붙어있던 혈전(clot)이 떨어져나가 먼쪽혈관(distal artery)을 막아 혈전에 의한 색전증(embolism)을 유발할 수도 있는 매우 침습적(invasive)인 검사이다. 그래서 뇌혈관조영술은 CT나 MR을 통한 충분한 사전검사를 시행한 후 정확한 진단이 필요하거나 또는 수술을 하기 전 출혈 감소를 위한 색전술(embolization)이나 적극적인 치료방법인 인터벤션을 하기 위해 시행한다. 그리고 검사목적에 따라서 조영술의 내용이 달라진다. 즉, 병명과 병소 부위에 따라 선택되는 뇌혈관조영술의 내용이 달라진다. 또한 침습적인 검사이기 때문에 필요한 정보는 반드시 획득하되 불필요한 카테터 삽입(catheterization)은 피하는 것이 좋다.

조영술을 하면서 혈류순환에 따라 얻어지는 동맥상(arterial phase), 모세혈관상(capillary phase), 정맥상(venous phase)을 모두 얻는 것이 기본이다. 그리고 넙다리동맥을 천자하는 방법이 일반적이나 상황에 따라서는 위팔동맥(brachial artery)이나 노동맥(radial artery)을 천자하는 경우도 있으나 온목동맥을 직접 천자하는 방법은 거의 사용되지 않고 있다.

1 뇌혈관조영술(Transfemoral cerebral angiography : TFCA)

1) 해부학적 구조

(1) 속목동맥(내경동맥, internal carotid artery)

두개강 내로 들어가 뇌실질에 혈액을 공급하는 혈관은 양측의 속목동맥과 한 개의 뇌바닥동맥으로 연결되는 양측의 척추동맥이다. 목동맥계(carotid system)는 온목동맥(common carotid artery), 속목동맥(internal carotid artery), 바깥목동맥(external carotid artery)으로 구성되고 온목동맥의 분지부는 대개 목뼈 3~4번에 위치한다. 속목동맥은 앞대뇌동맥(anterior cerebral artery)과 중간대뇌동맥(middle cerebral artery)으로 분지되며 앞대뇌동맥은 주로 뇌들보(corpus callosum)의 외연을 지나 이마엽(frontal lobe)부위의 혈류를 담당하며 중간대뇌동맥은 실비우스열(Sylvian fissure)을 지나 외측이마엽(frontal lobe)과 관자엽(temporal lobe)에 혈류를 공급한다. 주로 속목동맥에 폐색이나 협착이 있는 경우 허혈증상으로 인하여 반대측의 편측마비(팔다리 운동 저하)나 감각장애 등이 나타날 수 있다.

속목동맥은 아래쪽부터 눈동맥(opthalmic artery), 뒤교통동맥(posterior communicating artery), 앞맥락동맥(anterior choroidal artery)을 분지하며 앞대뇌동맥과 중간대뇌동맥으로 나뉜다.

앞대뇌동맥은 내측안와전두동맥(medial orbitofrontal artery), 전두극동맥(frontopolar artery), 전전두동맥(anterior frontal artery), 중전두동맥(middle frontal artery), 후전두동맥(posterior frontal artery), 뇌들보모서리동맥(callosomarginal artery), 뇌들보주위동맥(pericallosal artery) 등을 분지한다.

중간대뇌동맥은 외측안와전두동맥(lateral orbitofrontal artery), 오름전두동맥(ascending frontal artery), 전중심동맥(precentral artery, pre-Rolandic artery 전롤란드동맥), 중심동맥(central artery, Rolandic artery 롤란드동맥), 전두정동맥(anterior parietal artery), 후중심동맥(post central artery), 후두정동맥(posterior parietal artery), 눈구석동맥(각동맥, angular artery), 후측두동맥(posterior temporal artery), 중측두동맥(middle temporal artery), 전측두동맥(anterior temporal artery) 등을 분지한다.

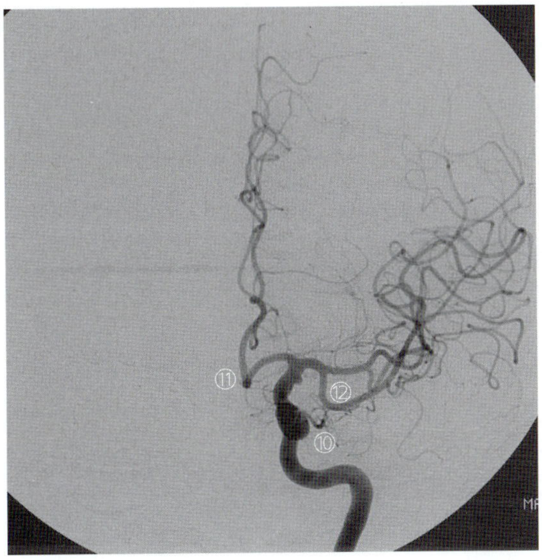

(a)

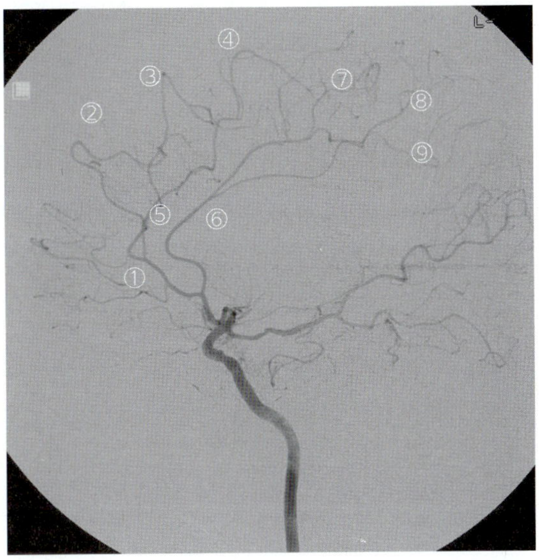

(b)

① 전두엽극동맥(Frontopolar artery) ② 전전두동맥(Anterior frontal artery) ③ 중전두동맥(Middle frontal artery) ④ 후전두동맥(Posterior frontal artery) ⑤ 뇌들보모서리동맥(Callosomarginal artery) ⑥ 뇌들보주위동맥(Pericallosal artery) ⑦ 중심옆동맥(Paracentral artery) ⑧ 상내측두정동맥(Superior internal parietal artery) ⑨ 하내측두정동맥(Inferior internal parietal artery) ⑩ 눈동맥(Opthalmic artery) ⑪ 앞대뇌동맥(Anterior cerebral artery) ⑫ 중간대뇌동맥(Middle cerebral artery)

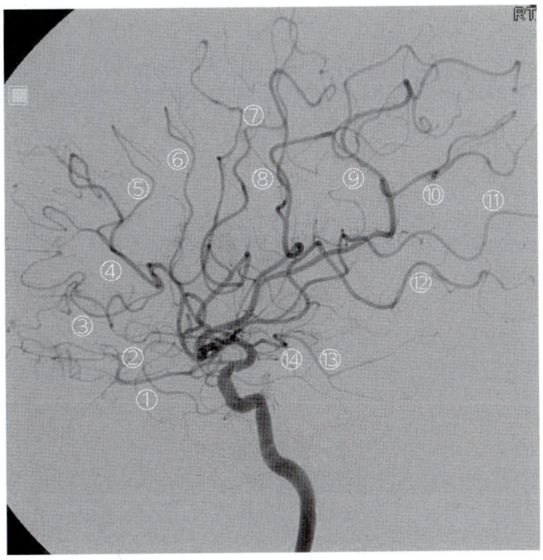

(c)

① 눈동맥(Opthalmic artery)
② 안와전두동맥(Orbitofrontal artery)
③ 전두극동맥(Frontopolar artery)
④⑤ 전전두동맥(Prefrontal artery)
⑥⑦ 전중심동맥(Precentral artery)
⑧ 중심동맥(Central artery)
⑨ 앞마루엽동맥(전두정동맥, Anterior parietal artery)
⑩ 뒤두정엽동맥(후두정동맥, Posterior parietal artery)
⑪ 눈구석동맥(각동맥, Angular artery)
⑫ 측후두동맥(Temporooccipital artery)
⑬ 관자엽동맥(측두동맥, Temporal artery)
⑭ 앞맥락동맥(Anterior choroidal artery)

(a : 속목동맥 정면상, b : 속목동맥 측면상(중대뇌동맥폐색), c : 속목동맥 측면상

그림 4-1. 내경동맥조영술 영상

(2) 바깥목동맥(외경동맥, external carotid artery)

바깥목동맥은 측면상에서 볼 때 온목동맥에서 앞쪽으로 분지되며 아래부터 위갑상동맥(superior thyroidal artery), 오름인두동맥(ascending pharyngeal artery), 혀동맥(lingual artery), 얼굴동맥(facial artery), 뒤통수동맥(occipital artery), 뒤귓바퀴동맥(posterior auricular artery), 얕은관자동맥(superficial temporal artery), 내상악동맥(internal maxillary artery) 등을 분지하며 뇌막과 얼굴, 갑상선 일부의 혈액공급을 담당한다.

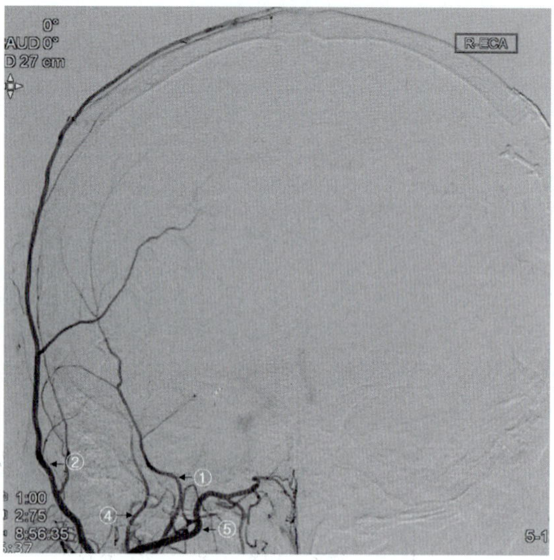

(a)

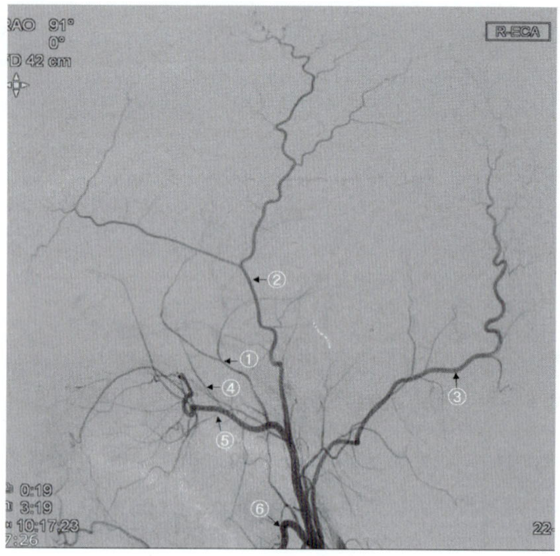

(b)

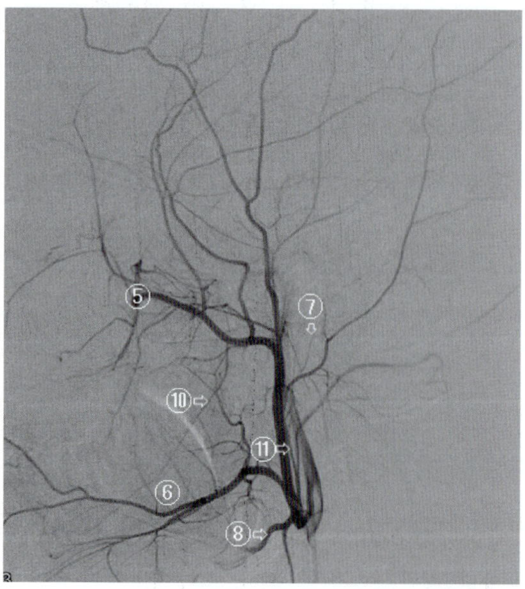

(c)

① 중간뇌막동맥(Middle meningeal artery)
② 얕은관자동맥(Superficial temporal artery)
③ 뒤통수동맥(Occipital artery)
④ 중심측두동맥(Middle deep temporal artery)
⑤ 상악동맥(Maxillary artery)
⑥ 얼굴동맥(Facial artery)
⑦ 뒤귓바퀴동맥(Posterior auricular artery)
⑧ 혀동맥(Lingual artery)
⑨ 위갑상동맥(Superior thyroidal artery)
⑩ 하치조동맥(Inferior alveolar artery)
⑪ 오름인두동맥(Ascending pharyngeal artery)

그림 4-2. 외경동맥조영술 정면상(a), 측면상(b, c)

(3) 척추동맥(추골동맥, vertebral artery)

척추동맥은 양쪽의 빗장밑동맥(subclavian artery)에서 각각 기시하여 한 개의 뇌바닥동맥(basilar artery)을 이루어 대뇌의 뒤쪽과 소뇌(cerebellum)의 혈류공급을 담당한다.

뇌바닥동맥의 꼭대기(top)부터 뒤대뇌동맥(posterior cerebral artery), 위소뇌동맥(superior cerebellar artery), 앞아래소뇌동맥(anterior inferior cerebellar artery : AICA), 뒤아래소뇌동맥(posterior inferior cerebellar artery : PICA) 등을 분지한다.

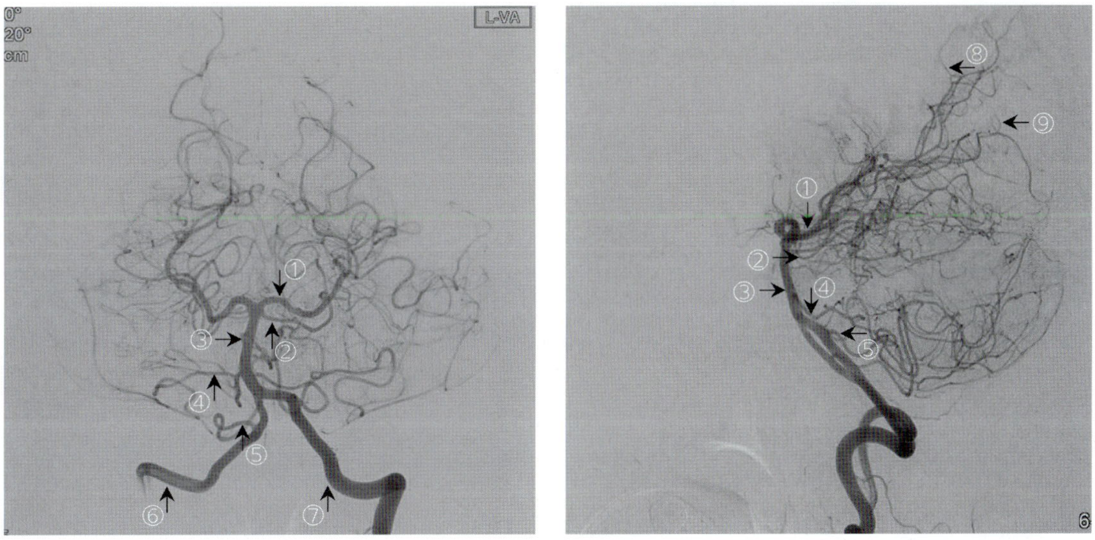

(a) (b)

① 뒤대뇌동맥(Posterior cerebral artery) ② 위소뇌동맥(Superior cerebellar artery) ③ 뇌바닥동맥(Basilar artery) ④ 앞아래소뇌동맥(Anterior inferior cerebellar artery : AICA) ⑤ 뒤아래소뇌동맥(Posterior inferior cerebellar artery : PICA) ⑥⑦ 척추동맥(Vertebral artery) ⑧ 두정후두엽동맥(Parietooccipital artery) ⑨ 새발톱고랑동맥(Calcarine artery)

그림 4-3. 추골동맥조영술 정면상(a)과 측면상(b)

(4) 윌리스환(circle of Willis)

뇌혈류 순환은 양쪽의 속목동맥에 의해 혈류공급이 이루어지는 전뇌순환(anterior circulation)과 척추동맥에 의해 혈류공급이 이루어지는 후뇌순환(posterior circulation)으로 나눌 수 있다. 여기서 양쪽 속목동맥의 분지인 앞대뇌동맥간의 연결혈관은 앞교통동맥(anterior communicating artery : A-com)이고 앞쪽과 뒤쪽, 다시 말해서 전뇌순환과 후뇌순환간의 연결혈관은 뒤교통동맥(posterior communicating artery : P-com)이다. 뒤교통동맥은 속목동맥과 척추동맥의 뒤대뇌동맥이 연결된 혈관이다. 어느 쪽의 속목동맥이나 척추동맥이 막히거나 좁아져서 혈류가 부족하게 되면 이들 교통동맥을 통하여 부족한 혈류공급을 대신하게 된다. 원래 혈관이 담당하여야 할 혈류량보다는 충분치 않으나 이 윌리스환(circle of Willis)이 존재함으로

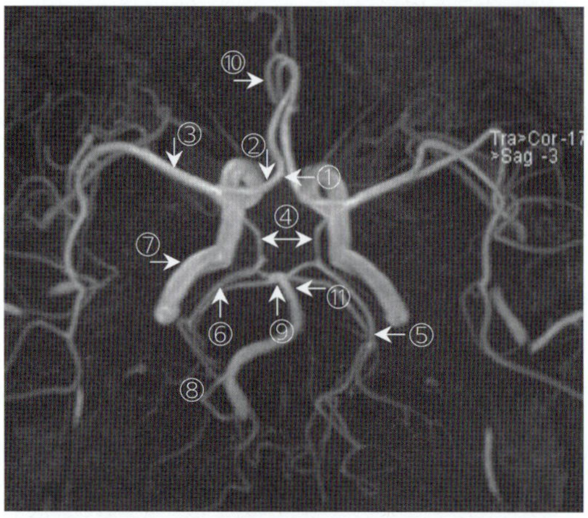

(a)

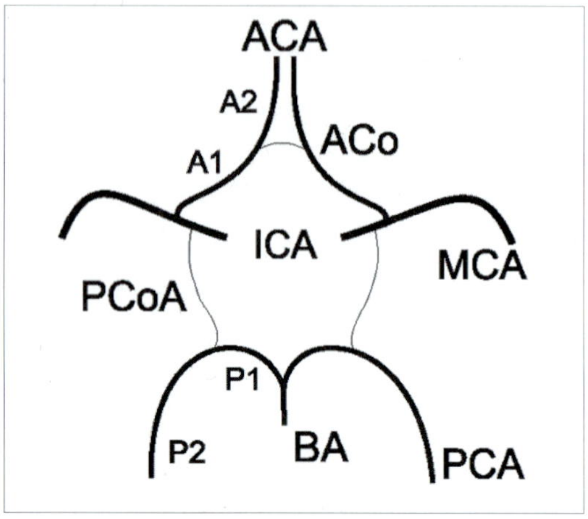

(b)

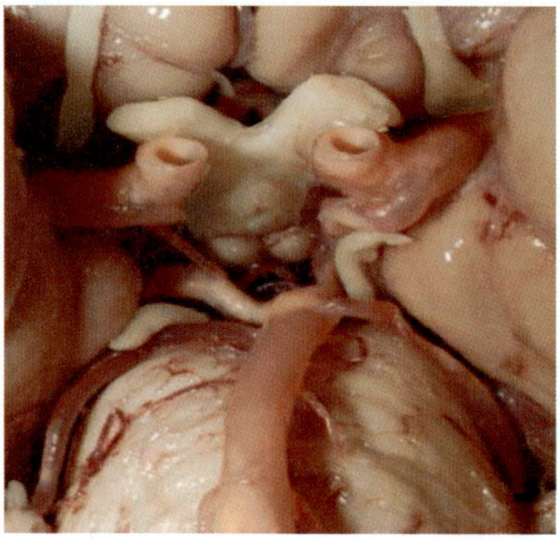

(c)

① 앞교통동맥(Anterior communicating artery : A-com)
②⑩ 앞대뇌동맥(Anterior cerebral artery : ACA)
③ 중간대뇌동맥(Middle cerebral artery : MCA)
④ 뒤교통동맥(Posterior communicating artery : P-com)
⑤⑥ 뒤대뇌동맥(Posterior cerebral artery : PCA)
⑦ 속목동맥(Internal carotid artery : ICA)
⑧⑨ 척추동맥(Vertebral artery)
⑪ 뇌바닥동맥(Basilar artery : BA)
①=ACo, ②=A1, ③=MCA, ④=PCoA, ⑤=P1,
⑥=P2, ⑦=ICA, ⑩=ACA, ⑪=BA

그림 4-4. 윌리스환(a : MRA TOF, b : 모식도, c : brain image)

위급한 상황에 대처할 수 있다.

(5) 대뇌정맥계(cerebral venous system)

뇌의 정맥은 깊은 곳에 위치하는 깊은정맥(deep vein), 얕은 곳에 위치하는 피질정맥(cortical vein), 그리고 뇌막을 이루고 있는 경막(dura matter) 사이에 위치하는 정맥동굴(venous sinus)로 구성된다.

피질정맥으로부터 유출된 혈류는 위시상정맥동굴(superior sagittal sinus)로 연결되고 대뇌 내측면으로부터 유출된 혈류는 아래시상정맥동굴(inferior sagittal sinus)과 속대뇌정맥(internal cerebral vein), 갈렌정맥(vein of Galen)을 통하여 곧은정맥동굴(straight sinus)로 이어지고 이것은 위시상정맥동굴과 합류하여 합류정맥동(torcular herophili)을 이루며 양측의

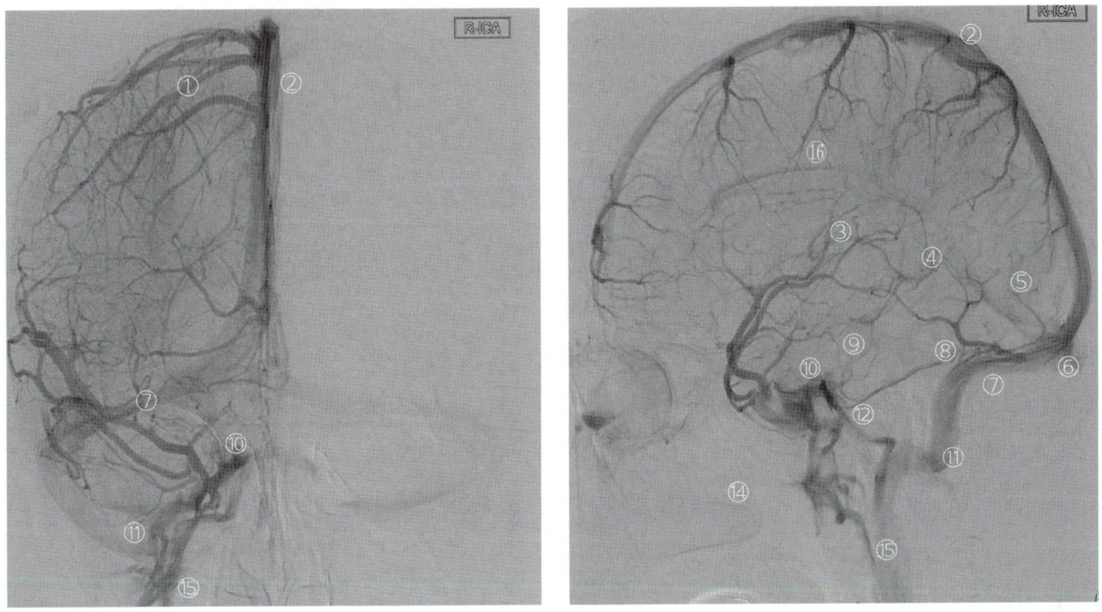

(a) (b)

① 피질정맥(Superficial cortical vein) ② 위시상정맥동굴(Superior sagittal sinus) ③ 속대뇌정맥(내대뇌정맥, Internal cerebral vein) ④ 갈렌정맥(Vein of Galen) ⑤ 곧은정맥동굴(Straight sinus) ⑥ 합류정맥동(정맥동합류, Torcular herophili) ⑦ 가로정맥동굴(Transverse sinus) ⑧ vein of Labbe ⑨ 대뇌기저정맥(Basal vein of Rosenthal) ⑩ 해면정맥동굴(Cavernous sinus) ⑪ S자형 정맥동(Sigmoid sinus) ⑫ 하추체정맥동(Inferior petrosal sinus) ⑬ 얕은중간대뇌정맥(천중대뇌정맥, Superficial middle cerebral vein) ⑭ 익돌정맥얼기(Pterygoid venous plexus) ⑮ 속정맥(내경정맥, Internal jugular vein) ⑯ 하시상정맥동굴(Inferior sagital sinus)

그림 4-5. 대뇌정맥계 정면상(a)과 측면상(b)

가로정맥동굴(transverse sinus)을 통하여 S자정맥동(sigmoid sinus), 그리고 목정맥(internal jugular vein)으로 유입되어 오른심방으로 들어간다.

이때 나비뼈(sphenoid bone)의 외측에 반반씩 위치한 스펀지 형태의 구조물인 해면정맥동굴(cavernous sinus)과 연결된 양쪽의 아래·위 바위정맥동굴(superior, inferior petrosal sinus)이 가로정맥동굴에 유입되어 목정맥과 연결된다.

2) 검사목적

뇌혈관질환은 혈관이 막히거나 좁아져서 생기는 폐색성(occlusive) 또는 협착성(stenosis)질환과 혈관이 터져서 생기는 출혈성질환 그리고 종양(tumor) 등의 질환으로 나눌 수 있다. 폐색성 또는 협착성질환은 풍선확장술(balloon angioplasty), 스텐트설치술(stent insertion), 혈전용해술(thrombolysis) 등의 인터벤션(intervention procedure)을 통해 치료하고 출혈성질환은 출혈혈관을 색전시키고 뇌종양 등의 질환은 종양에 혈액공급을 하는 영양혈관(feeding artery)을 찾아 색전시킴으로써 수술시 출혈감소의 목적으로 치료할 수 있다. 그러나 이 모두가 뇌혈관조영술을 기본으로 한다.

대부분의 경우 CT나 MR과 같은 영상학적검사 또는 여러 가지 기능적인 검사를 통해 어느 정도의 질병에 대한 정보를 획득한 후 정확한 진단을 위해 또는 인터벤션과 수술을 위한 정보제공, 수술시 출혈감소를 위한 색전술 등의 목적으로 시행한다.

뇌혈관조영술은 뇌혈관의 해부학적 구조, 뇌경색이나 뇌출혈의 조기진단과 치료, 뇌종양에서 영양공급혈관과의 관계, 인터벤션 전·후의 치료 성적평가를 위한 유용한 검사이다. 세부적인 진단목적은 다음과 같다.

(1) 뇌종양성 병변진단

- 신생혈관관찰
- 이상 종양성 혈행(abnormal tumor circulation)
- 혈관 및 주위 뇌조직 압박 소견 관찰

(2) 혈관성 병변진단

- 혈관폐색(occlusion)
- 협착(stenosis)
- 동맥자루(동맥류, aneurysm)
- 혈관기형(malformation)

3) 검사방법

과거에는 필름연속촬영장치에 의존하여 뇌혈관조영술을 시행하였으나 요즘은 대부분의 병원에서 DSA장치를 이용하여 혈관조영술을 시행한다.

뇌는 구의 형태이고 뇌혈관 또한 복잡한 해부학적 구조를 가지기 때문에 뇌혈관조영은 양면동시검사(biplane angiography)를 해야 한다. 그러나 양면동시혈관촬영장치는 고가이고 보다 넓은 공간이 필요하기 때문에 각 병원의 사정에 따를 수밖에 없다. 편면조영촬영장치(single plane angiography)를 사용하면 환자에 대한 방사선피폭량, 검사시간, 조영제 주입량 등이 2배가 되기 때문에 양면동시검사장치가 유리하다.

CT angio나 MRA를 통하여 3D영상을 획득할 수 있으나 혈관조영 3D영상은 혈관에 조영제를 채워 넣고 회전 혈관조영촬영을 통해 얻어지는 영상을 재구성한 것으로 CT angio나 MRA에서 얻어지는 3D영상과는 차이가 있다. 정확도와 신뢰도 그리고 영상의 질면에서 angio 3D 뿐만 아니라 혈관에 대한 정보도 혈관조영술이 유리하다. CT나 MR을 통해 사전검사 후 혈관조영으로 진단을 확인하는 것도 이러한 이유 중의 하나이다.

최근에는 angio 3D가 보편화되어 동맥자루(aneurysm)의 진단과 치료, 협착증환자뿐만 아니라 진단용 혈관조영술(diagnostic angiography)에서 발견하지 못한 병변(lesion)의 발견과 치료 등 뇌혈관조영의 전반에 걸쳐서 유용하게 사용되고 있다. 또한 조영제자동주입기(auto injector)를 이용하여 일정한 양의 조영제를 일정한 속도로 일정한 시간동안 주입하여 양호한 영상을 획득하는 것도 중요하다.

뇌혈관조영술은 다른 부위와 달라서 미세 공기방울이 카테터를 통해 혈관으로 들어가면 뇌경색의 원인이 될 수 있으므로 카테터와 조영제 자동주입기를 연결할 때 연결관(connecting tube)의 역류검사(regurge test)를 통해 공기방울이 있는지 반드시 확인해야 한다.

(1) 내경동맥조영술(internal carotid angiography : ICA)

카테터는 C 1–2 사이의 속목동맥 높이에 위치시키고 주사기를 이용하여 헤파린액이 희석된 생리식염수로 관류(flushing)해 준다. 이것은 카테터(catheter)와 안내철심(guide wire)에 의해 혈전이 생기는 것을 방지하기 위함이다. 연결관으로 카테터와 조영제 자동주입기를 연결하고 공기방울이 있는지 역류검사를 한 다음 조영제 양을 설정하고 혈관조영 촬영을 시행한다. 보통 양면조영 촬영을 하나 편면조영 촬영장치인 경우는 정면과 측면을 두 번에 걸쳐서 촬영한다.

동맥상(arterial phase), 모세혈관상(capillary phase), 정맥상(venous phase)을 모두 획득하는 것이 원칙이며 질병이나 검사목적에 따라 세부적인 확대촬영이나 3D 등을 통하여 필요한 정보를 획득한다. 동맥상은 조영제 주입후 1.5~3초, 모세혈관상은 4~6초, 정맥상은 6~8초 사이에 얻을 수 있다. 가능하면 정면상(true AP)과 측면상(true lat. position)에서 머리 전체가 조사야(field of view : FOV)에 포함되도록 하고 정면상에서는 X선관의 각도가 다리 쪽으로 15~20도 되도록 하여 속목동맥이 잘 펴져 보이도록 한다. 조영검사의 time schedule은 보통 장비에 입력되어 있지만, 그렇지 않은 경우는 시술자(operator)가 조절하여야 한다. 조영제 양은 혈관 및 혈류 상태에 따라 다르지만 보통 초당 5 ㎖씩 총량을 7 ㎖(5/7 ㎖)로 주입한다. 조영제 주입시에는 머리를 고정하여 움직임에 의한 불선예도를 방지하는 것이 좋다.

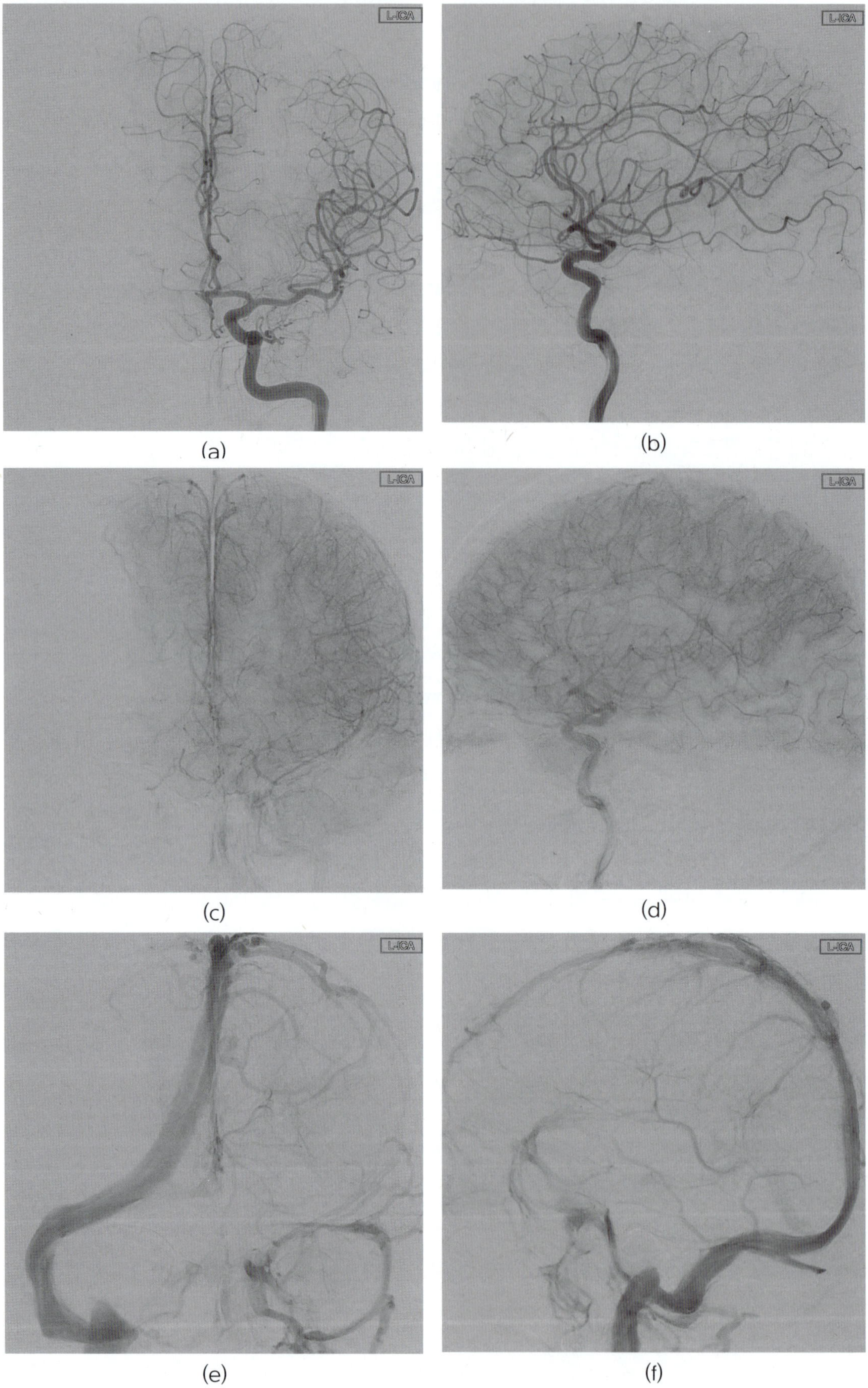

(a : 동맥 정면상, b : 동맥 측면상, c : 모세혈관 정면상, d : 모세혈관 측면상, e : 정맥 정면상, f : 정맥 측면상)

그림 4-6. 내경동맥조영술 영상

(2) 외경동맥조영술(external carotid angiography : ECA)

속목동맥조영술과 동일한 방법으로 시행하며 조영제 양은 혈관 및 혈류의 상태에 따라 조절하며 보통 초당 3 mℓ씩 총량 6 mℓ(3/6 mℓ)로 주입한다.

바깥목동맥은 주로 얼굴과 뇌막으로 혈액을 공급하는 혈관이기 때문에 조영제 주입 시 환자가 조영제에 의한 작열감 등을 호소할 수 있으므로 검사전 미리 주지시키는 것이 좋다.

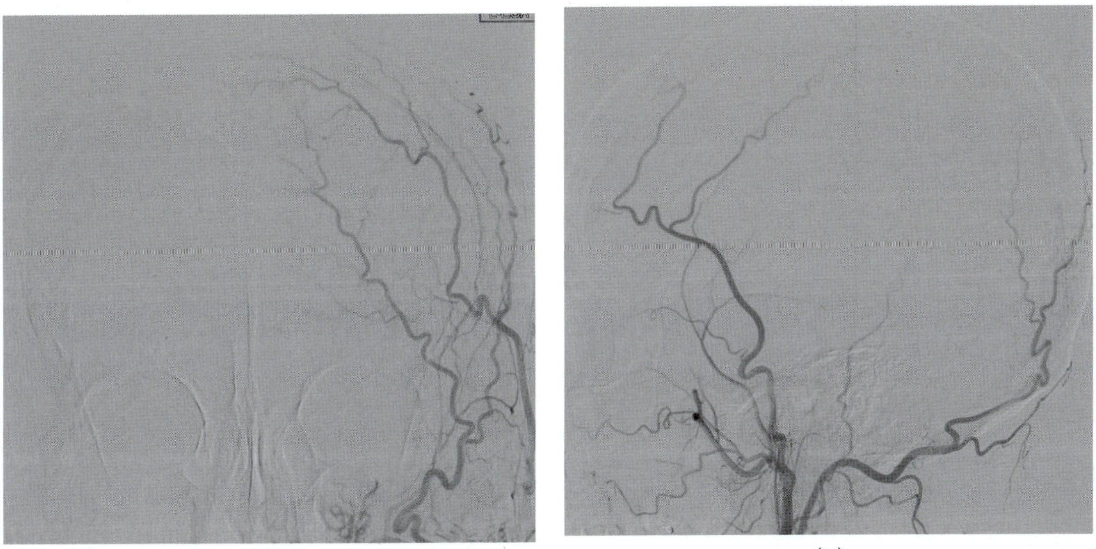

(a) (b)

그림 4-7. 외경동맥조영술 영상(a : 정면상, b : 측면상)

(3) 추골동맥조영술(vertebral angiography : VAG)

속목동맥조영과 동일한 방법으로 시행하나 정면상에서는 엑스선관을 Towne's angle로 해서 뒤대뇌동맥 등이 잘 펴져 보이도록 한다. 측면상은 정측면상에서 조사야(FOV)에 포함되도록 한다. 조영제 양은 초당 4 mℓ씩 총량을 7 mℓ(4/7 mℓ)로 주입한다.

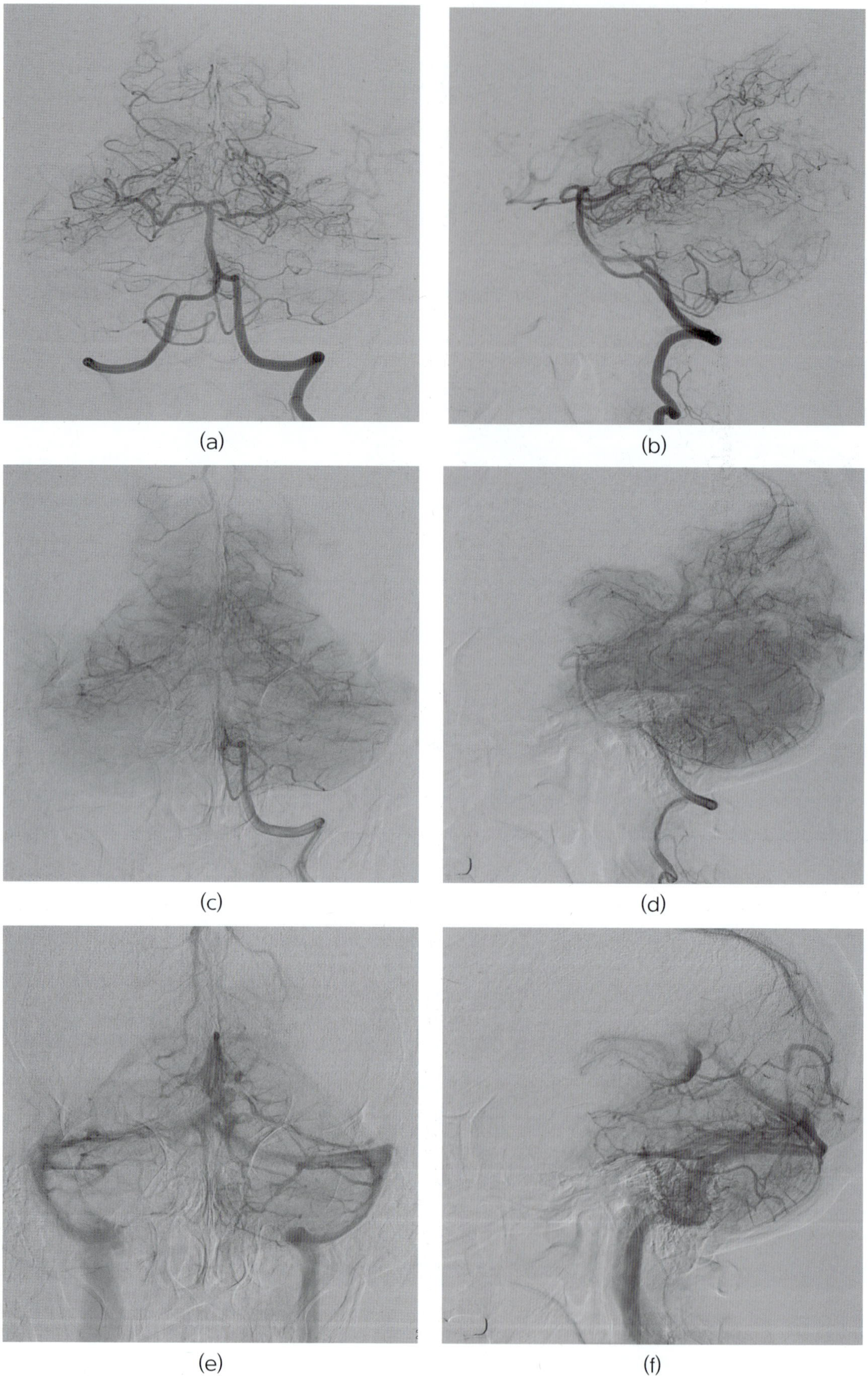

(a : 동맥 정면상, b : 동맥 측면상, c : 모세혈관 정면상, d : 모세혈관 측면상, e : 정맥 정면상, f : 정맥 측면상)

그림 4-8. 추골동맥조영술 영상

4) 주요 뇌혈관질환

뇌혈관질환은 허혈성병소(ischemic lesion)를 일으키는 폐쇄성 뇌혈관질환(occlusive cerebrovascualr disease)과 두개강내출혈(intracranial hemorrhage)을 동반하는 출혈성 뇌혈관질환(hemorrhagic cerebrovascular disease)으로 구별할 수 있다. 폐쇄성 뇌혈관질환은 고혈압, 당뇨, 흡연, 심장질환 등의 여러 가지 요인에 의해 뇌혈관에 협착이 생기거나 폐색되어 허혈성 증상을 일으키는 질환이고 출혈성 뇌혈관질환은 동맥자루, 혈관기형 등에 의해 병소가 있는 혈관이 터져서 출혈을 일으키는 질환이다.

(1) 뇌동맥자루(뇌동맥류, aneurysm)

동맥자루는 혈관이 꽈리모양처럼 부풀어 올라 생기는 것으로 그 원인과 형태에 따라 혈관분지부에 생기는 berry동맥자루, 감염의 배경을 갖는 mycotic동맥자루, 외상성동맥자루 등으로 분류한다.

동맥자루는 파열(rupture)되어 증상을 나타내기까지는 자각 증상을 거의 느끼지 못하므로 파열되어 심각한 신경학적 증상을 호소하는 상태에서 치료를 하게 된다. 요즘은 건강검진 등을 통하여 파열되기 전에 발견되는 경우도 많아 조기치료도 가능한 경우가 많다.

동맥자루는 전뇌순환(anterior circulation)에서 90% 정도, 후뇌순환(posterior circulation)에서 10% 정도가 발생하며 전뇌순환에서는 앞교통동맥(A-com), 뒤교통동맥(P-com), 중간대뇌동맥(middle cerebral artery) 순으로 많은 빈도를 보이고 파열을 보인 동맥자루는 재파열(rebleeding, 재출혈)을 일으키면 사망확률이 높아지므로 빠른 시간 내에 치료하는 것이 중요하다.

동맥자루의 치료는 신경외과적 수술로 clipping을 하거나 인터벤션으로 색전술(embolization)을 할 수 있다. 인터벤션을 할 경우는 동맥자루의 위치, 크기, 모양, 특히 동맥자루의 목(neck)모양이 중요하며 환자의 병적인 상태나 나이 등도 매우 중요한 결정인자로 작용한다. 수술 또는 인터벤션을 하기 위해 동맥자루의 모양을 관찰하는데 3D 영상은 많은 도움을 준다.

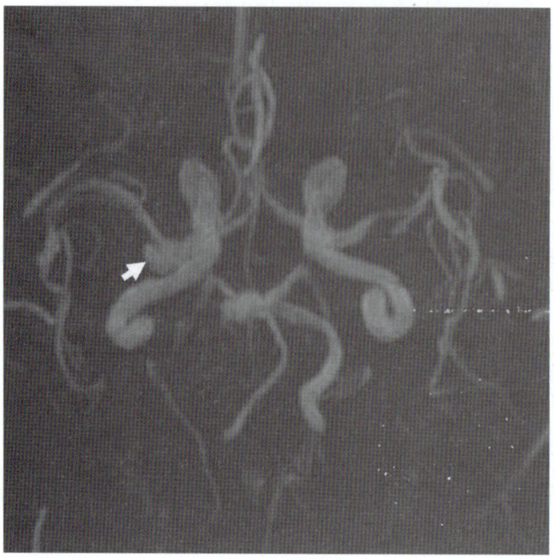

MRA에서 동맥자루가 관찰되고 있다(화살표).

그림 4-9. MRA동맥자루 영상

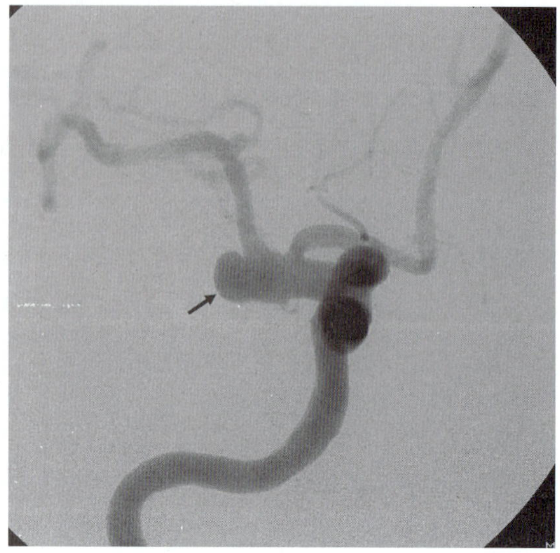

MRA에서 획득한 정보를 바탕으로 뇌혈관조영술을 시행하여 동맥자루의 정확한 위치와 모양을 알 수 있다(화살표).

그림 4-10. DSA동맥자루 영상

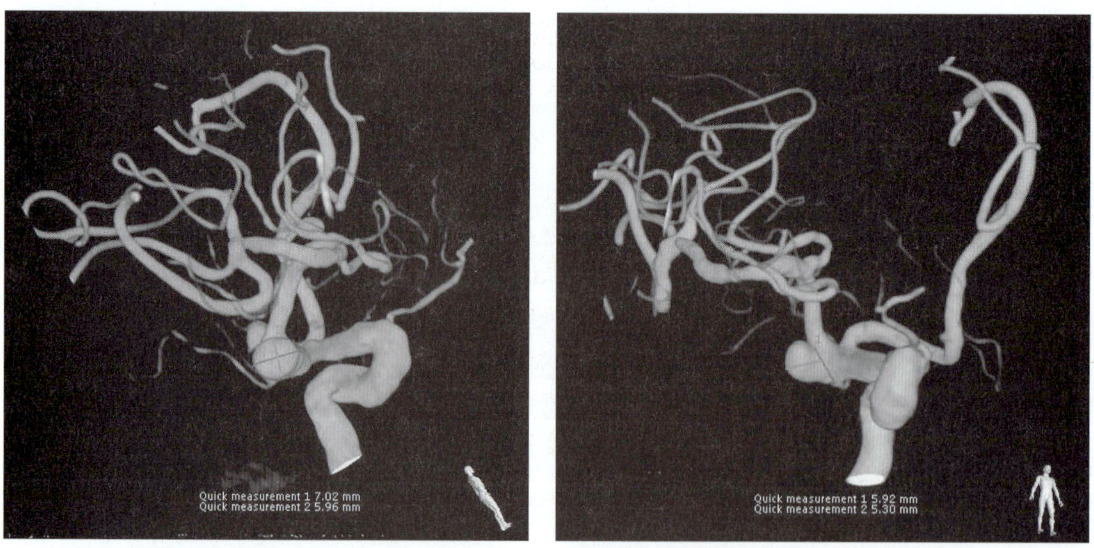

(a) (b)

3D영상을 통하여 동맥자루의 크기, 모양, 모혈관과의 상관관계 등을 파악하여 색전술을 시행하는데 중요한 자료로 활용한다.

그림 4-11. 혈관조영 3D영상(a : 측면, b : LPO)

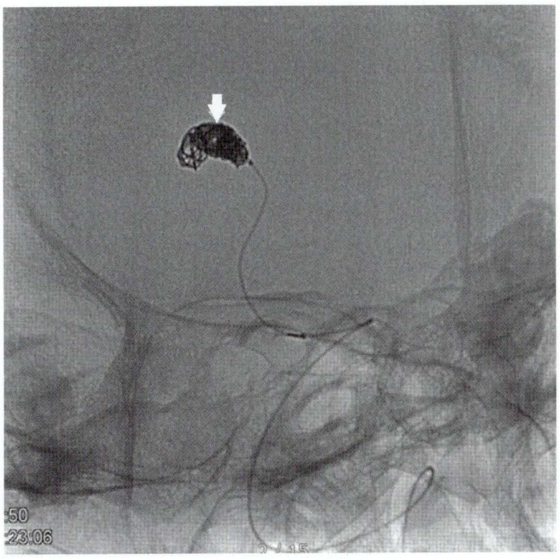

(a)

미세도관(microcatheter)을 이용하여 동맥자루(화살표)에 코일을 삽입하는 과정.

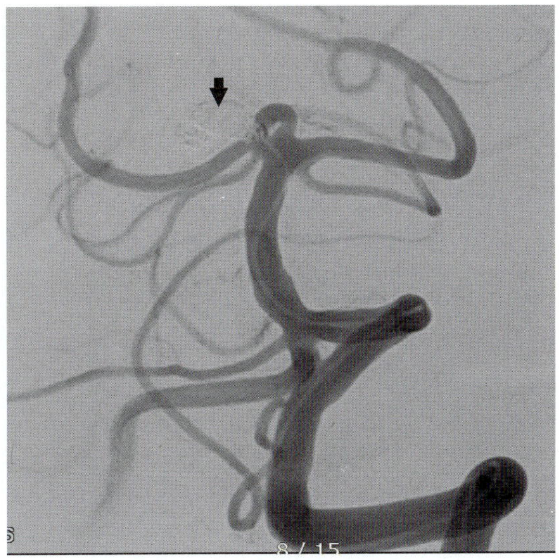

(b)

색전술 후 동맥자루에 혈류가 흐르지 않고(화살표) 정상혈관으로 혈류가 진행하는 것이 관찰됨.

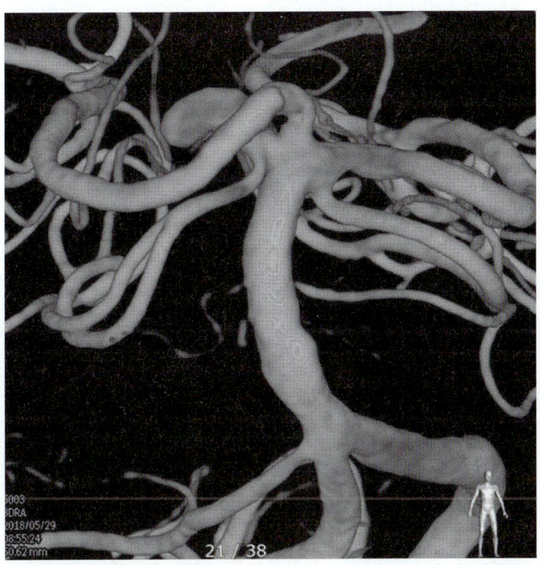

(c)

3D영상에서 동맥자루와 모동맥과의 관계가 잘 관찰된다.

그림 4-12. 뇌동맥류 색전술 영상

(2) 속목동맥협착증(내경동맥협착증, internal carotid artery stenosis)

뇌혈관이 막히거나 좁아져서 생기는 폐색성 뇌혈관질환은 혈관이 터져서 문제가 되는 출혈성 뇌혈관질환과는 치료방법이 다르다. 출혈성 뇌혈관질환은 색전술을 통해 문제 혈관을 색전시키면 되지만 폐색성 뇌혈관질환의 경우는 좁아지거나 막힌 혈관을 재개통시켜 혈류 흐름을 원활히 해주는 것이 목적이다.

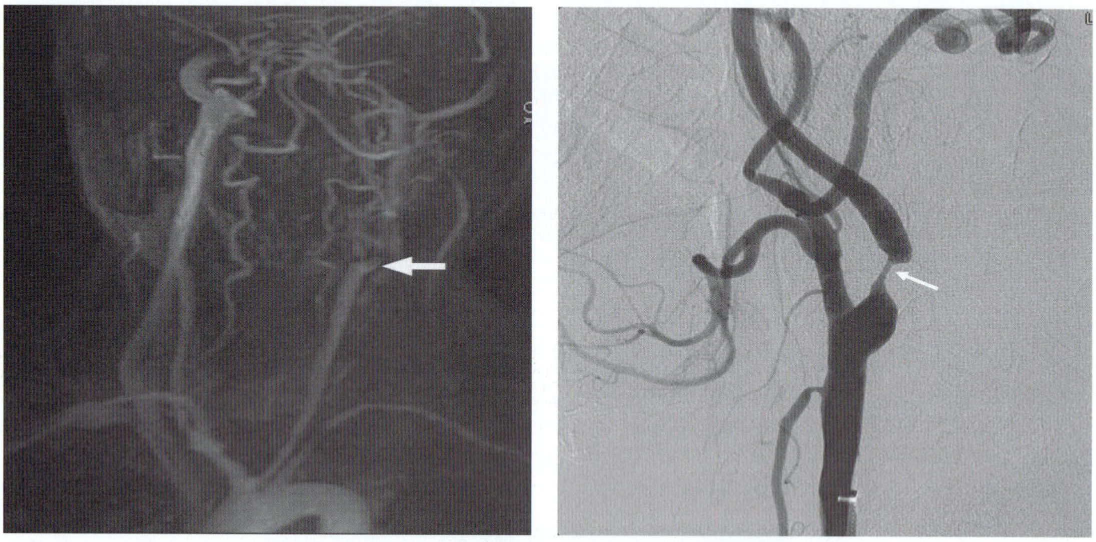

(a)

MRA에서 L-ICA의 근위부(proximal portion)에 심한 협착이 보인다(화살표).

(b)

혈관조영상에서 더욱 정확한 정보를 획득할 수 있다(화살표).

그림 4-13. 속목동맥협착 영상(a : MRA 영상, b : 혈관조영상)

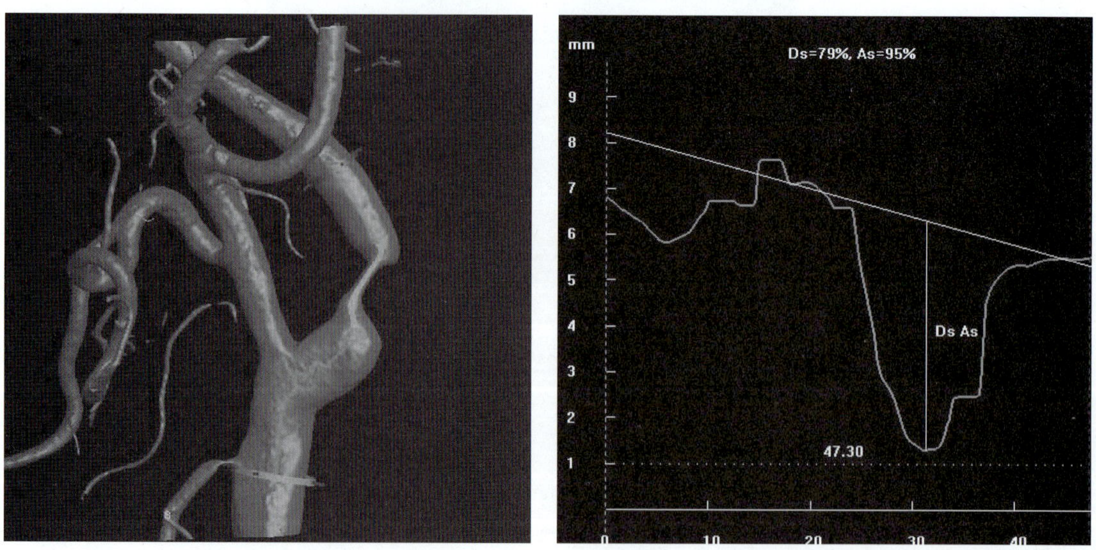

(a)

(b)

3D영상에서 좁아진 혈관의 직경과 정상 혈관의 직경을 비교하여 협착률을 알 수 있으며 사용할 스텐트의 종류를 결정하는데 중요한 정보를 얻을 수 있다.

그림 4-14. 속목동맥협착 혈관조영 3D영상

속목동맥은 뇌실질 내의 속목동맥(intracranial ICA)에도 협착이 생기지만 온목동맥의 분지부(bifurcation)에서 협착증이 많이 발생한다. 이것은 동맥경화, 흡연, 과음, 심장질환 등이 원인이 된다고 알려져 있다. 이렇게 협착이 생긴 것에 기인해 증상 있거나, 90% 이상 협착이 있는 경우 인터벤션의 적응증이 된다. 주로 혈관성형술(angioplasty)이나 스텐트 설치술(stent insertion)을 통해서 치료한다. 인터벤션에 대해서는 7장에서 자세히 다루기로 하고 3D와 관련된 영상을 소개한다.

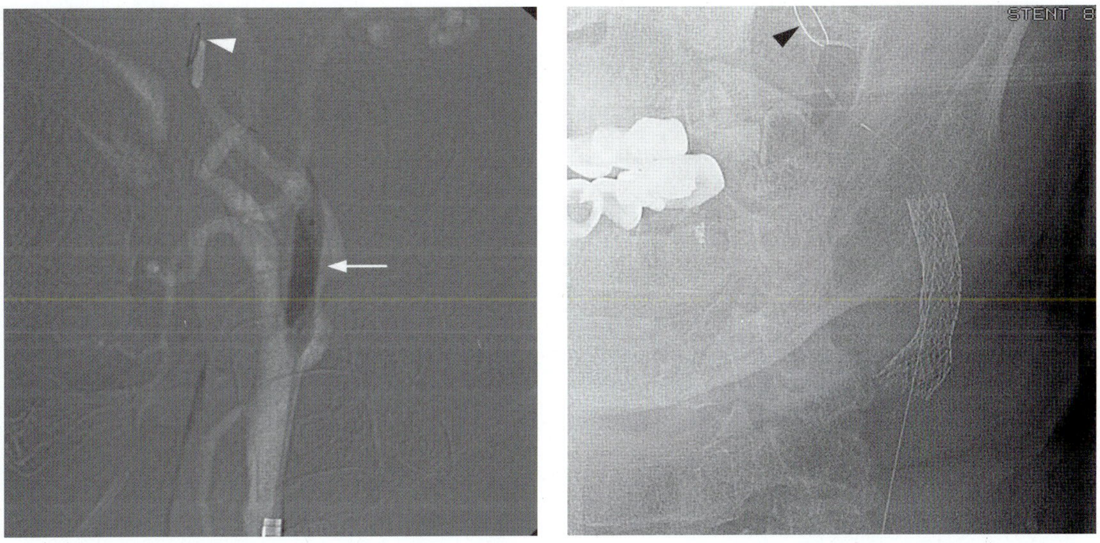

(a) (b)

좁아진 혈관부위에 balloon catheter(화살표)를 사용하여 혈관성형술(angioplasty)을 시행하고(a) 스텐트를 설치(b)한 영상이다. 성형술이나 스텐트 설치시 혈관벽에 붙어있던 혈전 또는 석회화 물질(clot or calcification)이 떨어져나가 색전증이 생기는 것을 방지하기 위해 잠자리채처럼 생긴 혈전방어용기구(filter wire)를 사용한다(화살촉).

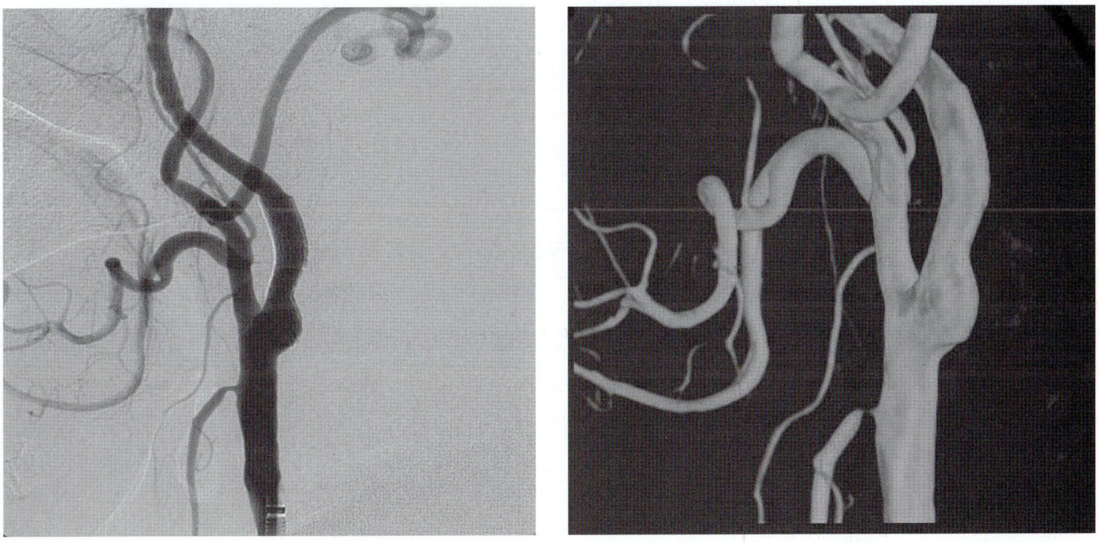

(c) (d)

스텐트 설치술 후 좁아진 속목동맥이 정상적으로 확장되어 원활한 혈류 흐름을 보여주고 있다. (c), (d)는 스텐트 설치 후의 혈관조영과 3D영상이다.

그림 4-15. 내경동맥 스텐트 설치술

(3) 모야모야병(moya-moya disease)

속목동맥의 원위부(distal)가 점차 좁아지면서 앞대뇌동맥(anterior cerebral artery)과 중간대뇌동맥(middle cerebral artery)까지 확장되어 병소(lesion)가 있는 부위의 혈류량 부족으로 인하여 다른 혈관으로부터 측부순환(collateral)을 형성하는 질환이다. 측부순환혈관이 연기가 피어오르는 모양 같다고 해서 붙여진 이름의 질환이다. 원인은 밝혀지지 않았으나 소아에서는 허혈(ischemia) 또는 뇌경색(infarction)으로 뇌혈류량 감소를 초래하고 성인에서는 출혈이 생겨 뇌내출혈(intracranial hemorrhage : ICH)을 일으키는 하나의 원인이 된다. 바깥목동맥의 한 분지 혈관(주로, superficial temporal artery : STA)과 모야모야병이 있는 속목동맥과의 문합술(anastomosis)을 하거나 바깥목동맥의 분지혈관을 뇌막에 심어 뇌실질 내의 혈류가 부족한 부분으로 혈액공급이 생기도록 유도하는 시술 등을 통해 증상을 개선할 수 있다.

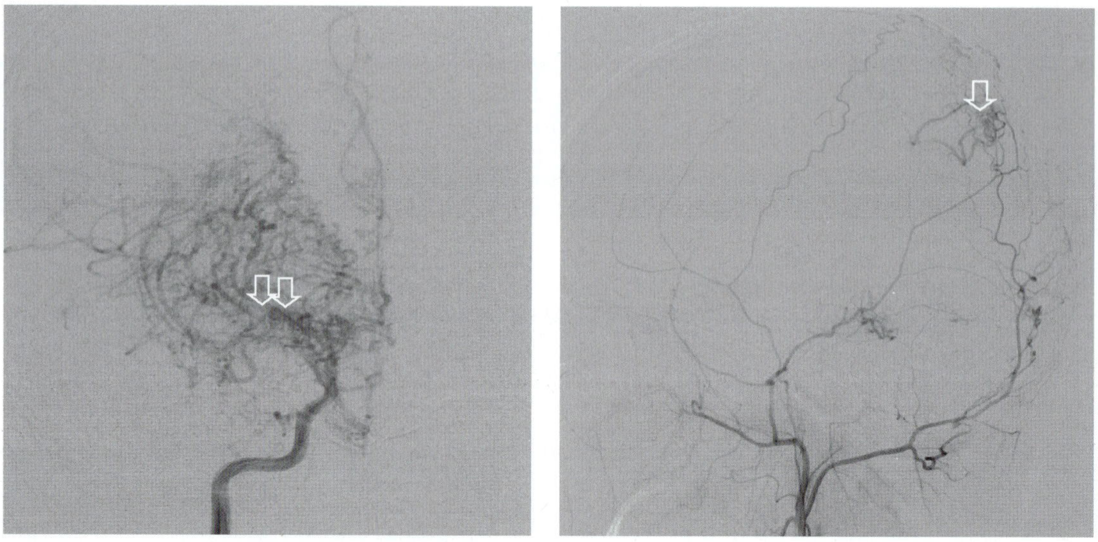

(a) (b)

모야모야병으로 속목동맥의 근위부가 거의 막히고(a, 화살표) 바깥목동맥에서 약간의 측부순환을 보여준다(b, 화살표).

그림 4-16. 모야모야병의 속목동맥(a)과 바깥목동맥의 측부순환(b)

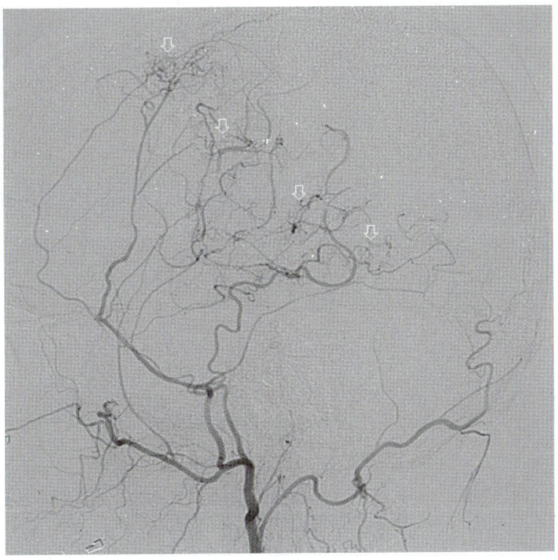

혈관문합술(by pass)을 통하여 바깥목동맥의 한 가지에서 속목동맥영역으로 혈류공급이 일부 되고 있다(화살표).

그림 4-17. 모야모야병의 혈관문합

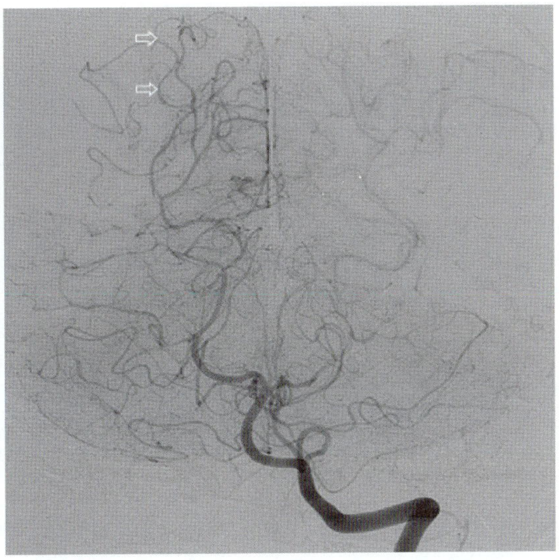

(a)

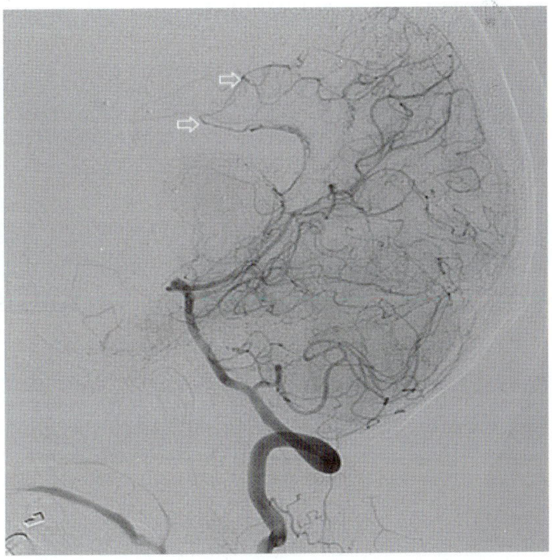

(b)

속목동맥 영역의 부족한 혈류를 척추동맥에서 측부순환이 일어나 일부 공급해 주고 있다(화살표).

그림 4-18. 모야모야병의 척추동맥 측부순환

(4) 뇌동정맥기형(arteriovenous malformation : AVM)

정상적인 혈관과는 달리 동맥과 정맥 사이에 모세혈관이 없이 기형적인 혈관으로 연결되어 정맥으로 유출되는 선천성질환(cengenital disease)이며 섭식동맥(feeding artery), 핵(nidus), 유출정맥(drain vein)으로 구분된다.

출혈(intracranial hemorrhage), 발작(seizure), 신경학적 결손(neurologic deficit), 두통(headache) 등의 증상이 생기며 색전술(embolization)을 시행하거나 수술(operation), 감마나이프 등으로 치료가 가능하며 병행요법도 시행된다.

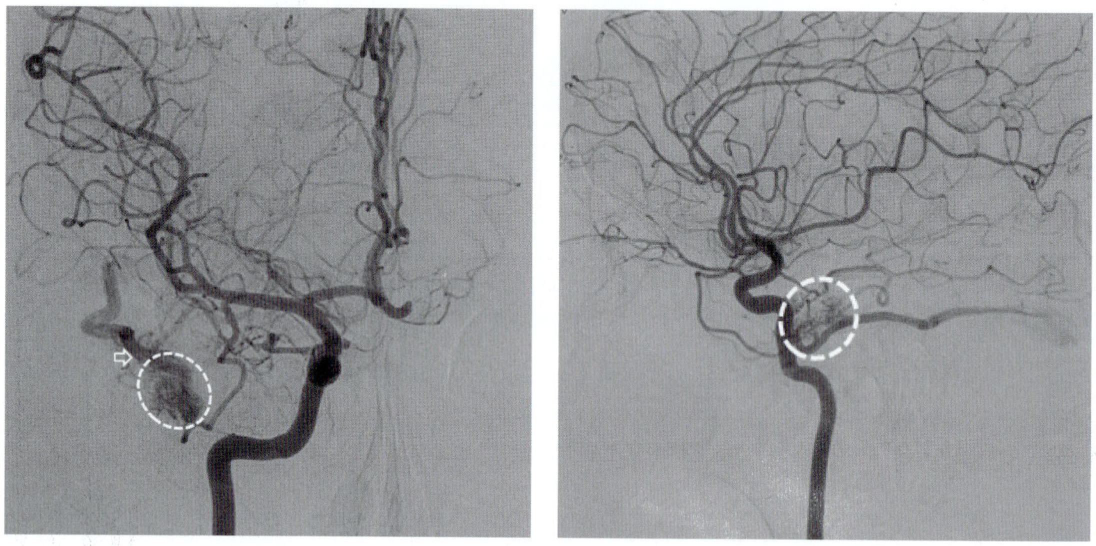

(a) (b)

동정맥기형의 핵(원)이 실타래처럼 엉켜 보이고, 유출정맥(화살표)이 보인다.

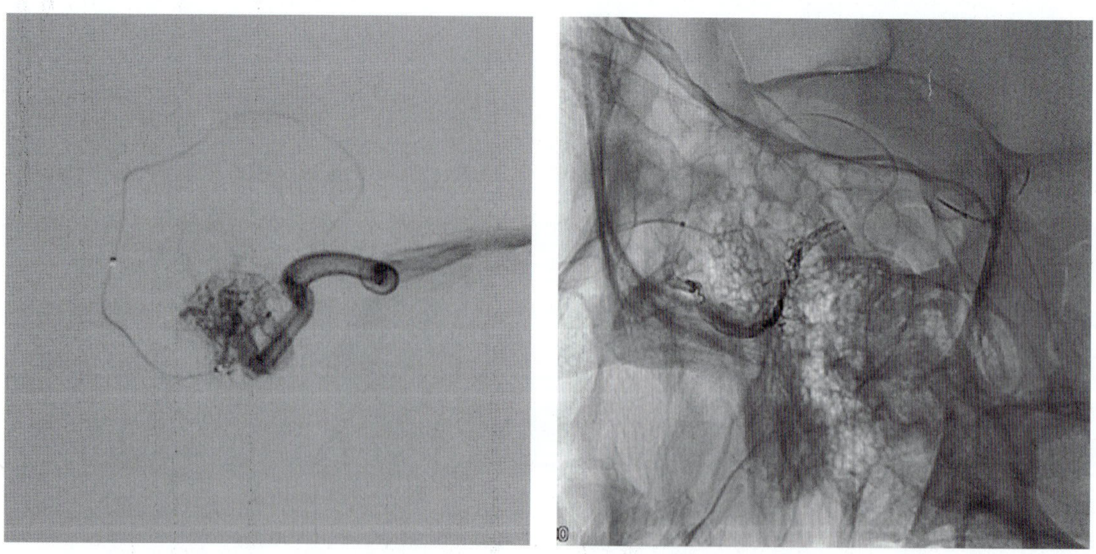

(c) (d)

미세도관(micro catheter)을 이용하여 핵(nidus)으로 가는 혈관을 미세선택(superselection)하여 조영술을 시행하고 병변을 확인 후(c) 색전물질(onyx, coil 등)을 이용하여 색전술을 시행한 후의 영상(d).

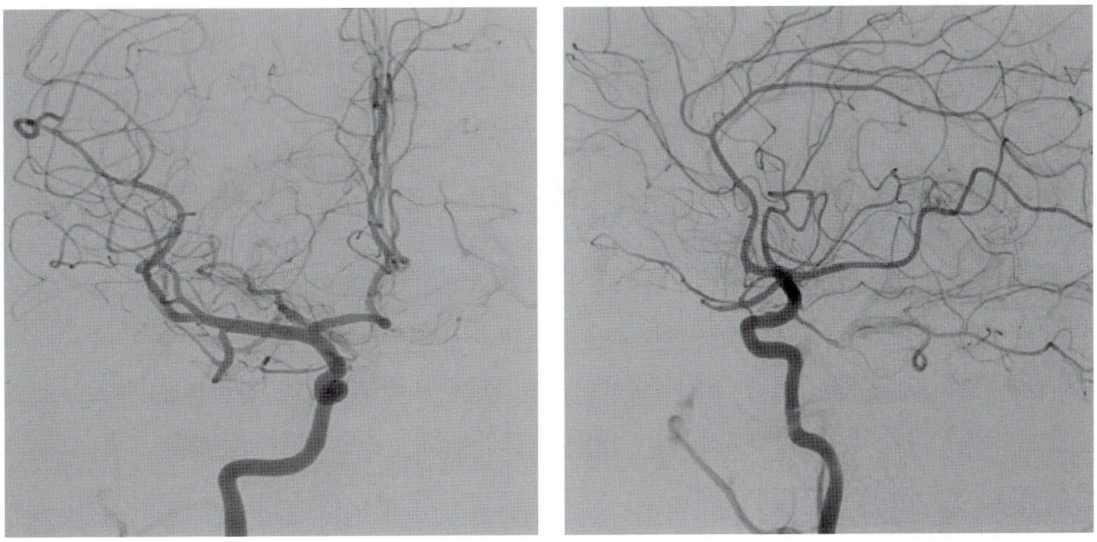

(e)

색전술 시행(e) 후 기형혈관이 없어진 것을 확인할 수 있다.

그림 4-19. 뇌동정맥기형 색전 영상

(5) 뇌수막종(meningioma)

뇌수막(meninges)에 기원하여 생기는 양성종양(benign tumor)으로 전이(metastasis)는 미미한 수준이다. 대부분 40~60세의 여자에게서 많이 발생하며 유전적 요인, 호르몬, 방사선조사 등이 원인으로 알려져 있다. 종양이 어느 부위에 발생하느냐에 따라 증상이 다양하게 나타나며 주로 종괴효과(mass effect)에 의한 증상이다. 수술로 치료가 가능하며 종양의 위치에 따라 치료 성적이 좌우된다. 수술전 영양공급 혈관을 찾아 색전술을 시행함으로써 수술시 출혈을 감소시켜 도움을 줄 수 있다.

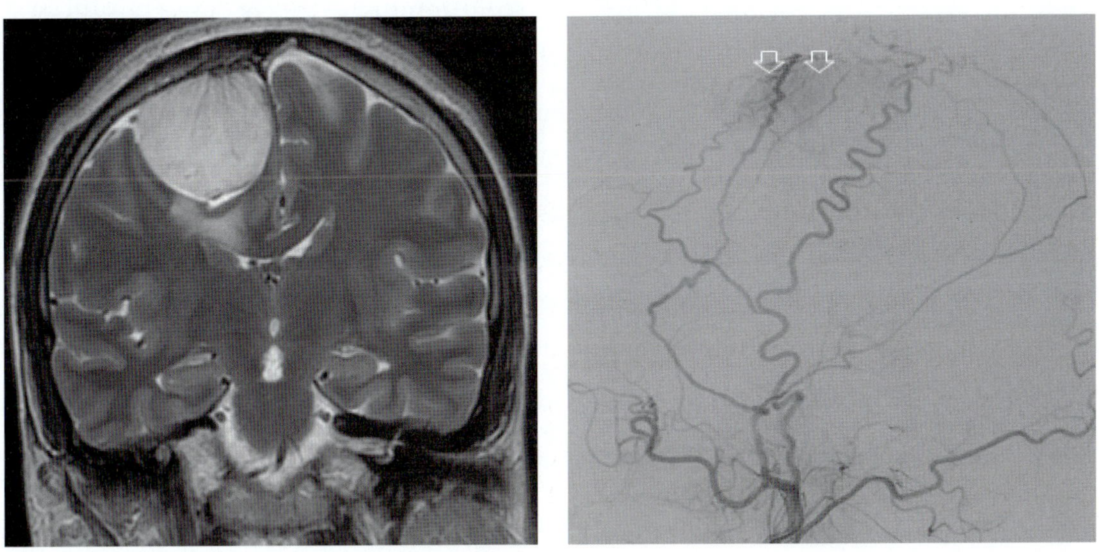

(a) (b)

중간뇌막동맥(middle meningeal artery)에 의해 혈류공급을 받고 있는 뇌수막종이 관찰되고 있다(화살표).

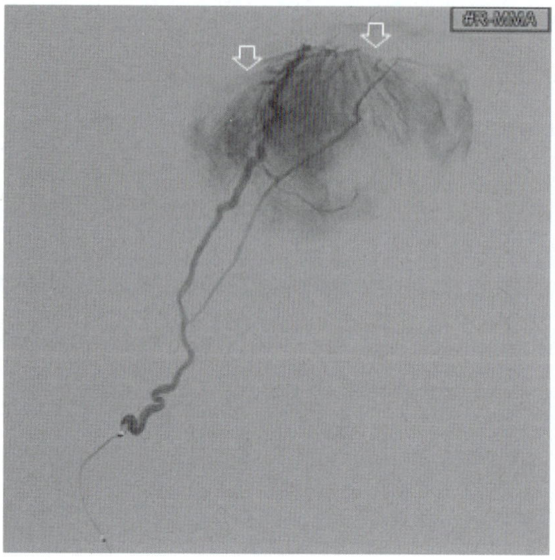

(c)

microcatheter를 이용하여 종양에 혈액공급을 하고 있는 중간뇌막동맥의 혈관조영상(화살표).

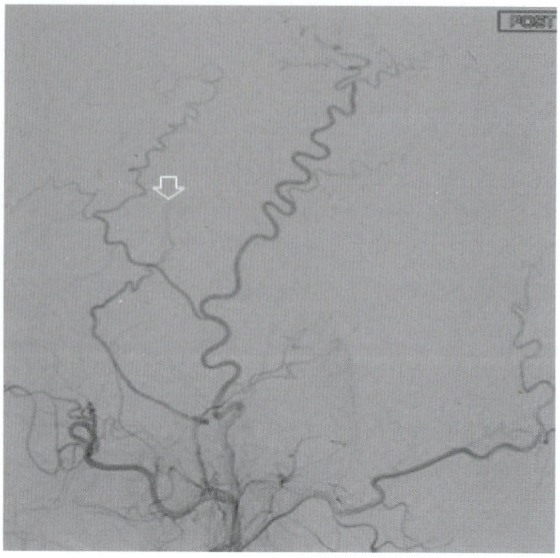

(d)

색전술시행 후 종양으로의 혈류공급량이 거의 없어진(화살표) 영상.

그림 4-20. 뇌수막종 색전영상

(6) 목동맥해면굴샛길(경동맥 해면정맥동루, carotid artery cavernous sinus fistula)

해면정맥동굴(cavernous sinus)에 의해 둘러싸여져 있는 속목동맥(internal carotid artery) 부위가 주로 외상(trauma)에 의해 파열되어 동맥혈류(arterial flow)와 동맥압(arterial pressure)이 해면정맥동과 연결되어 있는 안와정맥(orbital vein)과 바위정맥(추체정맥, petrosal vein)으로 유출됨으로써 안압 증가에 의한 안구돌출(exophthalmus), 시력저하, 동안신경마비 등의 증상과 추체정맥의 압력 증가로 이명(tinnitus)증상이 생기는 질환이며 오토바이 등과 같은 교통사고에 의해 많이 발생하나 점차 줄어드는 추세이다.

주로 속목동맥을 통해 이탈성 풍선(detachable balloon)으로 동루(fistula)를 색전시키는 인터벤션이 많이 사용되나 경우에 따라 속목동맥을 통해 파열된 해면정맥동굴부위에 이탈성 코일(detachable coil)을 넣거나 정맥으로 접근하여 파열된 해면정맥동굴을 폐색(occlusion)시키는 방법도 이용된다.

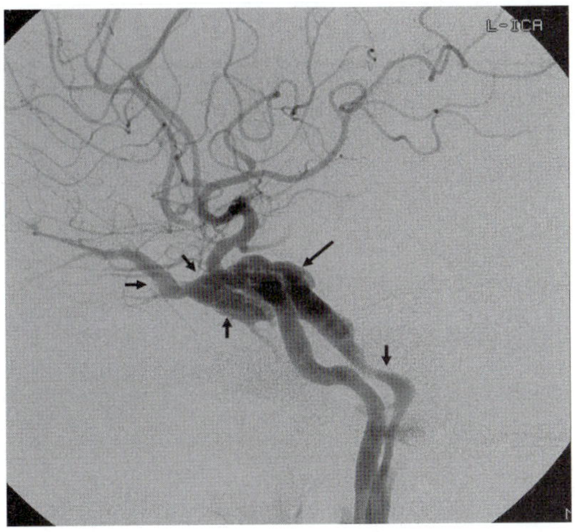

(a)

파열(tear)된 속목동맥의 혈액이 해면정맥동굴로 혈류유출이 보이고 있다(화살표). 앞쪽이 안와정맥(opthalmic vein) 뒤쪽이 아래바위정맥(inferior petrosal vein)이다.

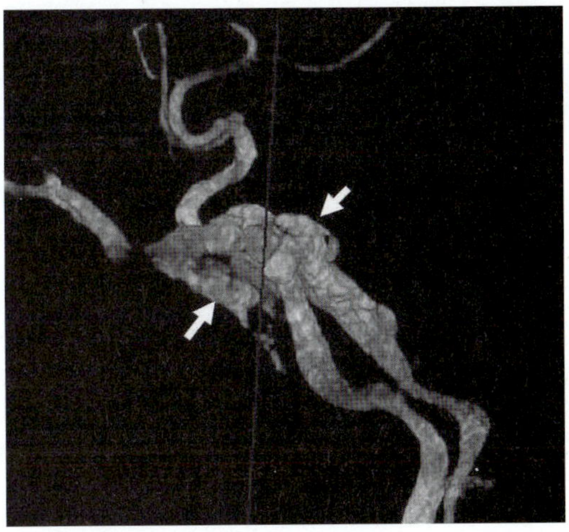

(b)

3D영상에서 동정맥샛길이 잘 관찰되며(화살표) 3D영상은 동정맥루의 위치파악에 유리하다.

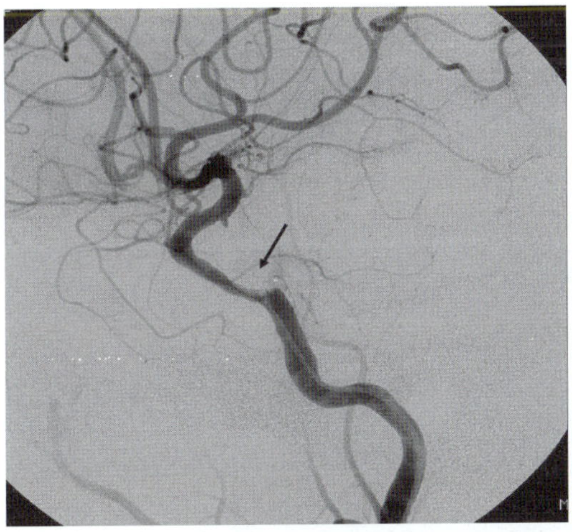

(c)

이탈성 풍선(detachable balloon)을 이용하여 동정맥샛길에 색전술을 시행한 영상(화살표).

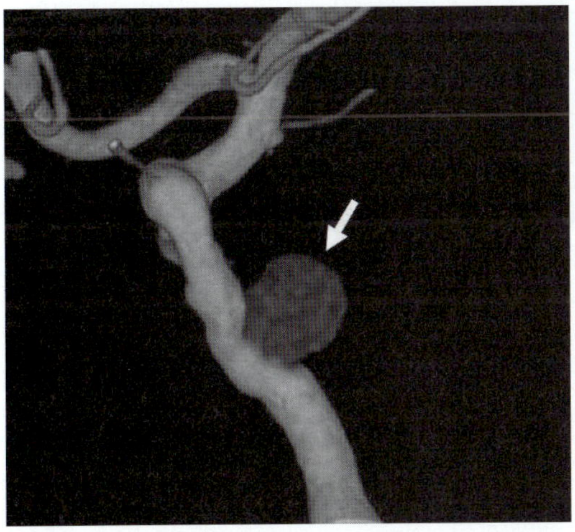

(d)

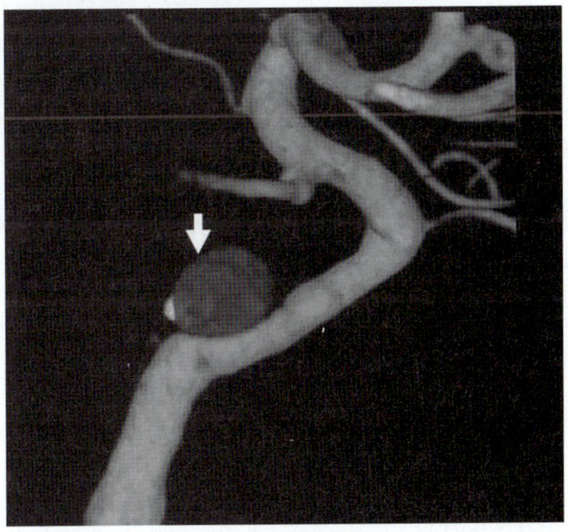

(e)

색전술 후 여러 각도에서 이탈성 풍선과 속목동맥과의 상관관계와 치료성적을 평가해 볼 수 있는 3D 영상으로 화살표한 부위에 이탈성 풍선이 속목동맥과 분리되어(d, e) 보인다.

그림 4-21. 경동맥 해면정맥동루 색전술 영상

2 대동맥궁조영술(Arch aortography)

1) 해부학적 구조

대동맥활은 왼심실(left ventricle)에서 가슴대동맥(thoracic aorta) 사이에 활(arch) 형태로 있으며 후·우측에 식도(esophagus)와 기관(trachea)이 있고 그 아래에는 왼기관지(bronchus)와 오른허파동맥(pulmonary artery)이 있다. 대동맥활은 오름대동맥과 내림대동맥으로 구분되고 궁의 오른쪽으로부터 팔머리동맥(brachiocephalic trunk), 왼온목동맥, 왼빗장밑동맥이 분지한다. 팔머리동맥은 오른빗장밑동맥(Rt. subclavian artery)과 오른온목동맥(Rt. CCA)으로 분지하고 오른빗장밑동맥은 오른척추동맥(vertebral artery)과 오른팔로 이어지면서 분포한다. 왼빗장동맥(Lt. subclavian artery)은 왼척추동맥과 왼팔에 혈류를 공급한다.

대부분의 경우 정상적인 해부학적 구조를 가지나 변형된(variation) 해부학적 구조를 나타내는 경우도 많이 있다. 하지만 이것이 비정상적인 것은 아니며 뇌혈관조영술을 하기 전에 필요에 따라 대동맥궁조영술을 하여 뇌혈관의 위치나 변형유무를 확인하면 검사를 효율적으로 할 수 있다.

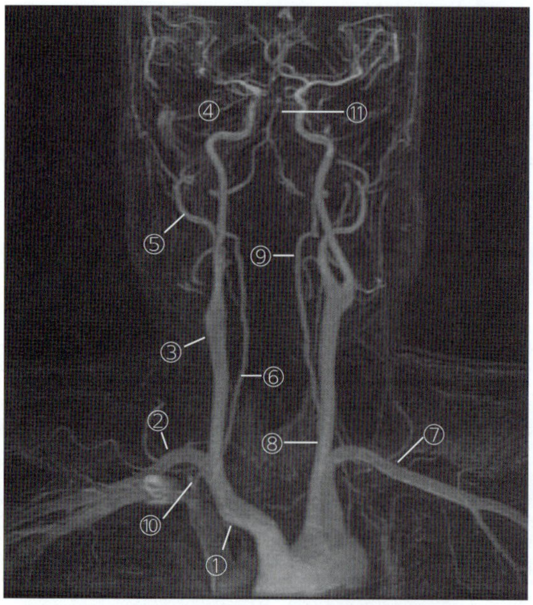

① 팔머리동맥(Brachio cephalic trunk)
②⑦ 양쪽빗장밑동맥(Subclavian artery)
③⑧ 양쪽온목동맥(Common carotid artery)
④ 속목동맥(Internal carotid artery)
⑤ 바깥목동맥(External carotid artery)
⑥⑨ 양쪽 척추동맥(Vertebral artery)
⑩ 속가슴동맥(내유동맥, Internal mammariy artery)
⑪ 척추동맥(Vertebral artery)

그림 4-22. 대동맥활의 MR angio영상

2) 검사목적

대동맥활의 해부학적 구조와 형태, 위치, 크기, 동맥자루, 석회화유무, 대동맥협착 등을 관찰하며 목혈관의 협착이나 폐색여부 특히 빗장밑동맥에서 척추동맥의 분지부협착을 확인하는데 매우 유용하다.

3) 검사방법

혈관조영방법은 뇌혈관조영술과 같으며 돼지꼬리모양 카테터(pigtail catheter)를 삽입하여 배대동맥, 가슴대동맥을 지나 오름대동맥에 위치시킨다. 대동맥활은 매우 굵은혈관이므로 여러 개의 구멍(hole)이 있는 pigtail 카테터를 사용하여 조영제를 충분히 채운 후 조영촬영을 하여야 한다.

정면상에서는 오름대동맥과 내림대동맥이 잘 분리되어 보이지 않으므로 오름대동맥과 내림대동맥의 겹침을 방지하고 4 vessels가 펼쳐서 보이도록 하기 위해 C-arm의 angle은 LAO 30°로 한다.

조영제는 20/40 mℓ(초당 20 mℓ씩 2초간 총 40 mℓ)를 주입하며 호흡을 정지한 상태에서 검사한다.

4) 혈관조영상

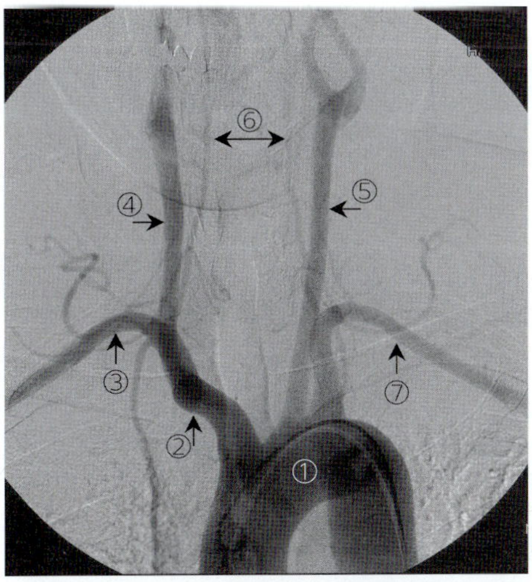

① 대동맥궁(arch aorta)
② 무명동맥(brachieocephalic. a)
③ 우측빗장밑동맥(Rt subclavian. a)
④ 우측온목동맥(Rt common carotid. a)
⑤ 좌측온목동맥(Lt common carotid. a)
⑥ 척추동맥(vertebral. a)
⑦ 좌측빗장밑동맥(Lt subclavian. a)

(a) 정상 대동맥활

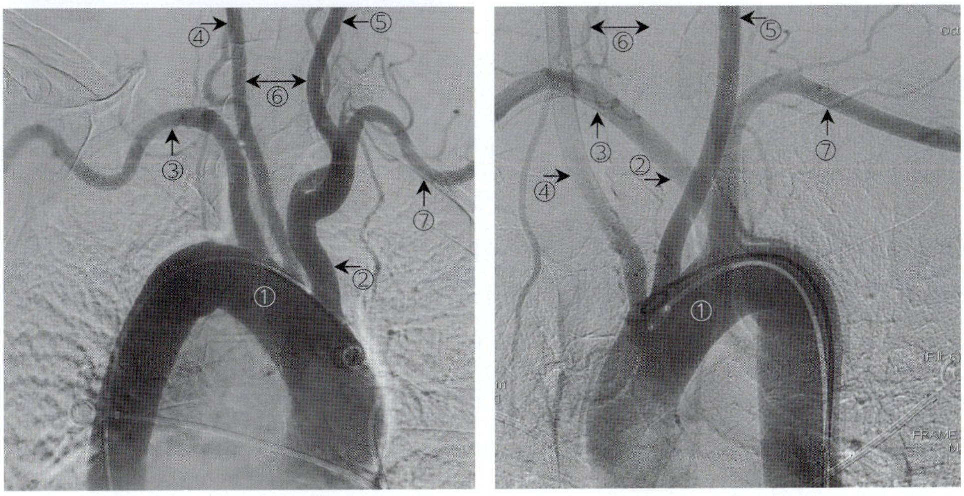

(b) 변위가 있는 대동맥활의 혈관조영상에서 좌우가 바뀐 영상(좌측)과 팔머리동맥의 위치가 바뀐 영상(우측)을 볼 수 있다.

그림 4-23. 대동맥활의 혈관조영상

5) 주요 대동맥활질환

(1) 대동맥활 동맥자루(aortic arch aneurysm)

대동맥활이 비정상적으로 확장되는 질환이며 시간이 지나면서 점차 확장되어 결국은 파열된다. 원인은 대부분 동맥경화로 생기며 외상이나 선천적인 경우도 있다. 60세 이상의 남자에서 흔하다. 최근에 동맥자루의 진단은 대부분 CT angio 또는 MRI로 하며 인터벤션으로 동맥자루가 있는 부위에 그라프트 스텐트(graft stent)를 설치하여 동맥자루로 가는 혈류를 차단해 치료하거나 수술을 시행하기도 한다.

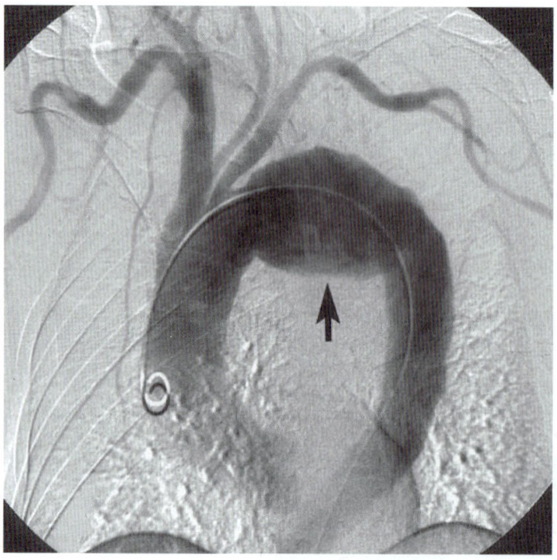

그림 4-24. 대동맥활 동맥자루(화살표)

(2) 대동맥 박리(aortic dissection)

동맥은 내막(intima), 중막(media), 외막(adventitia)으로 구성되어 있다. 어떤 원인으로 동맥 내의 내막층이 손상을 받아 약해지면 내막층에 결손이 생기며 이것이 점차 진행하여 결손된 내막층을 뚫고 내막층과 중막 또는 외막층 사이로 혈류가 들어가 결국은 내막과 중막 또는 외막 사이에 또 다른 혈류가 생긴다. 즉, 원래 혈류가 지나가는 진성내강(true lumen)과 박리된 부분으로 혈류가 흐르는 가성내강(false lumen)이 생긴다. 대개 오름대동맥에서 박리현상이 생기면 가슴이 찢어질 듯한 심한 통증이 생긴다고 한다. 이것을 동맥박리(arterial dissection)라고 하며 그라프트 스텐트(graft stent)를 설치하여 박리된 부분으로 가는 혈류를 차단하여 치료하거나 수술을 시행한다.

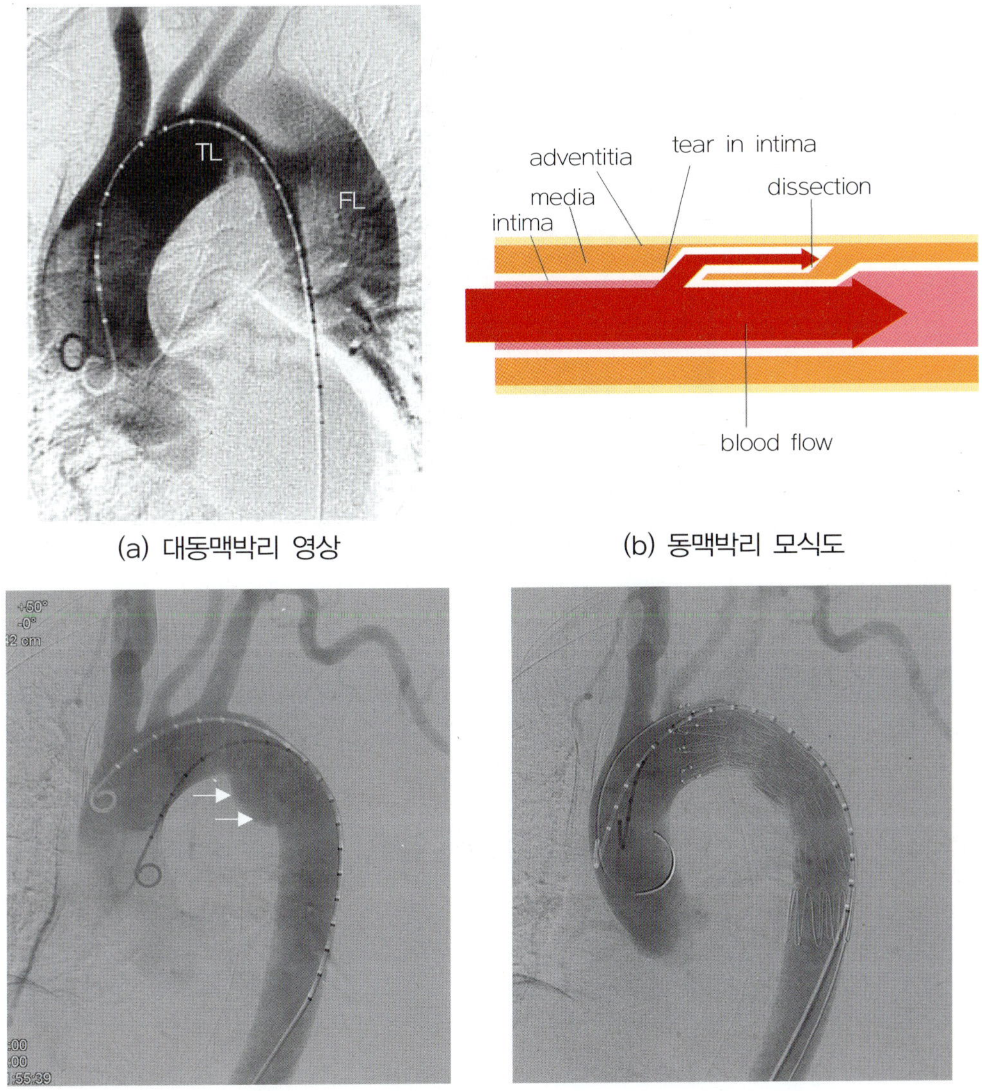

(a) 대동맥박리 영상

(b) 동맥박리 모식도

(c) 흉부대동맥박리(화살표) 영상(TEVA)

(d) 흉부대동맥박리의 스텐트그라프트 치료 후(stent graft)

조영상에서 대동맥박리에 의해 진성내강(T.L)과 가성내강이 분리되어 보인다(화살표).

그림 4-25.

(3) Takayasu 동맥염(Takayasu arteritis)

원인불명의 동맥염증성병변으로 특히 동양의 30대 여성에게서 빈발한다. 대동맥과 대동맥활의 분지동맥에서 분절침범(segmental involvement)을 잘하며 동맥염이 진행되면 점차 좁아지다가 결국은 막히게 된다. 특히 왼빗장밑동맥(Lt. subclavian artery)이 가장 흔히 침범되며 신동맥도 흔하다.

어느 혈관에 병변이 생기느냐에 따라서 양측 팔의 혈압 차이, 상·하지의 혈압 차이, 전신 고혈압이 생기며 내과적인 약물치료와 인터벤션으로 치료한다.

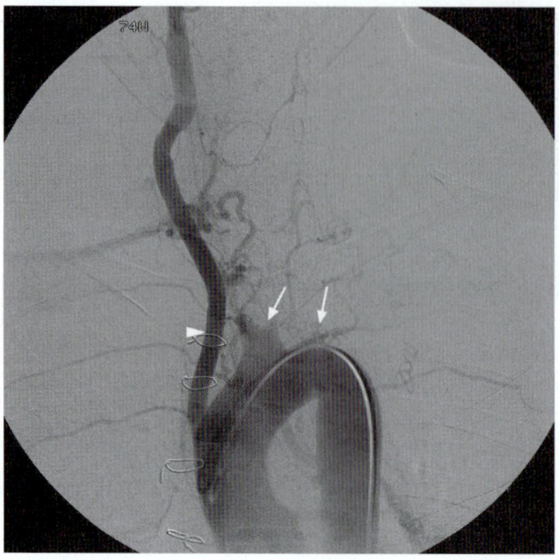

팔머리동맥, 왼온목동맥, 왼쪽빗장밑동맥이 Takayasu병에 의해 막혀 있고(화살표), 문합술(by pass)로 연결되었다(화살촉).

그림 4-26. Takayasu 동맥염의 문합술 영상

5 복부혈관조영술

복부에는 간(liver), 지라(spleen), 위(stomach), 작은창자(small bowel), 그리고 큰창자(large bowel) 등의 장기가 복강 내에 싸여 있고 이자(pancreas)와 콩팥(kidney)은 복강과 척추 사이에 위치하며, 이들 장기는 배대동맥(abdominal aorta)에서 분지되는 각각의 혈관에서 영양을 공급받아 신진대사를 하며, 간문맥(portal vein)과 아래대정맥(IVC)을 거쳐 심장으로 재유입된다.

간, 지라, 위, 이자 등은 복강동맥(celiac artery)에서 분지되는 온간동맥(common hepatic artery)과 지라동맥(splenic artery), 왼위동맥(Lt. gastric artery), 이자동맥(pancreatic artery)에서 각각 혈류공급을 받으며, 콩팥은 배대동맥에서 직접 분지하는 왼,오른 콩팥동맥(Lt, Rt. renal artery)에서 혈류공급을 받는다. 작은창자(small bowel)와 오름창자(ascending colon), 가로창자(transverse colon)의 우측 2/3는 위창자간막동맥(SMA)에서 가로창자의 왼쪽 1/3과 구불창자(sigmoid colon), 곧창자(rectum)는 아래창자간막동맥(IMA)에서 혈류공급을 받는다.

이들 장기들의 종양 진단 및 혈관의 분포, 출혈 등의 이상 유무를 관찰하기 위하여 배대동맥조영술(abdominal aortography) 및 각각의 혈관에 선택적 조영술(selective angiography)을 시행한다. 최근에는 진단은 물론 인터벤션으로 적극적인 치료를 병행하여 실시하기도 하며, 그 시술 건수가 급격히 증가하고 있다. 또한 혈관조영술을 시행하기 위해서는 검사 장기에 알맞은 카테터를 선택하여 사용하는 것이 중요하다. 즉, 검사장기와 환자의 신체 조건에 따라 카테터의 종류, 길이, 직경, 말단부의 형태, 측면 홀(side hole) 또는 선단 홀(end hole) 등의 수를 감안하여 선택한다. 하지만 장기마다 일정한 카테터가 정해진 것은 아니고 시술자의 경험이나 상황에 따라 다양하게 선택될 수 있다.

일반적으로 복부장기에 사용되는 부위별 카테터의 종류는 표 5-1과 같다.

표 5-1. 복부혈관조영용 카테터의 종류

검사명	카테터 종류	검사명	카테터 종류
배대동맥(abdominal aorta)	pigtail	콩팥동맥(renal artery)	cobra
복강동맥(celiac artery)	RH, cobra	위,아래 대정맥(SVC, IVC)	cobra, pigtail
간동맥(hepatic artery)	RH, cobra	간정맥(hepatic ven)	cobra
지라동맥(splenic artery)	RH, cobra	콩팥정맥(renal vein)	cobra
위창자간막동맥(SMA)	RH, cobra	지라정맥(splenic vein)	cobra
아래창자간막동맥(IMA)	RH, cobra		

조영제의 주입량과 주입속도는 혈관의 크기와 혈관의 분포 양상에 따라 다르다. 일반적으로 혈관이 크고 혈류량이 많고 혈관 분포가 많으면 주입량과 주입속도를 증가시키고, 혈관이 작고 혈류량이 적으면 주입량과 주입속도를 감소시킨다. 또한 제한된 부위만 관찰하고자 할 때는 주입시간을 짧게 하고 지연시간을 이용할 때는 주입시간을 길게 한다.

일반적인 복부혈관의 부위별 조영제 주입량과 주입속도는 표 5-2와 같다.

표 5-2. 복부혈관의 조영제 주입량과 주입속도

검사부위	주입량(mℓ/s, total volume)
배대동맥(abdominal aorta)	15~20 mℓ/s, 30~40 mℓ
복강동맥(celiac artery)	7 mℓ/s, 56 mℓ
온간동맥(common hepatic artery)	4 mℓ/s, 20 mℓ
지라동맥(splenic artery)	5 mℓ/s, 25 mℓ
아래가로막동맥(inf. phrenic artery)	2 mℓ/s, 8 mℓ
위창자간막동맥(SMA)	2~3 mℓ/s, 20~30 mℓ
아래창자간막동맥(IMA)	2 mℓ/s, 10 mℓ
콩팥동맥(renal artery)	6 mℓ/s, 12 mℓ

1 복부동맥조영술(abdominal arteriography)

1) 배대동맥조영술(abdominal aortography)

(1) 해부학적 구조

배대동맥(abdominal aorta)은 제 12번째 등뼈(T12)의 가로막 높이(diaphragm level)에서부터 제 4번째 허리뼈(L4)의 온엉덩동맥 분지부 높이(common iliac artery bifurcation level)까지를 말한다. 주요 분지로써 배쪽으로 복강동맥, 위창자간막동맥, 아래창자간막동맥, 가쪽으로 아래가로막동맥, 부신동맥, 콩팥동맥, 고환동맥, 등쪽으로 갈비사이동맥, 허리동맥 등이 분지한다. 복강동맥(celiac artery)은 12번째 등뼈와 첫 번째 허리뼈 높이(T_{12}~L_1 level)에서 분지되는 2 cm 정도의 짧고 굵은 동맥으로 오른쪽에 온간동맥(common hepatic artery), 왼쪽에 지라동맥(splenic artery)과 왼위동맥(Lt. gastric artery) 그리고 아래가로막동맥(inferior phrenic artery)으로 나뉜다. 위창자간막동맥(SMA)은 복강동맥의 1~2 cm 아래에서 배대동맥을 따라 약간 앞·오른쪽 방향으로 기시하며, 앞(뒤)아래이자샘창자동맥[anteroinferior (posteroinferior) pancreaticoduodenal artery], 빈창자동맥(jejunal branch), 돌창자동맥(ileal branch), 돌잘록창자동맥(ileocolic artery), 오른주름창자동맥(Rt. colic artery)과 중간주름창자동맥(middle colic artery)을 분지한다. 아래창자간막동맥(IMA)은 제 3허리뼈 높이에서 배대동맥의 앞·왼쪽 방향에서 비스듬히 기시하며, 중간주름창자동맥(middle colic artery)의 왼쪽 1/3과 왼주름창자동맥(Lt. colic artery), 구불창자동맥(sigmoid artery), 위곧창자동맥(superior rectal artery)을 분지한다. 콩팥동맥(renal artery)은 허리뼈 1~2번째 높이(L_1~L_2 level)에서 왼, 오른쪽으로 분지되며, 대부분 왼콩팥동맥에서 고환동맥(testicular artery) 또는 난소동맥(ovarian artery)이 분지된다.

(2) 검사목적

배대동맥의 대동맥자루(aortic aneurysm) 또는 대동맥박리(aortic dissection), 대동맥 협착(stenosis) 등에 있어서 인터벤션 전·후 평가를 위해 시행하는 경우가 대부분이며, 타카야수 동맥염(Takayasu's arteritis)과 같은 동맥염을 진단할 때와 콩팥동맥조영을 시행하기 전에 전체적인 콩팥동맥의 위치 및 개수를 파악하기 위해 시행하기도 한다.

(3) 검사방법

넙다리동맥(femoral artery)을 천자한 후 안내철심(guide wire)을 이용하여 5F 돼지꼬리 카테터(pigtail catheter)를 진행시켜 배대동맥의 12번째 등뼈 높이에 위치시킨다. 조영제 양은 일반적으로 성인의 경우 요오드 수용성 조영제 15~20 mℓ/s, total volume 30~40 mℓ로 하며, 검사목적에 따라 카테터의 위치 및 조영제의 양, 영상의 flame 수(1~4 f/s)는 차이가 있을 수 있다.

(4) 혈관조영상

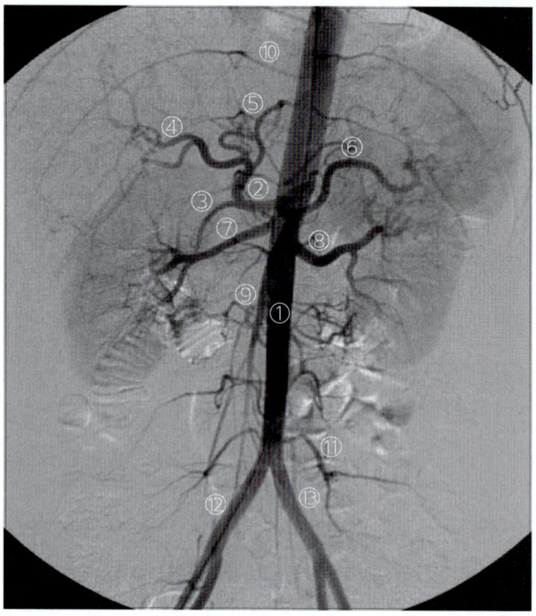

① 배대동맥(abdominal aorta)
② 온간동맥(common hepatic artery)
③ 위샘창자동맥gastroduodenal artery)
④ 오른간동맥(Rt. hepatic artery)
⑤ 왼간동맥(Lt. hepatic artery)
⑥ 지라동맥(splenic artery)
⑦ 오른콩팥동맥(Rt. renal artery)
⑧ 왼콩팥동맥(Lt. renal artery)
⑨ 위창자간막동맥(superior mesenteric artery)
⑩ 갈비사이동맥(intercostal artery)
⑪ 허리동맥(lumbar artery)
⑫ 오른온엉덩동맥(Rt. common iliac artery)
⑬ 왼온엉덩동맥(Lt. common iliac artery)

그림 5-1. 배대동맥조영상

(5) 주요 대동맥질환

① 배대동맥자루(abdominal aortic aneurysm : AAA)

대동맥자루는 정상 대동맥이 비정상적으로 확장되는 혈관질환으로 대부분 동맥경화증에 의하여 노년층에 호발하며, 시간이 지나 계속 확장이 될 경우 대동맥자루 파열에 의한 사망률이 매우 높은 심각한 혈관질환이다.

근래에는 인터벤션 및 혈관용 금속 스텐트의 발전으로 stent-graft가 개발되었고, 이를 이용하여 비교적 비 침습적인 stent-graft 삽입술로 대동맥자루를 치료하는 시술이 증가하고 있다.

② 대동맥박리(aortic dissection)

대동맥박리는 만성고혈압 등의 원인으로 혈관내막에 파열이 생기면 심장수축기 때 혈류가 내막과 중막을 찢으면서 대동맥을 박리시키는데 이를 대동맥박리증이라고 하며, 대동맥질환 중 가장 사망률이 높은 질환이다. 최근에는 배대동맥자루와 같이 stent-graft 삽입술이 많이 시도되고 있다.

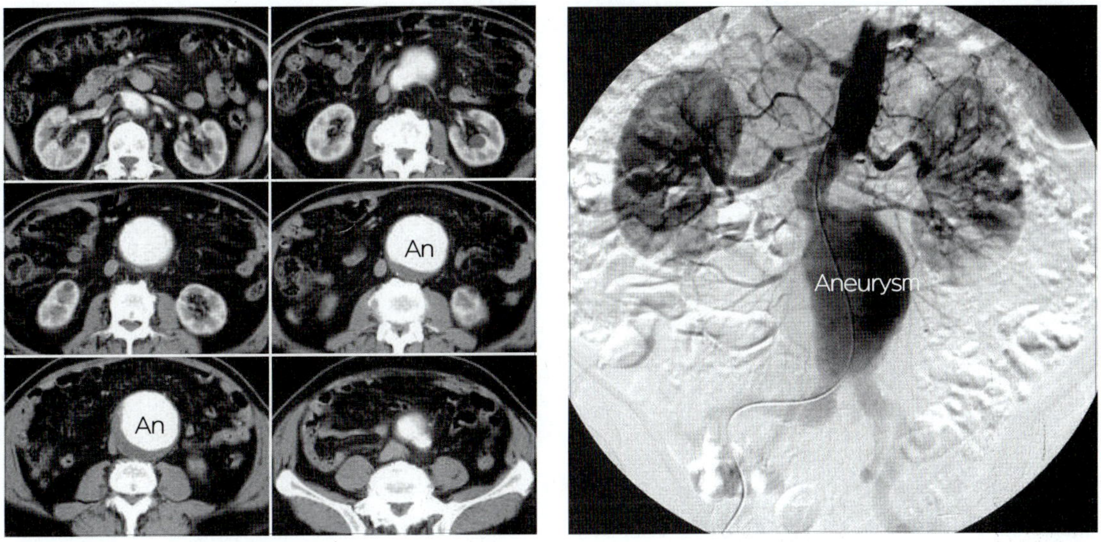

(a) (b)

영상(a)에서 배대동맥이 비정상적으로 확장되어 있는 것을 관찰할 수 있으며(An), 영상(b)에서는 콩팥동맥 하방에 대동맥자루를 관찰할 수가 있다.

그림 5-2. 배대동맥자루의 CT영상(a)과 혈관조영상(b)

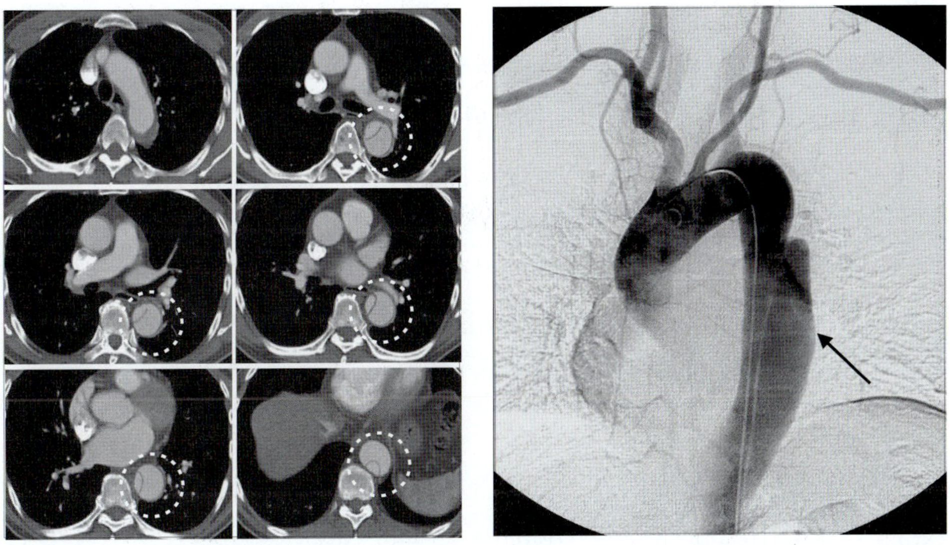

(a) (b)

CT영상(a)과 가슴대동맥조영상(b)에서 대동맥 박리가 잘 관찰되고 있다(화살표).

그림 5-3. 가슴대동맥 박리

2) 복강동맥조영술(celiac arteriography)

(1) 해부학적 구조

복강동맥은 제 12등뼈 아래에서 제 1허리뼈 사이의 높이에서 배대동맥 앞으로 분지되며, 분지혈관으로는 온간동맥(common hepatic artery), 지라동맥(splenic artery), 왼위동맥(Lt. gastric artery), 아래가로막동맥(inf. phrenic artery) 등을 분지한다. 일반적으로 온간동맥(common hepatic artery)은 위샘창자동맥(gastroduodenal artery)을 분지하기 전까지의 혈관을 말하며, 고유간동맥(proper hepatic artery), 위샘창자동맥(gastroduodenal artery), 오른위동맥(Rt. gastric artery)을 분지하여 간, 쓸개, 위샘창자, 이자머리에 혈류를 공급한다. 고유간동맥(proper hepatic artery)은 간문(hepatic hilum)을 향해 주행하여 오른간동맥(Rt. hepatic artery), 중간동맥(middle hepatic artery), 왼간동맥(Lt. hepatic artery)으로 분지되어 간에 유입된다. 위샘창자동맥(gastroduodenal artery)은 오른위그물막동맥(Rt. gastroepiploic artery)과 앞(뒤)위이자샘창자동맥[anterosuperior (posterosuperior) pancreaticoduodenal artery]을 분지하며, 오른위그물막동맥은 위장의 큰굽이(greater curvature)를 따라 왼쪽으로 가늘고 길게 주행하다가 지라동맥(splenic artery) 말단부에서 분지하는 왼위그물막동맥(Lt. gastroepiploic artery)과 연결되고, 앞(뒤)위이자샘창자동맥은 이자머리와 샘창자에 유입되며, 위창자간막동맥(superior mesenteric artery)에서 분지되는 앞(뒤)아래이자샘창자동맥[anteroinferior (posteroinferior) pancreaticoduodenal artery]과 연결된다.

오른위동맥(Rt. gastric artery)은 위(stomach)의 작은굽이(lesser curvature)를 따라 날문(pylorus)에 분포하는 혈관으로 왼위동맥에 비해 가늘며, 그 끝은 왼위동맥과 연결된다. 왼위동맥(Lt. gastric artery)은 하부 식도와 위장의 작은굽이에 분포하는 혈관으로 위장의 들문부(cardia)를 향해 왼쪽위 방향으로 주행하여 오른위동맥과 연결된다. 지라동맥(splenic artery)은 복강동맥이 분지하는 혈관 중에서 가장 큰 가지로써 이자 상연을 따라 지라 내로 주행하며, 이자 상연에서 이자가지(pancreatic branches)를 분지하고 지라동맥 말단부에서 위바닥(fundus)에 분포하는 짧은위동맥(short gastric artery)을 분지한다.

(2) 검사목적

과혈관성 간세포암(hypervascular hepatocellular carcinoma)의 간동맥화학색전술(TACE)과 위장관 출혈, 간동맥자루 등의 인터벤션 전·후 평가를 위해 시행한다.

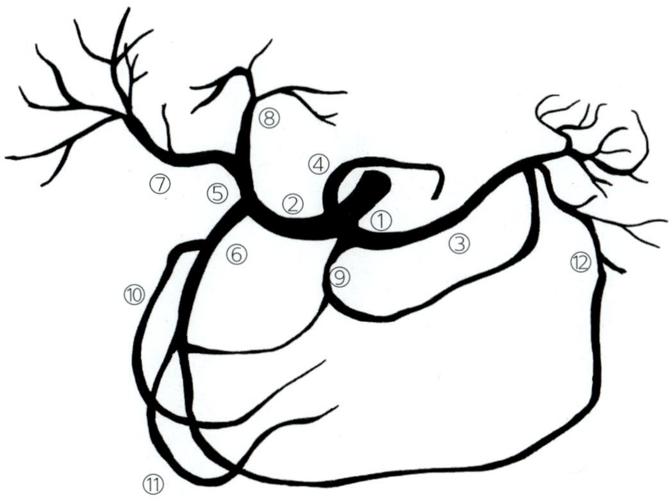

① 복강동맥(celiac artery)
② 온간동맥(common hepatic artery)
③ 지라동맥(splenic artery)
④ 왼위동맥(Lt. gastric artery)
⑤ 고유간동맥(proper hepatic artery)
⑥ 위샘창자동맥(gastroduodenal artery)
⑦ 오른간동맥(Rt. hepatic artery)
⑧ 왼간동맥(Lt. hepatic artery)
⑨ 뒤이자동맥(dorsal pancreatic artery)
⑩ 뒤위이자샘창자동맥(posterosuperior pancreaticoduodenal artery)
⑪ 앞위이자샘창자동맥(anterosuperior pancreaticoduodenal artery)
⑫ 왼위그물막동맥(Lt. gastroepiploic artery)

그림 5-4. 복강동맥의 구조

(3) 검사방법

넙다리동맥(femoral artery)을 천자한 후 안내철심(guide wire)과 5F RH 카테터(Yashiro 또는 cobra 카테터)를 이용하여 제 12등뼈와 제 1허리뼈 사이에 위치한 복강동맥을 선택하고 1 f/s 또는 1 f/2s으로 복강동맥조영술을 시행하며, 간문맥이 관찰될 때까지 충분히 촬영한다. 조영제 양은 일반적으로 7 mℓ/sec, total volume 56 mℓ 정도이며, 가로막(diaphragm)이 영상의 상단부에 위치하게 하여 간과 지라가 충분히 포함되도록 한다. 호흡은 가로막이 흡기시 아래로 내려가고 호기시 위로 올라가기 때문에 충분히 호기를 한 상태에서 허파와 간이 겹치지 않게 촬영을 해야 한다.

(4) 혈관조영상

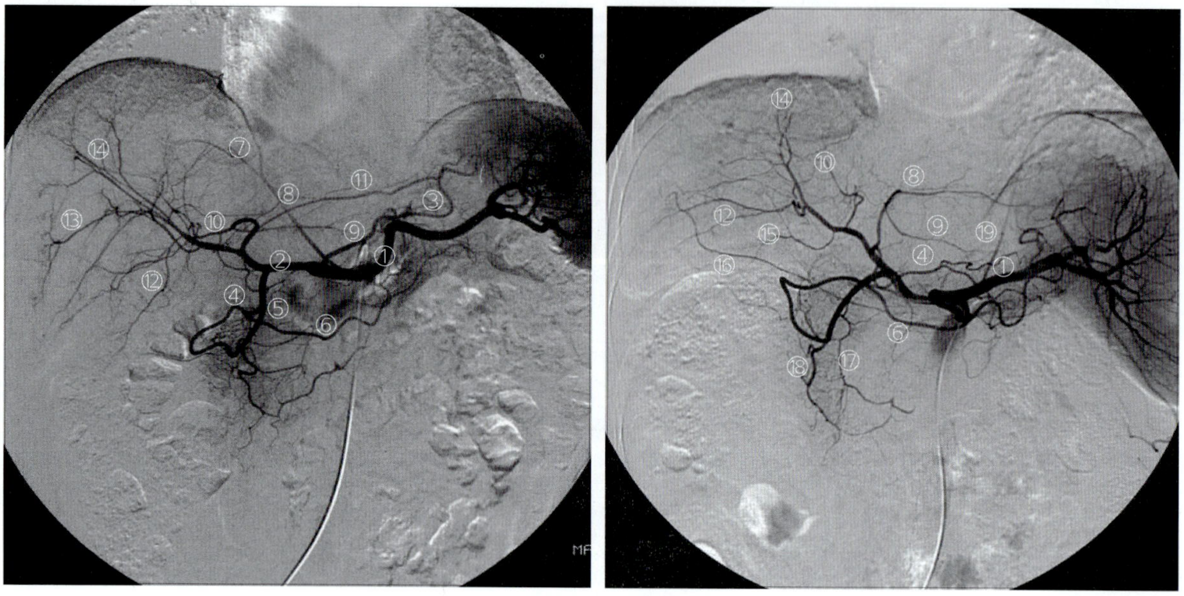

(a) (b)

① 지라동맥(splenic artery) ② 온간동맥(common hepatic artery) ③ 왼위동맥(Lt. gastric artery)
④ 오른위동맥(Rt. gastric artery) ⑤ 위샘창자동맥(gastroduodenal artery)
⑥ 오른위그물막동맥(Rt. gastroepiploic artery) ⑦ 오른아래가로막동맥(Rt. inferior phrenic artery)
⑧ S2(lateral-superior segmental branch) ⑨ S3(lateral-inferior segmental branch)
⑩ S4(medial segmental branch) ⑪ 덧왼위동맥(accessory left gastric artery)
⑫ S6(posterior-inferior segmental branch) ⑬ S5(anterior-inferior segmental branch)
⑭ S8(anterior-superior segmental branch) ⑮ 쓸개동맥(cystic artery)
⑯ 그물막동맥(omental artery) ⑰ 뒤위이자샘창자동맥(posterosuperior pancreaticoduodenal artery)
⑱ 앞위이자샘창자동맥(anterosuperior pancreaticoduodenal artery)
⑲ 왼아래가로막동맥(Lt. inferior phrenic artery)

그림 5-5. 복강동맥조영상

3) 온간동맥조영술(common hepatic arteriography)

(1) 해부학적 구조

고유간동맥(proper hepatic artery)에서 왼·오른 간동맥이 모두 분지되는 정상 간동맥의 해부학적 구조는 약 60% 정도이며, 나머지 40% 정도에서는 다양한 정상변이(normal variations)를 가진다. 따라서 정상 간동맥의 해부학적 구조만을 이해한다면 전체적인 간동맥의 해부학적 구조를 이해하는데 많은 어려움이 있으므로 간동맥의 정상변이에 대한 관심이 필요하다 하겠다. 그리고 모든 간동맥의 정상변이를 알아야 하는 것은 아니지만 다음의 두 가지 경우는 가장 흔한 변이이므로 반드시 알고 있어야 하겠다. 첫 번째로 흔한 변이는 왼위동맥(Lt. gastric artery)에서 왼간동맥이 기시하는 경우(약 12~15%)이고, 두 번째로 흔한 변이는 위창자간막동맥

(superior mesenteric artery)에서 오른간동맥(Rt. hepatic artery)이 기시하는 경우(약 10~12%)이다.

(2) 검사목적

과혈관성 간세포암(hypervascular hepatocellular carcinoma)의 간동맥화학색전술(TACE)과 위장관 출혈, 간동맥자루 등의 인터벤션 전·후 평가를 위해 시행한다.

(3) 검사방법

넙다리동맥(femoral artery)을 천자한 후 안내철심과 5F RH 카테터(Yashiro 또는 cobra 카테터)를 이용하여 제 12등뼈와 제 1허리뼈 사이에 위치한 온간동맥(common hepatic artery)을 선택하여 1 f/s 또는 1 f/2s으로 온간동맥조영술을 시행하며, 조영제 양은 일반적으로 4 ㎖/sec, total volume 20 ㎖ 정도이다. 초선택적 조영술(superselective angiography)을 시행할 때는 5F RH 카테터(Yashiro 또는 cobra 카테터) 내로 3F 이하의 마이크로 카테터와 마이크로 가이드 와이어를 이용하여 미세혈관까지 선택한다.

(4) 혈관조영상

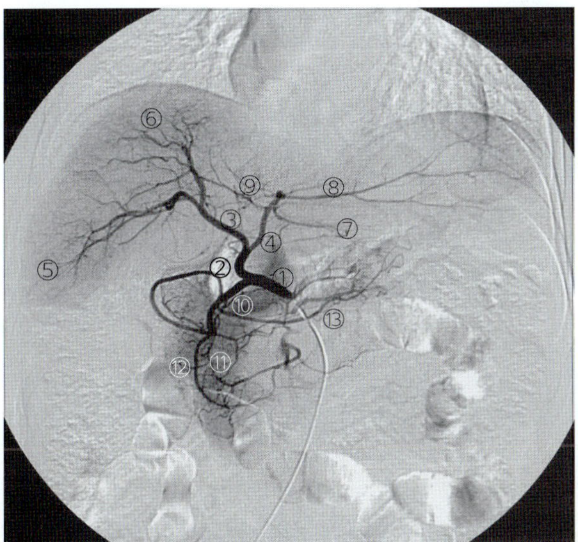

① 온간동맥(common hepatic artery)
② 고유간동맥(proper hepatic artery)
③ 오른간동맥(Rt. hepatic artery)
④ 왼간동맥(Lt. hepatic artery)
⑤ S6(posterior-inferior segmental branch)
⑥ S8(anterior-superior segmental branch)
⑦ S3(lateral-inferior segmental branch)
⑧ S2(lateral-superior segmental branch)
⑨ S4(medial segmental branch)
⑩ 위샘창자동맥(gastroduodenal artery)
⑪ 뒤위이자샘창자동맥 (posterosuperior pancreaticoduodenal artery)
⑫ 앞위이자샘창자동맥 (anterosuperior pancreaticoduodenal artery)
⑬ 오른위그물막동맥(Rt. gastroepiploic artery)

그림 5-6. 온간동맥조영상

(5) 주요 간동맥질환

① 간암(hepatoma)

간세포암(hepatocellular carcinoma : HCC)은 세계적으로 가장 흔한 악성 종양들 중의 하나로서 특히 우리나라를 비롯한 극동 아시아와 아프리카 지역에서 빈발하다. 우리나라에서는 매년 약 8,000명 이상이 이 질환으로 사망하고 있는데, 그 원인들 중 가장 중요한 것은 아직까지 전 국민의 약 5% 가량이 보유하고 있는 B형 간염 바이러스이고, 그 외에 C형 간염 바이러스를 포함한 기타 간염 바이러스, 알코올 등도 원인으로 꼽히고 있다.

간에서 발생하는 악성종양의 약 90% 이상을 차지하는 간세포암은 치료되기 힘들며, 평균생존기간도 약 6개월 미만으로 그 예후도 매우 불량하다. 그 이유는 간암의 초기 및 중기에는 전혀 증상이 없는 경우가 많아서 간암의 증상이 있어서 발견될 경우에는 이미 치료를 못할 단계에 이르는 경우가 많고, 또한 간암환자의 대부분이 간질환을 갖고 있어 간암 자체에 의한 사망이 아니라 간의 기능부전으로 사망할 수 있기 때문이다.

간세포암의 치료방법으로는 여러 방법이 있으나 아직까지는 외과적 수술이 가장 좋은 것으로 알려져 있다. 그러나 종양의 범위와 위치, 불량한 전신상태, 동반된 간경화 등으로 인해 수술의 적응이 되는 경우는 매우 낮으며, 수술 후 재발률도 상당히 높기 때문에 외과적 수술은 간암치료에 실제로는 큰 효과를 주지 못한다고 할 수 있다. 또한 정맥을 통한 전신 항암요법이나 동맥내 항암제 주입요법 등이 수술의 대체요법으로 사용하기도 하였으나 효과가 적은 것으로 알려져

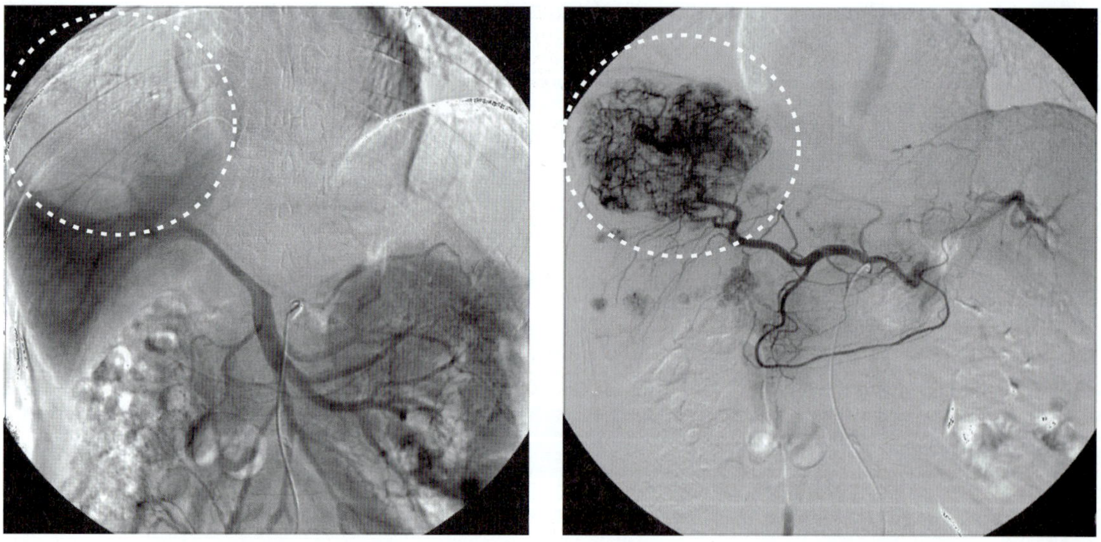

(a) (b)

간세포암(HCC)은 간동맥에서 약 90% 이상 혈류를 공급받는다. 따라서 위창자간막동맥조영술의 문맥조영상(a)에서는 간세포암이 간동맥의 혈류공급을 받지 않으므로 결손부위로 보이고(a의 점선부위), 간동맥조영상(b)에서는 간동맥의 혈류공급을 받으므로 염색부위로 보인다(점선부위).

그림 5-7. 위창자간막동맥의 문맥조영술과 복강동맥조영술

있다. 7장에 언급이 되겠지만 간동맥화학색전술(TACE)은 간암의 영양공급 동맥 내로 카테터를 통하여 항암제와 lipiodol을 투여하고 gelatine sponge로 동맥혈류를 차단하여 간암을 괴사시키는 치료방법으로 1980년대 초반에 소개된 이래 현재까지 수술이 불가능한 간암이나 수술 후 재발한 간암치료에 널리 사용되어 왔다. 근래에는 경피적 에탄올 주입법(PEI)과 고주파 열치료(RF ablation) 등의 다양한 치료법이 개발되어 간암치료에 이용되기도 하나 아직까지 간동맥화학색전술(TACE)은 간암치료에 있어 가장 유용하고 많이 이용되는 치료방법 중의 하나이다.

② 간혈관종(hepatic hemangioma)

가장 흔한 간의 양성종양이며 대부분 크기가 3 cm 이하로 증상 없이 우연히 발견되는 경우가 대부분이며, 큰 vascular channel을 형성하기 때문에 내부의 혈류속도는 매우 느리다. 혈관조영술에서는 말초부위에서부터 좁쌀모양의 결절성 조영증강 병변이 점차 중심부로 확대되면서 크기가 커지고 정상조직에 비해 오랫동안 조영증강이 남아있다.

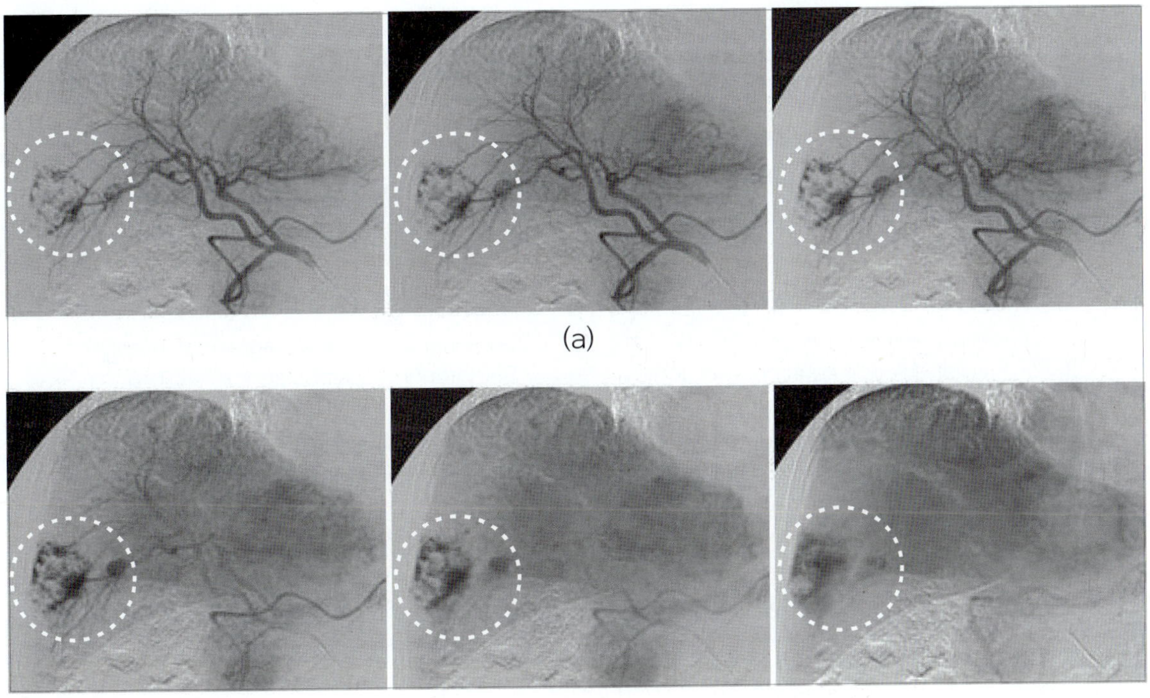

(a)

(b)

간동맥조영술의 동맥기에서 우엽의 말초부위에 좁쌀 형태의 결절성 조영증강 병변이 관찰되고 있다. 지연상에서는 점차 중심부로 확장하면서 서로 뭉쳐지는 양상을 보이며 주위 정상조직에 비해 오랫동안 조영증강 양상을 보인다.

그림 5-8. 간혈관종

(6) 간동맥의 정상변이(hepatic artery normal variations)

왼·오른 간동맥이 고유간동맥에서 모두 기시하는 정상 해부학적 구조를 갖는 사람은 약 60% 정도이며, 나머지 약 40%에서는 사람의 얼굴이 다르듯이 다양한 변이를 가지고 있다. 그 중 가장 흔한 변이는 왼간동맥이 왼위동맥에서 기시하는 경우로 약 12~15%를 차지하며, 그 다음으로는 오른간동맥이 위창자간막동맥에서 기시하는 경우로 약 10~12% 정도를 차지한다. 간동맥의 모든 변이를 알아야 할 필요는 없지만 간동맥의 해부학적 구조를 정확히 이해하기 위해서는 간동맥의 정상변이에 대한 이해도 어느 정도 필요하다 하겠다.

① 왼간동맥이 왼위동맥에서 기시하는 경우

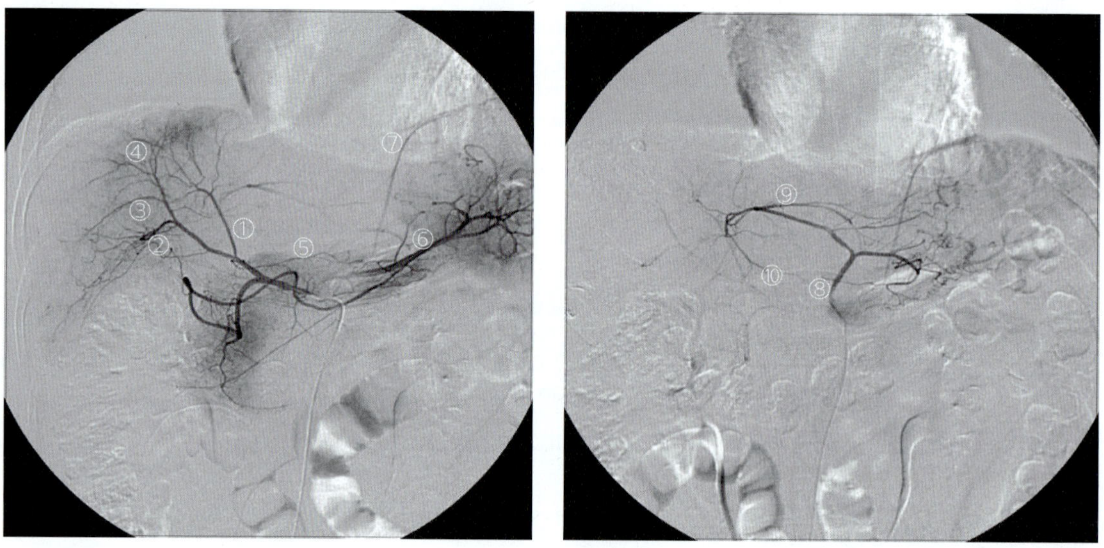

(a) (b)

① S4(medial segmental branch)
② S6(posterior-inferior segmental branch)
③ S5(anterior-inferior segmental branch)
④ S8(anterior-superior segmental branch)
⑤ 오른위동맥(Rt. gastric artery)
⑥ 지라동맥(splenic artery)
⑦ 왼아래가로막동맥(Lt. inferior phrenic artery)
⑧ 왼위동맥(Lt. gastric artery)
⑨ S2(lateral-superior segmental branch)
⑩ S3(lateral-inferior segmental branch)

동일 환자의 영상으로 영상(a)에서는 오른간동맥과 S4 branch가 관찰되고, 영상(b)에서는 왼간동맥이 왼위동맥에서 기시하는 변이를 보여주고 있다.

그림 5-9. Left hepatic artery from left gastric artery

② 오른간동맥이 위창자간막동맥에서 기시하는 경우

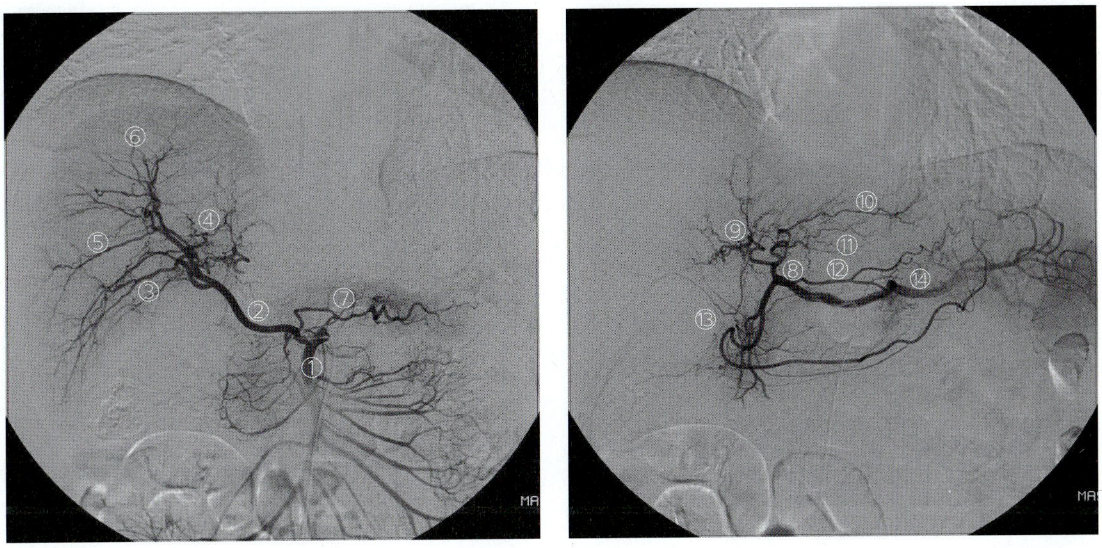

(a) (b)

① 위창자간막동맥(superior mesenteric artery)
③ S6(posterior-inferior segmental branch)
⑤ S5(anterior-inferior segmental branch)
⑦ 가로이자동맥(transverse pancreatic artery)
⑨ S4(medial segmental branch)
⑪ S3(lateral-inferior segmental branch)
⑬ 쓸개동맥(cystic artery)

② 오른간동맥(Rt. hepatic artery)
④ S7(posterior-superior segmental branch)
⑥ S8(anterior-superior segmental branch)
⑧ 온간간동맥(common hepatic artery)
⑩ S2(lateral-superior segmental branch)
⑫ 오른위동맥(Rt. gastric artery)
⑭ 지라동맥(splenic artery)

동일 환자의 영상으로 영상(a)는 오른간동맥이 위창자간막동맥에서 기시하는 replaced Rt. hepatic artery의 변이를 보여주며, 영상(b)의 온간동맥조영상에서는 왼간동맥이 관찰되고 있다.

그림 5-10. Right hepatic artery from superior mesenteric artery

③ 그 밖의 다양한 간동맥 변이들

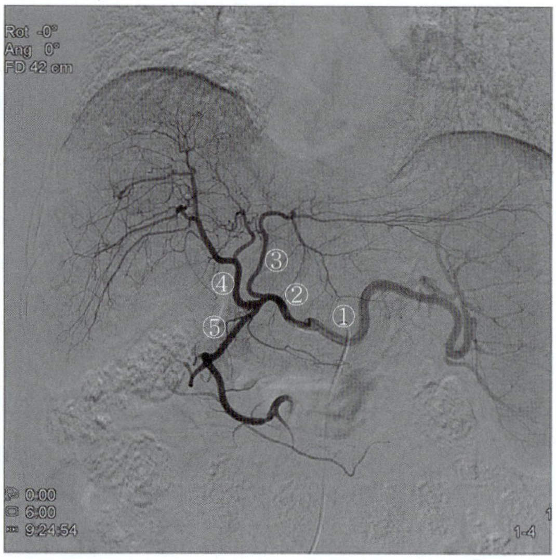

① 지라동맥(splenic artery)
② 온간동맥(common hepatic artery)
③ 왼간동맥(Lt. hepatic artery)
④ 오른간동맥(Rt. hepatic artery)
⑤ 위샘창자동맥(gastroduodenal artery)

그림 5-11. 왼간동맥이 오른간동맥보다 먼저 기시하는 경우

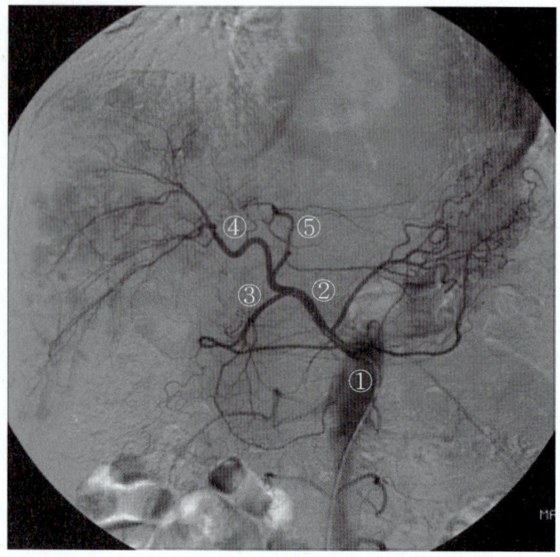

① 배대동맥(abdominal aorta)
② 온간동맥(common hepatic artery)
③ 위샘창자동맥(gastroduodenal artery)
④ 오른간동맥(Rt. hepatic artery)
⑤ 왼간동맥(Lt. hepatic artery)

그림 5-12. 온간동맥이 배대동맥에서 직접 기시하는 경우

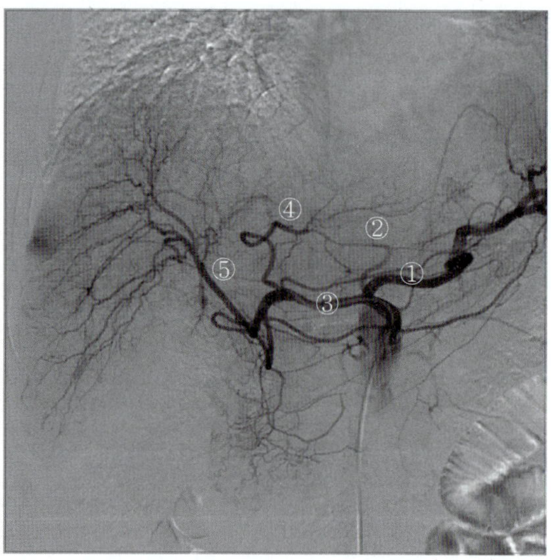

① 지라동맥(splenic artery)
② 왼위동맥(Lt. gastric artery)
③ 온간동맥(common hepatic artery)
④ S3(lateral-inferior segmental branch)
⑤ 오른간동맥(Rt. hepatic artery)

그림 5-13. 오른간동맥이 위샘창자동맥에서 기시하는 경우

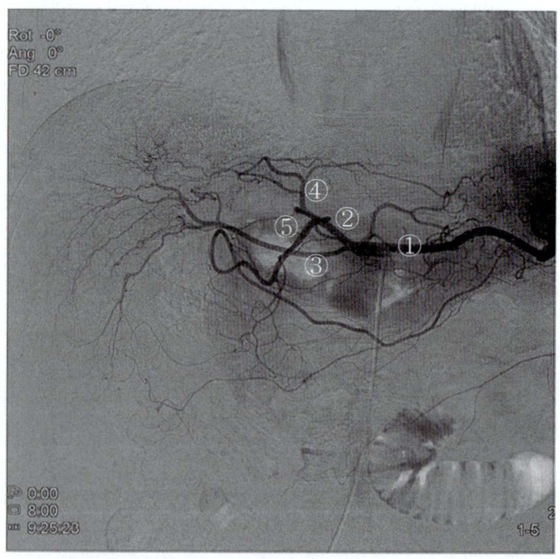

① 지라동맥(splenic artery)
② 온간동맥(common hepatic artery)
③ 오른간동맥(Rt. hepatic artery)
④ 왼간동맥(Lt. hepatic artery)
⑤ 위샘창자동맥(gastroduodenal artery)

그림 5-14. 왼·오른 간동맥이 복강동맥 입구에서 early bifurcation하는 경우

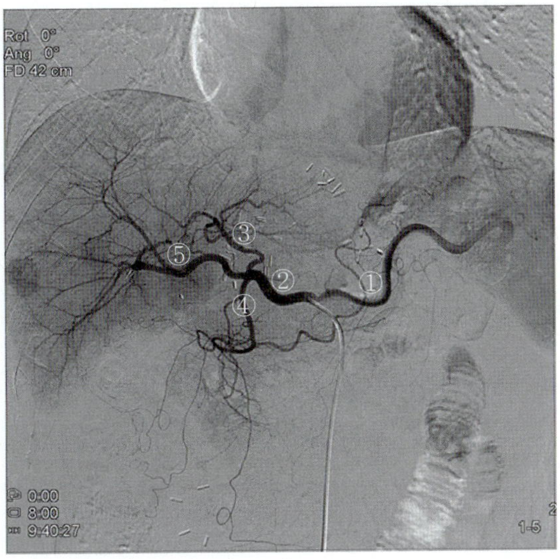

① 지라동맥(splenic artery)
② 온간동맥(common hepatic artery)
③ 왼간동맥(Lt. hepatic artery)
④ 위샘창자동맥(gastroduodenal artery)
⑤ 오른간동맥(Rt. hepatic artery)

그림 5-15. 왼·오른 간동맥과 위샘창자동맥이 trifurcation하는 경우

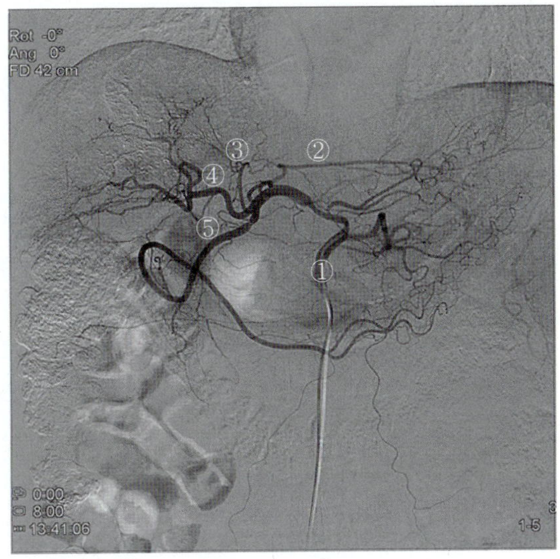

① 왼위동맥(Lt. gastric artery)
② S2(lateral-superior segmental branch)
③ S4(medial segmental branch)
④ 오른간동맥(Rt. hepatic artery)
⑤ 위샘창자동맥(gastroduodenal artery)

그림 5-16. 온간동맥이 왼위동맥에서 기시하는 경우

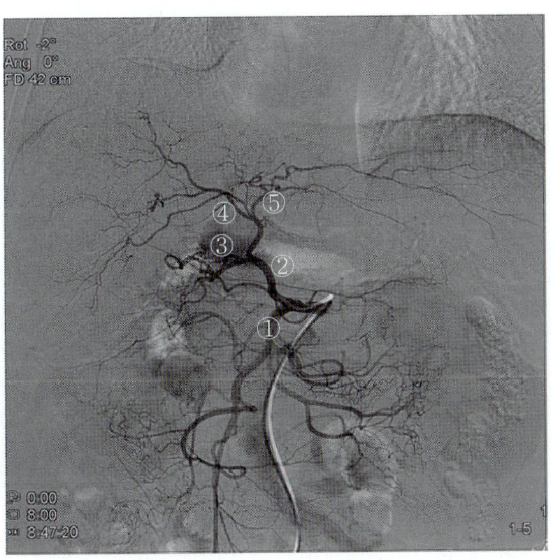

① 위창자간막동맥(superior mesenteric artery)
② 온간동맥(common hepatic artery)
③ 위샘창자동맥(gastroduodenal artery)
④ 오른간동맥(Rt. hepatic artery)
⑤ 왼간동맥(Lt. hepatic artery)

그림 5-17. 위창자간막동맥에서 온간동맥이 분기하는 경우(hepaticomesenteric trunk)

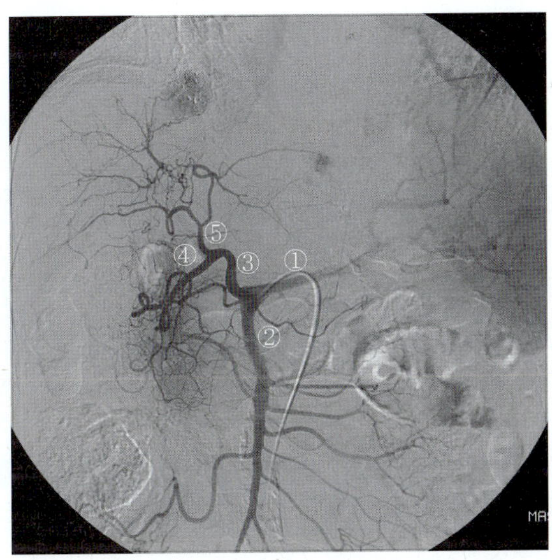

① 지라동맥(splenic artery)
② 위창자간막동맥(superior mesenteric artery)
③ 온간동맥(common hepatic artery)
④ 위샘창자동맥(gastroduodenal artery)
⑤ 고유간동맥(proper hepatic artery)

그림 5-18. 위창자간막동맥과 온간동맥, 지라 동맥이 같이 분기하는 경우(celiacomesenteric trunk)

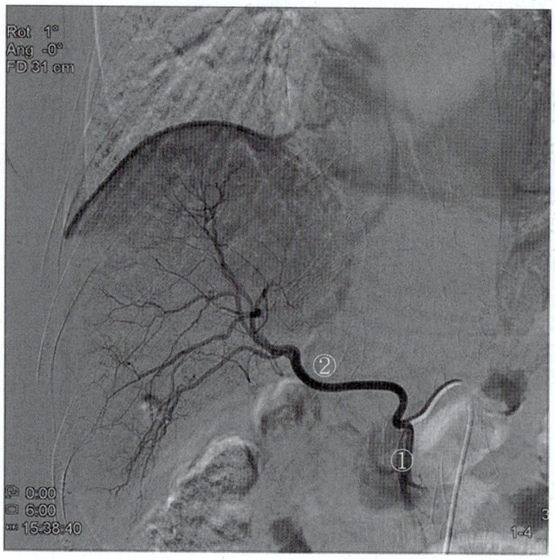

(a) (b)

① 위창자간막동맥(superior mesenteric artery)
② 오른간동맥(Rt. hepatic artery)
③ 온간동맥(common hepatic artery)
④ 위샘창자동맥(gastroduodenal artery)
⑤ 왼간동맥(Lt. hepatic artery)
⑥ S3(lateral-inferior segmental branch)
⑦ S2(lateral-superior segmental branch)
⑧ S4(medial segmental branch)

동일 환자의 영상으로 영상(a)는 오른간동맥이 위창자간막동맥에서 분기하며, 영상(b)는 온간동맥이 위창자간막동맥에서 분기하는 hepaticomesenteric trunk의 변이를 보여주고 있다.

그림 5-19. Replaced right hepatic artery + Hepaticomesenteric trunk

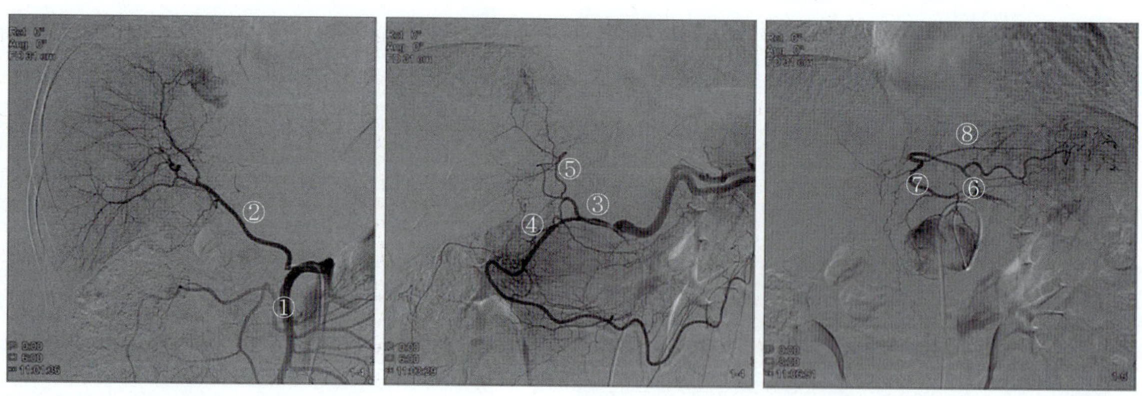

(a) (b) (c)

① 위창자간막동맥(superior mesenteric artery)
② 오른간동맥(Rt. hepatic artery)
③ 온간동맥(common hepatic artery)
④ 위샘창자동맥(gastroduodenal artery)
⑤ S4(medial segmental branch)
⑥ 왼위동맥(Lt. gastric artery)
⑦ S3(lateral-inferior segmental branch)
⑧ S2(lateral-superior segmental branch)

동일 환자의 영상으로 영상(a)에서는 오른간동맥이 위창자간막동맥에서 분기하고, 영상(b)에서는 S4 branch가 온간동맥에서 분기하며, 영상(c)에서는 왼간동맥이 왼위동맥에서 분기하는 복합적인 변이를 보여주고 있다.

그림 5-20. Replaced right hepatic artery + Replaced left hepatic artery

(7) Couinaud's classification

간(liver)을 2엽(lobe)으로 구분하면 중간정맥(또는 쓸개와 아래대정맥을 연결한 선)을 중심으로 오른쪽은 오른엽(Rt. lobe), 왼쪽은 왼엽(Lt. lobe)으로 구분할 수 있고, 4개의 분절(segment)로 구분하면 오른간정맥을 기준으로 앞쪽은 anterior segment, 뒤쪽은 posterior segment가 되며, 중간정맥과 왼간정맥 사이가 medial segment, 왼간정맥의 가측이 lateral segment로 구분할 수 있다. 그리고 간을 8개의 분절로 구분할 수 있는데 가장 대표적인 구분법이 Couinaud's classification이다. 이 분류법은 간을 기능적으로 독립된 8개의 분절로 나누고 각 분절은 각자 고유의 혈류 유입, 유출로 및 담즙 배액로를 가지고 있다. 각 분절의 중심에는 문맥과 간동맥, 담관의 분지가 위치하며, 말단에는 간정맥으로 흐르는 유출혈류가 있다. 간의 해부학적 구조를 분류함에 있어 이 분류법을 이해한다면 CT, MRI, 초음파, 혈관조영상에서 간에 대한 해부학적 구조를 이해하는데 많은 도움이 될 것이다.

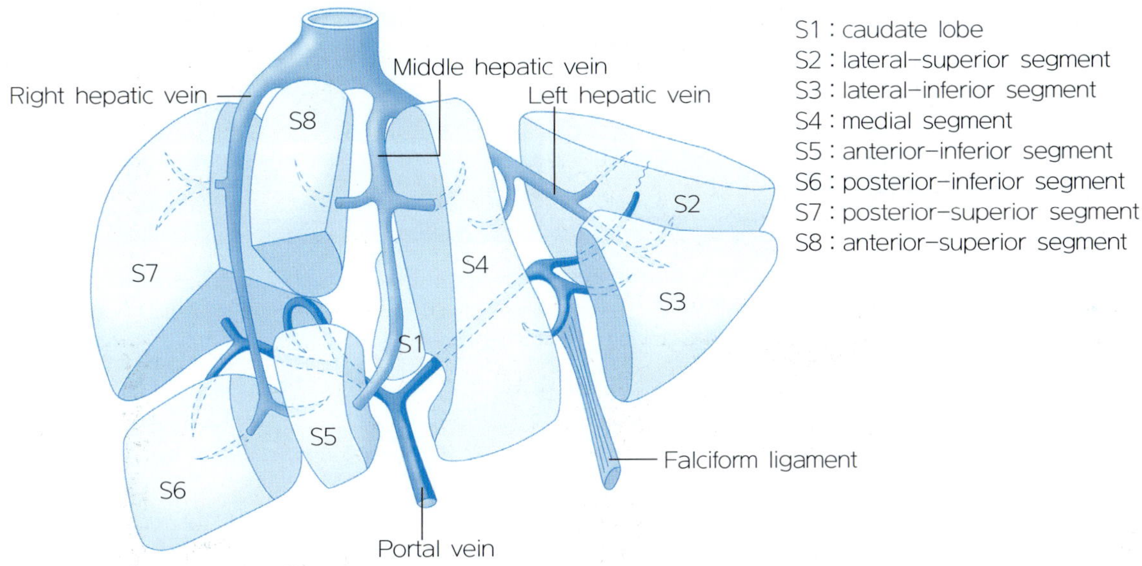

그림 5-21. Couinaud's classification

(8) CT영상에서의 Couinaud's classification

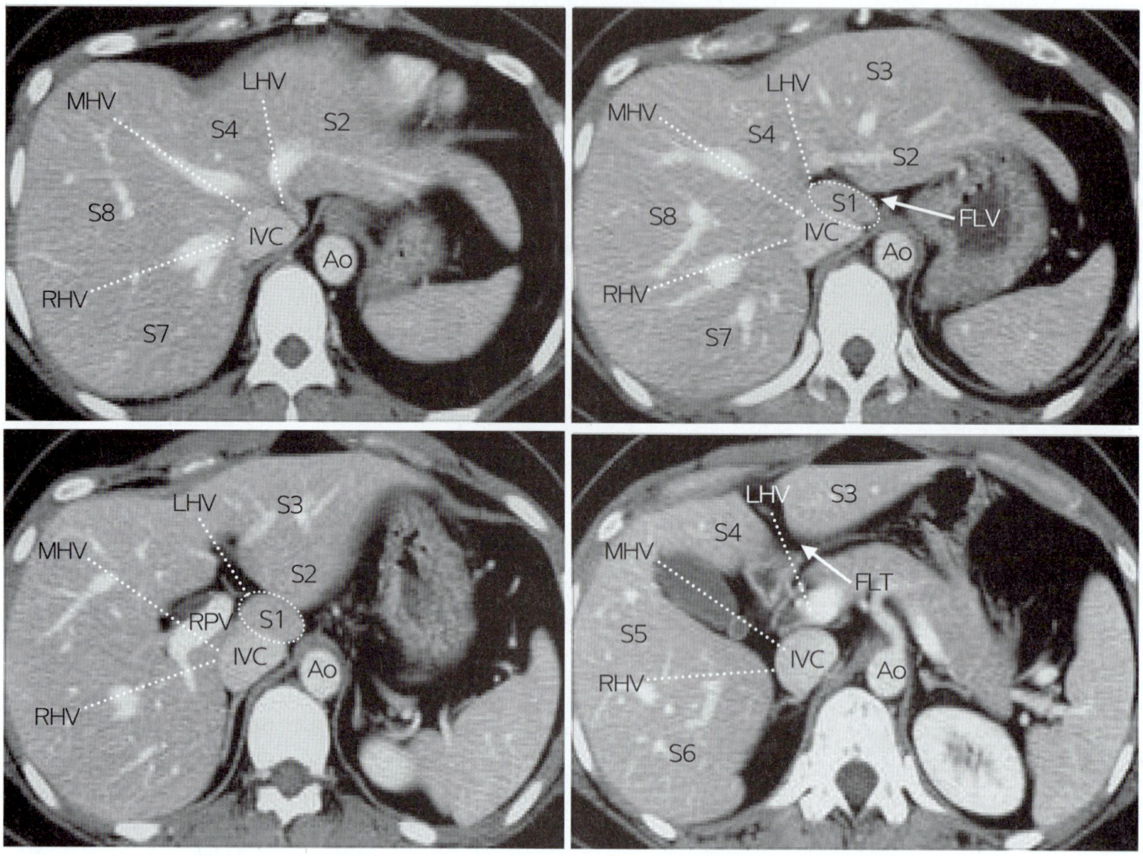

Ao : 배대동맥(abdominal aorta) IVC : 아래대정맥(inferior vena cava) RPV : 오른간문맥(Rt. portal vein)
RHV :오른간정맥(Rt. hepatic vein) MHV : 중간정맥(middle hepatic vein) LHV : 왼간정맥(Lt. hepatic vein)
FLT : fissure for ligament teres FLV : fissure for ligament venosum

그림 5-22. CT영상에서 Couinaud's classification

① Segment 1(caudate lobe) : 아래대정맥(IVC)의 왼쪽이면서 앞으로는 fissure for ligament venosum을 경계로 아래대정맥(IVC)을 따라 기둥 모양의 분절이다.

② Segment 2(lateral-superior segment) : 왼간정맥(또는 fissure for ligament teres)을 경계로 왼쪽 분절이며, 왼간문맥의 위쪽이면서 뒤쪽에 위치한다.

③ Segment 3(lateral-inferior segment) : 왼간정맥(또는 fissure for ligament teres)을 경계로 왼쪽분절이며, 왼간문맥의 아래쪽이면서 앞쪽에 위치한다. 그러나 S2와 S3가 겹쳐진 영상에서는 앞뒤 관계를 고려해야 하는데, 이때는 왼간문맥의 S2 branch와 S3 branch로 구분하는 것이 편리하다. S2와 S3의 앞뒤 구분은 뒤쪽에 있는 것이 S2이고, 앞쪽에 있는 것이 S3이다.

④ Segment 4(medial segment) : 중간정맥과 왼간정맥 사이(또는 쓸개와 아래대정맥을 연결한 선과 fissure for ligament teres 사이)의 분절을 말한다.

⑤ Segment 5(anterior-inferior segment) : 오른간문맥의 아래쪽이면서 오른간정맥과 중간정맥(쓸개와 아래대정맥을 연결한 선) 사이의 분절을 말한다. 그리고 오른간정맥의 방향은 간의 말단으로 내려갈수록 쓸개 바로 옆으로 주행하므로 실제적인 S5의 영역은 얼마되지 않고 S6의 영역이 대부분이 된다. 따라서 S5의 영역은 쓸개 바로 옆이라고 생각하면 되고 간의 말단은 S6의 영역이 된다.

⑥ Segment 6(posterior-inferior segment) : 오른간문맥의 아래쪽이면서 오른간정맥의 뒤쪽 분절이며 간의 말단 대부분이다.

⑦ Segment 7(posterior-superior segment) : 오른간문맥의 위쪽이면서 오른간정맥의 뒤쪽 분절을 말한다.

⑧ Segment 8(anterior-superior segment) : 오른간문맥의 위쪽이면서 오른간정맥과 중간정맥사이의 분절을 말한다. 오른간정맥은 anterior segment(S5,S8)와 posterior segment(S6,S7)를 구분하고, 중간정맥은 오른간과 왼간을 구분하며, 왼간정맥은 medial segment와 lateral segment를 구분한다. 오른간문맥은 superior segment(S7,S8)와 inferior segment(S5,S6)를 구분하며, 왼간문맥은 superior segment(S2)와 inferior segment(S3)를 구분하는 기준선이 된다.

(9) 혈관조영상에서 간분절의 영역

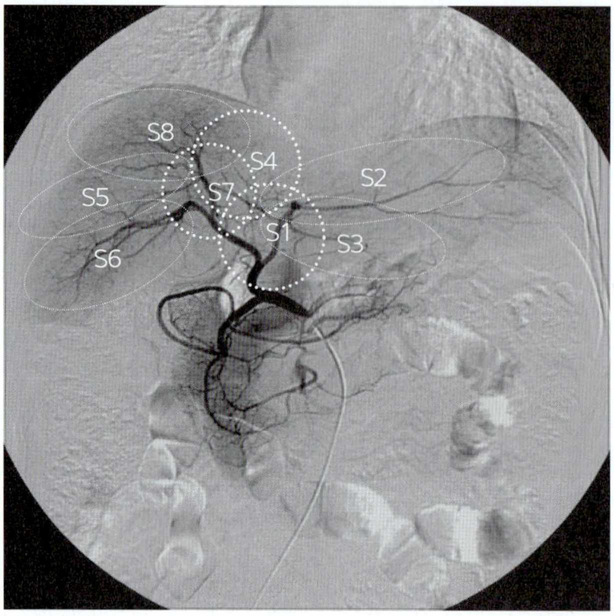

그림 5-23. 온간동맥조영상에서 간분절의 영역

(10) CT영상과 혈관조영상의 비교

① Segment 1(caudate lobe)

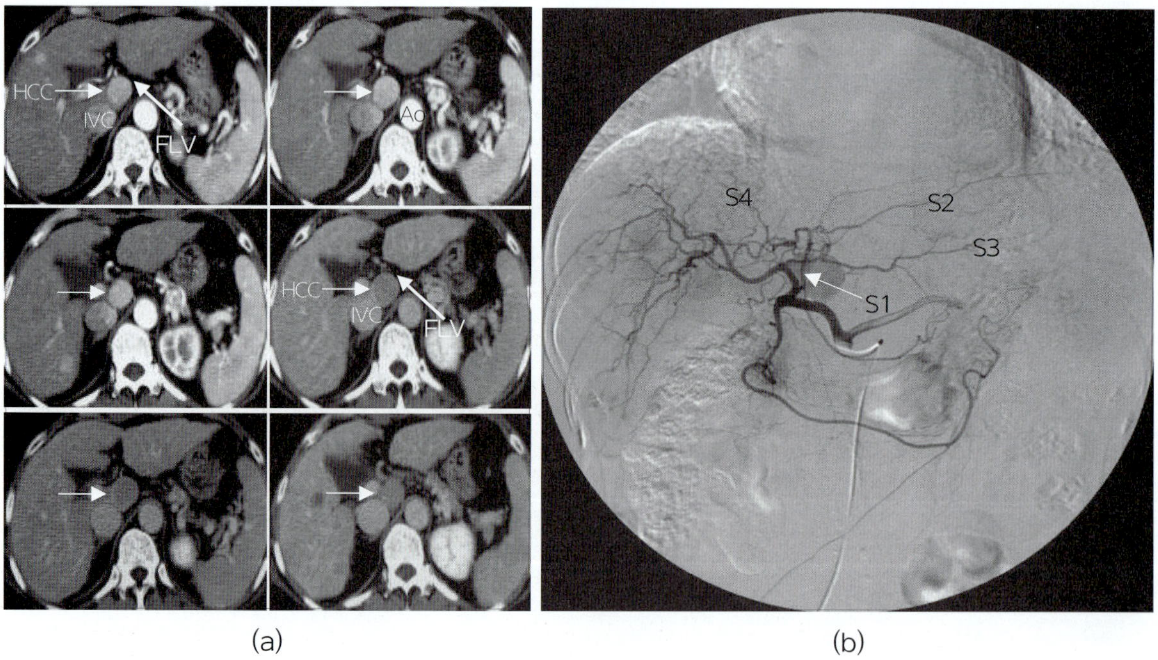

영상(a)에서 아래대정맥(IVC)의 왼쪽이면서 앞으로는 fissure for ligament venosum을 경계로 S1에 간세포암이 관찰되며(화살표), 영상(b)는 같은 환자의 혈관조영상으로 간세포암이 S1 branch에 의해 혈류공급을 받고 있는 모습이 관찰된다(화살표).

그림 5-24. Segment 1의 간세포암

② Segment 2(lateral-superior segment)

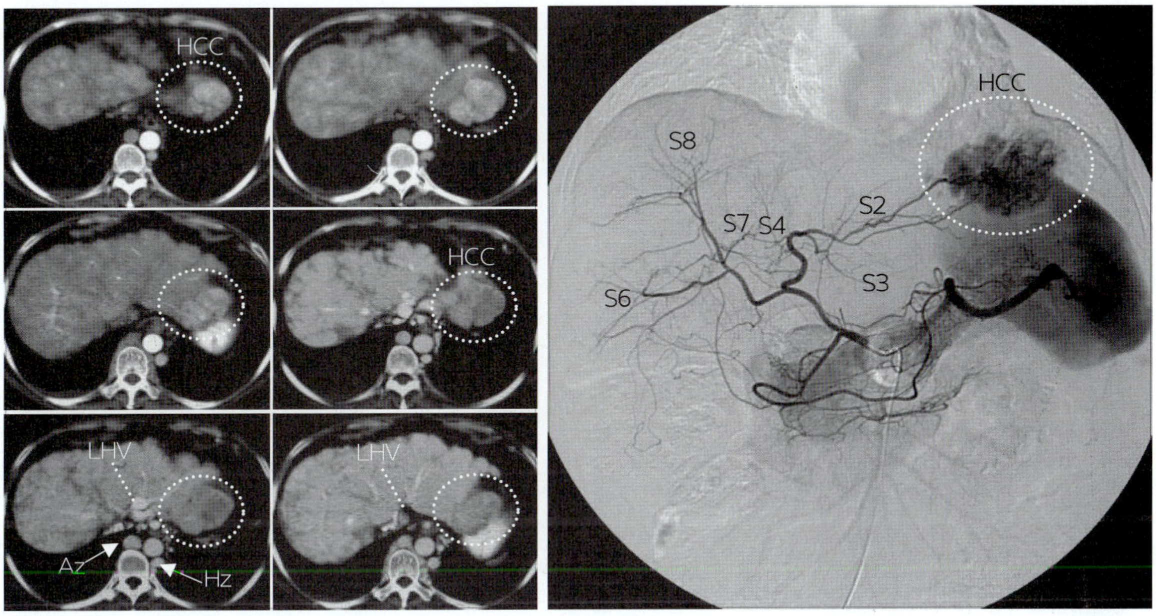

(a) (b)

영상(a)에서 왼간정맥의 좌측이면서 왼간문맥의 위쪽 부분인 S2에 간세포암이 관찰되며(점선), 영상(b)는 같은 환자의 혈관조영상으로 S2 branch가 S3 branch보다 현저하게 굵어져 있는 모습이 관찰되는데 이것은 간세포암이 그만큼 더 간동맥의 혈류를 필요로 하기 때문이다(점선). 또한 영상(a)에서 홀정맥(azygos vein)과 반홀정맥(hemiazygos vein)이 커져있고 아래대정맥이 좁아져 있는 버드-키아리 증훈군(Budd-Chiari syndrome)의 소견이 관찰된다.

그림 5-25. Segment 2의 간세포암

③ Segment 3(lateral-inferior segment)

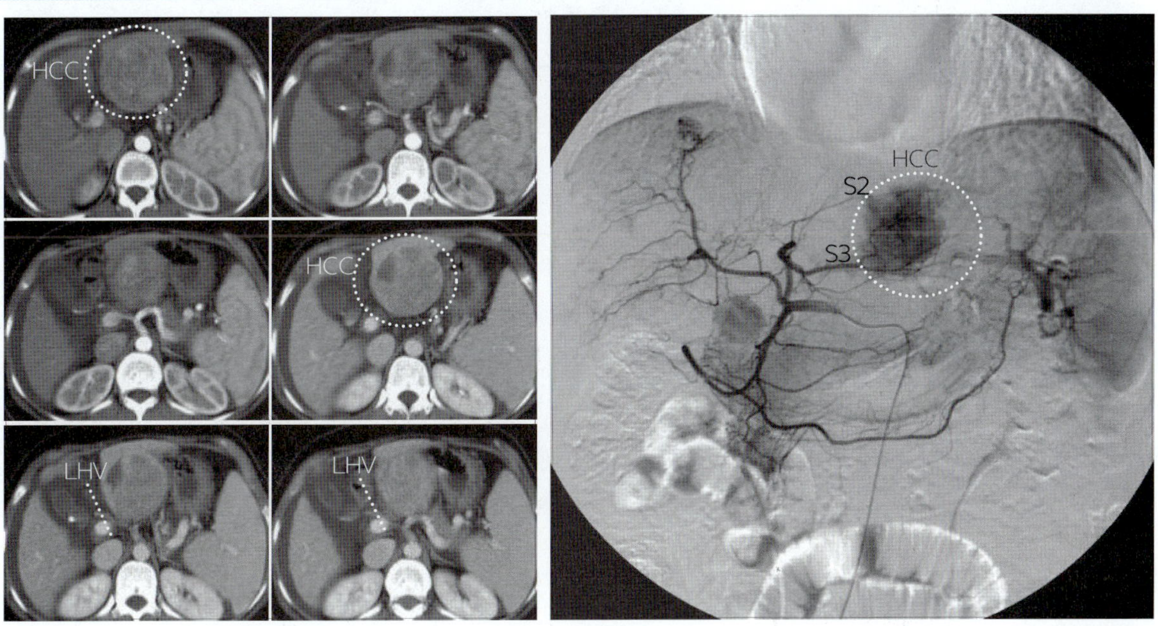

(a) (b)

영상(a)에서 왼간정맥의 좌측이면서 왼간문맥의 아래쪽 부분인 S3에 간세포암이 관찰되며(점선), 영상(b)는 같은 환자의 혈관조영상으로 S3 branch가 S2 branch보다 현저하게 굵어져 있는 모습이 관찰된다(점선).

그림 5-26. Segment 3의 간세포암

④ Segment 4(medial segment)

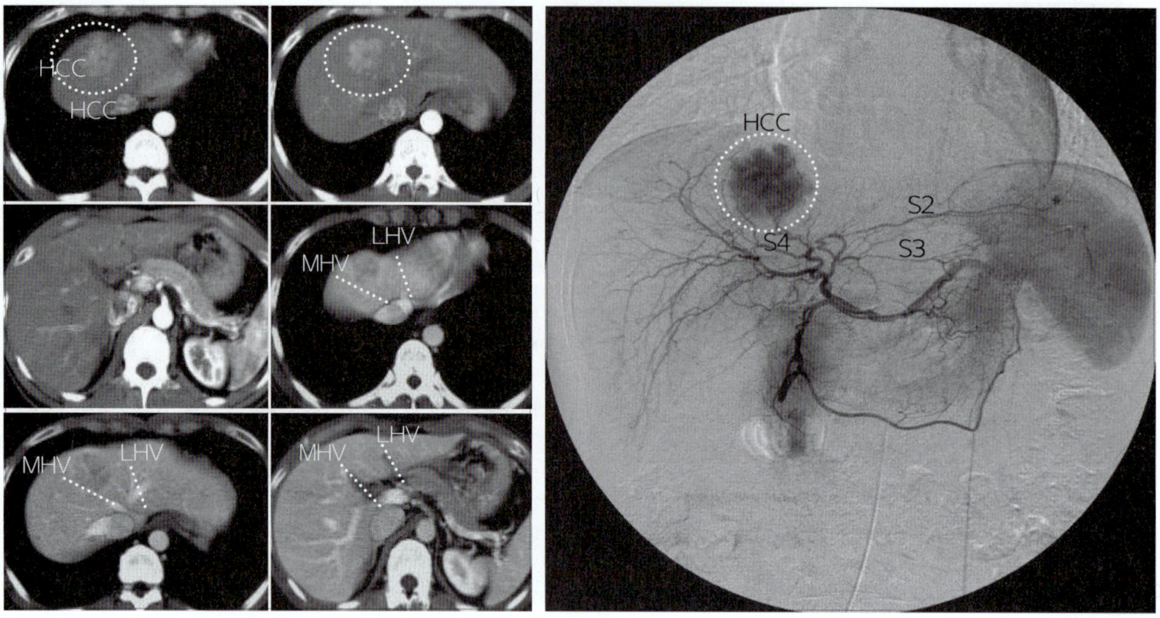

(a) (b)

영상(a)에서 중간정맥과 왼간정맥 사이인 S4에 간세포암이 관찰되며(점선), 영상(b)는 같은 환자의 혈관조영상으로 간세포암이 S4 branch에 의해 혈류공급을 받고 있는 모습이다(점선).

그림 5-27. Segment 4의 간세포암

⑤ Segment 5(anterior-inferior segment)

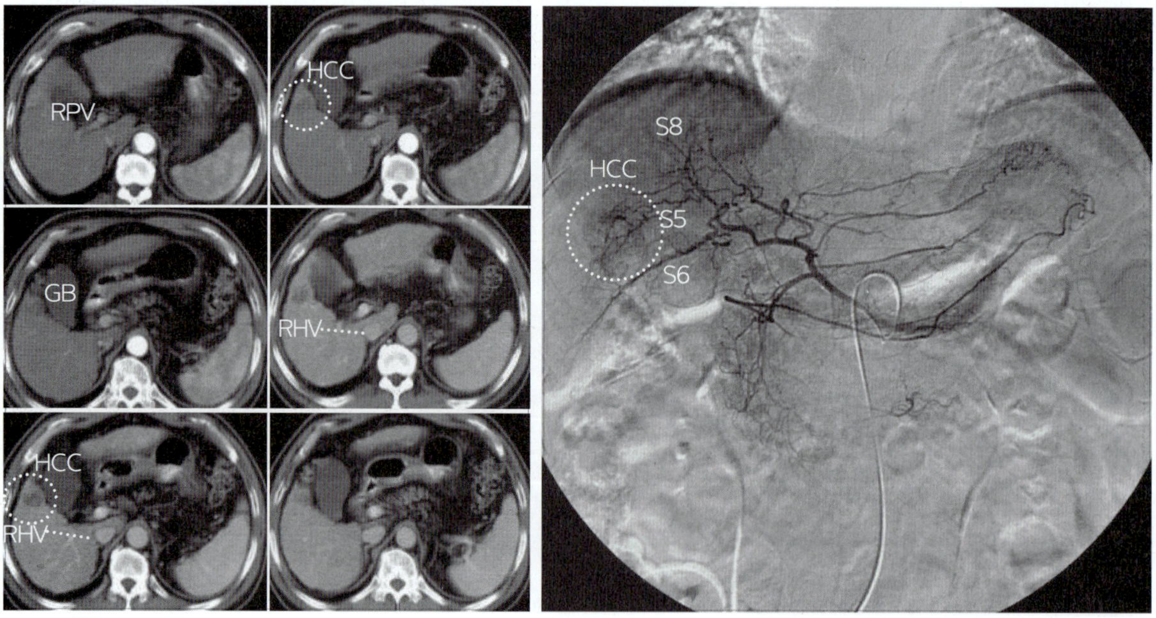

(a) (b)

영상(a)에서 오른간문맥의 아래쪽이면서 오른간정맥의 앞쪽 부분인 쓸개 옆의 S5에 간세포암이 관찰되며(점선), 영상(b)는 같은 환자의 혈관조영상으로 간세포암이 S5 branch에 의해 혈류공급을 받고 있는 모습이다(점선).

그림 5-28. Segment 5의 간세포암

⑥ Segment 6(posterior–inferior segment)

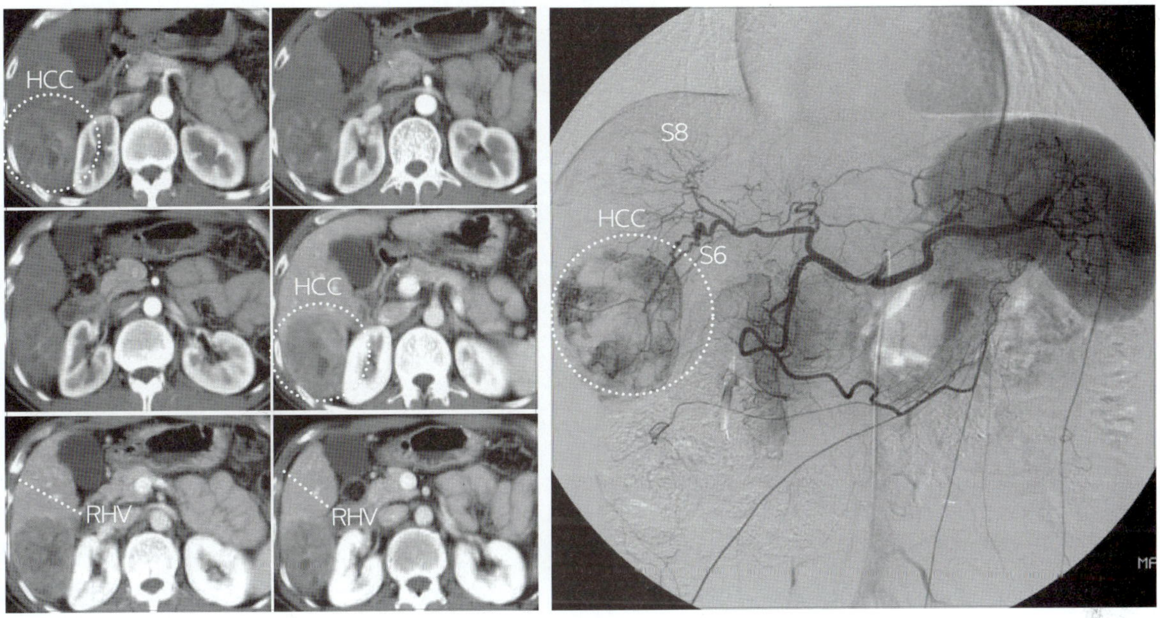

(a) (b)

영상(a)에서 오른간문맥의 아래쪽이면서 오른간정맥의 뒷쪽 부분인 S6에 간세포암이 관찰되며(점선), 영상(b)는 같은 환자의 혈관조영상으로 간세포암이 S6 branch에 의해 혈류공급을 받고 있는 모습이다(점선).

그림 5–29. Segment 6의 간세포암

⑦ Segment 7(posterior–superior segment)

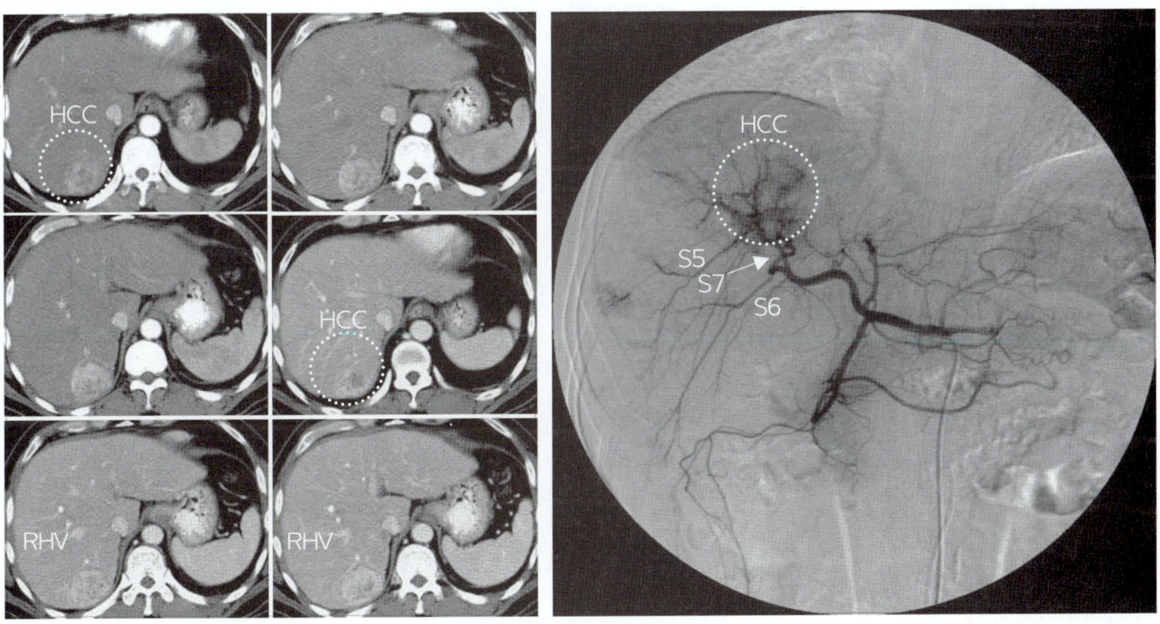

(a) (b)

영상(a)에서 오른간문맥의 위쪽이면서 오른간정맥의 뒷쪽 부분인 S7에 간세포암이 관찰되며(점선), 영상(b)는 같은 환자의 혈관조영상으로 간세포암이 S7 branch에 의해 혈류공급을 받고 있는 모습이다(점선).

그림 5–30. Segment 7의 간세포암

⑧ Segment 8(anterior-superior segment)

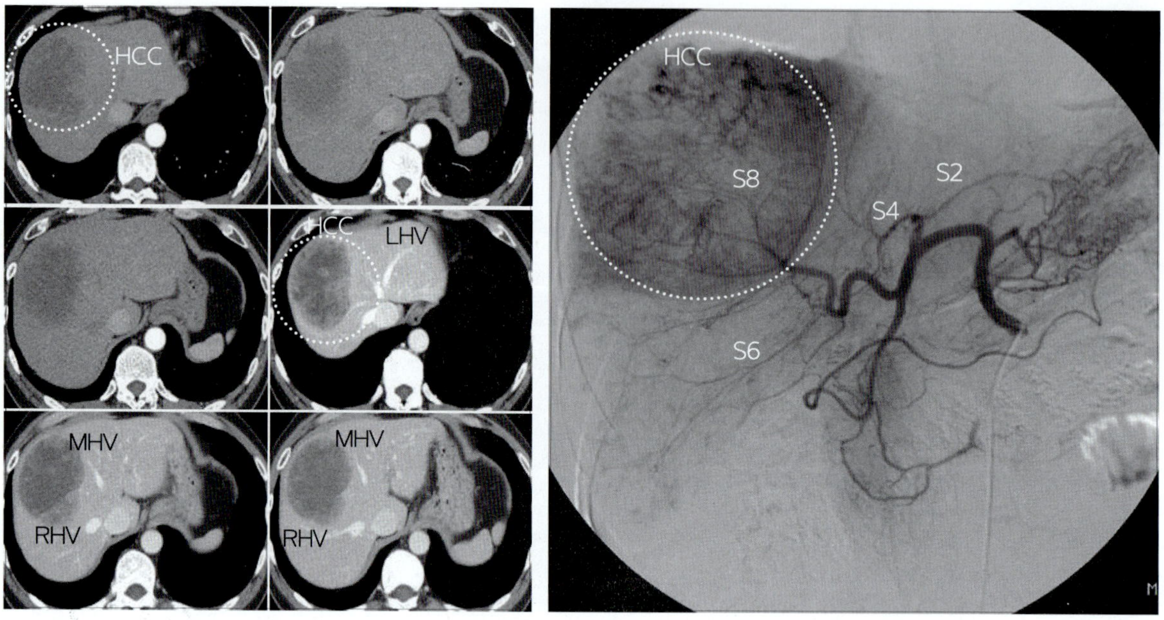

(a) (b)

영상(a)에서 오른간문맥의 위쪽이면서 오른간정맥과 중간정맥 사이인 S8에 간세포암이 관찰되며(점선), 영상(b)는 같은 환자의 혈관조영상으로 간세포암이 S8 branch에 의해 혈류공급을 받고 있는 모습이다(점선).

그림 5-31. Segment 8의 간세포암

4) 지라동맥조영술(splenic arteriography)

(1) 해부학적 구조

지라(spleen)는 좌상복부 복강 내에 위치한 장기로 적혈구의 성숙과 혈소판의 저장고로서의 기능뿐 아니라 면역계에서도 중요한 기능을 한다. 지라동맥(splenic artery)은 복강동맥이 분지하는 혈관 중에서 가장 큰 가지로써 이자 상연을 따라 지라 내로 주행하며 이자 상연에서 이자가지(pancreatic branches)를 분지하고 지라동맥 말단부에서 위저부에 분포하는 짧은위동맥(short gastric artery)을 분지한다.

(2) 검사목적

지라동맥조영술은 지라동맥자루(splenic artery aneurysm) 등에 대한 인터벤션 전·후 평가를 위해 시행하며, 그밖에 위장관출혈이나 간문맥의 지연상을 얻기 위해 시행하기도 한다.

(3) 검사방법

넙다리동맥(femoral artery)을 천자한 후 안내철심과 5F RH 카테터(Yashiro 또는 cobra 카테터)를 이용하여 제 12등뼈와 제 1허리뼈 사이에 위치한 지라동맥을 선택하여 1 f/s으로 지라동맥조영술을 시행하며, 간문맥이 충분히 관찰될 때까지 촬영한다. 조영제 양은 일반적으로 5 ㎖/sec, total volume 25 ㎖ 정도이다.

(4) 혈관조영상

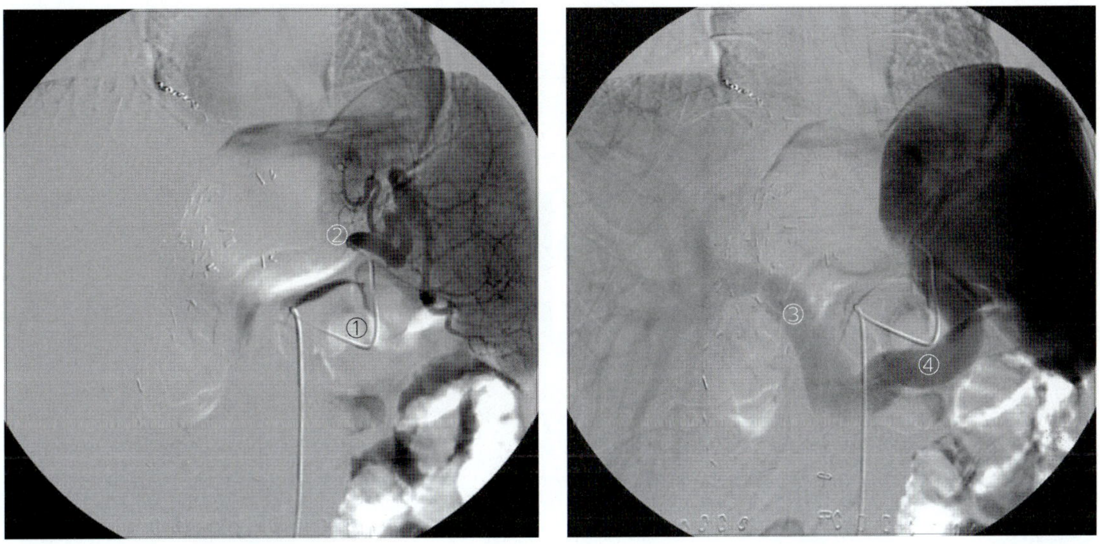

(a) (b)

① RH 카테터 ② 지라동맥(splenic artery) ③ 주문맥(main portal vein) ④ 지라정맥(splenic vein)

영상(a)는 RH 카테터를 이용한 지라동맥조영상이며, 영상(b)는 지라동맥조영술의 지연상으로 지라정맥과 주문맥 및 간내문맥을 잘 보여주고 있다.

그림 5-32. 지라동맥조영상(a)과 간문맥상(b)

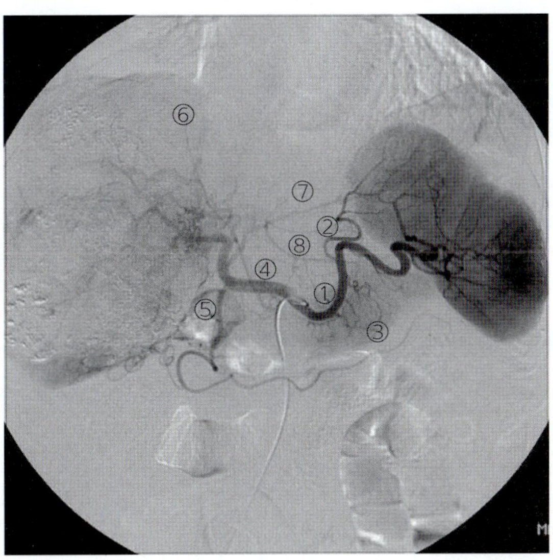

① 지라동맥(splenic artery)
② 덧지라동맥(accessory splenic artery)
③ 이자동맥(pancreatic branches)
④ 온간동맥(common hepatic artery)
⑤ 위샘창자동맥(gastroduodenal artery)
⑥ 오른아래가로막동맥(Rt. inferior phrenic artery)
⑦ S2(lateral-superior branch)
⑧ S3(lateral-inferior branch)

복강동맥조영술에서 지라동맥을 따라 이자동맥의 가지가 잘 관찰되고 있다.

그림 5-33. 복강동맥조영상

(5) 주요 지라동맥질환

① 지라동맥자루(splenic artery aneurysm)

지라동맥자루는 일반적으로 진행된 간경화로 인하여 간으로 들어가는 간동맥의 혈류에 압력이 발생하고, 그 혈류와 압력이 지라동맥에 영향을 미쳐 발생한다. 그 외에 복강 내 외상, 섬유근이형성증(fibromuscular dysplasia), 이자염, 감염 등의 원인으로도 발생하며, 항상 파열의 위험성이 있으므로 치료를 요하며, 치료방법으로는 수술과 인터벤션 등이 있다.

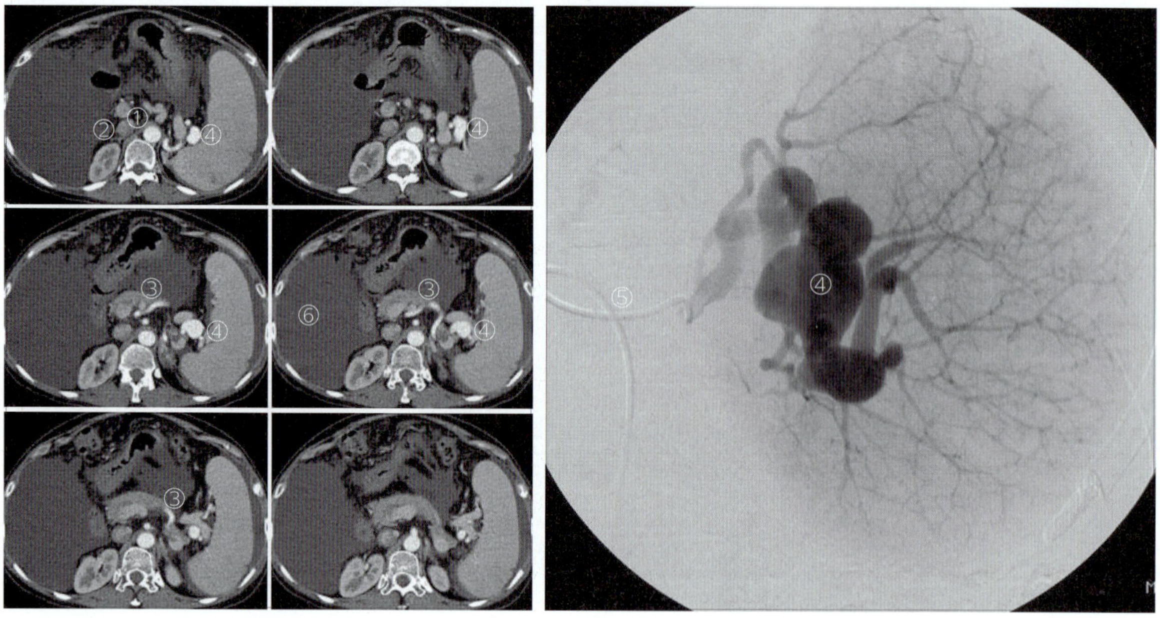

(a) (b)

① 배대동맥(abdominal aorta) ② 아래대정맥(inferior vena cava) ③ 지라동맥(splenic artery)
④ 지라동맥자루(splenic artery aneurysm) ⑤ RH 카테터 ⑥ 복수(ascites)

영상(a)의 CT영상에서 진행된 간경화의 합병증인 문맥고혈압으로 다량의 복수가 관찰되며, 지라동맥자루가 관찰된다. 영상(b)에서는 진행된 간경화로 인한 지라비대(splenomegaly)와 지라동맥자루가 관찰된다.

그림 5-34. 지라동맥자루의 CT영상(a)과 지라동맥조영술(b)

5) 위동맥조영술(gastric arteriography)

(1) 해부학적 구조

위(stomach)의 큰굽이는 오른위그물막동맥(Rt. gastroepiploic artery)과 왼위그물막동맥(Lt. gastroepiploic artery)에 의해, 작은굽이의 1/2 이하와 날문부는 오른위동맥에 의해, 작은굽이의 1/2 이상과 들문부는 왼위동맥에 의해 영양을 공급받으며, 오른위동맥의 끝과 왼위동맥의 끝은 서로 연결되어 있다. 위샘창자동맥은 온간동맥에서 분지되고 뒤위이자샘창자동맥(posterosuperior pancreaticoduodenal artery)과 앞위이자샘창자동맥(anterosuperior pancreaticoduodenal artery)을 분지한 후에 오른위그물막동맥이 되어 큰굽이를 따라 주행하며, 지라동맥 말단부에서 기시하는 왼위그물막동맥과 연결된다. 뒤위이자샘창자동맥과 앞위이자샘창자동맥은 위창자간막동맥(SMA)에서 기시하는 뒤아래이자샘창자동맥(posteroinferior pancreaticoduodenal artery)과 앞아래이자샘창자동맥(anteroinferior pancreaticoduodenal artery)이 연결되어 그물망 형태(arcade)를 이룬다. 앞(뒤)아래이자샘창자동맥[anteroinferior (posteroinferior) pancreaticoduodenal artery]은 온간동맥이 좁아지거나 폐색되었을 경우에 간동맥화학색전술(TACE)을 시행하는 중요한 경로가 되기도 한다.

(2) 검사목적

일반적으로 위동맥조영술은 상부위장관 출혈 등에서 인터벤션 전·후 평가를 위해 시행하며, 그밖에 왼위동맥조영술은 간동맥화학색전술(TACE)을 시행할 때 왼위동맥에서 기시하는 왼간동맥을 확인하기 위하여 시행하는 경우가 대부분이다.

(3) 검사방법

위동맥조영술은 일반적으로 소화성궤양(peptic ulcer), 급성출혈성위염 등의 원인으로 상부위장관 출혈이 있는 경우 시행하며, 왼위동맥의 출혈이 약 75% 이상이다. 먼저 왼위동맥의 기시부를 5F RH 카테터(Yashiro 카테터 또는 cobra 카테터)로 선택하여 확인하고, 필요하면 마이크로 카테터와 마이크로 가이드 와이어를 이용하여 위샘창자동맥(gastroduodenal artery)과 이자샘창자동맥(pancreaticoduodenal artery), 오른위그물막동맥(Rt. gastroepiploic artery) 등을 확인해야 한다. 조영제는 2 ㎖/s, total volume 10 ㎖ 정도로 하고, 영상은 1 f/s으로 조정한다.

(4) 혈관조영상

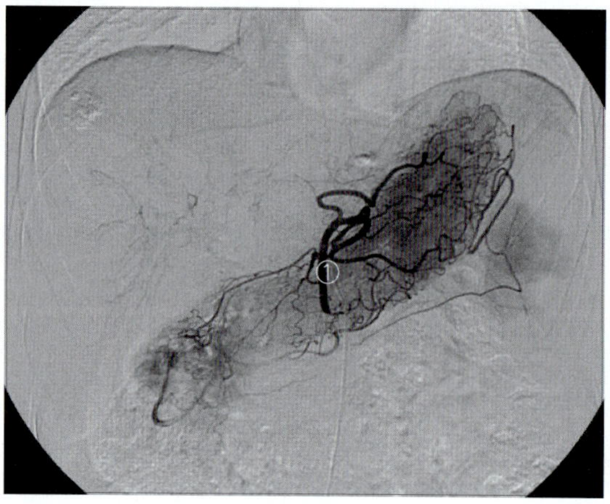

(a)

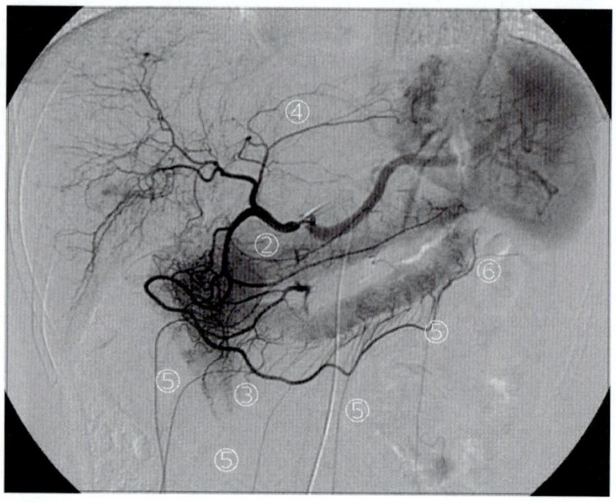

(b)

① 왼위동맥(Lt. gastric artery)
② 오른위동맥(Rt. gastric artery)
③ 오른위그물막동맥(Rt. gastroepiploic artery)
④ 덧왼위동맥(accessory left gastric artery)
⑤ 그물막동맥(omental artery)
⑥ 왼위그물막동맥(Lt. gastroepiploic artery)

영상(a)는 왼위동맥조영상으로 왼위동맥은 작은굽이를 따라 위장의 좌측 1/2 이상과 분문부에 혈류를 담당하는 것을 알 수 있다. 영상(b)에서는 오른위그물막동맥과 지라에서 기시하는 왼위그물막동맥과 연결되어 위장의 큰굽이를 따라 주행한다.

그림 5-35. 왼위동맥조영상(a)과 온간동맥조영상(b)

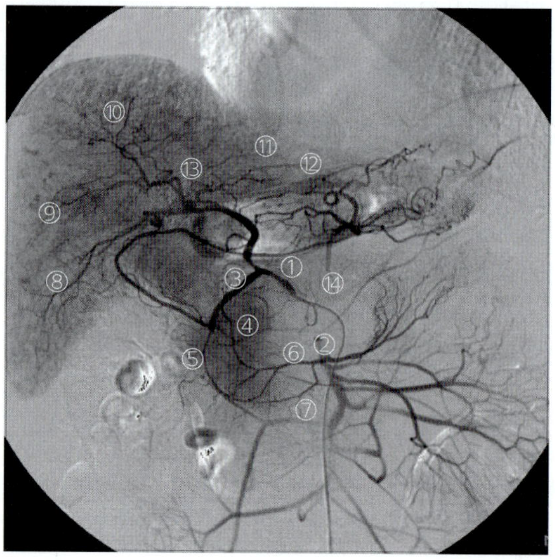

① 온간동맥(common hepatic artery)
② 위창자간막동맥(superior mesenteric artery)
③ 위샘창자동맥(gastroduodenal artery)
④ 뒤위이자샘창자동맥
(posterosuperior pancreaticoduodenal artery)
⑤ 앞위이자샘창자동맥
(anterosuperior pancreaticoduodenal artery)
⑥ 뒤아래이자샘창자동맥
(posteroinferior pancreaticoduodenal artery)
⑦ 앞아래이자샘창자동맥
(anteroinferior pancreaticoduodenal artery)
⑧ S6(posterior-inferior segmental branch)
⑨ S5(anterior-inferior segmental branch)
⑩ S8(anterior-superior segmental branch)
⑪ S2(lateral-superior segmental branch)
⑫ S3(lateral-inferior segmental branch)
⑬ S4(medial segmental branch)
⑭ 왼위동맥(Lt. gastric artery)

위의 온간동맥조영상에서 위샘창자동맥의 앞·뒤 위이자샘창자동맥이 위창자간막동맥의 앞·뒤아래이자샘창자동맥과 만나 그물망 형태(arcade)를 이루는 모습을 관찰할 수 있다.

그림 5-36. 온간동맥조영상

6) 아래가로막동맥조영술(inferior phrenic arteriography)

(1) 해부학적 구조

아래가로막동맥은 가로막 아래에서 궁상을 보이며 비스듬히 외측으로 주행하는 혈관이다. 대부분 복강동맥 기시부에서 분지하지만 콩팥동맥에서 분지하는 경우, 콩팥동맥 기시부와 복강동맥 사이의 배대동맥에서 직접 분지하는 경우, 왼위동맥, 왼간동맥, 위창자간막동맥 등에서 분지하는 경우가 있다. 간 내에 있는 종양은 간동맥에 의해서 혈류를 공급받아야 하지만 종양의 위치나 크기에 따라서 간 외의 혈관에서 혈류공급을 받기도 한다. 이러한 것을 기생공급(parasitic supply)이라고 하며, 그 대표적인 혈관이 아래가로막동맥에 의한 혈류공급이다. 그 외의 기생공급으로는 그물막동맥(omental artery), 신피막동맥(renal capsular artery), 창자간막동맥(mesenteric branches), 부신동맥(adrenal artery), 속가슴동맥(internal mammary artery), 갈비사이동맥(intercostal artery) 등에 의한 혈류공급이 있다.

(2) 검사목적

간동맥화학색전술(TACE)에서 간세포암에 대한 기생공급이 의심될 때 인터벤션 전·후 평가를 위해서 시행하는 경우가 대부분이다.

(3) 검사방법

종양의 기생공급이 의심되는 경우에는 시술 전에 CT영상에서 아래가로막동맥의 기시부를 확인하고, 5 F RH 카테터(Yashiro 또는 cobra 카테터)로 아래가로막동맥의 기시부를 선택한다. 5 F RH 카테터 내로 3 F 이하 마이크로 카테터와 마이크로 가이드 와이어를 이용하여 아래가로막동맥을 선택한다. 조영제는 일반적으로 2 mℓ/sec, total volume 8 mℓ 정도이며, 영상은 1 f/s으로 조정한다.

(4) 혈관조영상

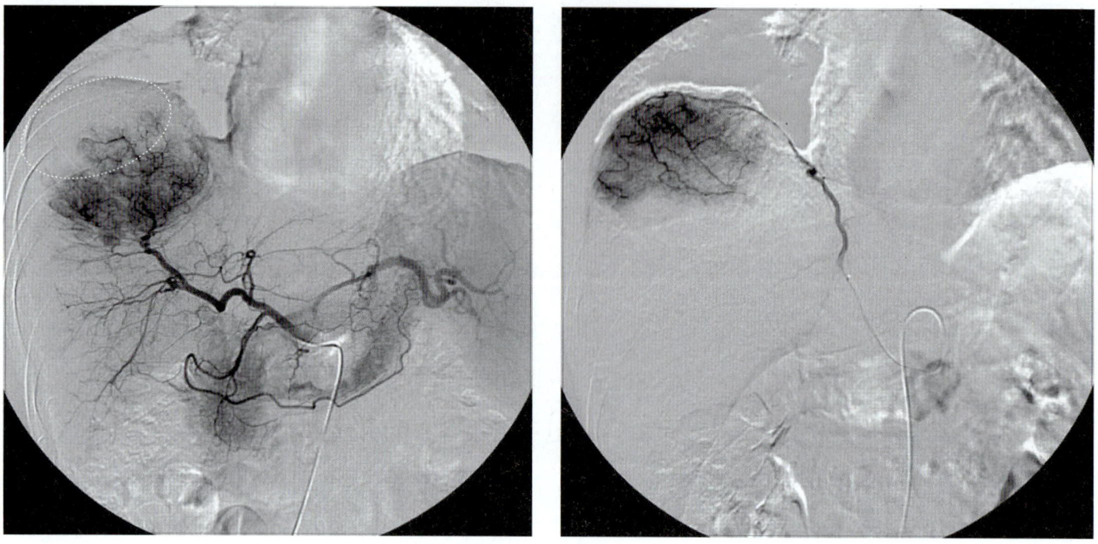

(a) (b)

영상(a)의 온간동맥조영상에서 간의 위쪽 부분(S8)에 간세포암의 결손부위가 관찰되며, 영상(b)의 오른아래가로막동맥조영상에서 간세포암의 결손부위가 잘 염색되는 것을 알 수 있다. 이러한 경우 간 내의 종양만 치료하면 효과가 적으므로 종양의 위치나 크기에 따라 기생공급에 의한 혈관들도 확인해야 한다.

그림 5-37. 온간동맥조영상(a)과 오른아래가로막동맥조영상(b)

(5) 아래가로막동맥의 기시부위

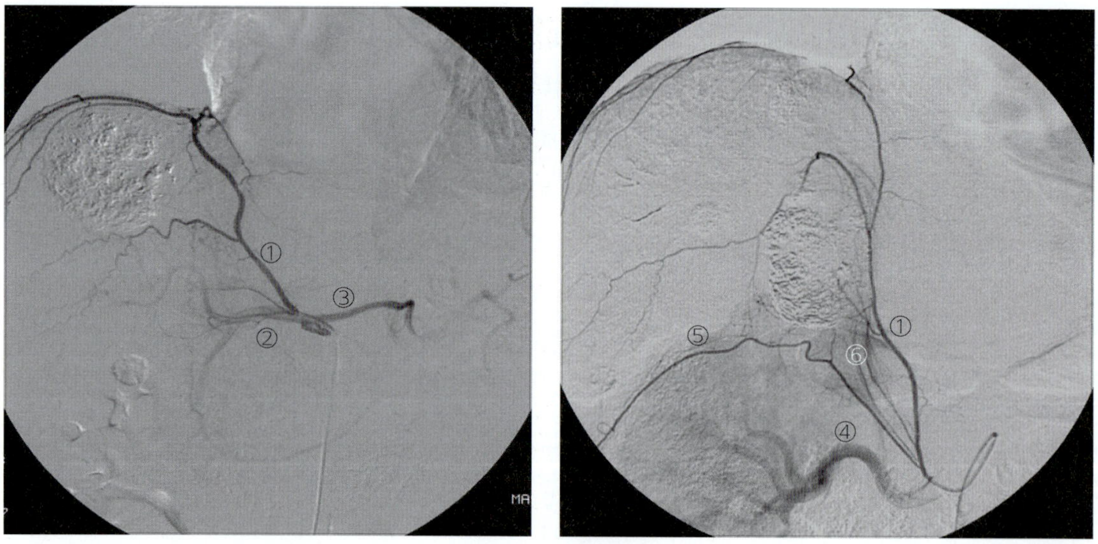

(a) (b)

① 오른아래가로막동맥(Rt. inferior phrenic artery) ② 온간동맥(common hepatic artery)
③ 지라동맥(splenic artery) ④ 오른콩팥동맥(Rt. renal artery)
⑤ 오른신피막동맥(Rt. renal capsular artery) ⑥ 아래부신동맥(inferior adrenal branches)

그림 5-38. 오른아래가로막동맥이 복강동맥(a)과 오른콩팥동맥에서 기시하는 경우(b)

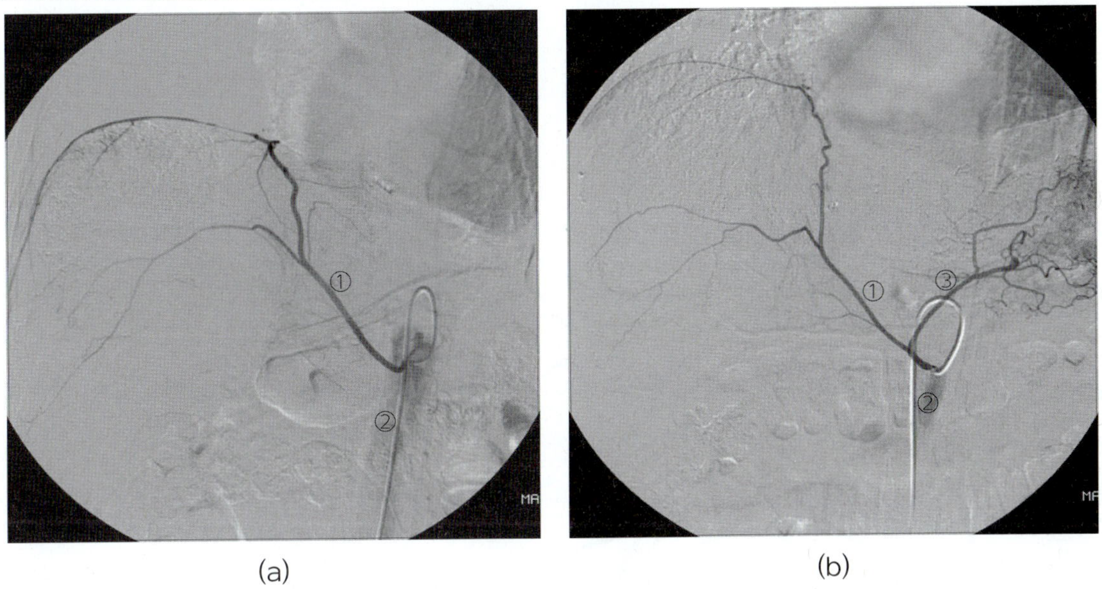

① 오른아래가로막동맥(Rt. inferior phrenic artery) ② 배대동맥(abdominal aorta) ③ 왼위동맥(Lt. gastric artery)

그림 5-39. 오른아래가로막동맥이 배대동맥에서 직접 기시하는 경우(a)와 왼위동맥과 common trunk 형태로 기시하는 경우(b)

7) 위창자간막동맥조영술(superior mesenteric arteriography)

(1) 해부학적 구조

위창자간막동맥은 복강동맥의 1~2 cm 아래에서 약간 오른쪽으로 비스듬히 배대동맥과 같이 주행하면서 아래이자샘창자동맥(inferior pancreaticoduodenal artery), 빈창자동맥(jejunal artery), 돌창자동맥(ileal artery), 돌잘록창자동맥(ileocolic artery), 오른주름창자동맥(Rt. colic artery), 중간주름창자동맥(middle colic artery) 등을 분지한다.

아래이자샘창자동맥은 위창자간막동맥의 상부에서 분지하여 이자머리(pancreas head)에서 위이자샘창자동맥(superior pancreaticoduodenal artery)과 연결되는 망상구조로 분포한다. 작은창자동맥은 위창자간막동맥의 왼위쪽으로 10~15개의 가지가 창자간막을 주행하며, 빈창자(jejunum)에 분포하는 빈창자동맥(jejunal artery)과 돌창자(ileum)에 분포하는 돌창자동맥(ileal artery)을 분지하는데, 이 두 혈관을 혈관조영상에서 정확하게 구분하기는 어려우나 일반적으로 위창자간막동맥의 몸쪽에서 분지하는 것이 빈창자동맥이고, 먼쪽에서 분지되는 것이 돌창자동맥이다.

돌잘록창자동맥(ileocolic artery)은 위창자간막동맥의 가장 아래 가지이며 오른·아래쪽의 엉덩뼈 오목을 향해 주행하면서 막창자동맥(cecal artery)과 막창자꼬리동맥(appendicular artery)으로 나뉘면서 돌창자 말단 후방부와 돌막창자판막(ileocecal valve), 막창자부에 혈류를 공급한다.

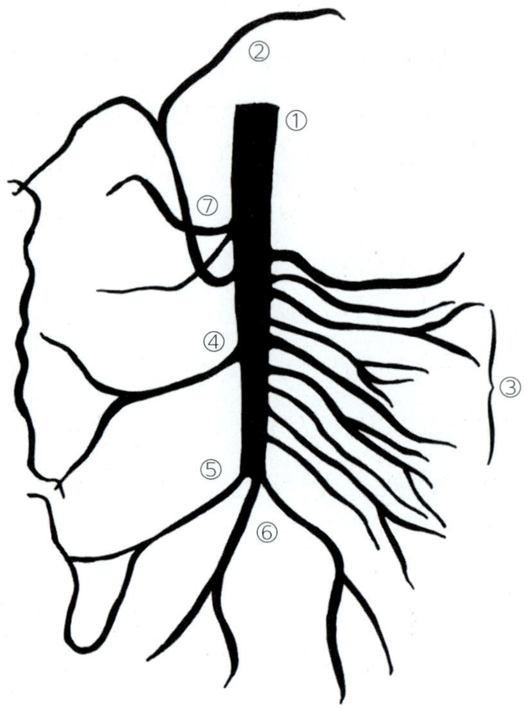

그림 5-40. 위창자간막동맥의 구조

오른주름창자동맥(Rt. colic artery)은 위창자간막동맥의 중간에서 분지되어 오름창자(ascending colon)에 망상으로 분포하여 영양을 공급하는 혈관이며, 중간주름창자동맥(middle colic artery)은 위창자간막동맥의 오른·위쪽으로 분지하여 큰창자(large intestine)의 간만곡과 오른쪽 가로창자의(transverse colon) 2/3까지 분포한다. 한편 샘창자(duodenum)와 이자(pancreas)는 복강동맥과 위창자간막동맥에서 분지하는 위·아래이자샘창자동맥에서 혈류를 공급받으므로 샘창자와 이자의 병변은 복강동맥조영술과 상장간막조영술을 모두 실시하는 것이 중요하다.

(2) 검사목적

간세포암 환자의 간동맥화학색전술(TACE)을 시행하기 전에 문맥의 개통 상태와 위창자간막동맥에서 간동맥이 기시하는 변이 등을 확인하기 위해 시행하는 경우가 대부분이다. 그밖에 위장관의 출혈, 작은창자와 오름창자(ascending colon)의 혈관질환 등에서 인터벤션 전·후 평가를 위해서 시행하며, 식도암 환자 등에서 colon interposition을 위해 중간주름창자동맥(middle colic artery)과 왼주름창자동맥(Lt. colic artery)의 연결 상태 및 연결 위치 등을 파악하기 위해서 시행한다.

(3) 검사방법

넙다리동맥(femoral artery)을 천자한 후 안내철심(guide wire)과 RH(또는 cobra) 카테터를 이용해서 위창자간막동맥 기시부에 RH 카테터를 위치시키고, 조영제는 2~3 mℓ/sec, total volume 20~30 mℓ로 한다. 호흡은 숨을 내쉰 후 정지상태로 하며, 영상은 검사목적에 따라 1 f/sec 또는 1 f/2 sec로 조정하고, 위창자간막동맥과 간문맥이 관찰될 때까지 충분히 촬영한다.

(4) 혈관조영상

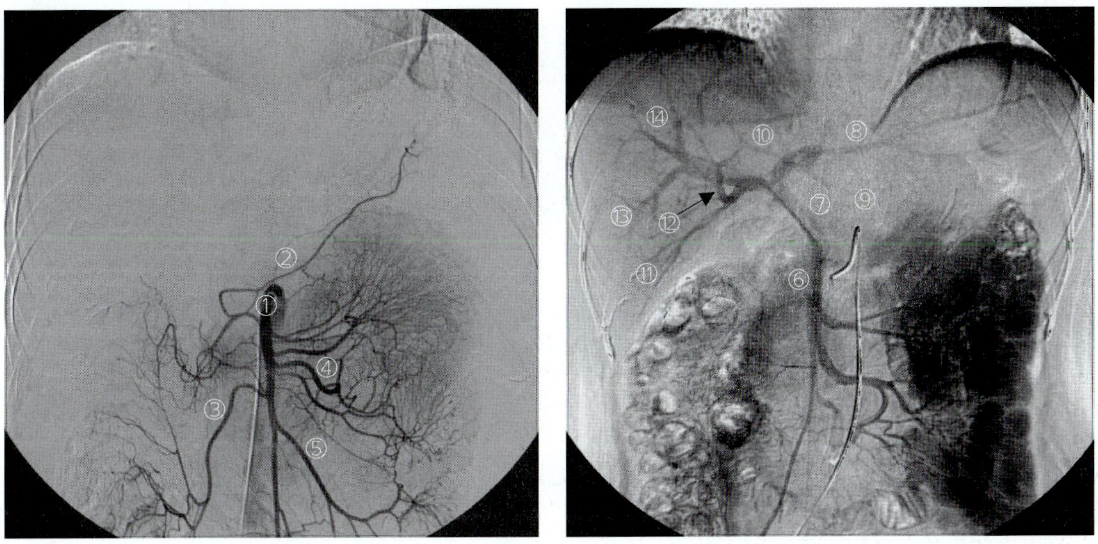

(a) (b)

① 위창자간막동맥(superior mesenteric artery)
② 중간주름창자동맥(middle colic artery)
③ 돌잘록창자동맥(ileocolic artery)
④ 빈창자동맥(jejunal artery)
⑤ 돌창자동맥(ileal artery)
⑥ 위창자간막정맥(superior mesenteric vein)
⑦ 주문맥(main portal vein)
⑧ S2(lateral-superior segmental branch)
⑨ S3(lateral-inferior segmental branch)
⑩ S4(medial segmental branch)
⑪ S6(posteriorinferior segmental branch)
⑫ S7(posterior-superior segmental branch)
⑬ S5(anterior-inferior segmental branch)
⑭ S8(anterior-superior segmental branch)

영상(a)는 위창자간막동맥조영상으로서 좌측의 small bowel branch와 우측의 large bowel branch의 모습을 대조적으로 잘 보여주고 있으며, 영상(b)는 위창자간막동맥의 지연상으로 간내문맥의 해부학적 구조를 잘 보여주고 있다.

그림 5-41. 위창자간막동맥조영상

(5) 기타 주요 질환

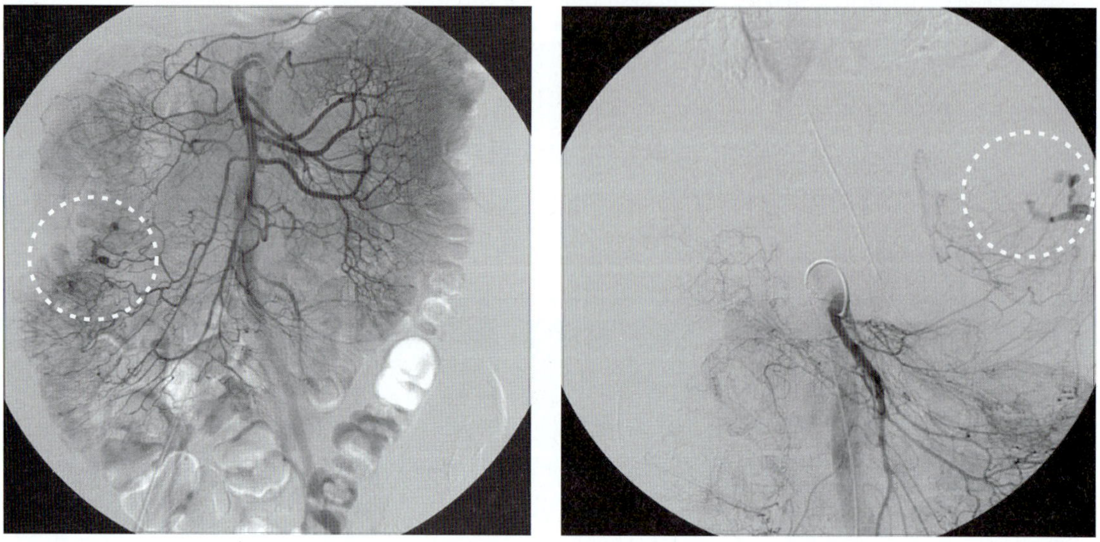

(a) (b)

영상(a)는 위창자간막동맥의 오른주름창자동맥(Rt. colic artery)에서 가성동맥자루를 동반한 급성출혈이 관찰되며, 영상(b)는 위창자간막동맥의 빈창자동맥(jejunal artery)에서 급성출혈이 관찰되고 있다.

그림 5-42. 위창자간막동맥의 출혈상

8) 아래창자간막동맥조영술(inferior mesenteric arteriography)

(1) 해부학적 구조

아래창자간막동맥은 위창자간막동맥에 비해 분포가 작으며 제 3허리뼈 높이에서 배대동맥의 앞·아래쪽 방향으로 내려가 왼주름창자동맥(Lt. colic artery), 구불창자동맥(sigmoid artery), 위곧창자동맥(superior rectal artery) 등을 분지한다. 한편 이들 동맥은 모서리동맥(marginal artery)으로 연결되어 주로 왼쪽 결장부에 영양을 공급한다. 왼주름창자동맥은 왼결장굽이(splenic flexure)와 내림창자(descending colon)에 분포되며 구불창자동맥은 많은 가지를 내며 구불창자(sigmoid)에 영양을 공급하고 위곧창자동맥은 곧창자(rectum) 상부 2/3에 분포하여 주로 곧창자에 영양을 공급하면서 속엉덩동맥(internal iliac artery)의 분지인 중간곧창자동맥(middle rectal artery)과 연결되어 있다.

(2) 검사목적

식도암환자 등에서 colon interposition을 위해 시행하는 경우가 대부분이며, 그 외에 비만곡, 내림창자(descending colon), 구불창자(sigmoid colon), 곧창자(rectum) 혈관의 출혈 등에서 인터벤션 전·후 평가를 위해 시행한다.

(3) 검사방법

위창자간막동맥조영술과 거의 동일하며, 넙다리동맥을 천자한 후 안내철심과 RH 또는 cobra 카테터를 이용하여 아래창자간막동맥 기시부에 카테터 선단을 위치시키고, 조영제는 2 ㎖/sec, total volume 10 ㎖로 한다. 호흡은 숨을 내쉰 후 정지상태로 하며, 영상은 1 f/sec로 조정하고, 아래창자간막정맥과 간문맥이 관찰될 때까지 충분히 촬영한다.

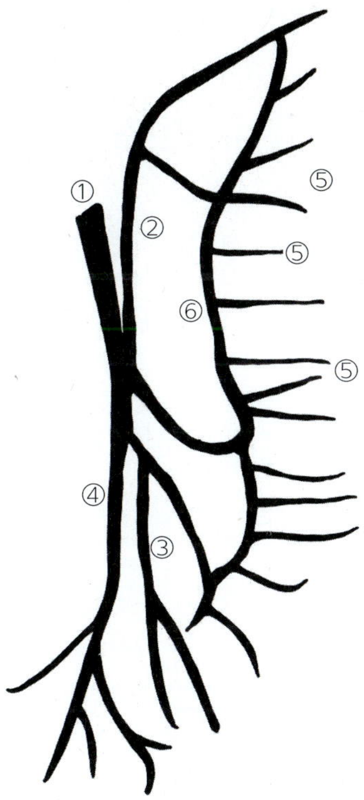

① 아래창자간막동맥(inferior mesenteric artery)
② 왼주름창자동맥(Lt. colic artery)
③ 구불창자동맥(sigmoid artery)
④ 위곧창자동맥(superior rectal artery)
⑤ 곧은혈관(vasa recta)
⑥ 모서리동맥(marginal artery)

그림 5-43. 아래창자간막동맥의 혈관구조

(4) 혈관조영상

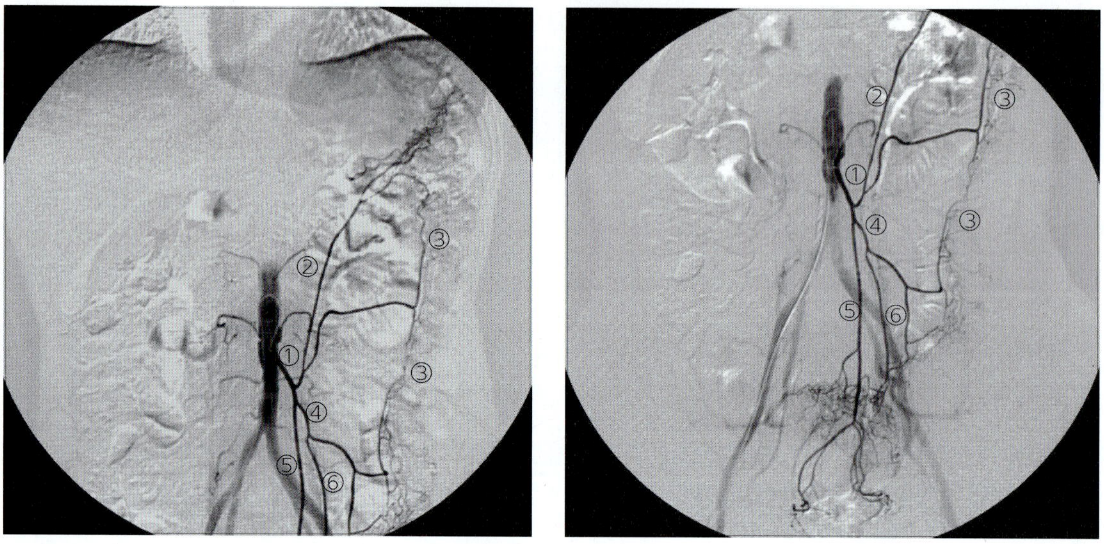

(a) (b)

① 아래창자간막동맥(inferior mesenteric artery)
② 왼주름창자동맥의 상행분지(ascending branch of left colic artery)
③ 모서리동맥(marginal artery) ④ 왼주름창자동맥의 하행분지(descending branch of left colic artery)
⑤ 위곧창자동맥(superior rectal artery) ⑥ 구불창자동맥(sigmoid artery)

그림 5-44. 아래창자간막동맥조영상

(5) 기타 주요 질환

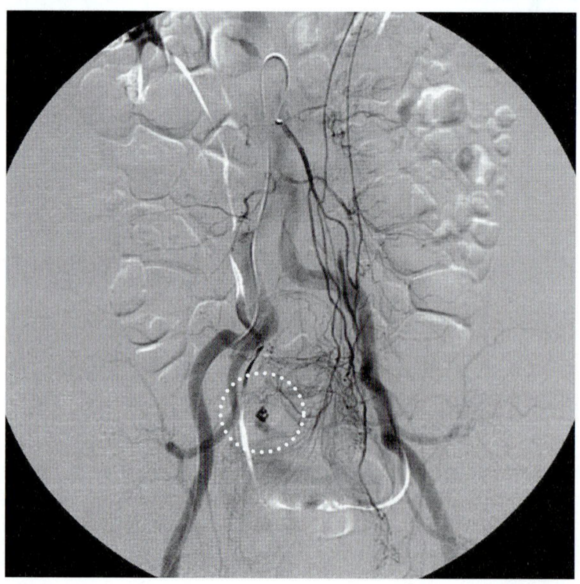

아래창자간막동맥 조영상에서 위곧창자동맥의 급성출혈이 관찰되고 있다(점선).

그림 5-45. 아래창자간막동맥의 출혈

9) 콩팥동맥조영술(renal arteriography)

(1) 해부학적 구조

콩팥동맥은 제 1허리뼈 하부 높이에서 좌·우로 배대동맥에서 직접 분지된다. 오른콩팥동맥(Rt. renal artery)은 왼콩팥동맥(Lt. renal artery)에 비해 약간 길고 비스듬히 분지된다. 콩팥동맥의 기시부에는 부신동맥(adrenal artery), 콩팥피막동맥(renal capsular artery), 요관동맥(ureteral artery) 등이 분지한다.

콩팥동맥조영술은 배대동맥에 돼지꼬리 카테터(pigtail catheter)를 사용하여 좌·우측의 콩팥동맥을 동시에 관찰하는 방법과 cobra 카테터를 사용하여 각각의 콩팥동맥을 선택적으로 관찰하는 방법이 있다.

(2) 검사목적

콩팥동맥협착에 의한 콩팥혈관 고혈압(renovascular hypertension), 혈뇨(hematuria), 신세포암, 콩팥동맥자루(renal artery aneurysm), 동정맥기형(arteriovenous malformation), 외상(trauma) 등으로 인한 출혈 등에서 인터벤션 전·후 평가를 위해 시행한다.

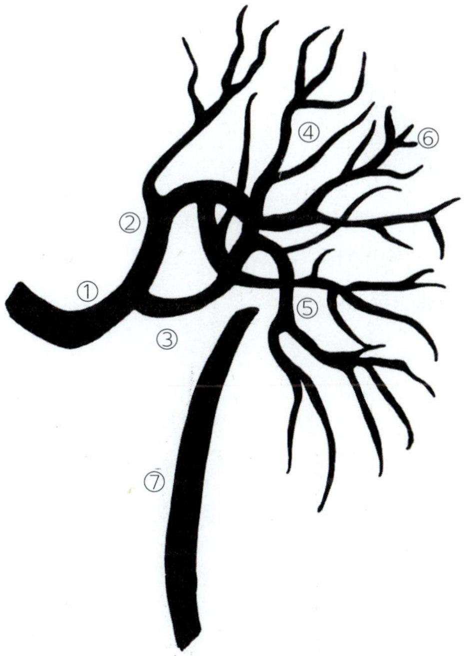

① 왼콩팥동맥(Lt. renal artery)
② 전지(anterior branch)
③ 후지(posterior branch)
④ 엽간동맥(interlobar arteries)
⑤ 구역동맥(segmental arteries)
⑥ 궁상동맥(arcuate artery)
⑦ 요관(ureter)

그림 5-46. 콩팥동맥의 구조

(3) 검사방법

넙다리동맥을 천자한 후 양측을 동시에 검사할 경우는 돼지꼬리 카테터를 배대동맥의 콩팥동맥 기시부 3 cm 위에 위치시키고, 선택적 콩팥동맥조영술은 cobra 카테터를 사용하여 각각의 콩팥동맥의 기시부에 위치시킨다.

조영제 주입량은 돼지꼬리 카테터를 사용하여 양측을 동시에 관찰할 경우는 15~20 /sec, total volume 30~40 mℓ, cobra 카테터를 사용하여 각각의 콩팥동맥을 검사할 경우는 6 mℓ /sec, total volume 12 mℓ 정도로 한다. 영상은 1~2 f/sec로 조정하며, 콩팥정맥이 나타날 때까지 충분히 촬영한다.

(4) 혈관조영상

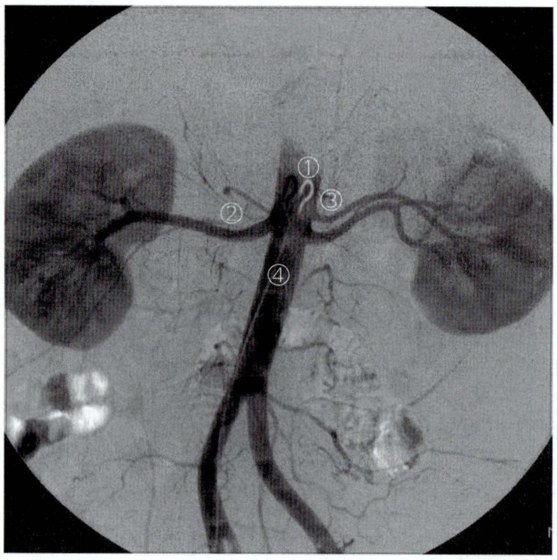

① 돼지꼬리 카테터(pigtail catheter)
② 오른콩팥동맥(Rt. renal artery)
③ 왼콩팥동맥(Lt. renal artery)
④ 배대동맥(abdominal aorta)

배대동맥조영상에서 오른콩팥동맥은 1개, 왼콩팥동맥은 2개가 관찰되며, 전체 콩팥동맥에서 편측의 콩팥동맥이 2개 또는 그 이상인 경우가 약 30% 이상을 차지한다.

그림 5-47. 배대동맥조영상

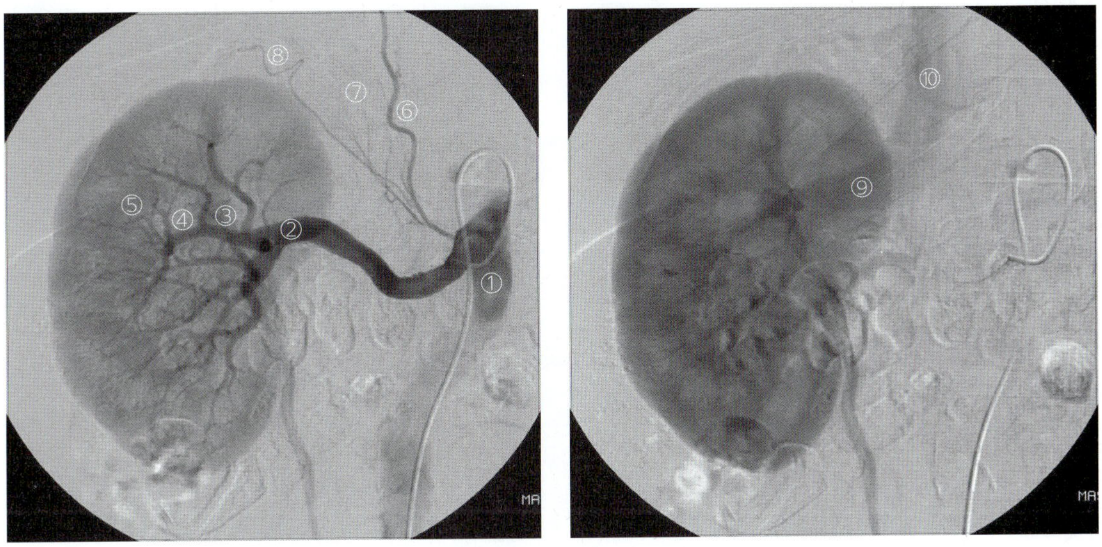

(a) (b)

① 배대동맥(abdominal aorta) ② 주 콩팥동맥(main renal artery) ③ 엽동맥(lobar arteries) ④ 엽간동맥(interlobar arteries) ⑤ 궁상동맥(arcuate arteries) ⑥ 오른아래가로막동맥(Rt. inferior phrenic artery) ⑦ 아래부신동맥(inferior adrenal arteries) ⑧ 우신피막동맥(Rt. renal capsular artery) ⑨ 오른콩팥정맥(Rt. renal vein) ⑩ 아래대정맥(inferior vena cava)

그림 5-48. 선택적 콩팥동맥조영상(a)과 지연상(b)

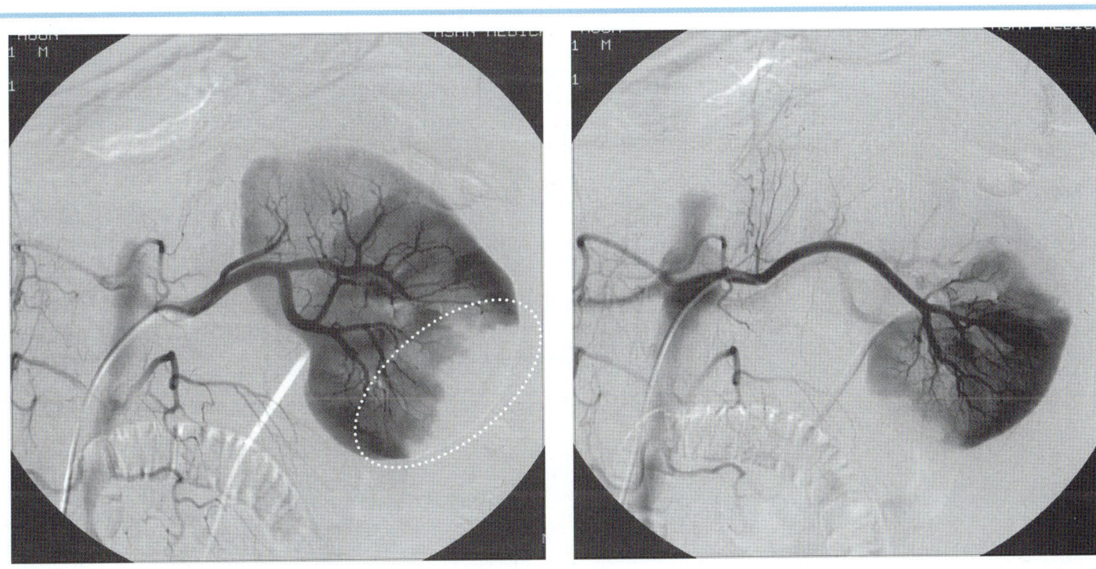

(a) (b)

영상(a)는 왼콩팥동맥조영상으로 콩팥의 아래쪽으로 결손부위가 관찰되고(점선), 영상(b)에서는 영상(a)의 결손부위가 accessory renal artery에 의해 염색되어 전체적인 콩팥의 모습이 완성됨을 알 수 있다.

그림 5-49. Accessory renal artery

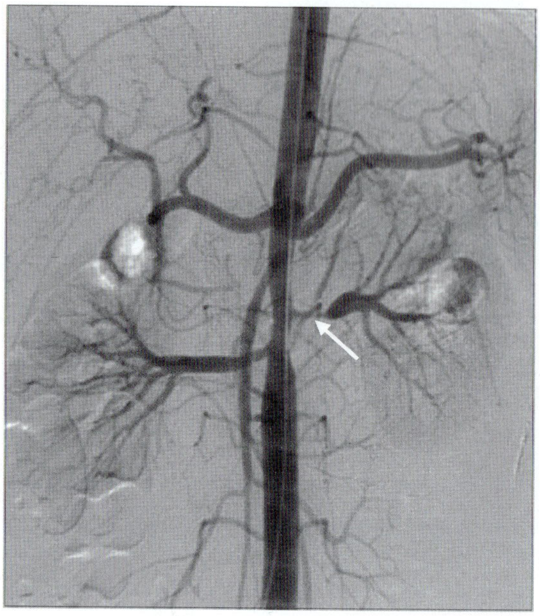

젊고 마른체형의 여성으로 배대동맥조영상에서 타카야수 동맥염으로 인한 왼콩팥동맥에 협착이 관찰된다(화살표).

그림 5-50. 콩팥혈관고혈압(renovascular hypertension)

(5) 주요 콩팥동맥질환

① 콩팥혈관고혈압(renovascular hypertension)

고혈압의 약 5~10% 정도가 콩팥동맥협착에 의한 콩팥혈관고혈압이 원인이며, 콩팥동맥협착으로 생긴 고혈압은 완치가 가능하기 때문에 중요한 의미가 있다. 콩팥동맥의 협착이나 폐색에 의한 경피적혈관성형술(PTA) 또는 스텐트 삽입술의 목적은 콩팥혈관고혈압을 치료하고 콩팥기능을 보존하며, 콩팥동맥협착이 진행되어 완전 폐색에 이르는 것을 방지함에 있다. 콩팥동맥협착을 유발하는 질환으로는 죽상동맥경화증(atherosclerosis), 섬유근이형성증(fibromuscular dysplasia), 타카야수 동맥염(Takayasu's arteritis) 등이 있다.

② 타카야수 동맥염(Takayasu's arteritis)

젊은 여성에서 흔하며, 원인은 확실하지 않다. 만성적인 전신성 동맥염으로 대동맥과 그 분지 그리고 허파동맥(pulmonary artery)과 콩팥동맥 등을 주로 침범하여 혈관협착 및 폐색을 유발한다.

③ 콩팥세포암(renal cell carcinoma)

콩팥세포암은 과혈관성 병변으로 콩팥 종양 중 가장 흔하다. 콩팥세포암의 진단은 초음파나 CT 영상으로 가능하며 수술시 출혈 방지를 위해 콩팥동맥 색전술을 시행하기도 한다.

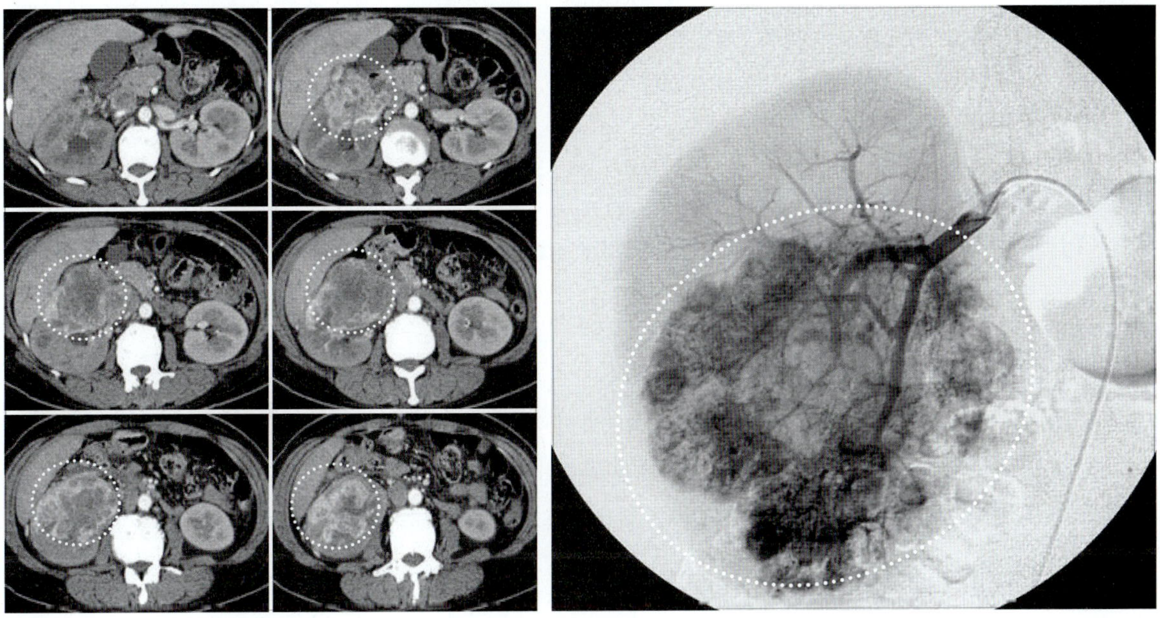

(a) (b)

동일환자의 영상으로 영상(a)의 CT영상에서 오른쪽 콩팥에 과혈관성 콩팥세포암이 관찰되며(점선), 영상(b)의 콩팥동맥조영상에서 과혈관성 콩팥세포암이 관찰된다(점선).

그림 5-51. 콩팥세포암(renal cell carcinoma)

2 복부정맥조영술(abdominal venography)

체순환의 정맥은 심장정맥(cardiac vein), 위대정맥(superior vena cava : SVC), 아래대정맥(inferior vena cava : IVC)의 3 계통으로 나뉘기 때문에 대동맥이 본간을 이루며 분지하는 것과는 차이가 있다.

심장정맥은 심첨부(cardiac apex)에서 시작하여 심장동맥동으로 유입되는 가장 큰 심장정맥인 큰심장정맥(great cardiac vein)을 비롯하여 작은심장정맥(small cardiac vein), 중심장정맥(middle cardiac vein), 전심장정맥(anterior cardiac vein), 세소심장정맥(smallest cardiac vein), 왼심후정맥(posterior vein of Lt. ventricle), 왼심방사정맥(oblique vein of Lt. atrium) 등이 있으며 이들은 모두 오른심방(Rt. atrium : RA)으로 개구한다.

위대정맥(SVC)은 머리와 목, 상지, 흉곽의 정맥과 홀정맥(azygos vein)을 유입하여 왼·오른팔머리정맥(Lt. Rt. brachiocephalic vein)으로 합쳐지고 제 3갈비연골 하연부에서 오른심방(RA)으로 개구한다.

복부정맥조영술은 이들 정맥계의 변위 및 암종에 의한 침습 유무, 정맥자루, 협착, 폐색 유무를 카테터와 조영제를 사용하여 관찰하는 방법으로 위대정맥조영술, 아래대정맥조영술, 문맥조영술, 간정맥조영술 등이 주로 시행된다.

1) 위·아래 대정맥조영술(superior·inferior vena cavography)

(1) 해부학적 구조

대정맥은 인체 중심선(midsagittal line)에서 오른쪽으로 2~3 cm 지점에 길게 놓여 있으며 심장을 중심으로 위는 위대정맥(SVC), 아래는 아래대정맥(IVC)이 오른심방으로 유입된다. 상지의 정맥이 모여 빗장밑정맥(subclavian vein)을 이루며, 목과 머리에서 내려오는 정맥이 만나 속목정맥(internal jugular vein)을 이룬다. 다시 빗장밑정맥과 속목정맥이 만나 팔머리정맥(brachiocephalic vein)을 이루며 왼·오른 팔머리정맥이 만나 위대정맥(SVC)으로 유입된다. 한편 하지의 정맥이 유입되는 바깥엉덩정맥(external iliac vein)과 골반장기에서 유입되는 속엉덩정맥(internal iliac vein)이 만나 온엉덩정맥(common iliac vein)을 이루며 아래대정맥(IVC)으로 유입된다. 그밖에 아래대정맥으로 유입되는 정맥은 4쌍의 허리정맥(lumbar vein)과 아래가로막정맥(inferior phrenic vein), 부신정맥(suprarenal vein), 콩팥정맥(renal vein), 남성의 고환정맥(testicular vein), 여성의 난소정맥(ovarian vein), 간정맥(hepatic vein) 등이 있다.

(2) 검사목적

위대정맥조영술은 대부분 위대정맥증후군(SVC syndrome)이 있는 경우에 인터벤션 전·후 평가를 위해 시행한다. 아래대정맥조영술은 하지 깊은정맥혈전증에 의한 허파동맥 색전증(pulmonary embolism)의 예방 및 재발방지를 위해 시행하는 하대정맥 필터 삽입술 전·후에 시행하며, 그 외에 버드-키어리증후군(Budd-Chiari syndrome) 환자 등에서 인터벤션 전·후 평가를 위해 시행한다.

(3) 검사방법

위대정맥조영술은 일반적으로 오른속목정맥을 천자하여 카테터를 위대정맥의 기시부에 위치시키며, 아래대정맥조영술은 엉덩정맥의 분기부 지점(iliac vein bifurcation level)에 돼지꼬리 카테터(pigtail catheter)를 위치시킨 다음 수용성 조영제 15~20 mℓ/s, total volume 30~40 mℓ를 주입한다. 영상은 1 f/s로 하며, 촬영은 호기 상태에서 정지한 후 조영제 주입과 동시에 연속 검사한다.

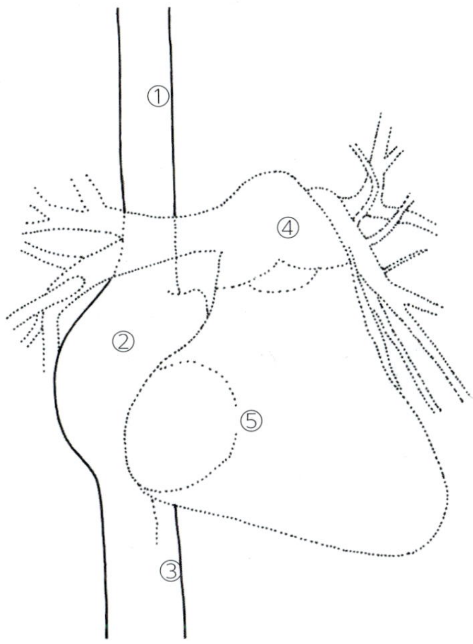

① 위대정맥(superior vena cava)
② 오른심방(Rt. atrium)
③ 아래대정맥(inferior vena cava)
④ 주폐동맥(main pulmonary artery)
⑤ 오른심실(Rt. ventricle)

그림 5-52. 위·아래 대정맥의 구조

(4) 혈관조영상

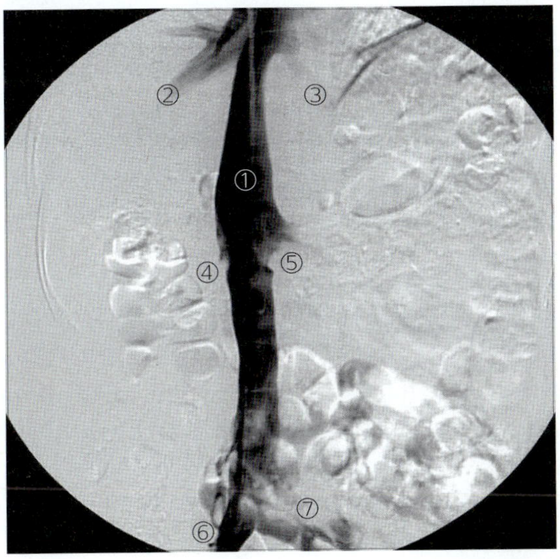

① 아래대정맥(inferior vena cava)
② 오른간정맥 입구
(entrance of right hepatic vein)
③ 왼간정맥 입구(entrance of left hepatic vein)
④ 오른콩팥정맥 입구(entrance of Rt. renal vein)
⑤ 왼콩팥정맥 입구(entrance of Lt. renal vein)
⑥ 오른온엉덩동맥(Rt. common iliac vein)
⑦ 왼온엉덩동맥(Lt. common iliac vein)

그림 5-53. 아래대정맥조영상

(5) 주요 위·아래대정맥질환

① 위대정맥 증후군(SVC syndrome)

다양한 원인에 의해 위대정맥(SVC)이 좁아지거나 폐색되는 질환을 위대정맥 증후군이라고 한다. 주요 원인으로는 허파암, 전이성 암, 임파종양 등이며, 증상으로는 얼굴과 목, 상지에 심한 부종이 생기기도 한다.

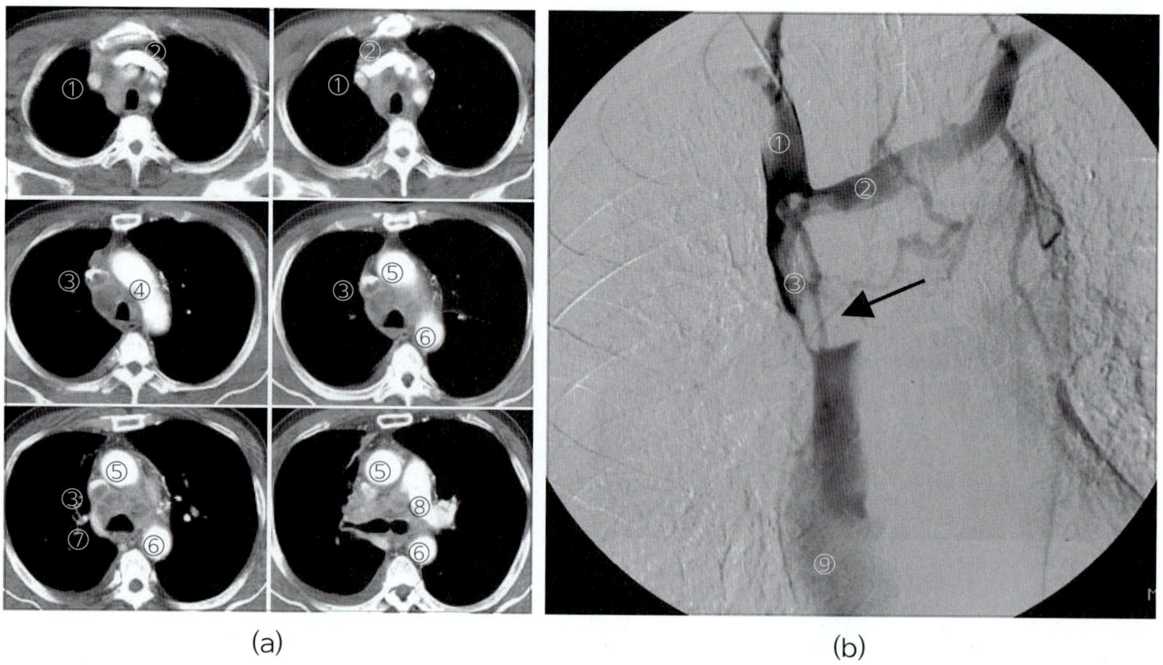

① 오른팔머리동맥(Right brachiocephalic vein)
② 왼팔머리동맥(Left brachiocephalic vein)
③ 위대정맥(superior vena cava)
④ 대동맥활(arch of aorta)
⑤ 오름대동맥(ascending aorta)
⑥ 내림대동맥(descending aorta)
⑦ 홀정맥(azygos vein)
⑧ 왼허파동맥(left pulmonary artery)
⑨ 오른심방(right atrium)

위의 영상은 허파암에 의한 SVC syndrome환자의 영상이다. 영상(a)에서는 허파암이 위대정맥을 침범하고, 종격동에 림프절이 위대정맥을 압박하는 모습이 관찰된다. 영상(b)에서는 화살표로 표시한 림프절이 위대정맥을 압박하고 있다.

그림 5-54. 위대정맥 증후군

② Budd-Chiari 증후군(Budd-Chiari syndrome)

다양한 원인으로 간정맥 또는 간정맥의 혈류가 유입되는 아래대정맥의 상방부위가 좁아지거나 폐쇄되는 질환을 말하며, 증상으로는 복수와 심한 부종, 간비대, 비장비대, 황달, 간정맥의 폐쇄로 인한 괴사 등이 발생할 수 있으며, 간정맥과 아래대정맥의 혈류가 우심방으로 유입이 원활하지 못하여 홀정맥(azygos vein)과 반홀정맥(hemiazygos vein)의 측부순환이 발달하기도 한다.

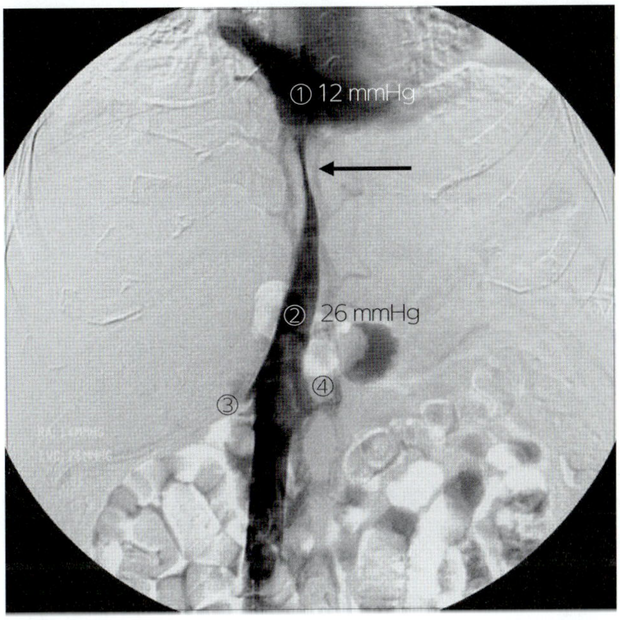

① 오른심방(right atrium)
② 아래대정맥(inferior vena cava)
③ 오른콩팥정맥(right renal vein)
④ 왼콩팥정맥(left renal vein)

아래대정맥조영상에서 화살표한 부위가 심하게 좁아져 있고, 오른심방의 정상압력은 0~5 mmHg 정도이고 아래대정맥도 그와 비슷한 정도라고 생각할 때 위의 영상에서 오른심방의 압력이 12 mmHg, 아래대정맥의 압력이 26 mmHg로 압력 차이가 14 mmHg로 심각한 협착을 보이고 있다.

그림 5-55. Budd-Chiari 증후군

2) 간문맥조영술(portography)

간문맥조영술에는 직접 문맥조영술(direct portography)과 간접 문맥조영술(indirect portography)의 두 가지 방법이 있다. 직접 문맥조영술은 문맥색전술과 같이 경피적으로 간문맥을 직접 천자하여 카테터를 삽입하고 문맥을 검사하는 방법이다. 간접 문맥조영술은 복강동맥(celiac artery)이나 위창자간막동맥(SMA) 또는 지라동맥(splenic artery)에 조영제를 주입하고 일정시간이 지난 후 간문맥상을 얻는 방법이다. 직접 문맥조영술은 광범위한 간 절제술이 예정된 환자에서 문맥색전술(portal vein embolization)을 시행할 때 가장 많이 이용된다. 간접 문맥조영술은 대부분 간세포암환자에서 간동맥화학색전술(TACE)을 시행할 때 정상 간 혈류의 약 75%를 담당하는 문맥의 개통 여부를 확인하기 위하여 많이 이용된다.

(1) 해부학적 구조

간문맥(portal vein)은 다른 정맥과 달리 같이 주행하는 동맥이 없으며 위장관의 혈액을 모아 간으로 전달하는 역할을 한다. 주로 위창자간막정맥(SMV), 아래창자간막정맥(IMV), 지라정맥(SV), 왼위정맥(Lt. gastric vein)에 의해 형성되며 위, 작은창자, 큰창자, 지라, 이자, 그리고 쓸개의 정맥혈관이 모여 이루어지는 혈관으로 작은창자에서 흡수한 영양분을 간으로 운반한다. 즉, 위창자간막동맥(SMA)에 의해 분지된 빈창자동맥(jejunal artery), 돌창자동맥(ileal artery),

오른주름창자동맥(Rt. colic artery) 등이 모세혈관을 거치면서 위창자간막정맥(SMV)을 형성하여 간문맥에 연결되고, 아래창자간막동맥(IMA)에 의해 분지된 왼주름창자동맥(Lt. colic artery), 구불창자동맥(sigmoid artery), 곧창자동맥(rectal artery)이 모세혈관을 지나 아래창자간막정맥(IMV)을 형성해 지라정맥과 만나 주문맥(main portal vein)에 연결된다.

간으로 들어간 문맥은 굴모세혈관(sinusoid capillary)을 지나 간정맥으로 연결되며, 간경화(liver cirrhosis)가 진행되면 문맥압의 상승으로 인한 문맥고혈압(portal hypertension)이 발생한다. 임상적으로 의미가 있는 문맥고혈압의 압력은 문맥과 오른심방 사이의 압력차이(pressure gradient)로 표시하며, 압력 차이가 12 mmHg 이상일 때 위정맥류(gastric varix 또는 coronary varix) 또는 coronary varix) 등과 같은 임상증상을 나타내게 된다. 간경화환자의 약 30% 이상에서 문맥고혈압의 가장 흔한 증상인 위정맥류가 발생하며, 출혈이 되면 사망률도 매우 높다. 그밖에 문맥고혈압의 증상은 간접문맥조영상에서 식도정맥류(esophageal varix), 배꼽옆정맥(paraumbilical vein), 지라정맥(splenic vein), 아래창자간막정맥(inferior mesenteric vein) 등의 모습으로 관찰된다. 문맥고혈압에 의한 정맥류 출혈의 중재적 치료방법에는 경정맥간내문맥정맥단락술(TIPS)과 역행성경정맥위정맥류폐색술(BRTO) 등이 있다. 내시경적 경화술이 실패하거나 특히 위정맥류와 같이 내시경적 경화술이 어려운 경우 TIPS가 많이 이용되고 있으며, 근래에는 BRTO가 위정맥류의 치료에 많이 이용되고 있다. BRTO는 위콩팥정맥단락(gastrorenal shunt)이 있는 경우 간을 천자하지 않고 오른속목정맥 또는 넙다리정맥을 천자하여 왼콩팥정맥과 위정맥류의 단락부위에 폐색풍선 카테터로 단락부위를 막고 경화제를 주입하여 위정맥류를 치료하는 시술로서 위정맥류만 폐색시키므로 TIPS에 비해 덜 침습적이고 간으로의 혈류를 증가시키며, 간성혼수가 심한 경우에도 이용될 수 있다.

(2) 검사목적

일반적으로 광범위한 간엽절제술이 예정된 환자에서 문맥색전술(PVE)의 인터벤션 전·후 평가를 위해 시행하며, 그밖의 과혈관성 간세포암환자에서 간동맥화학색전술(TACE)을 시행할 때 정상 간혈류의 약 75%를 담당하는 간문맥의 개통상태를 확인하기 위하여 시행하는 경우가 대부분이다.

(3) 검사방법

간접 문맥조영술은 넙다리동맥을 천자하여 RH 카테터를 지라동맥 또는 위창자간막동맥, 복강동맥의 기시부에 위치시킨다. 조영제 양은 지라동맥은 5/25 mℓ, 복강동맥의 경우 7/56 mℓ, 위창자간막동맥의 경우는 3/30 mℓ로 하며, 영상은 간문맥이 충분히 관찰될 때까지 촬영하며, 영상은 1 f/s 또는 1 f/2s으로 조정한다.

직접 문맥조영술은 경피적으로 문맥을 직접 천자하여 cobra 카테터를 삽입해서 문맥을 검사한다. 조영제 양은 일반적으로 7/28 mℓ로 하고, 영상은 1 f/s로 조정한다.

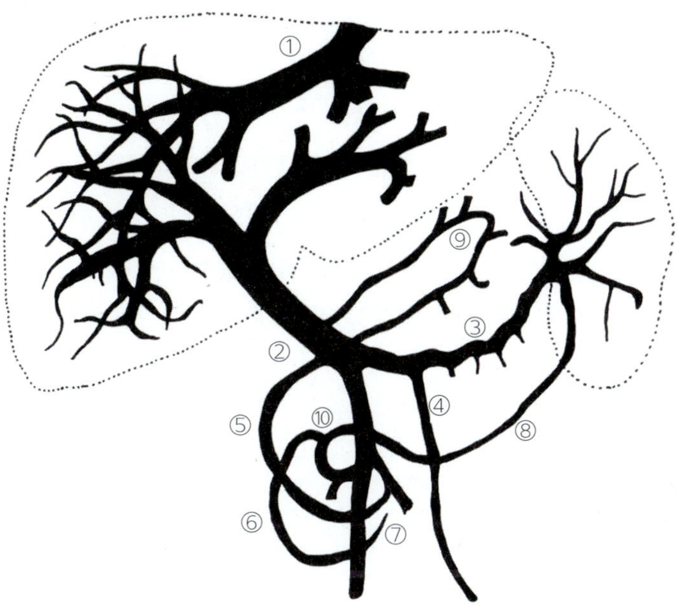

① 오른간정맥(Rt. hepatic vein)
② 주문맥(main portal vein)
③ 지라정맥(splenic vein)
④ 아래창자간막정맥 (inferior mesenteric vein)
⑤ 뒤위이자샘창자정맥 (post. sup. pancreaticoduodenal vein)
⑥ 앞위이자샘창자정맥 (ant. sup. pancreaticoduodenal vein)
⑦ 아랫니자샘창자정맥 (inf. pancreaticoduodenal vein)
⑧ 위그물막정맥(gastroepiploic vein)
⑨ 심장정맥(coronary vein)
⑩ 위창자간막정맥(sup. mesenteric vein)

그림 5-56. 문맥의 구조

(4) 혈관조영상

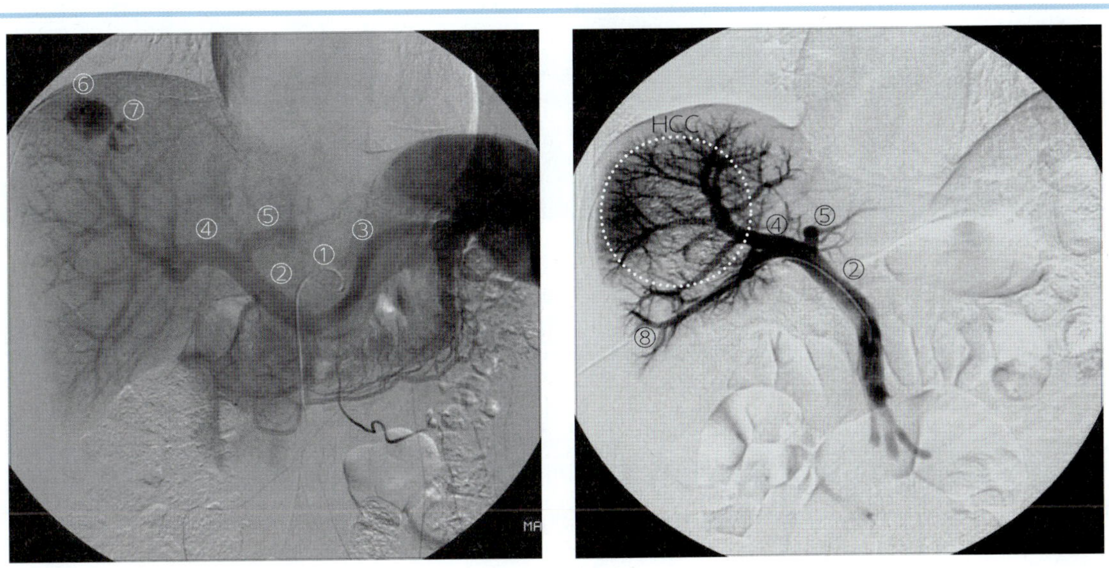

(a) (b)

① 복강동맥 기시부의 RH 카테터 ② 주문맥(main portal vein) ③ 지라정맥(splenic vein) ④ 오른간문맥(Rt. portal vein) ⑤ 왼간문맥(Lt. portal vein) ⑥ 간세포암(HCC) ⑦ 간혈관종(hemangioma) ⑧ 오른간문맥의 S6 branch

영상(a)는 넙다리동맥을 천자하여 복강동맥의 기시부에 RH 카테터를 위치시키고 복강동맥조영술을 시행한 후 얻은 간접 문맥조영상으로 간동맥화학색전술(TACE)에서 문맥의 개통상태를 확인하기 위해 가장 많이 이용된다. 영상(b)는 직접 문맥조영상으로 직접 문맥(S6)을 천자하여 얻은 영상이다. 영상은 간세포암으로 오른간엽절제술이 예정된 환자로서 영상에서 보듯이 왼간엽이 매우 작다. 이렇게 광범위한 오른간엽절제술이 시행될 환자에서 남아있는 간엽이 작으면 수술 후 간부전 등의 이유로 사망할 수 있기 때문에 남아있는 간엽을 어느 정도 키워서 수술 후 상황에 대비하는 문맥색전술(portal vein embolization)에 가장 많이 이용된다.

그림 5-57. 간접 문맥조영상(a)과 직접 문맥조영상(b)

(5) 주요 문맥질환

① 문맥고혈압(portal vein hypertension)

간경화가 진행되면 문맥혈류의 저항증가로 인해 문맥고혈압이 발생하며, 그 합병증으로 위,식도 정맥류, 복수, 간성뇌증 등이 발생할 수 있다. 위정맥류는 문맥고혈압환자의 약 30% 정도에서 발생하는 합병증으로 출혈하면 사망률이 약 40% 이상으로 매우 위험하다. 이러한 위정맥류 출혈에 있어서 인터벤션에는 간정맥과 문맥 사이에 스텐트를 삽입하여 문맥고혈압을 낮추는 방법인 TIPS와 위콩팥정맥단락이 있는 경우 단락 부위에 폐색풍선 카테터로 혈류를 막고 경화제를 주입하는 방법인 BRTO가 있다.

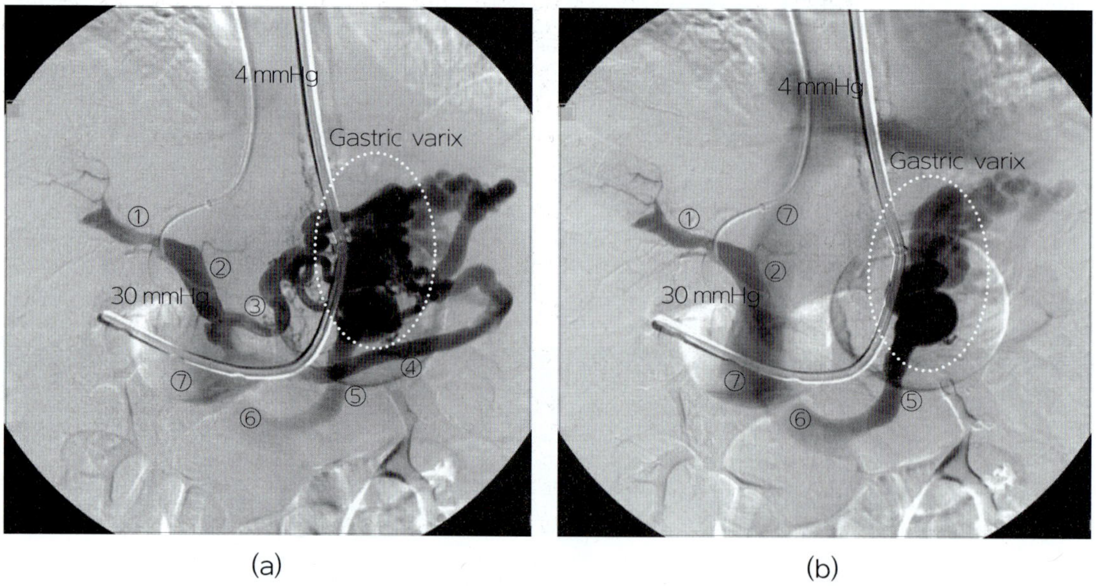

① 오른간문맥(Rt. portal vein) ② 주문맥(main portal vein) ③ 왼위정맥(Lt. gastric vein) ④ 지라정맥(splenic vein) ⑤ 위콩팥정맥단락(gastrorenal shunt) ⑥ 왼콩팥정맥(Lt. renal vein) ⑦ 아래대정맥(inferior vena cava)

동일 환자의 영상으로 영상(a)는 진행된 간경화의 합병증인 문맥고혈압에 의한 위정맥류 출혈환자의 TIPS 영상으로 왼위정맥을 통한 위정맥류가 관찰되며(점선), 오른심방과 주문맥의 압력차이도 26 mmHg나 된다. 영상(b)는 위정맥류가 콩팥정맥과 단락이 된 위콩팥정맥 단락을 보여주며, 이러한 경우의 시행할 수 있는 인터벤션은 TIPS와 BRTO의 두 가지 방법이 있게 된다.

그림 5-58. 문맥고혈압(portal vein hypertension)

② 문맥혈전(portal vein thrombosis)

문맥혈전은 대부분 간암이 문맥을 침범하여 생기는 경우이며, 간동맥화학색전술(TACE)에서 간 기능의 혈액 수치와 더불어 치료계획에 중요한 영향을 미친다. 그 이유는 간문맥의 혈류가 정상 간의 약 75% 이상을 담당하고 있으므로 주 문맥이 폐쇄되어 있는 경우에 간동맥까지 색전을 하게 되면 간부전으로 사망할 수도 있기 때문이다.

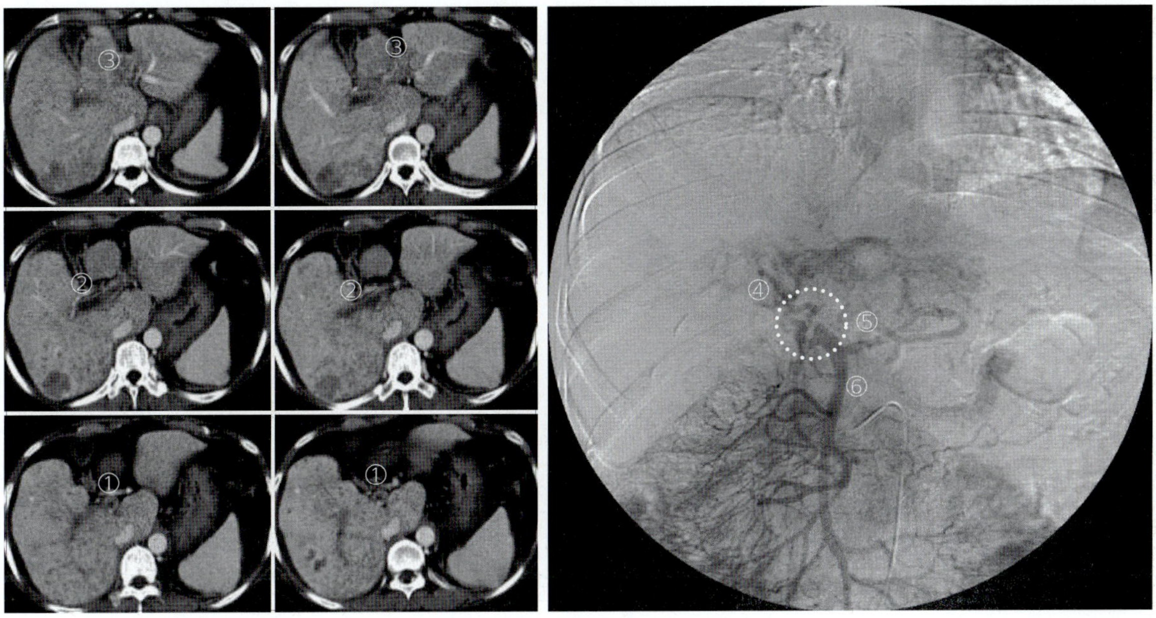

(a) (b)

① 주문맥(main portal vein) ② 오른간문맥(Rt. portal vein) ③ 왼간문맥(Lt. portal vein) ④ 측부혈류 ⑤ 지라정맥(splenic vein) ⑥ 위창자간막정맥(superior mesenteric vein)

간세포암환자로서 영상(a)에서는 주문맥과 왼간문맥, 오른간문맥에 혈전이 차있는 것을 알 수 있다. 문맥은 혈관이기 때문에 조영제를 사용한 CT영상에서 조영증강의 모습으로 관찰되어야 하는데 위의 영상에서는 문맥에 혈전이 가득 차서 조영증강의 모습이 보이지 않고 있다. 영상 (b)에서는 주문맥이 간세포암으로 인한 혈전으로 폐색되어 있고(점선) 측부혈류에 의해 왼간문맥이 조영되고 있는 것을 알 수 있다.

그림 5-59. 문맥혈전(portal vein thrombosis)

3) 간정맥조영술(hepatic venography)

간정맥을 관찰하는 방법은 일반적으로 오른속목정맥을 천자한 후 유도철사와 cobra 카테터를 이용하여 원하는 간정맥을 선택하여 조영하는 방법이다.

(1) 해부학적 구조

문맥과 간동맥에서 유입되는 혈액은 굴모세혈관(sinusoid capillary)을 거쳐 간정맥으로 유입되어 아래대정맥과 오른심방을 거쳐 전신으로 유출된다.

우간정맥은 우측간엽(lobe)의 후분절(posterior segment)과 전분절(anterior segment)의 일부 혈류를 유출하며, 중간정맥은 우엽의 전분절 일부와 좌엽의 중간분절(medial segment)의 혈류를 유출한다. 좌간정맥은 좌엽의 외측분절(lateral segment)과 중간분절의 일부 혈류를 유출하며, 중간정맥과 좌간정맥은 common trunk를 형성하여 아래대정맥으로 연결된다. 간정맥의 위치 및 주행방향은 해부학적이나 방사선학적으로 간을 여러 개의 엽이나 분절로 나누는데 중요한 기준이 된다.

(2) 검사목적

생체 간이식 등의 합병증으로 발생하는 간정맥의 협착 및 폐쇄에 대하여 인터벤션 전·후 평가를 위해 시행되며, 일반적으로 간정맥과 아래대정맥의 압력 차이가 5~10 mmHg 이상이면 유의한 협착으로 스텐트 삽입을 고려할 수 있다. 그 외에 출혈성 경향이 있는 광범위한 간질환이 있는 환자에서 간생검을 위해 시행한다.

(3) 검사방법

일반적으로 오른속목정맥을 천자한 후 유도철사와 cobra 카테터를 이용하여 아래대정맥에서 간정맥을 선택하여 조영한다. 속목정맥을 천자하여 간정맥을 선택하는 것이 간정맥의 각도 상 넙다리정맥을 천자하여 선택하는 것보다 쉽기 때문에 일반적으로 오른속목정맥을 천자하여 간정맥을 선택한다.

간정맥에 협착이 발생하면 아래대정맥으로의 혈류장애로 문맥고혈압과 복수 등이 생기며, 간 기능이 저하되는 증상을 보이기도 한다. 혈관조영상에서 스텐트삽입술의 결정에 있어서 가장 객관적인 방법 중의 하나는 간정맥과 아래대정맥 사이의 압력차이(pressure gradient)를 측정하는 것이다. 개인마다 차이는 있지만 일반적으로 간정맥과 아래대정맥 사이의 압력차는 0~5 mmHg 정도이다. 간정맥과 아래대정맥의 압력차가 5 mmHg 정도이면 스텐트 삽입을 고려할 수 있으며, 10 mmHg 이상이면 스텐트 삽입술의 적응증이 된다.

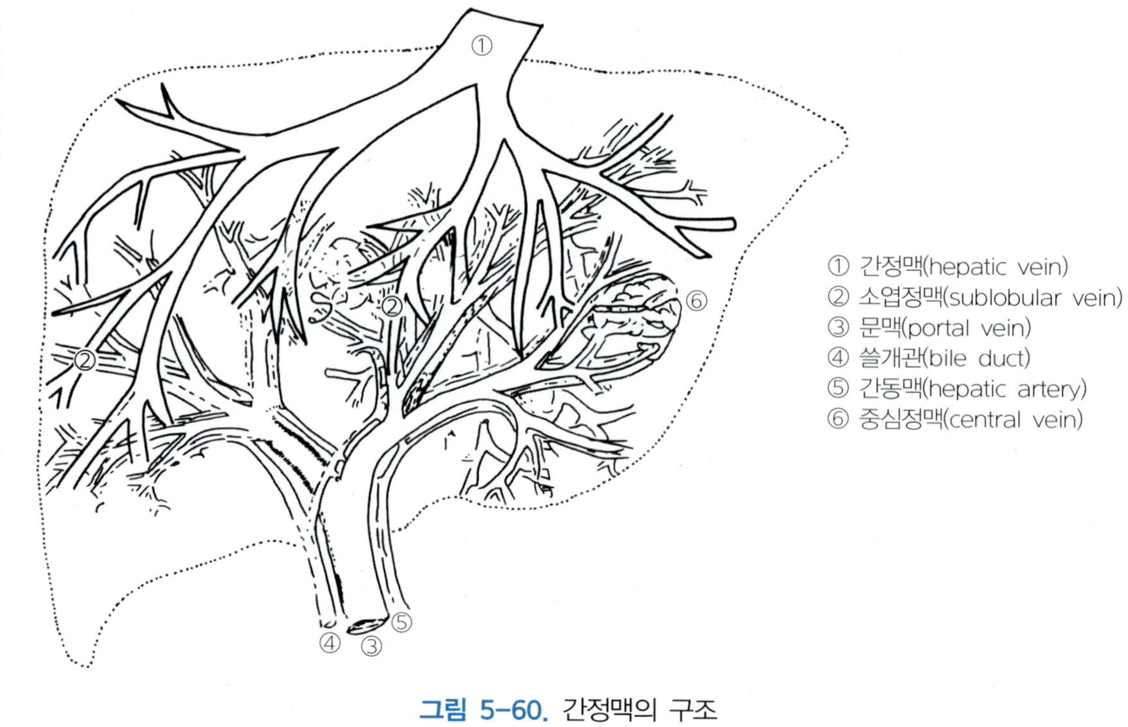

그림 5-60. 간정맥의 구조

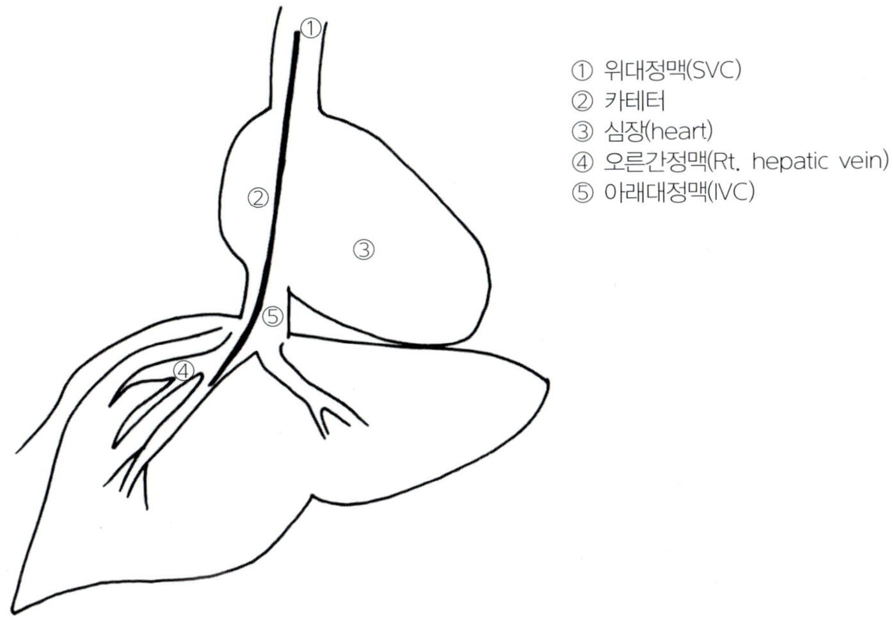

그림 5-61. 속목정맥 천자법에 의한 간정맥 선택

(4) 혈관조영상

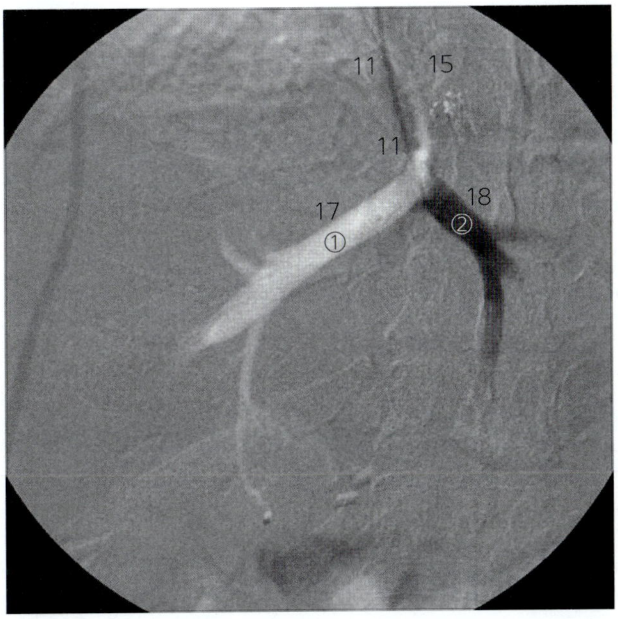

① 오른간정맥(Rt. hepatic vein) ② 왼간정맥(Lt. hepatic vein)

오른속목정맥으로 접근하여 얻은 간정맥조영상에서 오른간정맥의 압력차이는 6 mmHg 정도로 스텐트 삽입술을 고려할 수도 있으며, 왼간정맥의 압력 차이는 3 mmHg로 큰 차이를 보이지 않고 있다.

그림 5-62. 간정맥 조영상

6 사지혈관조영술

팔과 다리의 동·정맥 조영술을 사지혈관조영술이라고 한다.

사지혈관조영술의 특징은 첫째, 팔·다리가 길어 한 번에 전장을 촬영하는 것이 불가능하기 때문에 형광증배관과 엑스선관이 이동하면서 세 번 또는 네 번 나누어 촬영하는 보루스 체이싱(필름인 경우 이동식 테이블)을 사용하며 둘째, 팔·다리 정맥의 경우 셀딩거법(Seldinger technique)으로 천자하지 않고 21~12 gauge의 butterfly needle로 얕은정맥을 천자하여 검사하며 셋째, 팔·다리 정맥의 경우 조영제 자동주입기를 사용하지 않고 수동조영(hand injection)을 하는데 있다. 또한 정맥상에는 혈액의 역류를 방지하는 판막(valves)이 관찰된다.

1 사지동맥조영술(Extremity arteriography)

1) 상지동맥조영술(Upper extremity arteriography)

(1) 해부학적 구조

팔동맥은 왼쪽 및 오른쪽의 빗장밑동맥(Lt. Rt. subclavian artery)에서 시작하며 오른쪽은 팔머리동맥(brachiocephalic artery)에서 분지되고 왼쪽은 대동맥활(arch aorta)에서 직접 분지한다. 팔에 분포하는 주요 혈관은 겨드랑동맥(axillary artery), 위팔동맥(brachial artery), 노동맥(radial artery), 자동맥(ulnar artery) 등이 있다.

팔머리동맥에서 분지한 빗장밑동맥은 제 1갈비뼈 외연에서 겨드랑동맥으로 이어지고 겨드랑동맥은 위팔동맥으로 이어진다. 위팔동맥은 팔꿉관절부에서 노동맥과 자동맥으로 분지된다.

위팔동맥의 주요 가지로는 측부맥관 중에서 가장 큰 가지인 깊은위팔동맥(brachial profunda artery), 위팔의 안쪽을 하행하는 위자쪽곁동맥(superior ulnar collateral artery), 아래자쪽곁동맥(inferior ulnar collateral artery) 등이 있다.

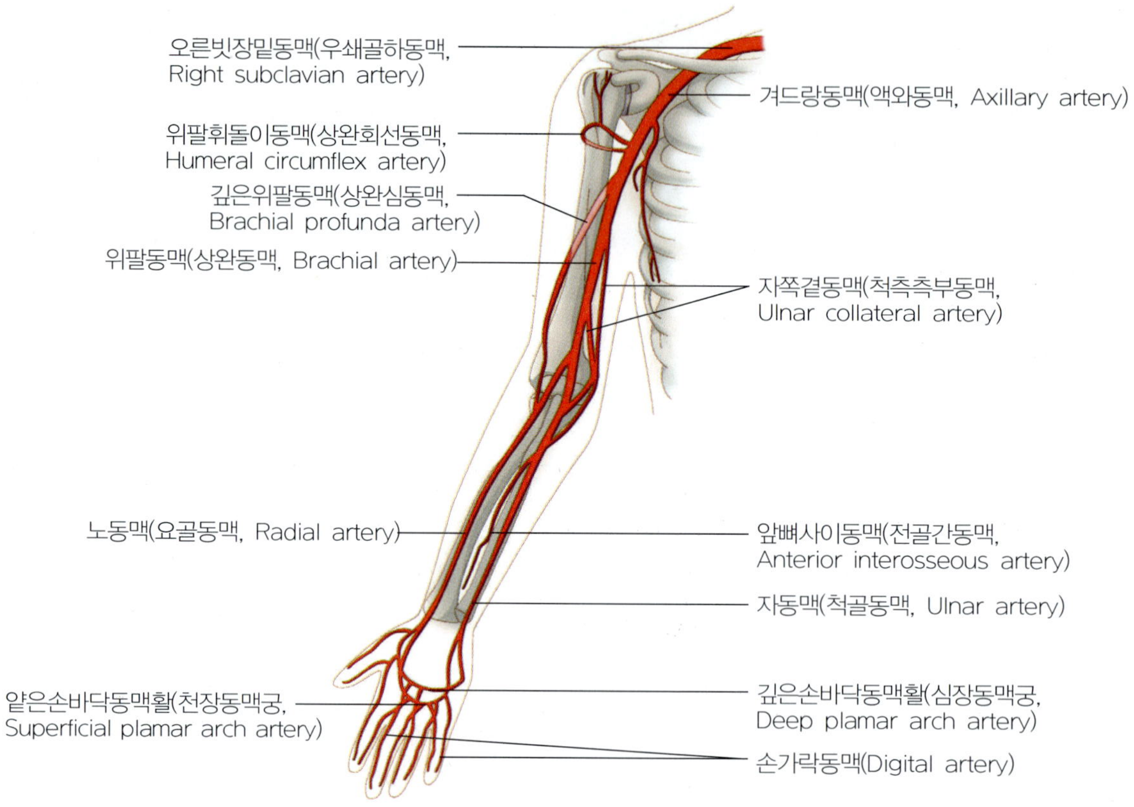

그림 6-1. 팔의 동맥 구조

노동맥은 자동맥보다 작으며 위팔노근(brachioradialis muscule)의 내측을 따라 주행하면서 아래팔에 혈류를 공급한다. 주요 가지로는 팔꿉관절의 동맥망을 이루는 노쪽되돌이동맥(radial recurrens artery), 손등과 손바닥에 동맥망을 이루는 등쪽 및 바닥쪽 손목동맥(dorsal palmar carpal artery), 첫째와 둘째 손가락에 분포하는 으뜸엄지동맥(pollicial princep artery), 얕은손바닥동맥활(superficial palmar arch), 깊은손바닥동맥활(profunda palmar arch) 등이 있다.

자동맥은 위팔동맥 두 개의 분지 중 하나이며 자뼈주위를 주행한다. 주요 가지로는 팔꿉관절 동맥망을 형성하는 자쪽되돌이동맥(ulnar recurrens artery)과 온뼈사이동맥(common interossa artery) 등이 있다.

(2) 검사목적

동맥경화증(arteriosclerosis) 등에 의한 협착 및 폐쇄, 동정맥기형(AVM) 등에서 인터벤션 전·후 평가를 위해 시행한다. 그 외에 상지의 종양에 대한 혈관분포 확인 및 타카야수 동맥염(Takayasu's arteritis), Raynaud's syndrome 등에서 시행한다.

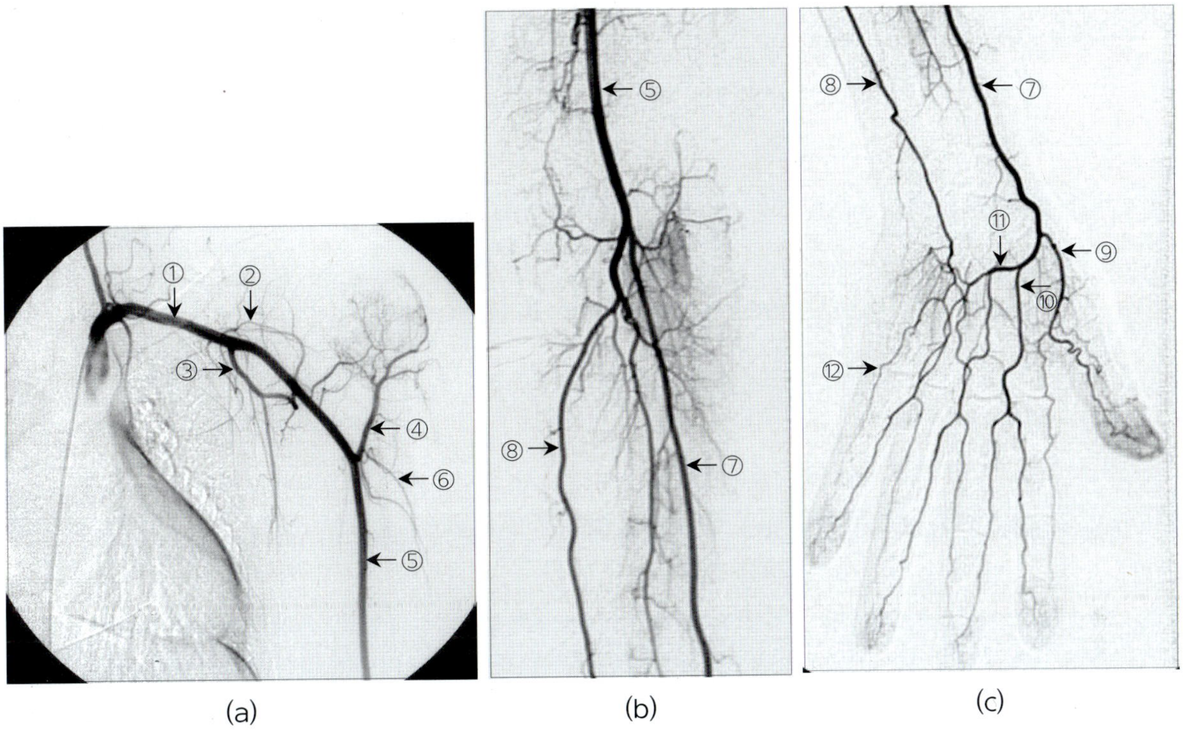

① 겨드랑동맥(액와동맥, Axillary artery)
② 가슴봉우리동맥(흉견봉동맥, Thoracoacromial artery)
③ 어깨밑동맥(견갑하동맥, Subscapular artery)
④ 뒤위팔휘돌이동맥(상완후방회선동맥, Post. circumflex humeral artery)
⑤ 위팔동맥(상완동맥, Brachial artery)
⑥ 깊은위팔동맥(심상완동맥, Profunda brachial artery)
⑦ 노동맥(요골동맥, Radial artery)
⑧ 자동맥(척골동맥, Ulnar artery)
⑨ 으뜸엄지동맥(주무지동맥, Princeps pollicis artery)
⑩ 바닥쪽손허리동맥(장측중수골동맥, Palmar metacarpal artery)
⑪ 깊은손바닥동맥활(심장측 동맥궁, Deep palmar arch)
⑫ 고유바닥쪽손가락동맥(고유장측지동맥, Proper palmar digital artery)

그림 6-2. 상지동맥 조영상

(3) 검사방법

환자는 바로누운자세로 하여 팔을 펴게 한 후 이동식 테이블장치를 이용해 조영 전 촬영한다. 이때 상지의 길이에 따라 이동시키면서 분할 촬영한다(moving table technique). DSA인 경우는 보루스 체이싱 기법(bolus chasing method)을 이용한다.

셀딩거법(Seldinger technique)으로 넙다리동맥을 천자하고 HN(head hunter)카테터를 사용하여 검사측 빗장밑동맥(subclavian artery)에 위치시킨다.

팔의 혈류 주행 상태를 파악하기 위해 조영제 2~3 ㎖를 수동주입한다(test shot).

수용성 조영제의 양은 4/24 ㎖로 6초 동안 주입한다. 사진은 보루스 체이싱 기능을 이용하여 형광증배관(I.I tube)을 자동 이동시키면서 연속촬영 한다.

(4) 혈관 조영상

상지동맥 조영상에서 빗장밑동맥과 겨드랑동맥의 경계는 첫 번째 갈비뼈가 기준이기 때문에 쉽게 구분할 수 있지만 겨드랑동맥과 위팔동맥의 기준은 근육이므로 방사선학적으로 경계를 명확히 하기는 어렵다.

2) 하지동맥조영술(Lower extremity arteriography)

(1) 해부학적 구조

다리동맥은 배대동맥의 제 4요추 높이 분지부에서 왼쪽 및 오른쪽 온엉덩동맥(common iliac artery)으로 분지되면서 시작한다. 온엉덩동맥은 바깥엉덩동맥(external iliac artery), 속엉덩동

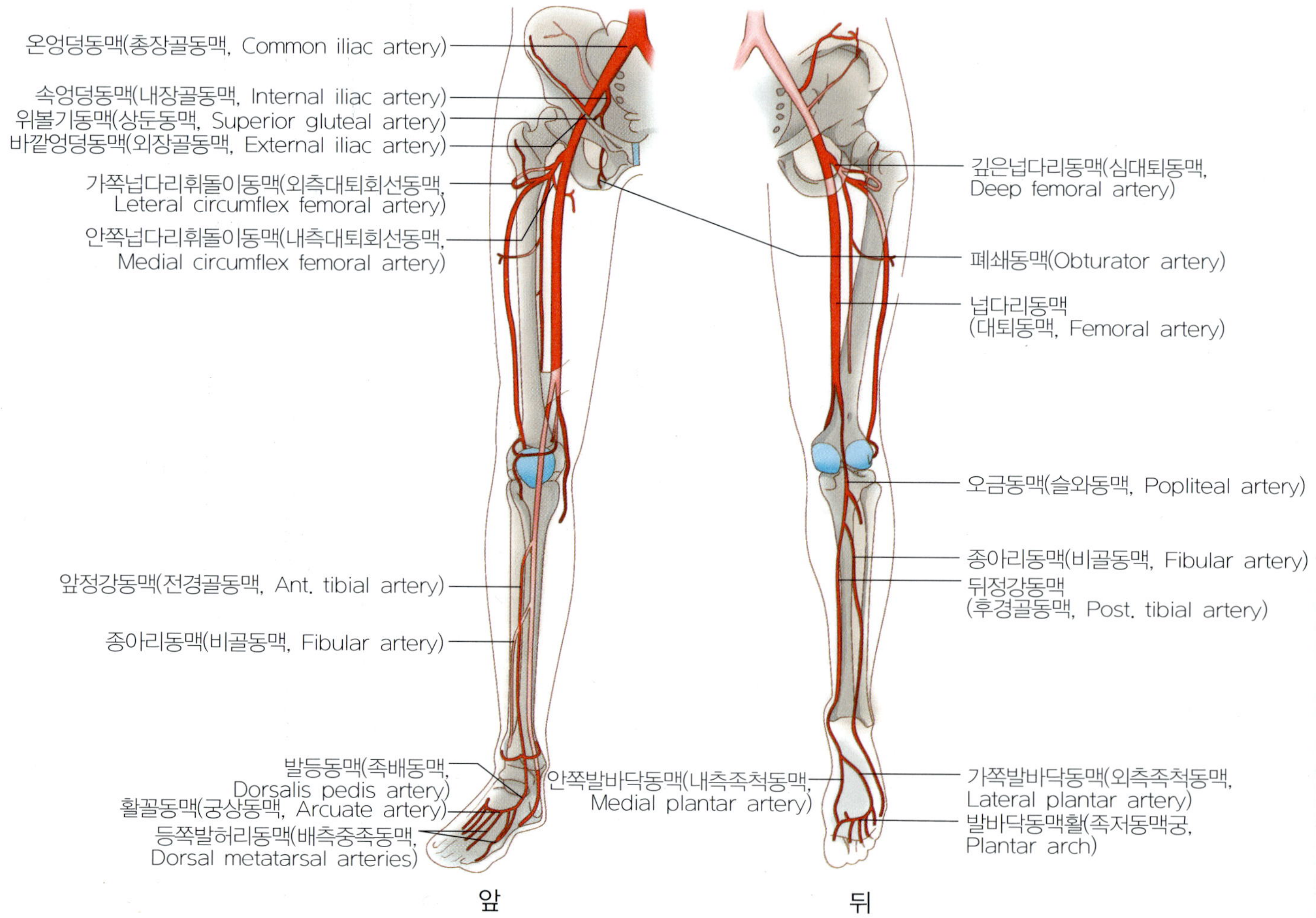

그림 6-3. 다리의 동맥 구조

맥(internal iliac artery)으로 분지하는 데 속엉덩동맥은 주로 골반부에 있는 장기에 혈액을 공급하고 바깥엉덩동맥은 다리로 계속 이어진다. 바깥엉덩동맥은 넙다리부위로 나와 다리에 분포하는 다리동맥의 총간으로 샅고랑인대(inguinal ligament)에서 온넙다리동맥(common femoral artery)으로 이행한다. 온넙다리동맥은 얕은넙다리동맥(superficial femoral artery)과 깊은넙다리동맥(deep femoral artery)으로 분지한다. 깊은넙다리동맥은 넙다리 근육에 혈액을 공급하며 무릎 주위까지만 주행한다. 반면 얕은넙다리동맥은 넙다리의 후면을 하행하여 오금동맥(popliteal artery)을 형성하며 오금동맥은 무릎 아래에서 앞정강동맥(anterior tibial artery), 뒤정강동맥(posterior tibial artery) 및 종아리동맥(peroneal artery)으로 분지한다. 앞정강동맥은 앞정강뼈의 외측연을 따라 아래로 주행하여 발등동맥을 형성하고 뒤정강동맥은 앞정강동맥 보다 크고 종아리세갈래근 아래로 주행하면서 안쪽 및 바깥쪽 발등동맥이 된다.

(2) 검사목적

동맥경화증(arteriosclerosis)에 의한 협착 및 폐쇄, 동정맥기형 등에서 인디벤션 진·후 평가를 위해 시행하며, 그 외에 하지 종양의 혈관분포 및 버거스병(Buerger's disease) 등에서 시행한다.

(3) 검사방법

다리는 팔보다 길기 때문에 다리의 길이에 따라 4~5회 이동시켜 촬영(moving table)하거나 슬라이드 방식의 보루스 체이싱(bolus chasing)으로 연속 검사한다.

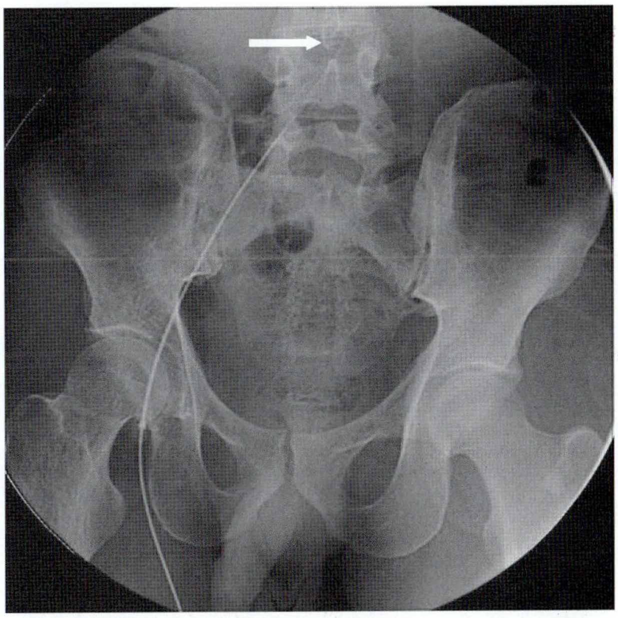

그림 6-4. 양쪽 다리촬영 시 catheter tip의 위치 (화살표)

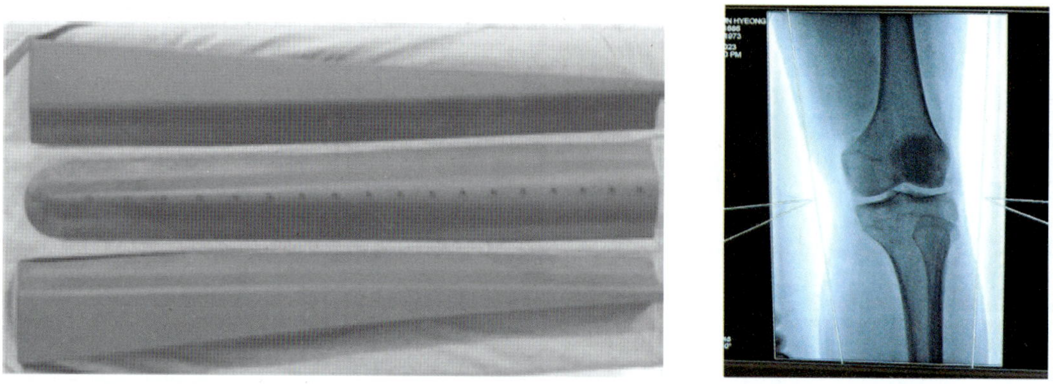

(a) 다리용 보상필터(peripheral filter) (b) 소프트웨어를 이용한 보상 처리

그림 6-5. 다리용 보상필터(peripheral filter)

셀딩거법으로 넙다리동맥을 천자한 후 돼지꼬리 카테터(pigtail catheter)를 이용하여 양측을 동시에 관찰할 경우는 온엉덩동맥의 분기부 2~3 cm 위에 카테터의 선단을 위치시키고, 한 쪽을 관찰할 경우는 검사 반대 측 넙다리동맥을 천자하여 검사부위의 엉덩동맥 기시부에 카테터의 선단을 위치시킨다.

수용성 조영제 양은 12/72 mℓ로 하여 6초 동안 주입하며, 사진은 보루스 체이싱 기능을 이용하여 형광증배관(I.I tube)을 자동 이동시키면서 연속 촬영한다. 이때 두께의 차이를 보상하기 위해 하지 보상용 필터(peripheral filter)를 다리 사이에 설치하여 불선예도를 감소시킨다.

(4) 혈관 조영상

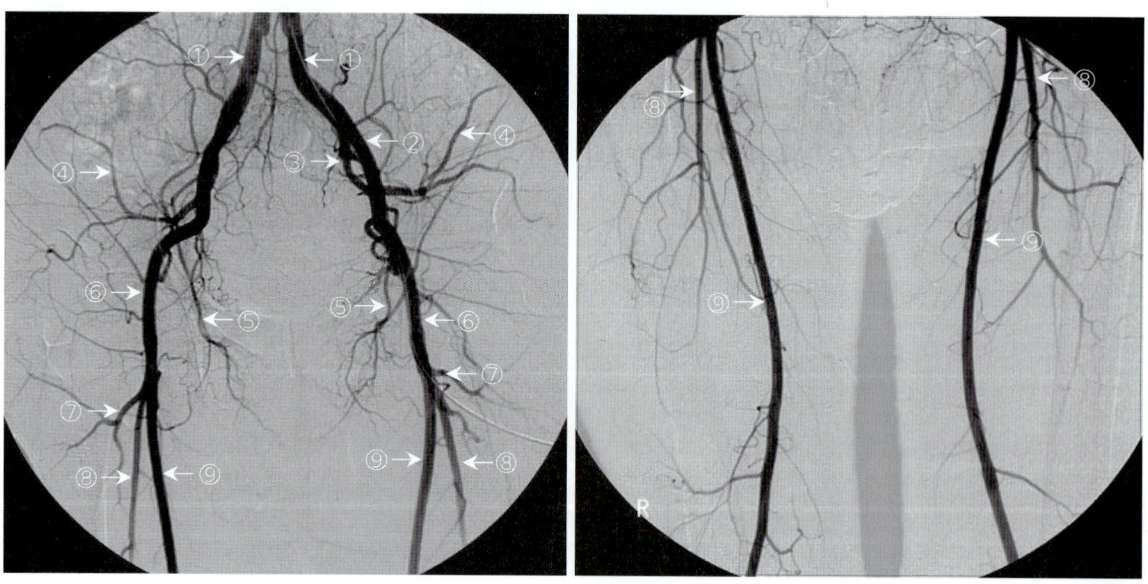

(a) (b)

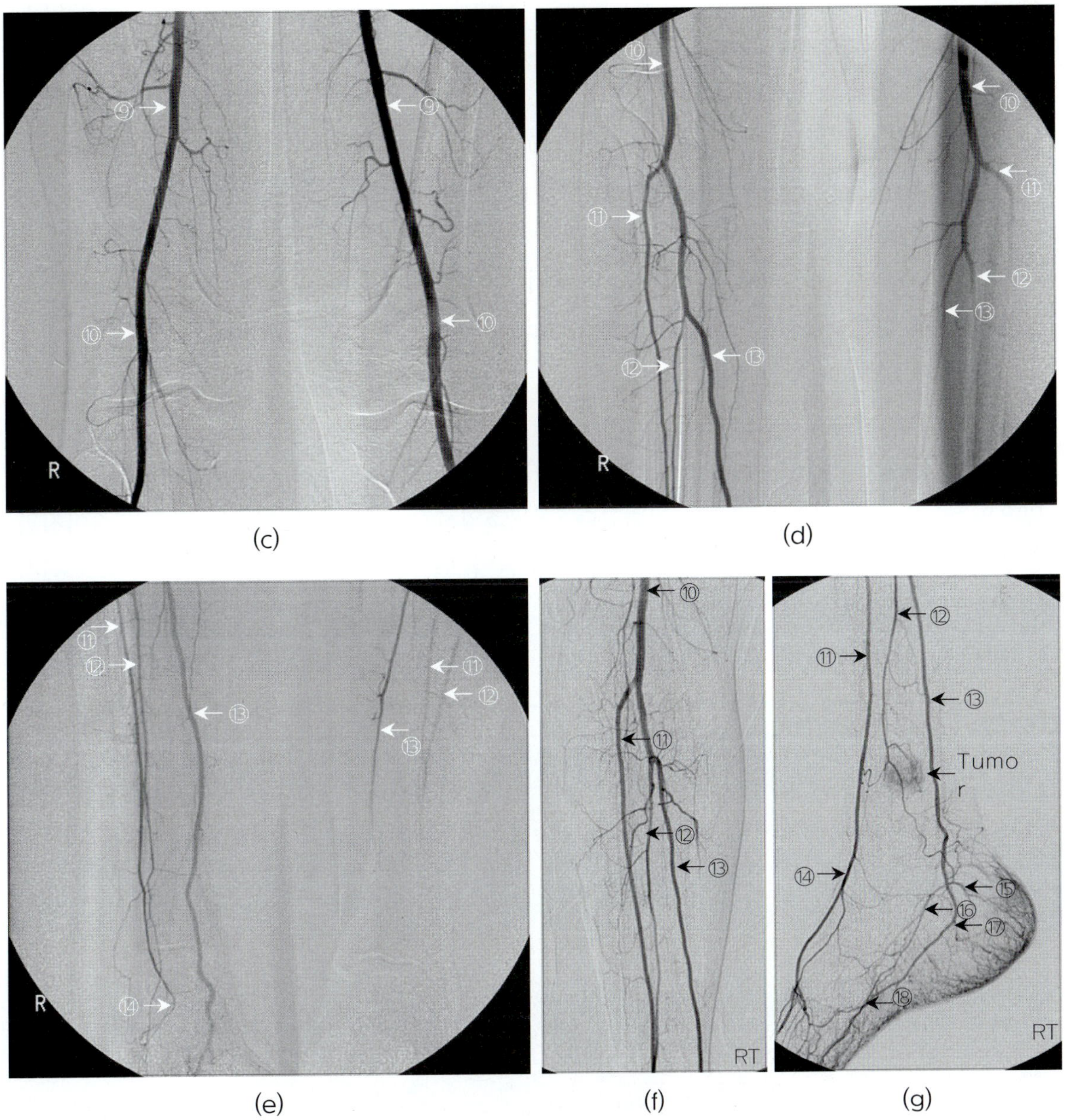

① 온엉덩동맥(총장골동맥, Common iliac artery) ② 왼바깥엉덩동맥(좌외장골동맥, Lt. external iliac artery)
③ 왼속엉덩동맥(좌내장골동맥, Lt. internal iliac artery) ④ 위볼기동맥(상부둔부동맥, Superior gluteal artery)
⑤ 폐쇄동맥(Obturator artery) ⑥ 온넙다리동맥(총대퇴동맥, Common femoral artery)
⑦ 가쪽넙다리휘돌이동맥(외측 회선 대퇴동맥, Lateral circumflex femoral artery)
⑧ 깊은넙다리동맥(심대퇴동맥, Deep femoral artery) ⑨ 얕은넙다리동맥(천대퇴동맥, Superficial femoral artery)
⑩ 오금동맥(슬와동맥, Popliteal artery) ⑪ 앞정강동맥(전경골동맥, Anterior tibial artery)
⑫ 종아리동맥(비골동맥(Peroneal artery) ⑬ 뒤정강동맥(후경골동맥, Posterior tibial artery)
⑭ 발바닥동맥(족배동맥, Dorsalis pedis artery) ⑮ 안쪽발꿈치동맥(내측 종골동맥, Medial calcaneal artery)
⑯ 바깥발바닥동맥(외측 족저동맥, Lateral plantar artery) ⑰ 안쪽발바닥동맥(내측 족저동맥, Medial plantar artery)
⑱ 발바닥활(족저궁, Plantar arch)

그림 6-6. 하지동맥 조영상

(5) 주요 사지혈관 질환

① 동맥경화증(arteriosclerosis)

70년대 말 미국의 통계에서 사망자의 12%는 동맥경화와 연관이 있을 정도로 흔한 질병이다. 원인은 확실하지 않으며 나이, 당뇨, 고혈압, 흡연 등이 복합적으로 관여하는 것으로 알려져 있다. 남자에서 빈발하며 대부분 50대 이상에서 증상이 시작된다. 동맥의 내면에 죽상반이 형성되면서 점차 내경이 좁아지며 다리의 혈액공급이 적어지면서 허혈에 의한 파행, 동통, 감각이상, 피부변화, 심하면 궤양이 생긴다. 가장 잘 생기는 부위는 대동맥-온엉덩동맥 이행부(aortoiliac segment)와 얕은넙다리동맥(superficial femoral artery in adduct canal)이다.

② 버거병(Buerger's disease)

비교적 젊은 남자에서 흔하며, 흡연과 관련이 깊다. 대부분 팔보다는 다리를 침범하는 경우가 많으며, 중간 크기 이하의 혈관을 침범한다. 혈관조영사진에서는 동맥이 점차적으로 좁아지면서 폐색되는 모습과 많은 측부혈관들이 보이며, 이들의 모양은 마치 코르크 따개(corkscrew)처럼 관찰되는 특징을 보인다.

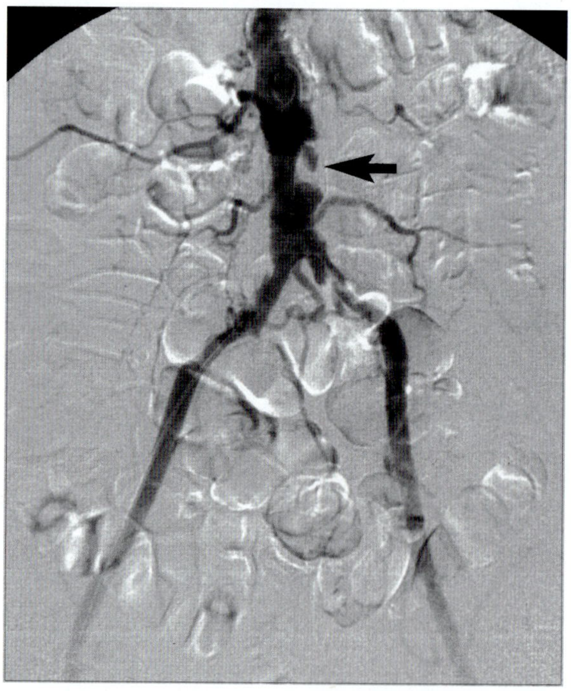

배대동맥(복부대동맥)과 엉덩동맥조영술에서 양측 온엉덩동맥과 배대동맥에 죽상반으로 혈관내경이 불규칙하게 좁아져 있고 특히 배대동맥에는 죽상반의 궤양 소견(화살표)이 보인다.

그림 6-7. 동맥경화증

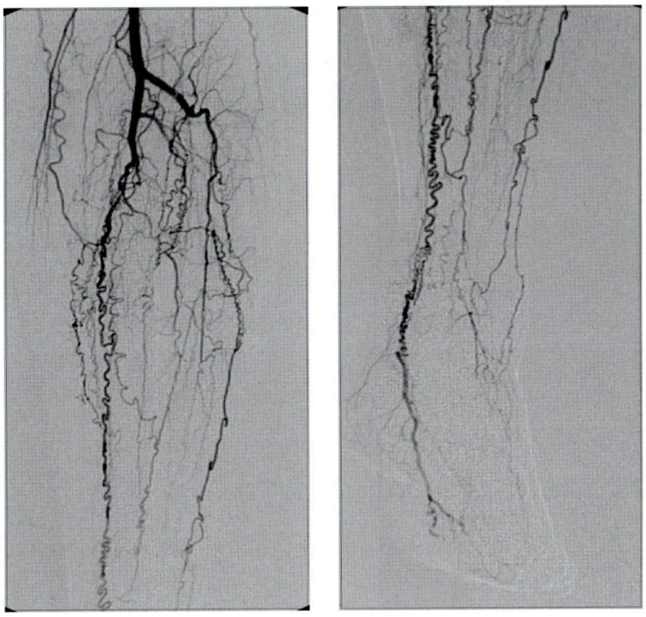

흡연을 하는 43세의 비교적 젊은 남자의 다리동맥조영상으로 distal run-off들이 폐색되어 있고, 측부혈류와 버거병의 특징인 코르크 따개(corkscrew) 모양이 관찰된다.

그림 6-8. 버거병(Buerger's disease)

③ 동정맥기형(arteriovenous malformation)

동맥이 모세관을 거치지 않고 직접 정맥으로 연결되기 때문에 정상부위보다 정맥이 빨리 보인다. 사지의 동정맥기형이 있으면 혈액유입이 많아지면서 조직이 두터워진다.

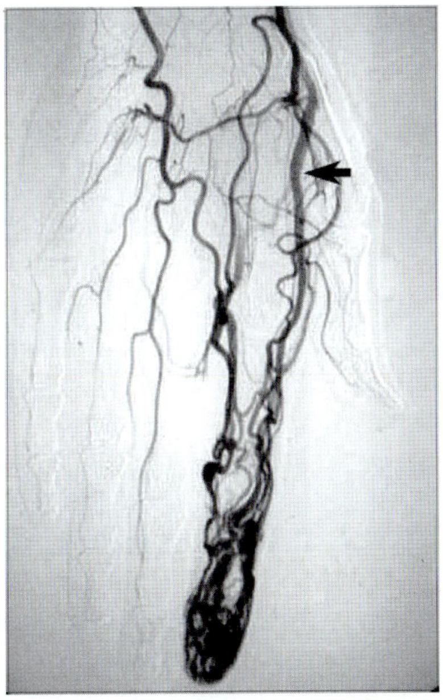

두 번째 손가락은 다른 손가락에 비해 유입동맥이 확장되어 있고 손가락 끝부분에 비정상적으로 확장된 혈관이 뭉쳐 있는 nidus가 보인다. 또한 아직 동맥기임에도 nidus에서 유출되는 정맥이 보인다(화살표).

그림 6-9. 동정맥기형

2 사지정맥조영술(Extremity phlebography)

1) 상지정맥조영술(Phlebography of upper extremity)

(1) 해부학적 구조

팔의 정맥은 얕은정맥(superficial vein)과 깊은정맥(deep vein)이 있는 데, 얕은정맥은 피하지방층에 위치하여 대부분 육안으로 보이며 관통정맥(perforating vein)을 통해 깊은정맥으로 연결된다. 반면 깊은정맥은 동맥과 평행하게 주행하면서 근육층에 위치하기 때문에 육안으로는 보이지 않는다.

팔의 깊은정맥은 손목부위에서 3개의 깊은정맥으로 시작하는 데 각각의 동맥과 대칭되는 노정맥(radial vein), 자정맥(ulnar vein), 뼈사이정맥(interosseous vein) 등이 있다. 이것은 팔꿉관절에서 위팔정맥(brachial vein)으로 연결되며 계속해서 겨드랑정맥(axillary vein), 빗장밑정맥(subclavian vein)으로 이어진다. 빗장밑정맥은 속목정맥(internal jugular vein)과 만나 팔머리정맥(brachiocephalic vein)이 된다. 반면 얕은정맥은 크게 2개로 분류할 수 있는데 안쪽에는 자쪽피부정맥(basilic vein)이 있고 가쪽으로는 노쪽피부정맥(cephalic vein)이 있으며 이들은 여러 부위에서 얕은정맥을 통해 깊은정맥으로 유입된다.

위대정맥으로 유입되는 팔의 정맥 순환을 요약하면 다음과 같다.

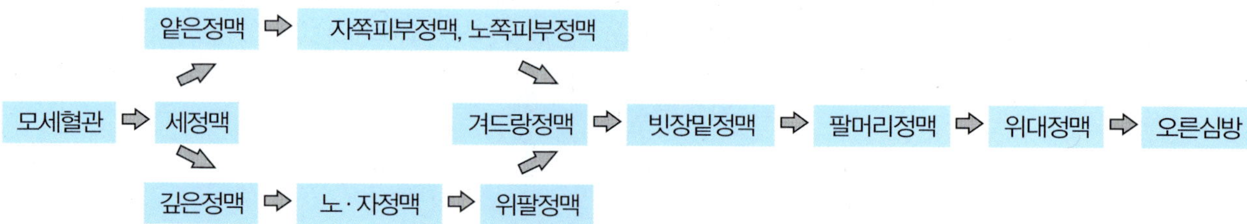

(2) 검사목적

혈전에 의한 협착, 폐쇄, 표피 정맥류, 부종, 정맥염, 종양에 의한 혈관의 변위, 선천성 이상시 시행한다.

(3) 검사방법

환자는 촬영대에 바로누운자세로 하여 팔을 외전시켜 곧게 편다. 그리고 butterfly needle (21~19 G)로 검사측의 노쪽피부정맥을 천자하여 수용성조영제를 수동주입(hand injection)하며 조영제 양은 촬영부위 혈관이 명확히 관찰될 때까지 주입한다.

대부분의 정맥은 혈류가 매우 느려 DSA 촬영하기가 곤란한 경우가 많다. 따라서 조영 전 촬

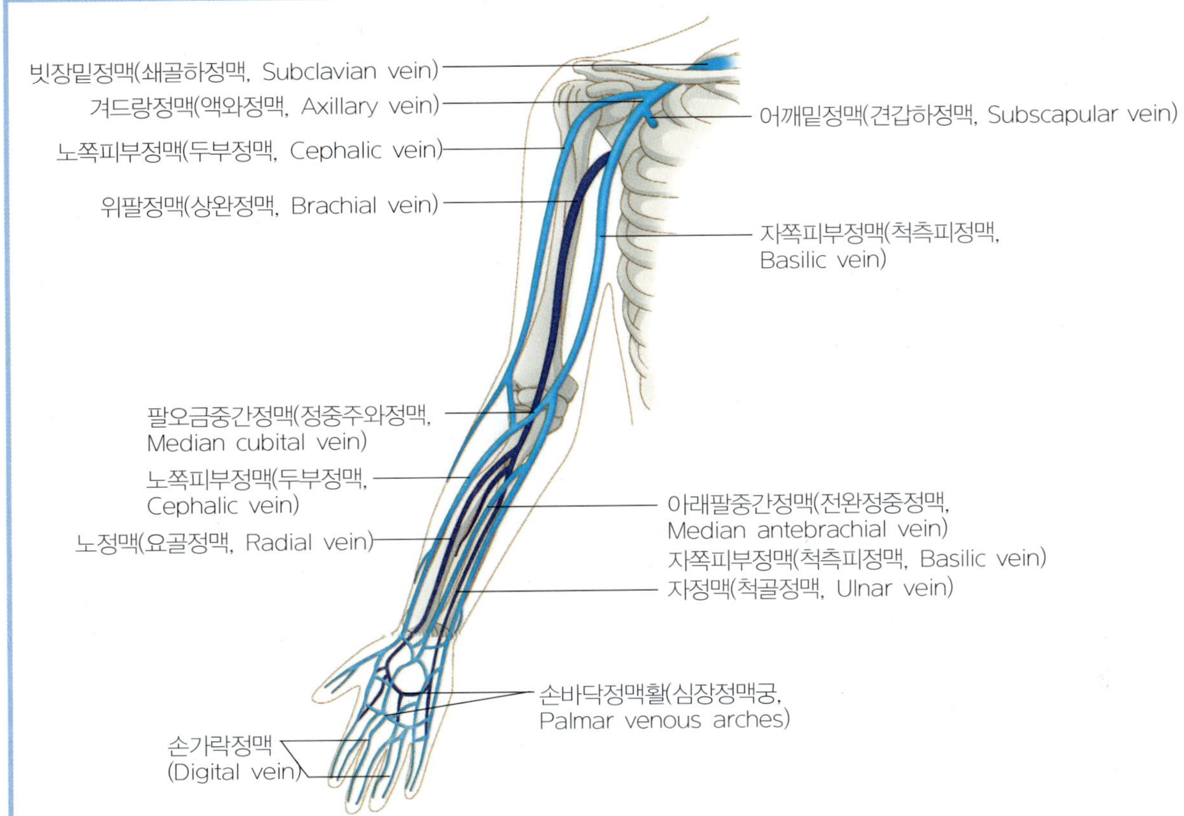

그림 6-10. 팔정맥의 구조

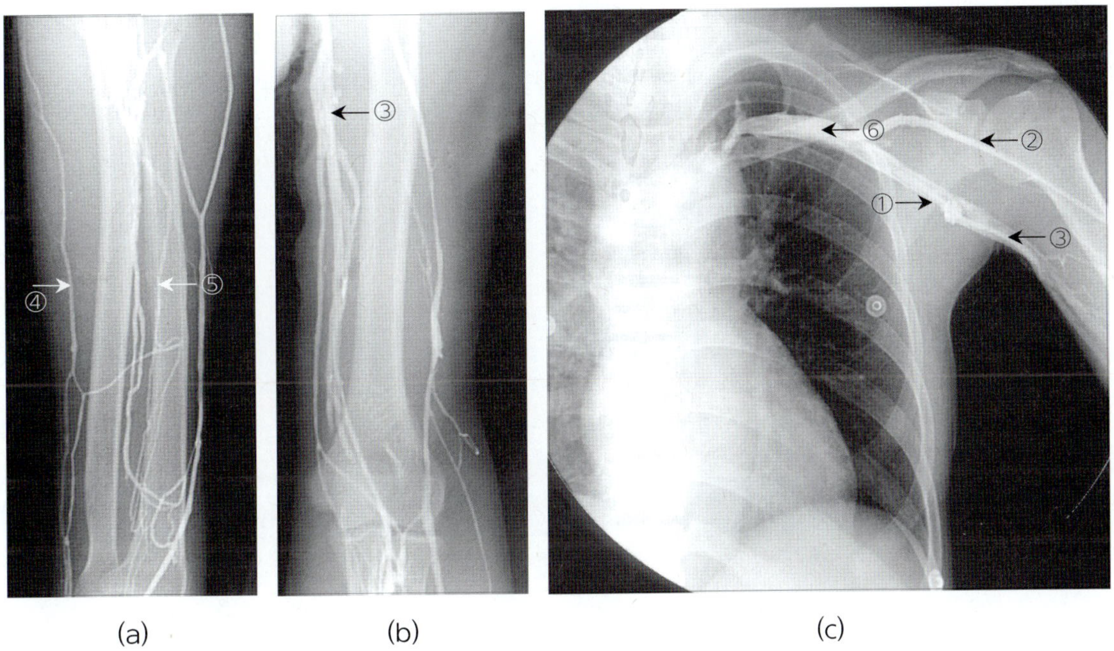

① 겨드랑정맥(액와정맥, Axillary vein)
② 노쪽피부정맥(두부정맥, Cephalic vein)
③ 자쪽피부정맥(기저정맥, Basilic vein)
④ 자정맥(척골정맥, Ulnar vein)
⑤ 노정맥(요골정맥, Radial vein)
⑥ 빗장밑정맥(빗장밑정맥, Subclavian vein)

그림 6-11. 상지정맥 조영상

영없이 아래에서 윗방향으로 이동하면서 1매씩 일정 부분 겹치게 촬영한다.

(4) 혈관 조영상

정맥은 동맥과 달리 혈류의 역류 방지를 위한 판막(valve)이 있으며 얕은정맥의 주행은 사람마다 많은 차이가 있다.

2) 하지정맥조영술(Ascending venography)

(1) 해부학적 구조

다리의 정맥은 앞정강정맥(anterior tibial vein), 뒤정강정맥(posterior tibial vein), 오금정맥(popliteal vein), 넙다리정맥(femoral vein)과 같은 깊은정맥과 작은두렁정맥(less saphenous vein), 큰두렁정맥(great saphenous vein)의 얕은정맥이 있으며 얕은정맥은 깊은정맥으로 유입된다. 보통 정맥자루는 두렁정맥에서 자주 발생한다. 속엉덩정맥은 위볼기정맥(superior gluteal vein), 아래볼기정맥(inferior gluteal vein), 폐쇄정맥(obturator vein), 가쪽엉치정맥(lateral sacral vein) 등에서 유입하는 벽측지와 곧창자정맥얼기(rectal venosus plexus), 방광정맥얼기(vesicular venosus plexus), 음부정맥얼기(pudendal venous plexus) 등을 유입하는 장측지가 있어 이들이 속엉덩정맥을 형성하고 넙다리정맥의 연속인 바깥엉덩정맥(external iliac vein)과 만나 온엉덩정맥(common iliac vein)을 형성하여 아래대정맥으로 유입된다.

아래대정맥에 유입되는 다리정맥의 혈액순환을 요약하면 다음과 같다.

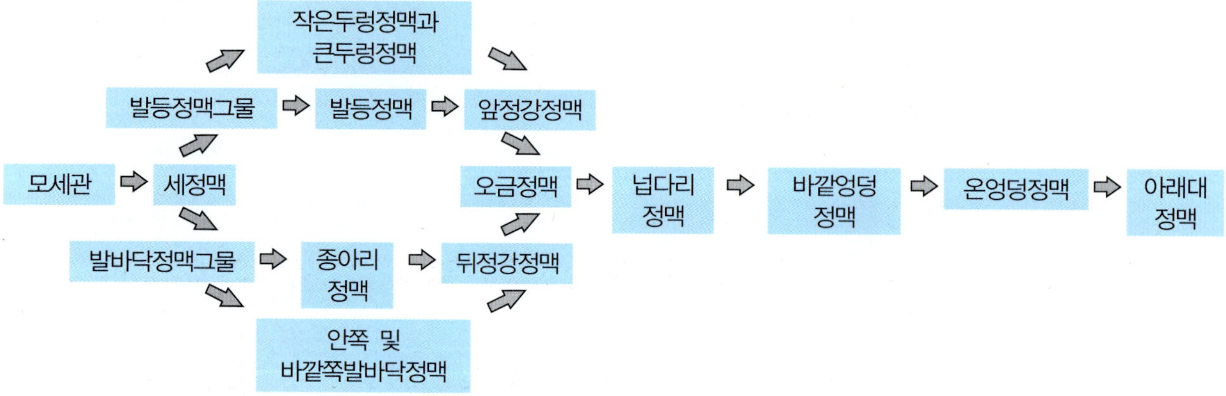

(2) 검사목적

정맥자루, 부종, 정맥기형, 종양으로 인한 혈관의 편위, 정맥염(phlebitis)시 시행한다.

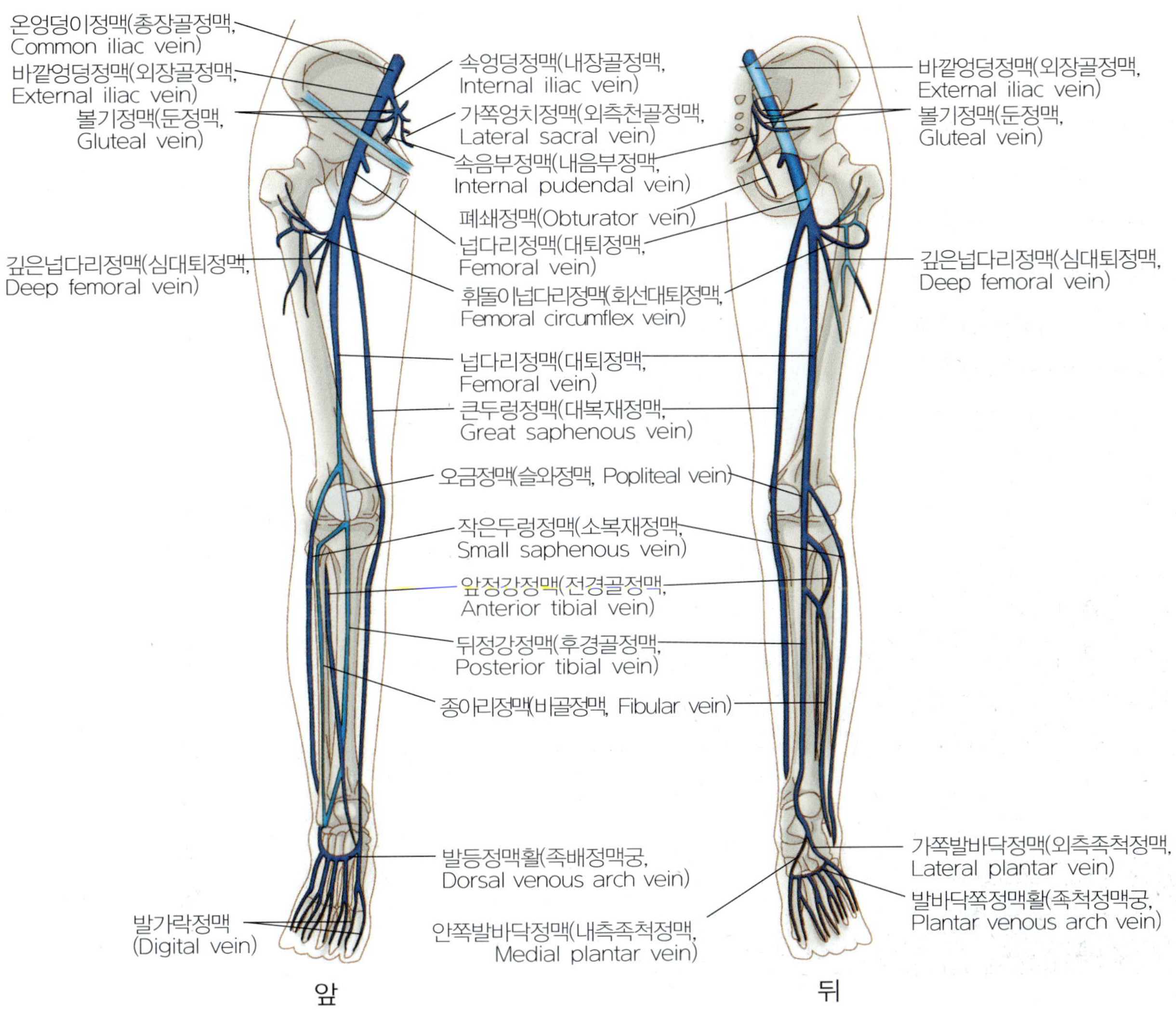

그림 6-12. 다리의 정맥 구조

(3) 검사방법

천자부위는 검사 측 발목의 바깥쪽얕은정맥(external superficial vein)으로 이 부위를 butterfly needle(21–19G)로 천자하고 수용성 조영제 50~100 ㎖를 수동(hand injection)으로 서서히 주입한다.

다리정맥검사는 깊은정맥 혈전을 관찰하기 위한 경우가 많으므로 깊은정맥으로 조영제가 많이 흐르도록 유도하기 위해 고무밴드(tourniquet)로 발목을 묶으면 효과적이다. 또한 조영제가 너무 빨리 심장 방향으로 흐르는 것을 억제하기 위해 검사대를 약 30° 정도 세워서 촬영한다.

팔과 마찬가지로 DSA 촬영은 힘들며 발 아래에서부터 1매씩 검사한다.

깊은정맥 촬영 후에는 고무밴드를 풀고 얕은정맥까지 관찰한다.

촬영할 때에는 다리를 여러 방향으로 돌려 깊은정맥이 겹치지 않게 한다. 정맥조영술 후에는 정맥 내부에 조영제가 일부 남아 염증성 반응을 일으키는 경우가 있으므로 생리식염수 10~20 mℓ 정도를 주입해 주는 것이 좋다.

(4) 혈관 조영상

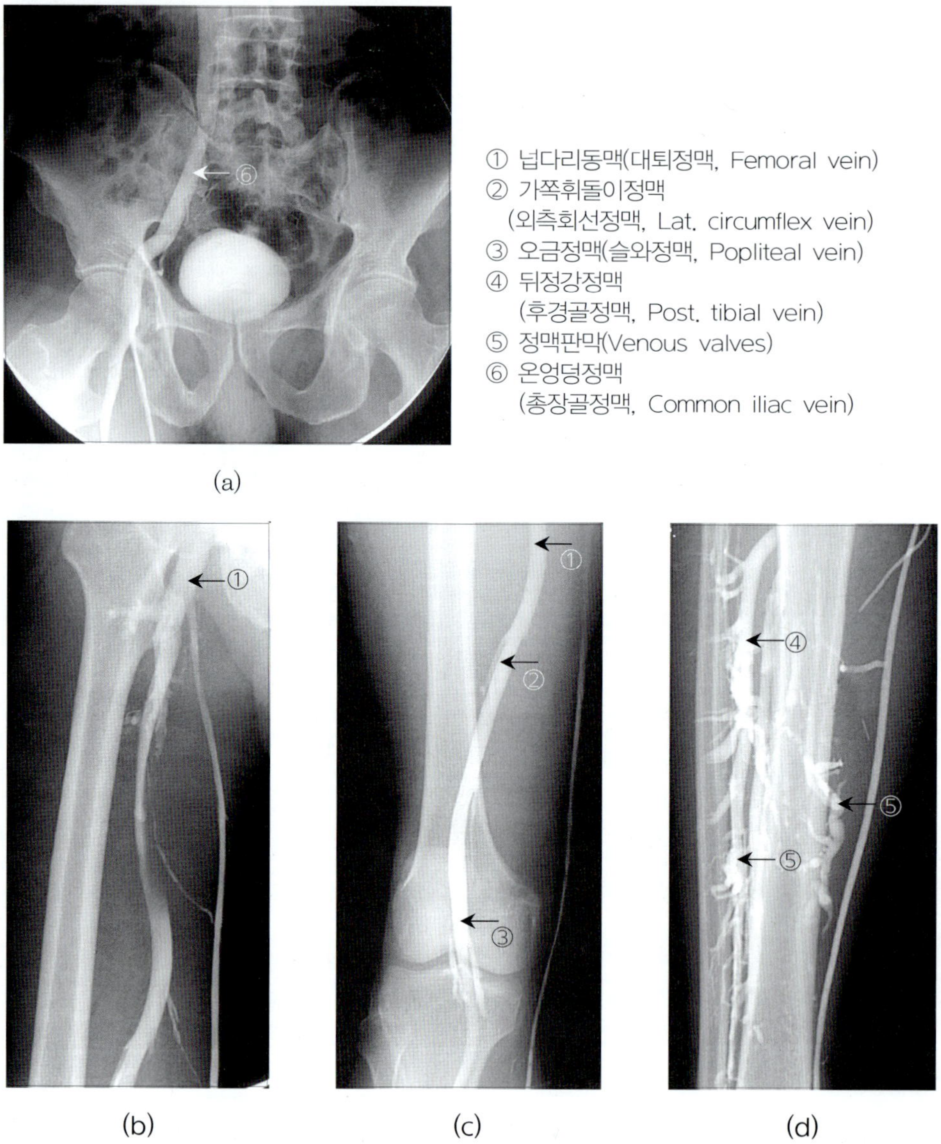

① 넙다리동맥(대퇴정맥, Femoral vein)
② 가쪽휘돌이정맥 (외측회선정맥, Lat. circumflex vein)
③ 오금정맥(슬와정맥, Popliteal vein)
④ 뒤정강정맥 (후경골정맥, Post. tibial vein)
⑤ 정맥판막(Venous valves)
⑥ 온엉덩정맥 (총장골정맥, Common iliac vein)

그림 6-13. 하지정맥 조영상

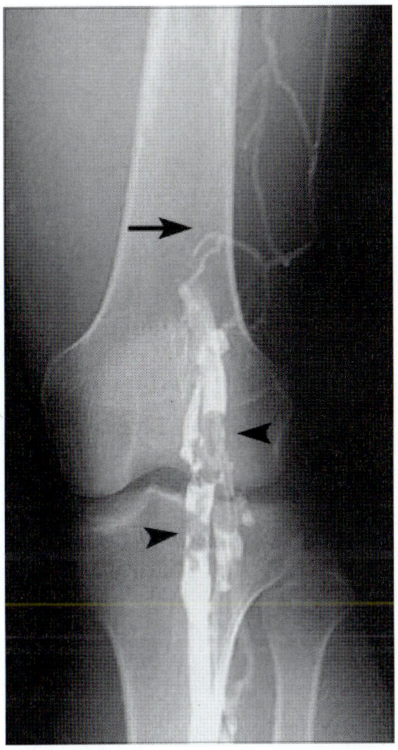

하지정맥조영술에서 오금정맥에 혈전으로 인한 음영결손이 보이며(화살촉) 넙다리정맥은 완전한 폐쇄로 조영제가 보이지 않는다(화살표).

그림 6-14. 깊은정맥 혈전

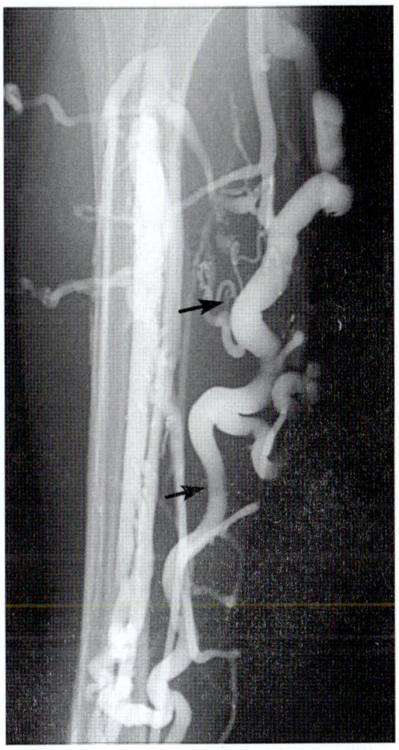

하지정맥조영술에서 얕은정맥이 심한 굴곡 및 확장을 보인다(화살표).

그림 6-15. 다리 정맥류

(5) 주요 정맥질환

① 깊은정맥 혈전(deep vein thrombosis)

다리의 깊은정맥 혈전은 미국에서 매년 5만~29만 명의 사망자가 발생하는 것으로 알려져 있다. 특히 골반부나 다리 수술 후, 심한 외상 후, 오랫동안 침대에 누워있는 환자, 악성종양 환자, 당뇨, 임산부 등에서 잘 발생한다. 잘 생기는 부위는 넙다리정맥, 엉덩정맥 그리고 종아리 부위의 깊은정맥이다.

정맥혈전이 생기면 정맥이 완전히 막히게 되고 혈전이 생긴 부위에 동통과 부종이 있고 피부색의 변화가 온다. 깊은정맥 혈전의 가장 큰 합병증은 혈전의 일부가 떨어지면 허파동맥으로 흘러가 허파동맥을 막는 폐색전증(pulmonary embolism)이다.

② 다리 정맥류(varices of lower limb)

정맥혈류는 얕은정맥에서 깊은정맥 방향으로 일방 통행한다. 어떤 원인으로 깊은정맥의 기능부전이 생기면 깊은정맥에서 얕은정맥으로 혈류가 역류하게 되고 얕은정맥이 심하게 확장된다. 육안으로도 확장된 얕은정맥이 보이며 주위로 부종과 피부색 변화, 동통을 호소하기도 한다.

7 인터벤션 영상의학

인터벤션 영상의학(interventional radiology)이란 intervene에 어원을 두어 개입 혹은 중재함을 뜻하며 진단 혹은 치료 목적으로 외과적 수술 대신에 사용하는 영상의학적 시술을 의미한다. 인터벤션 영상의학이란 용어는 1967년 Margulis가 처음 명명하였는데 이것은 영상의학과 의사가 엑스선, 초음파, CT 등을 이용한 진단적 진료만 하는 것이 아니고 능동적으로 환자의 치료에 참여하는 행동적 영상의학(active radiology)이라고 할 수 있다. 본격적인 인터벤션 시술은 1964년 Charles Dotter가 대퇴동맥협착 환자에서 Coaxial Teflon Catheter를 이용한 혈관성형술로 보고 있으며 1950년 Seldinger method의 개발을 포함하여 새로운 도관이나 기구 및 장치의 개발, 혈관조영술의 발달, 디지털투시 TV 영상 도입, 초음파, CT, MRI 등 새로운 영상 기법의 도입으로 범위가 점차 확대되고 있다. 과거에는 수술 거부 환자, 전신 쇠약으로 수술이 곤란한 경우, 재수술이 곤란한 경우 등의 이차적인 수단으로 이용되었으나 최근에는 독립된 하나의 영역으로써 환자의 손상 및 합병증의 최소화, 전신마취 생략, 수술 상처의 방지, 입원기간 단축, 비용 절감 등의 장점으로 널리 이용되고 있으며 일차적인 치료로 보편화되었다.

한편으로는 혈관조영술 장비들이 발전하면서 road map, rotating DSA, 3D image와 같은 기술이 개발되어 시술이 더욱 용이해지고 있다. 또한 여러 가지 시술재료의 발전도 인터벤션 시술의 활성화에 많은 기여를 하고 있다.

혈관계 인터벤션 시술로는 혈관이 막히거나 좁아진 경우 이를 확장하여 혈류를 증가시키는 시술, 출혈이나 종양에 대한 치료로 시행하는 혈관색전술이 있으며 그밖에 하대정맥 필터설치술, 경목정맥간내문맥단락술, 대동맥 stent graft, 자궁근종 색전술과 같은 새로운 기법이 소개되고 있다.

비혈관계 인터벤션 시술로는 식도나 위장관 확장술, 기관지 확장술, 경피경간 담즙배액술, 경피적 신루설치술, 경피적 잔류 담석 제거술, 경피적 농양배액술 등이 있으며 점차 적용범위가 확대되고 있는 추세다.

1 혈관계 인터벤션 시술

1) 동맥 재개통술

동맥은 여러 가지 원인으로 좁아지거나 막힐 수 있다. 대표적인 질환은 동맥경화증이며 그밖에 색전증, 동맥염, Takayasu 동맥염, 섬유근이형성증 등이 있다. 동맥협착이나 막힘이 발생하면 혈류저하에 따른 허혈성 증상이 생기며 심해지면 조직 괴사가 생길 수 있다. 인터벤션 시술은 혈관을 확장하여 혈류를 증가시켜 증상호전이나 완치를 목표로 시술한다.

(1) 경피적 혈관성형술(percutaneous transluminal angioplasty : PTA)

동맥경화증과 같은 질환으로 혈관이 좁아져 혈류의 흐름에 장애가 생긴 경우에 이를 치료하는 방법으로 가장 많이 시행하는 시술이다. 먼저 혈관조영술로 협착부위의 위치와 정도 및 길이를 확인한 후 혈관 직경에 적합한 풍선도관(balloon catheter)을 협착부위에 삽입하여 풍선을 확장시켜 혈관을 넓히게 된다. 협착의 길이가 짧고 완전 폐쇄가 아니며 석화화를 동반하지 않은 중심성 병변이 좋은 적응증이지만 완전 폐쇄나 5 cm 이상의 긴 협착에도 시술하지만 상대적으로 결과가 좋지 않은 경우가 많다(그림 7-1, 7-2).

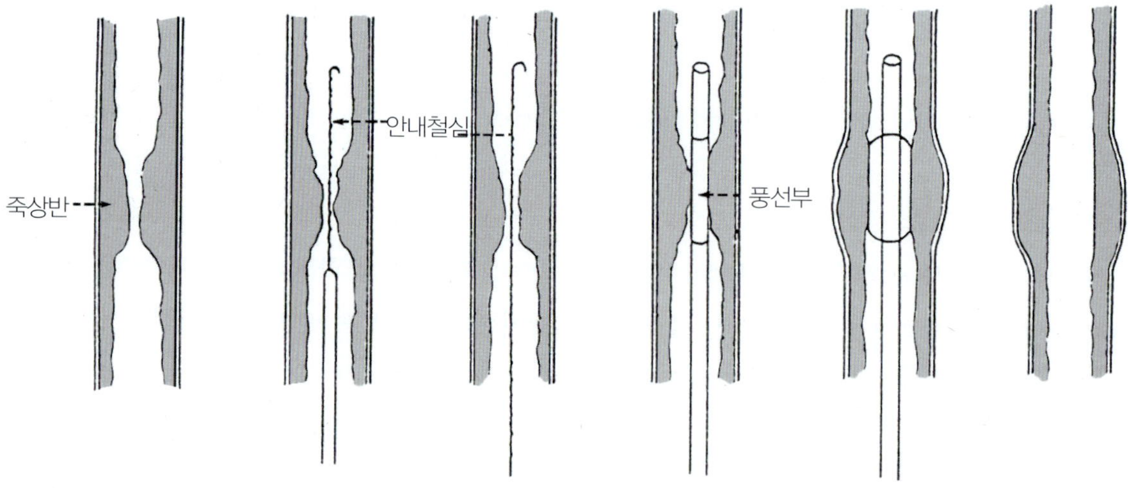

좁아진 혈관에 guide wire를 삽입한 후 풍선을 병변에 위치시키고 확장한다.

그림 7-1. 풍선 혈관확장술의 모식도

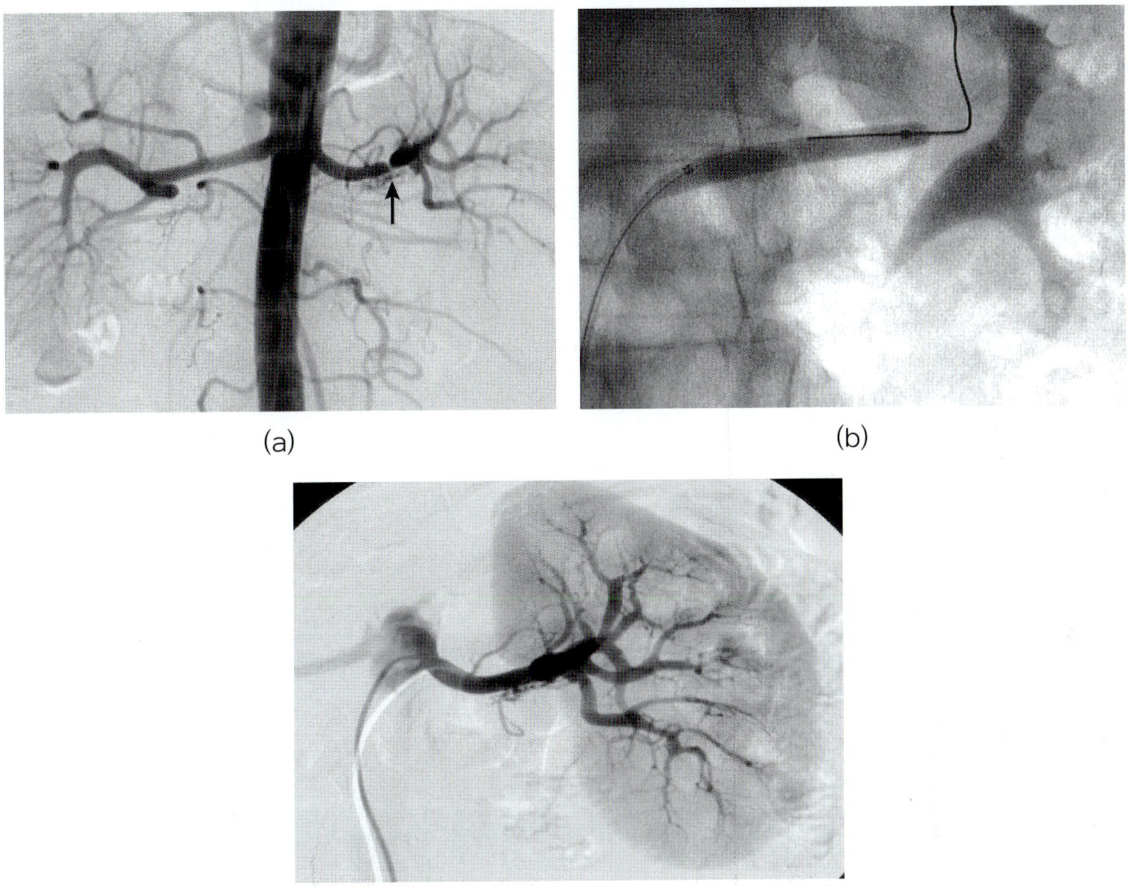

(a) (b) (c)

왼콩팥동맥에 섬유근이형성증에 의한 협착이 보이며(a)(화살표) 풍선확장술(b) 후 확장된 콩팥동맥이 잘 관찰된다(c).

그림 7-2. PTA

(2) 경피적 혈관 스텐트설치술(percutaneous intravascular stent placement)

협착 혈관부위에 튜브 형태의 금속 그물망을 삽입시켜 협착부위를 넓히는 방법으로 주로 다음과 같은 경우에 시행한다.

① PTA후 혈관수축으로 혈관이 다시 좁아지는 경우

② PTA시술 후 조기에 발생한 재협착

③ PTA로 혈관박리와 같은 합병증이 발생한 경우

④ 혈관이 완전히 폐쇄된 부위에서는 풍선확장술 보다는 스텐트를 주로 이용한다.

금속성 스텐트(metallic stent)의 종류는 다음과 같다.

- **자가 팽창성 스텐트(self-expandable stent)** : 스텐트를 감싸는 피막을 제거하면 스텐트가 스스로 팽창하면서 원형을 유지한다. 현재 많이 사용하는 stent는 Wall stent(그림

7-3a), Zilver stent(그림 7-3b), Smart stent(그림 7-3c), Luminexx stent 등이 있다.

- **풍선 팽창성 스텐트(balloon expandable stent)** : Genesis stent(그림 7-3d), Palmaz stent 등이 있으며 스텐트를 풍선 카테터에 씌운 다음 풍선을 팽창시키면 스텐트가 확장된다.
- **인공혈관 스텐트(stent-graft)** : 인공혈관과 스텐트를 결합한 구조로 동맥류나 대동맥류의 치료에 널리 사용한다(그림 7-3e).
- **약물방출 스텐트(drug-eluting stent)** : 스텐트 설치 후에는 필연적으로 혈관내막 증식이 발생하여 재협착을 유발한다. 스텐트 표면에 혈관내막 증식을 억제할 수 있는 여러 가지 항 증식성 약제를 코팅하여 혈관내막 증식을 억제하는 효과가 있다.

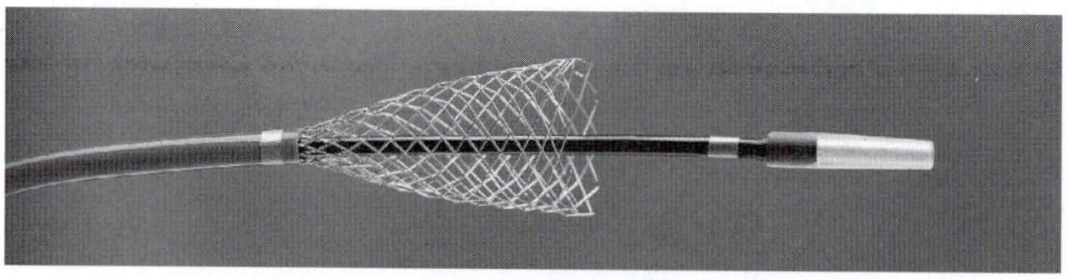

(a)

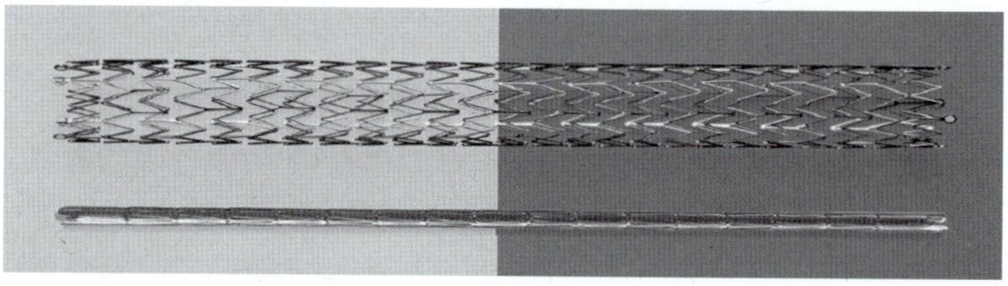

(b)

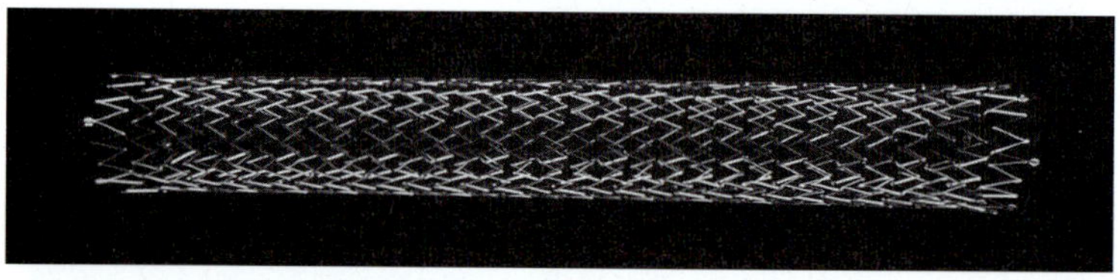

(c)

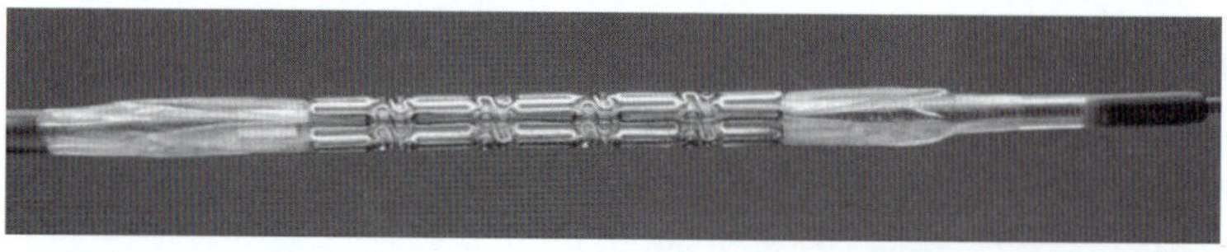

(d)

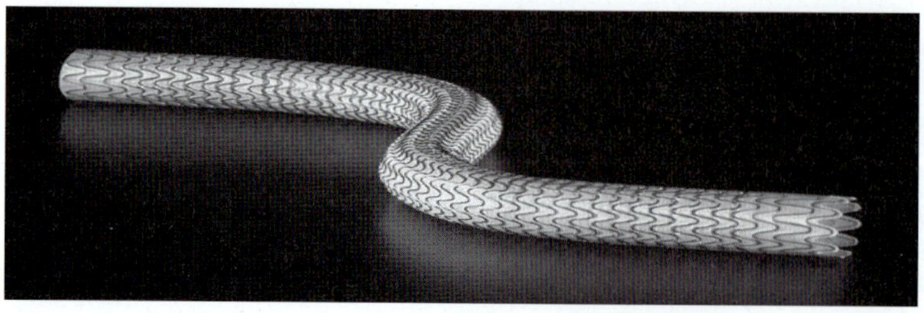

(e)

그림 7-3. 금속성 스텐트의 종류

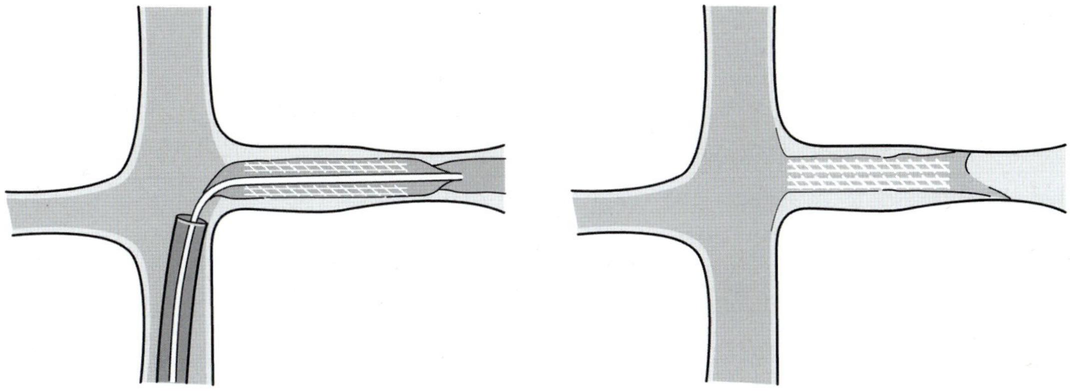

(a) (b)

왼콩팥동맥협착이 있어 풍선확장형 Palmaz 스텐트를 삽입하는 모습(a). Stent 삽입 후 확장된 콩팥동맥을 볼 수 있다(b).

그림 7-4. 왼콩팥동맥의 스텐트 설치 모식도

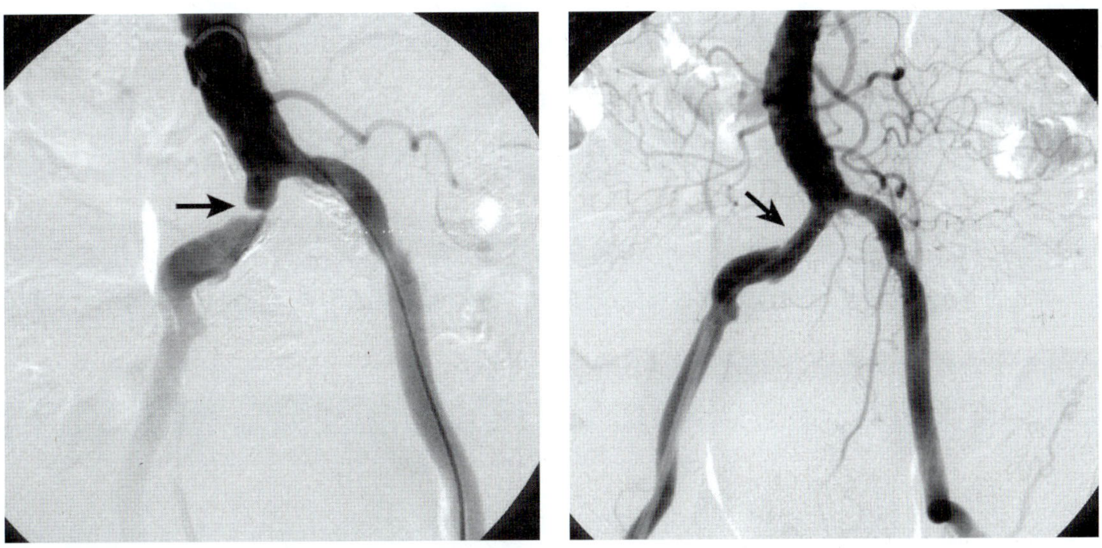

(a) (b)

장골 동맥조영술(a)에서 동맥경화로 양측 속엉덩동맥은 모두 막혔고 오른총장골동맥은 90% 이상의 협착이 있다(화살표). Palmaz 스텐트를 이용하여 확장술을 하였다(화살표)(b).

그림 7-5. 장골동맥 스텐트 설치술

일반적으로 스텐트 사용 전에 풍선확장술을 일차로 시행하고 스텐트를 설치한다(그림 7-4, 7-5).

(3) 대동맥 스텐트 그라프트 설치술(aorta stent-graft insertion)

대동맥류(aortic aneurysm)는 주로 죽상동맥경화증의 결과로 발생하며 그 외에 대동맥 박리, 외상, 세균 또는 비세균성 감염이 원인이다. 대동맥류를 방치하면 팽창하여 결국은 파열되기 때문에 조기에 혈관조영술 또는 전산화단층촬영을 실시하여 동맥류의 크기와 범위, 주위 장기와의 관계, 대동맥과 주요 분지와의 관계, 파열 유무를 확인하고 인터벤션 시술의 가능성을 판단하여야 한다.

대동맥 스텐트그라프트 설치술은 I자 또는 역 Y자 형태의 특수 제작된 스텐트에 polyester나 PTFE와 같은 인조혈관을 입혀 만든다. 인조혈관 재질로 스텐트를 감싸 원통형의 인조혈관 역할을 하는 기구를 대동맥 내에 설치하여 대동맥류를 치료하는 것으로 수술에만 의존하던 환자에게 수술로 인한 위험성, 시간, 비용 그리고 고통을 감소시키면서 동맥류를 치료할 수 있는 새로운 기법이다. 이 시술에 사용되는 스텐트 그라프트는 환자마다 양복을 맞추듯이 3D-CT로 디자인하여 제작하며 I자 형태도 이용되나 대동맥 분지부와 총장골동맥 부위의 동맥류는 역 Y자 형태의 스텐트 그라프트를 사용한다.

시술 목적 : 대동맥류의 파열 방지

시술 방법 : 시술 전에 3D-CT로 병변의 크기와 형태, 주위 장기와의 관계에 대하여 충분히 숙지하고 있어야 한다. 일반적으로 introducer sheath가 굵기 때문에 외과의사가 바깥엉덩동맥에서 혈관절개술을 하기도 하지만 일부는 직접 Seldinger technique을 사용하기도 한다. 대동맥조영술을 실시하여 대동맥류의 위치와 범위, 출혈 여부를 확인하고 wire와 catheter를 사용하여 동맥류가 있는 위치에 정확하게 stent-graft를 설치한다. 결과를 확인하기 위해 대동맥조영술을 실시하고 catheter를 제거하고 바깥엉덩동맥을 봉합하거나 close device로 지혈한다(그림 7-6).

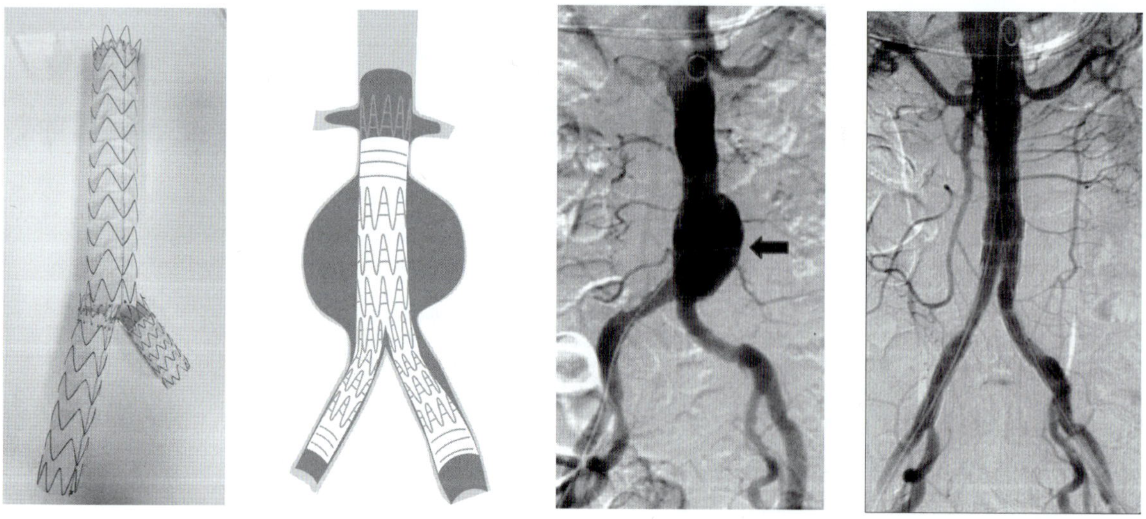

(a) (b) (c) (d)

복부대동맥류를 치료하기 위한 stent graft 모습(a) 적용 모식도(b). 복부대동맥조영술(c)에서 동맥경화로 인한 복부대동맥류(화살표)가 발생한 환자에게 stent graft 설치 후(d) 동맥류가 더이상 보이지 않는다.

그림 7-6. 복부대동맥류에 설치한 스텐트그라프트(stent graft)

(4) 경피적 혈전용해술(percutaneous transluminal thrombolysis)

혈전으로 막힌 혈관부위에 혈전용해제인 urokinase, tPA 등을 주입하여 혈전을 용해시켜 혈류의 재개통을 이루는 방법으로 혈관협착이 동반된 경우에는 혈관확장술을 함께 시행한다.

시술 목적 : 급성동맥혈전증이 적응증이며 정맥혈전증에서도 사용한다.

시술 방법 : 우선 혈관조영술을 실시하여 혈전의 범위를 파악하고 catheter tip을 혈전 원위부보다 2~3 cm 더 밀어 넣어 원위부 혈전과 혈전용해제의 접촉면을 넓게 한다. 혈전용해제인 urokinase를 생리식염수와 혼합하여 일정 속도로 주사하며 혈전용해 후 잔존협착(residual stenosis)이 있으면 풍선확장술이나 스텐트를 삽입한다(그림 7-7).

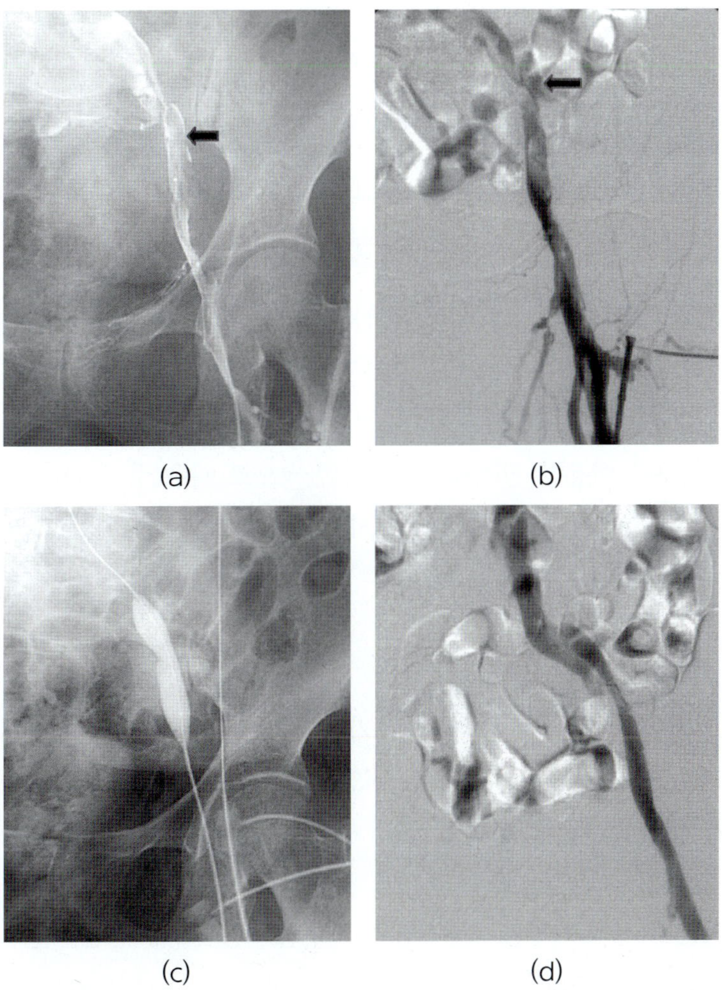

왼하지 정맥조영술에서 엉덩정맥에 협착(화살표)과 혈전성 폐쇄가 보이고(a), Urokinase로 혈전용해술 중간에 촬영한 영상에서 아직 혈전과 협착(화살표)이 보인다(b). 혈전용해술 후 협착부위는 풍선으로 확장하고(c) 마지막 정맥조영술에서 혈전과 협착은 보이지 않는다(d).

그림 7-7. 혈전용해술의 영상

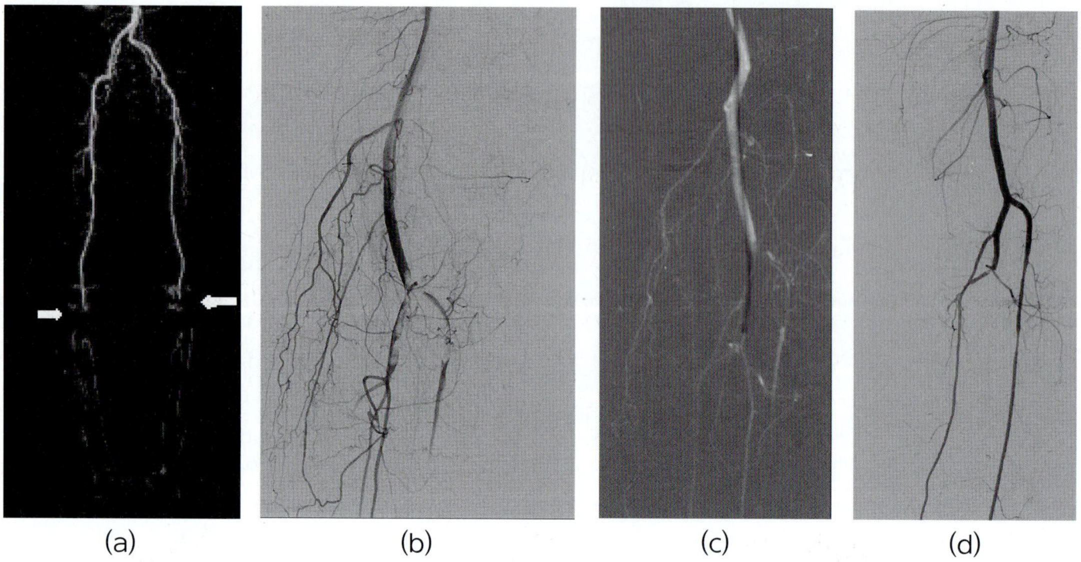

CT 하지동맥조영술에서 양쪽 오금동맥 폐쇄가 보인다(화살표)(a). 오른쪽 오금동맥과 앞정강동맥에 혈전성 폐쇄가 있으며(b), guiding catheter를 이용하여 혈전을 흡입 제거하고(c) 제거 후 혈전이 보이지 않는다(d).

그림 7-8. guiding catheter를 이용한 혈전제거술 영상

출혈요인이 있거나 최근에 외과적 수술을 한 경우, 심한 고혈압환자에서는 수술 부위나 뇌출혈을 일으킬 수 있어 시술 금기이며 합병증으로는 출혈, 혈전의 원위부 색전증 등이 있을 수 있다.

혈전용해제를 이용한 혈전용해술은 많은 시간이 소요되고 용해제에 의한 부작용이 있어 근래에는 여러 가지 기구를 이용한 혈전제거술이 일반적으로 사용된다. 이러한 기구는 혈전을 흡입, 제거하는 방식이며 빠른 시술시간이 장점이지만 혈액손실이 발생할 수 있다(그림 7-8).

2) 색전술

어떤 원인으로 혈관의 혈류를 차단할 필요가 생겼을 때 여러 가지 색전 물질을 이용하여 대상 혈관을 폐쇄시키는 시술을 말한다. 흔한 원인으로는 외상으로 인한 동맥 손상, 동정맥 기형(AVM), 동정맥샛길(arteriovenous fistula), 동맥류(aneurysm), 수술 중 과다 출혈방지 또는 종양의 유입동맥 색전술이 있다.

폐쇄하고자 하는 혈관의 직경이 작은 경우에는 입자 및 액체 색전물질을 사용하고 혈관의 직경이 큰 경우에는 코일(coils), 혈관마개(vascular plug), 분리풍선(detachable balloon) 등의 색전기구를 사용한다. 색전물질은 색전 효과의 지속 시간이 일시적(temporary)인 흡수되는 색전물질과, 영구적(permanent)인 흡수되지 않는 색전물질로 나누며 종양은 색전물질 주입 시 항암제와 혼합 주입함으로써 치료 효과를 높일 수 있다.

색전물질의 종류

1) 흡수되는 색전물질

Autogenous blood clot

Gelatin sponge(Gelfoam)

Microfibrillar collagen(Avitene)

2) 흡수되지 않는 색전물질

(1) 입자 색전물질

Autogenous fat, muscle

Polyvinyl alcohol particle(PVA)

Polyvinyl alcohol microsphere

(2) 비입자 색전물질

Coil

Silk streamers

Detachable balloon

Vascular plug

3) 액체 색전물질

Absolute ethanol

Iodized oil

NBCA(n-butyl 2-cyanoacrylate : Histoacryl)

Hypertonic glucose

(1) 색전물질

① **Gelfoam** : 비 항원성의 제라틴 성분으로써 간동맥, 콩팥동맥, 팔다리동맥, 위장관 출혈 등에 다양하게 이용되는 색전물질로 40~60 μ의 분말형(gelfoam powder)과 1~3 mm의 세편형(gelfoam particle)이 있으며 압축 가공되어 있어 사용할 때 폐색부위의 용도에 맞게 잘게 썰어서 조영제와 섞어 사용한다. 색전물질 중에서 가장 많이 사용하고 있으며 7~21일 내에 흡수되고 혈관이 재개통된다(그림 7-9).

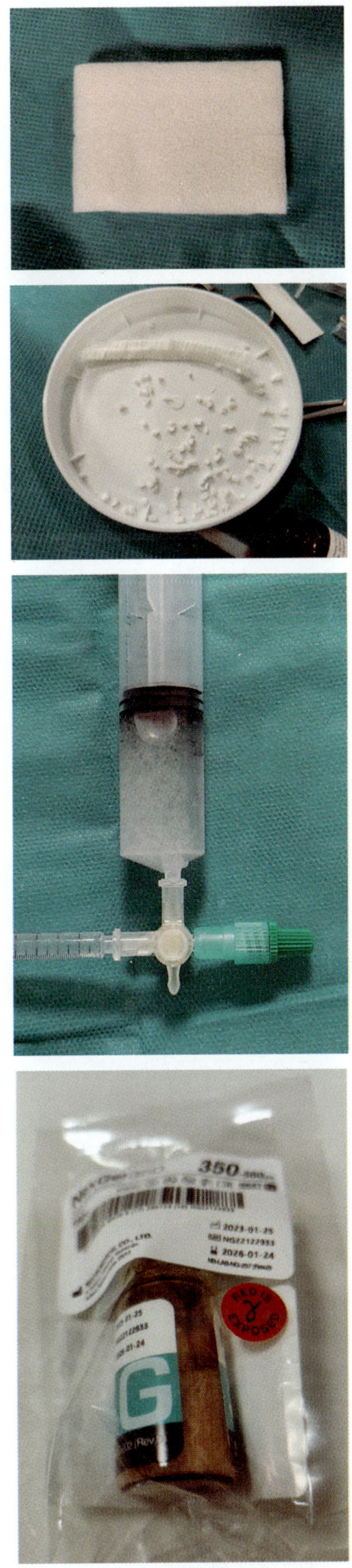

그림 7-9. Gelfoam(Gelatine sponge)

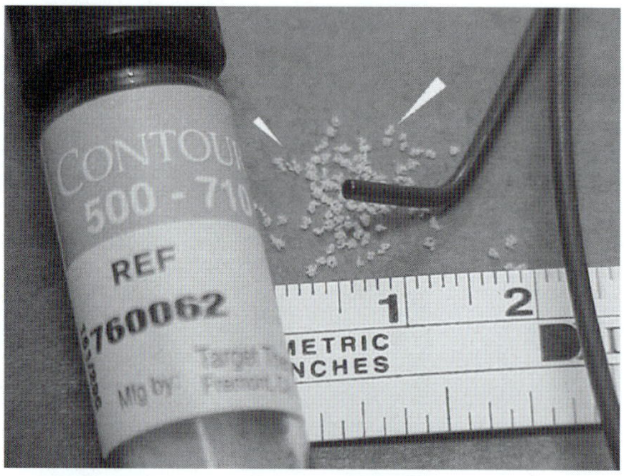

그림 7-10. PVA(polyvinyl alcohol foam)

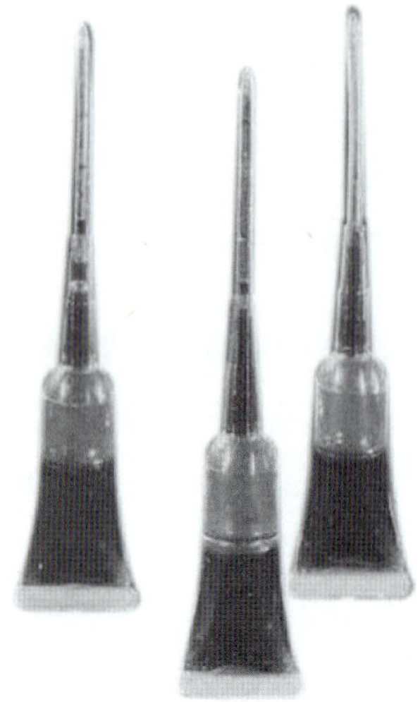

그림 7-11. Isobutyl 2-Cyanoacrylate

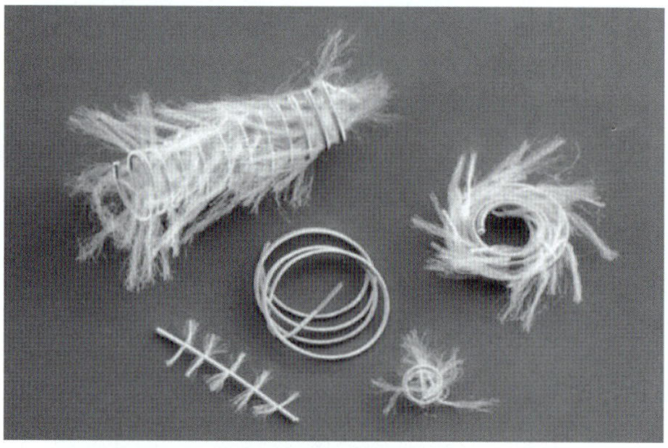

그림 7-12. Coil

② **PVA(polyvinyl alcohol foam)** : 일명 Contour이라고도 하며 영구 색전물질로 주로 뇌혈관과 혈관기형 색전에 사용된다. 크기는 45~1,180 μ까지 7단계 크기로 분획되어 있으며 액체 내에서 부풀어지는 성질이 있어 혈전 형성을 촉진한다(그림 7-10).

③ **N-butyl-Cyanoacrylate** : 일반적으로 조직 접착력이 강한 성분인 아크릴글루(cyanoa-crylate)와 유용성 조영제인 lipiodol을 혼합하여 사용하는 영구 색전물질로 뇌동정맥기형(cerebral AVM), 소화기 출혈의 색전술 등 다양하게 사용된다. 이 물질은 혈액과 접촉하면 순간적으로 응고되기 때문에 병소부위의 말초혈관까지 초선택적 조영술(superselec-tive angiography)을 전제로 하여야 하며 섬세한 기술이 요구된다. 따라서 DSA의 road map study와 micro-catheter 등을 이용하여 조심스럽게 주입하여야 한다(그림 7-11).

④ **Coil** : 백금재질의 코일에 dacron 섬유가 부착되어 혈전형성을 촉진하여 혈관의 폐쇄를 유도 하는 영구 색전물질로 다양한 크기가 있어 용도에 따라 선택하여 사용할 수 있으며 보통 근위부 폐색용(proximal occlusion)으로 사용된다. 사용 방법은 폐색 부위에 catheter의 끝을 고정시키고 flexible tip wire를 사용하여 coil을 밀어 넣은 후 일정 기간이 지나면 혈전이 생성되어 폐색된다. 주로 정계정맥류 색전술에 이용되며 간동맥, 위동맥의 색전에 이용되기도 한다(그림 7-12).

⑤ **Ethanol** : 일반적으로 99% 에타놀이 사용되며 식도 정맥류, 콩팥세포암, 동정맥기형 등에 적용된다. 에타놀은 혈관상피세포를 파괴하며 혈전을 형성하여 색전 효과를 나타낸다. 에타놀은 주입 때 역류하면 인접장기에 광범위한 괴사가 생기기 때문에 이를 방지하기 위해 폐색용 풍선 카테터(occlusion balloon catheter)로 혈관을 폐쇄한 상태에서 주입한다. Ethanol은 투시 하에서 보이지 않기 때문에 lipiodol과 병행하여 사용한다.

(2) 간동맥 색전술(transcatheter hepatic arterial embolization : TAE)

간암(hepatoma)의 가장 좋은 치료법은 외과적 수술이지만 환자의 대부분은 종양이 상당히 진행된 상태에서 진단되기 때문에 수술이 불가능한 경우가 많다. 이러한 환자에게 간동맥 색전술은 매우 유용한 치료법으로 인터벤션 시술의 중요한 부분을 차지한다.

간실질은 간동맥(hepatic artery)에서 1/3, 문맥(portal vein)에서 2/3의 혈액을 공급받으며 이들은 굴모양 혈관(동양혈관, sinusoids)에서 하나로 합쳐진 다음 간정맥을 통해 아래대정맥(IVC)으로 유입된다. 간암의 특징은 혈관 분포가 풍부하고 정상조직과는 달리 문맥에서는 혈류 공급이 없고 오직 간동맥에서 혈류를 공급받는다. 따라서 색전술로 간암으로 유입되는 간동맥을 차단하면 종양은 괴사되고 정상조직은 문맥으로부터의 혈류가 있어 간장 대사에 별다른 지장을 받지 않는다. 이와 같이 간은 혈관 구조상으로 볼 때 TAE에 가장 적합한 장기라 볼 수 있다(그림 7-13).

간동맥 색전술은 항암제와 lipiodol을 함께 주입한 후 gelfoam, PVA 등의 색전물질을 이용하여 종양으로의 유입동맥을 색전시키면 항암제가 고농도로 장시간 종양에 체류된다. TAE에 대한 예후는 시술 전 간경화 정도, 종양의 침윤 정도, 문맥의 종양 침윤 정도, 종양의 형태에 따라 차이는 있으나 장비 및 처치 기술의 발달로 반복해서 시행할 경우 생명연장은 물론 현저한 치료 효과를 기대할 수 있다.

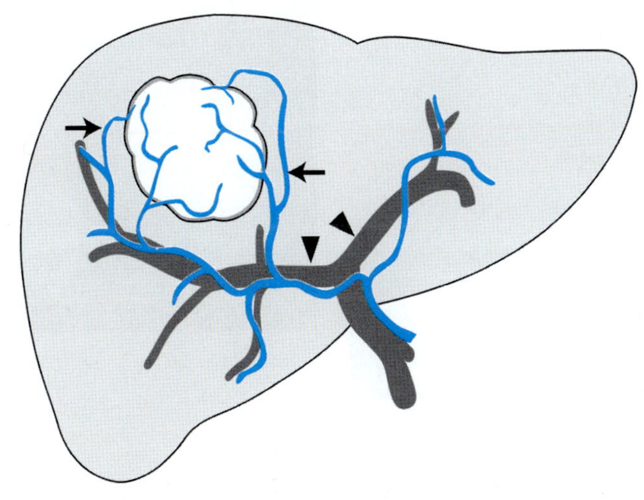

간암은 정상조직과 달리 간동맥(화살표)에서만 혈액공급을 받고 문맥(화살촉)에서는 받지 않는다.

그림 7-13. 간암 모식도

시술 목적 : 간암의 치료, 수술이 불가능한 간 종양환자의 생명연장
외상으로 인한 간동맥 손상 시 지혈목적으로 시행

시술 방법 : 우선 상장간막동맥조영술을 실시하여 문맥의 폐쇄 여부를 확인한다. 왜냐하면 문맥이 막힌 경우는 TAE에 따른 부작용이 심각하기 때문에 일반적으로 대상에서 제외된다. 문맥 폐쇄 소견이 없는 경우에는 복강동맥이나 온간동맥조영술을 시행한다. 간동맥조영술에서 종양의 위치와 크기, 종양으로 유입되는 동맥을 확인한다. 종양으로의 유입동맥은 microcatheter를 사용하여 초선택적 도관삽입술(superselective catheterization)을 하는 것이 좋으며 catheter를 통하여 항암제와 lipiodol를 주입한다. 이후 gelfoam, PVA 등의 색전물질을 환자의 상태에 맞게 선택하여 종양으로의 유입동맥만 색전시킨다. 색전술의 결과를 확인하기 위해 색전술이 끝난 후 간동맥혈관조영술을 다시 시행한다(그림 7-14).

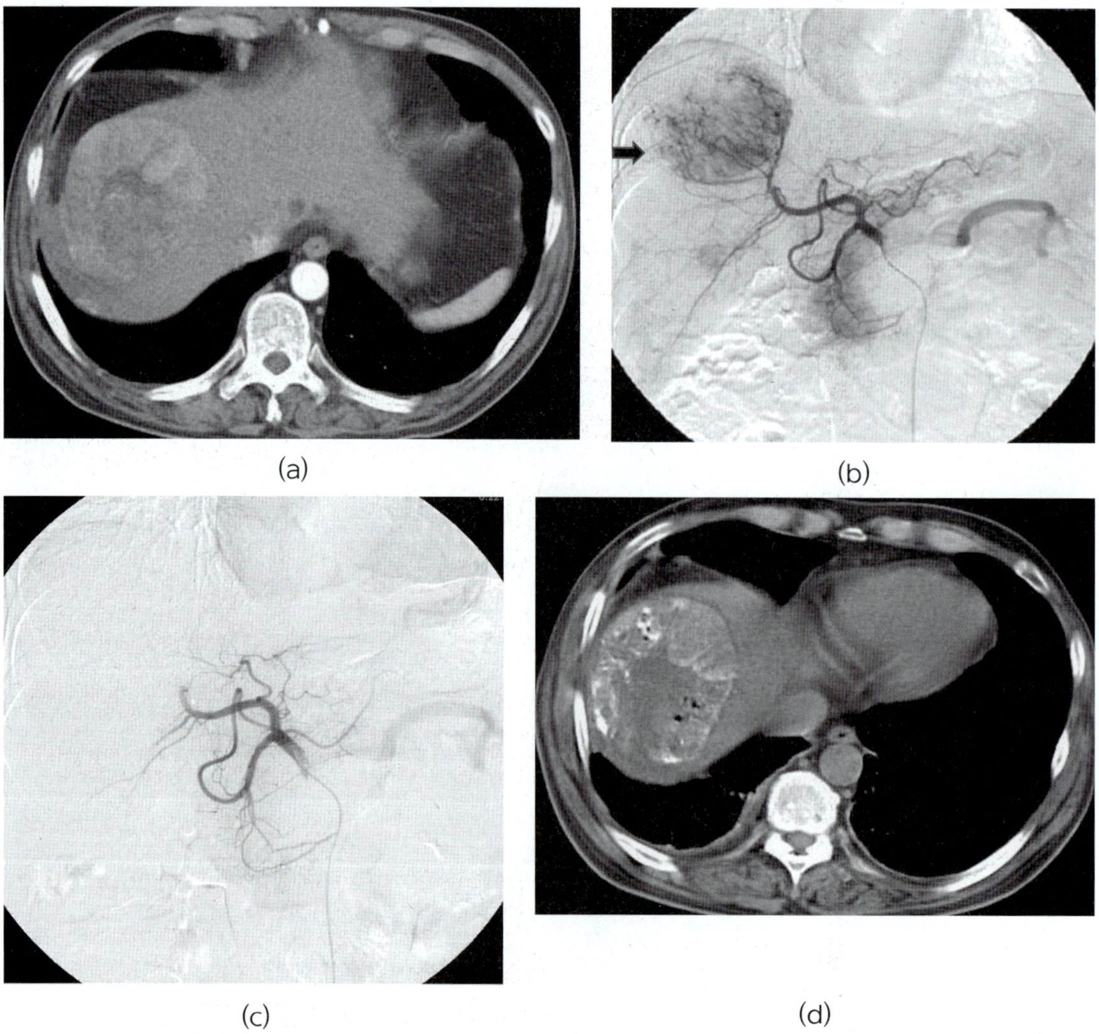

CT scan에서(a) 간오른엽에 과혈관성 종양이 보인다. 간동맥조영술(b)에서 간오른엽에 과혈관성 간암이 보이며(화살표), 간암으로 유입되는 동맥을 색전한 후 촬영한 간동맥조영술에서 과혈관성 병변은 보이지 않는다(c). 추적 CT scan(d)에서 종양은 괴사되고 내부에 일부 gas가 생성되었다.

그림 7-14. 간동맥 색전술

(3) 신동맥 색전술(renal arterial embolization)

시술 목적 : 콩팥종양의 수술 전 처치, 외상으로 인한 출혈, 동정맥샛길, 동정맥 기형의 치료

시술 방법 : 색전술 전에 먼저 pigtail catheter를 사용하여 콩팥동맥 2~3 cm 상방에서 양측 콩팥동맥을 촬영하여 병변부위를 확인하고 콩팥종양인 경우는 또 다른 유입동맥이 있는지를 확인한다. 적절한 catheter를 사용하여 병변부위 콩팥동맥 기시부에서 다시 촬영한다. 종양이나 다른 병변이 있는 혈관에 선택적 도관삽입술(selective catheterization)을 하여 gelfoam 또는 ethanol 등을 주입하거나 근위부 색전을 위해 coil을 사용한다. 색전술의 결과를 관찰하기 위해 색전술이 끝난 직후 post embolization angiography를 실시하며 콩팥동맥 위쪽 2~3 cm에서 대동맥조영술을 실시하는 것이 좋다(그림 7-15).

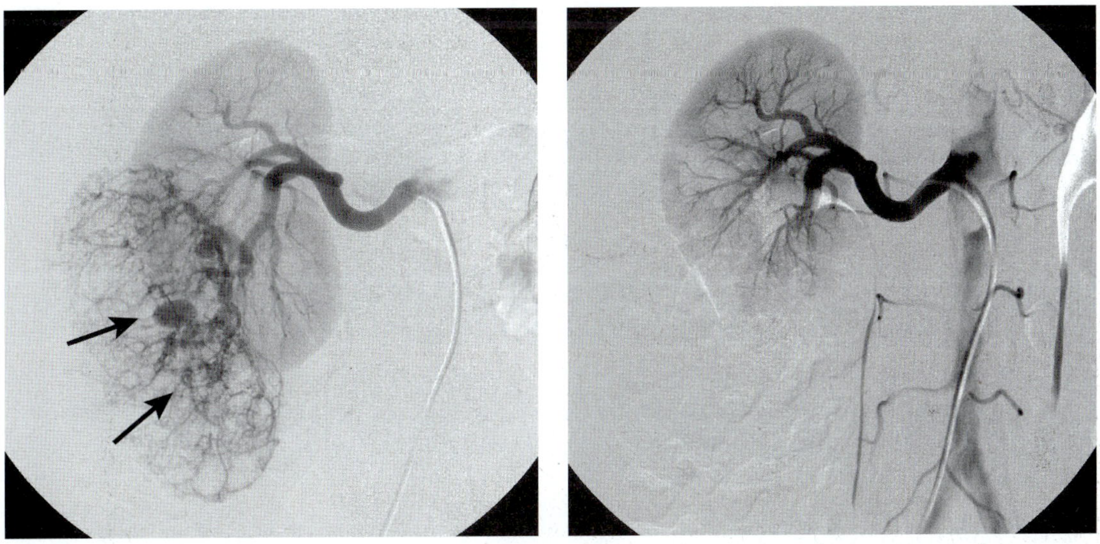

(a) (b)

색전술 전 오른 신동맥조영술(a)에서 과혈관성 종양이 콩팥의 아래에 위치하고 있다(화살표). Ethanol을 이용한 색전술 후 조영상(b)에서 과혈관성 병변은 보이지 않는다.

그림 7-15. 신동맥 색전술

(4) 정계정맥류 색전술(embolotherapy of varicocele)

남성의 고환동맥(testicular artery)과 여성의 난소동맥(ovarian artery)은 대동맥에서 직접 분지되어 모세혈관을 거쳐 생식샘정맥(gonadal vein)을 형성하여 오른쪽은 아래대정맥으로 직접 유입되나, 왼쪽에서는 왼콩팥정맥으로 유입된다. 어떤 이유로 왼콩팥정맥에 압력이 상승하면 왼콩팥정맥의 혈류가 생식샘정맥으로 역류하여 압력이 상승하면서 정맥류가 발생한다.

정계정맥류 색전술은 콩팥정맥에서 생식샘정맥으로 혈류가 역류하는 것을 줄이거나 차단하는 시술이며, 색전물질로는 주로 coil을 사용한다. 생식샘정맥의 직경에 따라 coil의 크기가 결정되고 원위부위와 근위부위에 보통 10여 개의 coil이 삽입되면 혈전으로 인해 완전 폐색이 이루어진다.

시술 목적 : 콩팥정맥 혈류가 생식샘정맥으로의 역류 방지

시술 방법 : 넙다리정맥이나 오른속목정맥을 이용하여 시술한다. Cobra catheter를 사용하여 콩팥정맥 기시부에서 pre embolization angiography를 촬영하고 조영제의 생식샘정맥 역류를 확인한다. Catheter와 wire를 이용하여 생식샘정맥을 선택하여 catheter를 골반부위까지 삽입한다. 혈관의 직경 및 coil의 삽입 부위를 결정하고 원위부위에서부터 여러 개의 coil을 flexible tip wire를 사용하여 삽입시킨다. 마지막으로는 콩팥정맥 근처의 생식샘정맥에 삽입하고 색전의 결과를 관찰하기 위해 post embolization angiography를 시행한다(그림 7-16).

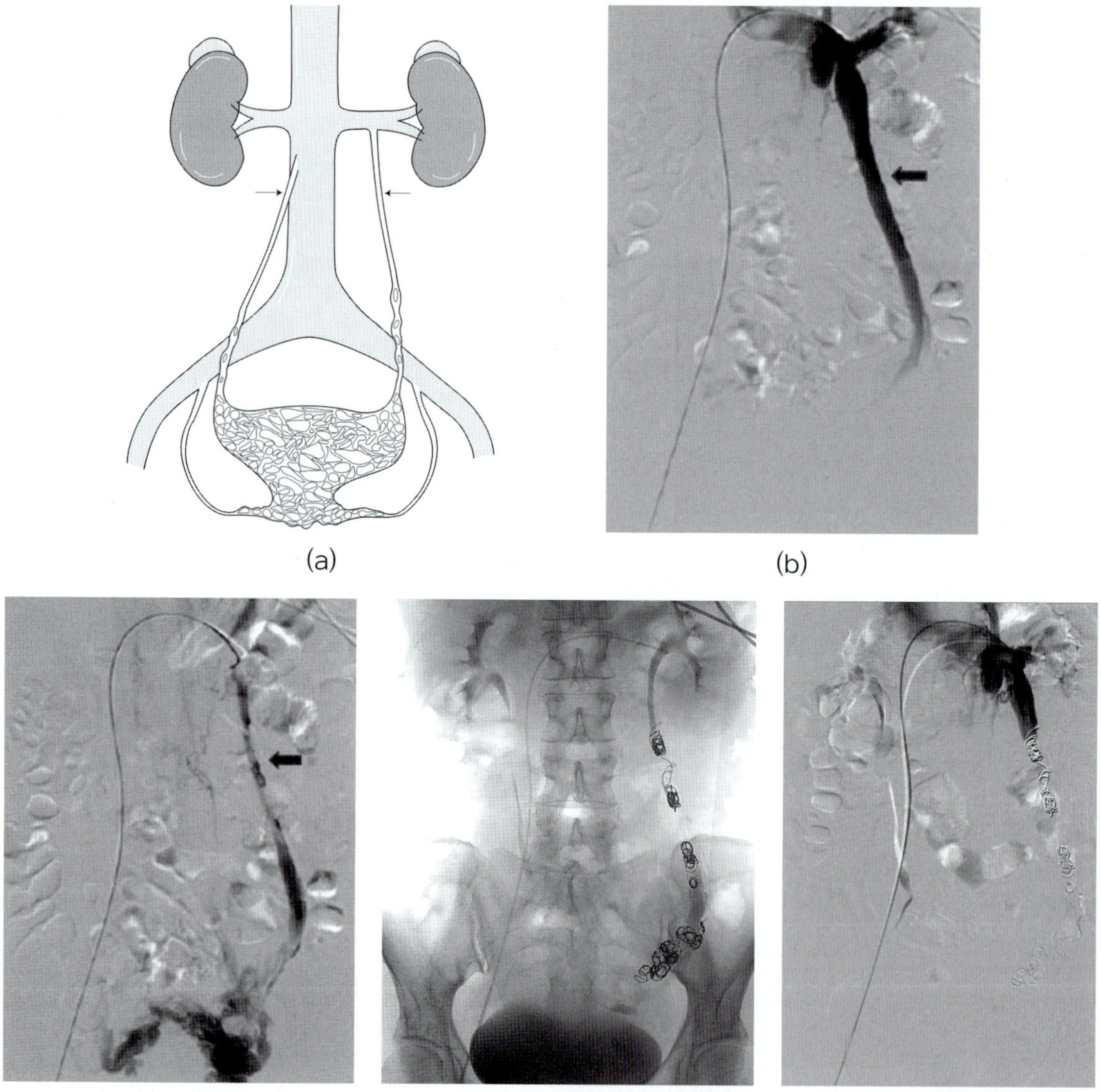

(a) (b) (c) (d) (e)

골반장기에서 시작하는 생식샘정맥(화살표)은 오른쪽은 아래대정맥, 왼쪽은 왼콩팥정맥으로 유입된다(a). 왼콩팥정맥조영술(b, c)에서 확장된 생식샘정맥이 보이며(화살표) 일부 조영제는 골반정맥을 통하여 오른쪽으로 역류하고 있다. 여러 개의 coil 색전술(d)을 시행 후 실시한 신정맥조영술(e)에서 조영제의 역류는 보이지 않는다.

그림 7-16. 정계정맥류 색전술

(5) 기관지동맥 색전술(bronchial arterial embolization)

결핵환자가 많은 우리나라에서는 결핵으로 인한 합병증 중 하나가 객혈이다. 객혈은 허파에 혈액을 공급하는 기관지동맥이 파열되면서 기관지로 출혈이 일어나 생기는 것이다. 그 밖의 객혈 원인으로는 기관지확장증, 폐암, 폐렴 등이 있다. 대부분의 객혈은 양이 많지 않고 저절로 멈추지만 객혈 양이 많으면 허파로 흡입될 가능성이 있어 위험하다. 객혈환자들은 대부분 허파 기능이 좋지 않아 수술적 치료는 불가능한 경우가 많다. 24시간 이내에 300㎖ 이상 객혈이 있으면 기관지동맥 색전술을 하며 색전술은 즉각적인 출혈방지 및 수술 전 환자 상태를 호전시키는데 목적이 있다.

기관지동맥은 주로 5–6등뼈 위치의 대동맥에서 기시하며 좌·우 하나 혹은 두 개가 있다. 객혈에 관계하는 또 다른 동맥은 왼·오른 갈비사이동맥과 빗장밑동맥에서 기시하는 lateral thoracic artery 등이다. 동맥조영술에서 출혈을 직접 관찰하기는 매우 어려우며 따라서 이상소견을 보이는 동맥은 가능한 모두 색전하는 것이 안전하다.

시술 목적 : 객혈환자에서 출혈에 관여하는 동맥의 색전

시술 방법 : Pigtail catheter를 대동맥활에 위치하고 대동맥을 촬영하여 기관지동맥과 갈비사이동맥의 위치와 이상 여부를 확인하고 왼·오른 빗장밑동맥도 이상여부를 확인한다. 기관지동맥을 microcatheter로 선택적 조영술(superselective angiography)을 실시하여 이상이 있으면 색전물질로 색전한다. 갈비사이동맥과 빗장밑동맥의 분지에서 이상이 있는 혈관은 모두 색전한다. 색전물질은 주로 gelfoam을 사용하며 근위부위는 coil을 이용하여 색전하기도 한다. 색전결과를 관찰하기 위해 post embolization angiography을 시행한다(그림 7–17).

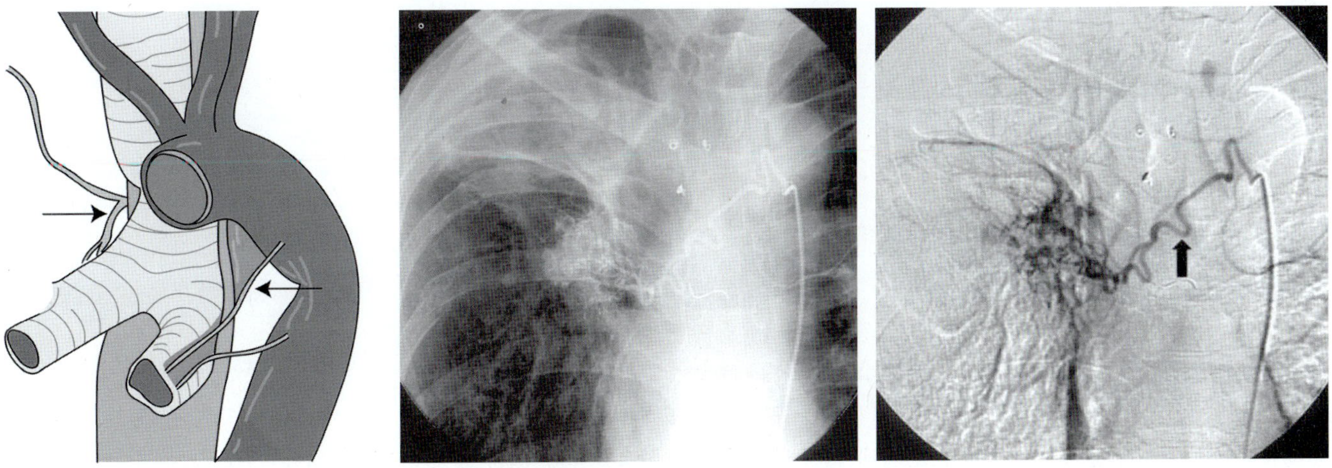

(a) (b) (c)

기관지동맥(화살표) 모식도(a)와 오른 기관지동맥조영술(b) 및 DSA영상에서(c) 오른쪽 상엽에 심한 허파실질에 손상이 있고 기관지동맥은 확장과 염증성 변화를 보이고 있다(화살표).

그림 7–17. 기관지동맥 색전술

기관지동맥 색전술은 여러 동맥이 객혈에 관여하기 때문에 시술 후 재발이 비교적 흔하지만, 재발된 경우에도 색전술은 다시 할 수 있다.

(6) 소화관출혈의 색전술(embolization in gastrointestinal bleeding)

소화관출혈은 비교적 흔한 질환으로 위와 십이지장 출혈은 미란성 위염이나 궤양, 종양 등으로 발생하며, 작은창자 및 대장의 출혈은 곁주머니염, 혈관이형성(angiodysplasia), 종양, 허혈성 장염, 염증성 장질환으로 발생한다. 위장관 출혈은 내시경으로 보면서 치료하는 경우가 많다. 따라서 위장관 출혈이 발생하면 먼저 내시경 검사를 하여 위, 십이지장 출혈 여부를 확인한 후에 소화관 혈관조영검사를 한다. 하지만 수술 후에 발생하는 가성 동맥류(pseudoaneurysm)파열에 의한 출혈이나 작은창자에서의 출혈은 내시경적인 치료가 불가능하기 때문에 혈관조영검사는 필수적이다.

시술 목적 : 소화관 출혈은 출혈량이 많아 응급수술은 부적절한 경우가 많다. 따라서 먼저 혈관조영술을 시행하여 출혈부위를 확인하고 가능하면 색전술을 시행하며 대부분은 색전술만으로 충분하다. 수술이 필요한 환자는 색전술로 환자 상태를 안정화시킨 후 수술을 한다.

시술 방법 : 출혈환자는 상태가 불안정하고 응급상황이 생기는 경우가 많기 때문에 특히 주의하여 환자를 관찰하여야 한다. 우선 복부대동맥조영술을 시행하고 catheter로 복강동맥, 상장간막동맥, 하장간막동맥을 선택적 조영술로 촬영한다. 혈관조영술에서 이상이 있는 부위는 microcatheter로 초선택적 조영술을 실시하여 다시 한 번 확인한다. 출혈혈관은 microcatheter로 가능한 부위까지 선택한 다음 gelfoam이나 coil로 막는다. 색전 결과를 관찰하기 위해 post embolization angiography를 시행한다(그림 7-18).

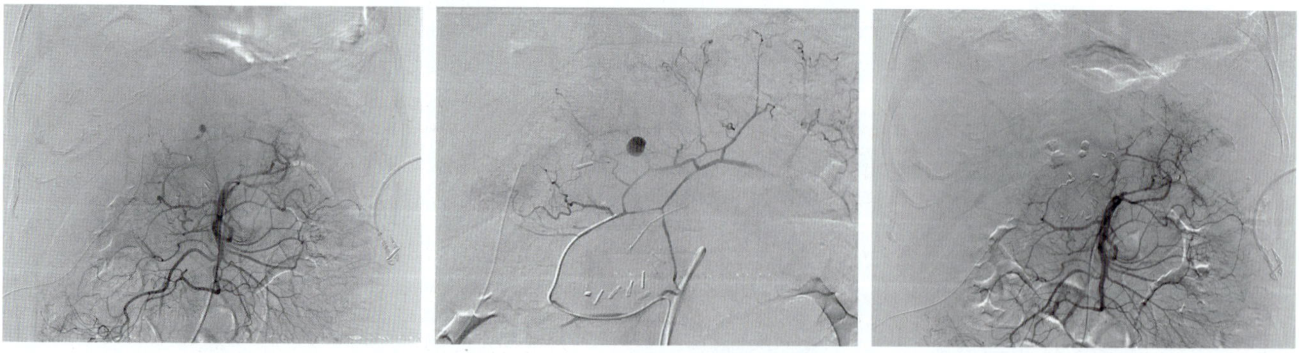

(a) (b) (c)

위암 수술 후 대장에 가성동맥류 파열에 의한 출혈 환자. 상장간막동맥조영술에서 가로결장에 가성동맥류가 보인다(a, b). Histoacryl과 coil을 이용한 색전술 후 가성동맥류는 보이지 않는다(c).

그림 7-18. 대장 출혈의 색전술

(7) 자궁근종 색전술(embolization in uterine myoma)

자궁근종은 가임여성의 20~40%에서 발견되는 여성 골반 내 종양 중 가장 흔하다. 자궁근종 중 약 10~20%에서 증상이 있는데 월경과다, 월경통, 방광압박에 의한 빈뇨나 허리통증 등의 증상이 나타난다. 증상이 없는 경우에는 치료가 필요치 않지만 증상이 있는 경우에는 약물치료나 수술적으로 근종절제술이나 자궁절제술을 하게 된다. 호르몬을 이용한 약물치료는 재발이 흔하고 뼈엉성증(골다공증)과 같은 합병증이 생길 수 있어 수술적 치료를 주로 하였지만 근래에는 자궁동맥 색전술이 수술을 대체하는 새로운 치료법으로 주목받고 있다.

시술 목적 : 증상을 유발한 자궁근종은 근종으로 유입되는 동맥혈류량을 줄여주면 근종의 크기가 감소한다. 색전술로 근종 자체가 없어지는 경우보다는 크기가 감소하며 이로 인한 근종 부피의 감소로 대부분의 증상이 없어지거나 호전되기 때문에 수술을 피할 수 있다.

시술 방법 : 넙다리동맥을 천자한 후 적절한 카테터로 양쪽 자궁동맥을 선택한다. 대부분은 미세도관을 이용하여 자궁동맥을 선택하며 색전물질을 이용하여 적절한 부위까지 자궁동맥을 색전한다. 색전물질로는 영구적 색전물질인 PVA를 주로 이용한다. 자궁동맥은 양쪽 모두 선택하여 색전하며 간혹 난소동맥을 통한 측부 순환이 있을 수 있기 때문에 자궁동맥 색전술 후 복부대동맥조영술로 난소동맥을 확인한다. 자궁동맥 색전술은 안전하고 효과적으로 근종을 치료할 수 있으며 수술을 피할 수 있는 장점이 있다(그림 7-19).

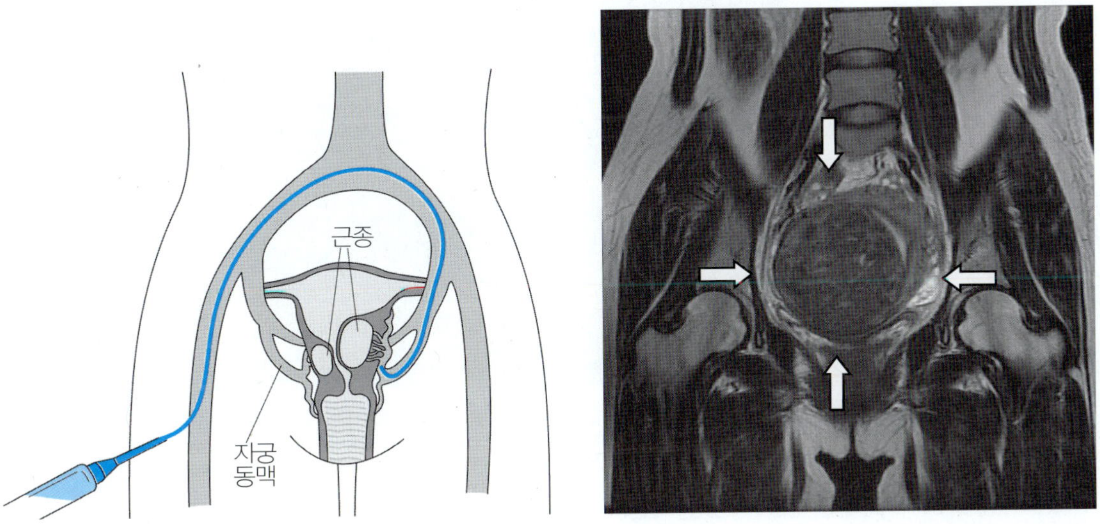

(a) (b)

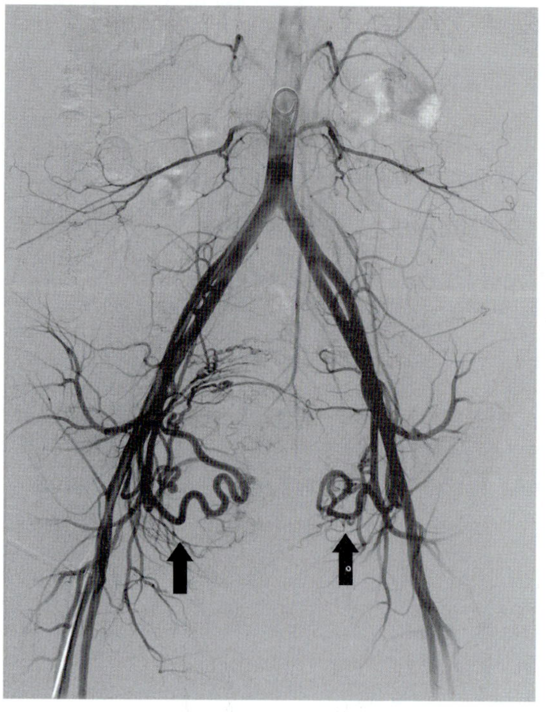

(c)

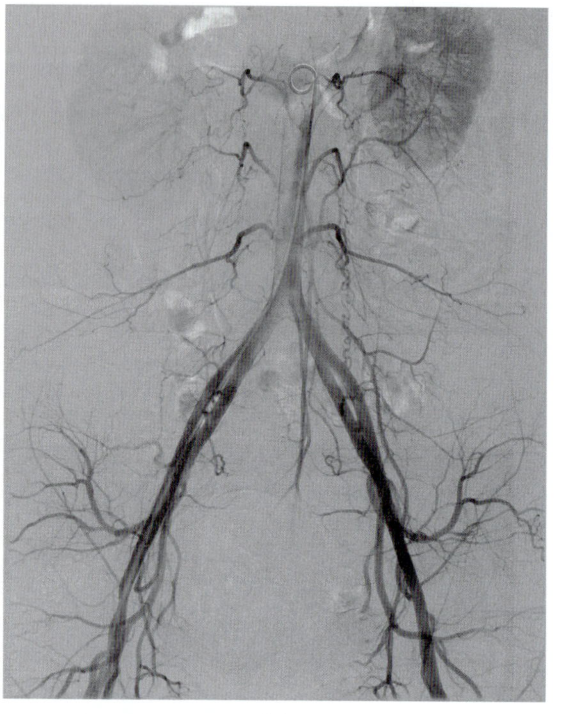

(d)

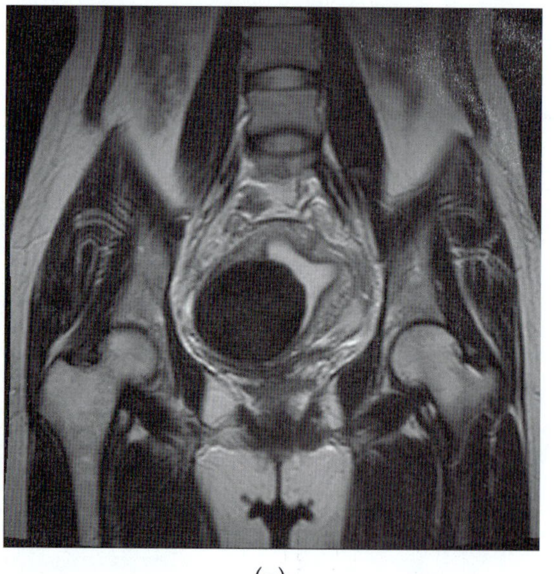

(e)

오른넙다리동맥을 천자하여 catheter로 왼자궁동맥을 선택한 후 색전물질로 색전술을 시행하는 모식도(a). 자궁 MRI에서 매우 큰 자궁근종(화살표)이 보인다(b). 장골동맥조영술에서 양쪽 자궁동맥(화살표)이 매우 확장된 소견(c)이며 자궁동맥 색전술 후 촬영한 장골동맥조영술에서 자궁동맥이 보이지 않는다(d). 추적 MRI에서 자궁근종의 크기가 매우 감소되어 있음을 알 수 있다(d).

그림 7-19. 자궁근종 색전술

3) 신경계 인터벤션 시술

(1) 뇌동맥류의 동맥내 치료(aneurysm coil embolization)

뇌동맥류는 동맥 일부가 꽈리처럼 확장되어 동맥벽이 약해지면서 어느 순간 파열되어 거미막 밑 출혈을 유발하는 질환이다. 뇌동맥류는 인구의 3.6~6% 정도가 갖고 있으며 증상이 없는 동맥류의 파열은 1년에 1~2% 정도된다. 뇌동맥류의 동맥내 치료는 최근에 급속히 늘어나고 있는 시술로 기존의 수술적 치료에 비해 안전하고 신속하기 때문에 최근에는 일차적 치료로 자리잡고 있다.

1991년에 Dr. Guglielmi는 최초의 detachable coil에 의한 뇌동맥류 동물실험과 15명의 환자에 대한 치료 결과를 발표했다. 이후 새롭고 다양한 coil 개발로 더욱 안전한 시술을 할 수 있게 되었다.

최근 Multi-Detector Computed Tomography(MDCT)의 개발과 MRI 등의 발전으로 침습적인 디지털감산혈관조영술(DSA)에 의존하지 않고도 동맥류를 발견하여 수술 또는 혈관내 치료(endovascular treatment)를 실시하는 경우가 많이 늘고 있다. 영상은 주로 volume rendered image(VR), multiplanar reconstruction(MPR), raw data를 같이 보며 평가하며 주위의 골 구조와 함께 관찰이 가능하므로 시술 전 동맥류 평가에 유용하다. 하지만 디지털감산혈관조영술(DSA)은 아직까지도 동맥류 평가에 가장 정확한 검사법이다.

시술 적응증 : 뇌동맥류의 혈관내 치료의 적응증은 파열 또는 파열되지 않은 뇌동맥류중 모동맥과의 구분이 DSA 장비로 가능하여야 하고 외과적 수술로 접근이 어렵거나, 고령 또는 환자의 상태가 불안정한 경우, 외과적 수술 후 잔여 동맥류(Dog ear), 뇌동맥류 동맥내 치료 후 재발한 경우에 시행하며, 시술의의 숙련도에 따른 결정도 중요한 적응증이 된다.

시술방법에 따른 뇌동맥류의 동맥내 치료

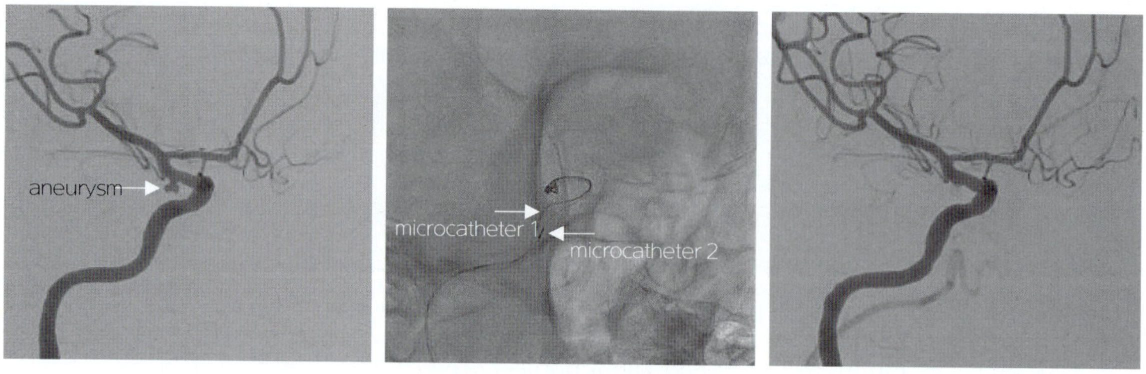

pre　　double microcatheter　　post

(a) double microcatheter

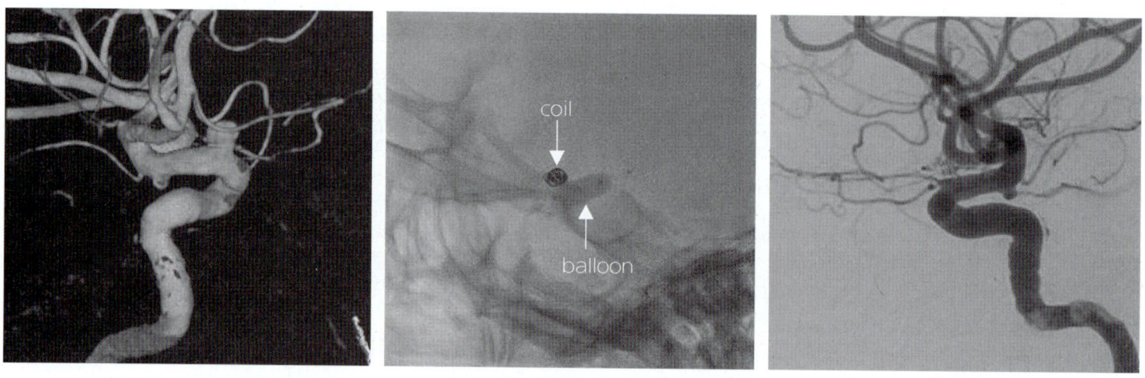

3d　　balloon assisted technique　　post

(b) balloon assisted technique

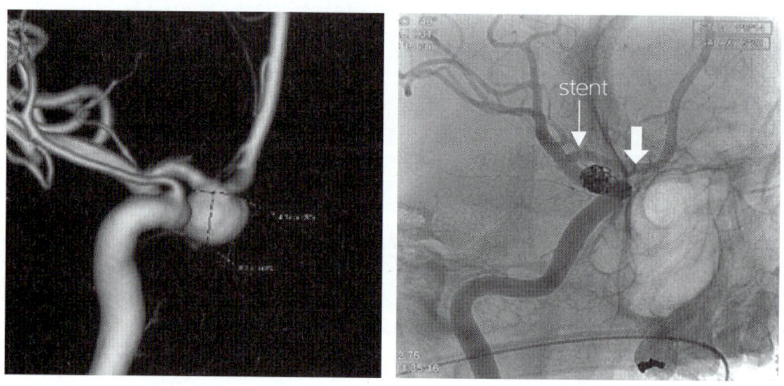

Pre 3d image　　Post stent assisted image

(c) stent assisted technique

그림 7-20(a). 뇌동맥류의 동맥내 치료 a, b, c(a. double microtechnique, b. balloon assisted technique, c. stent assisted technique)

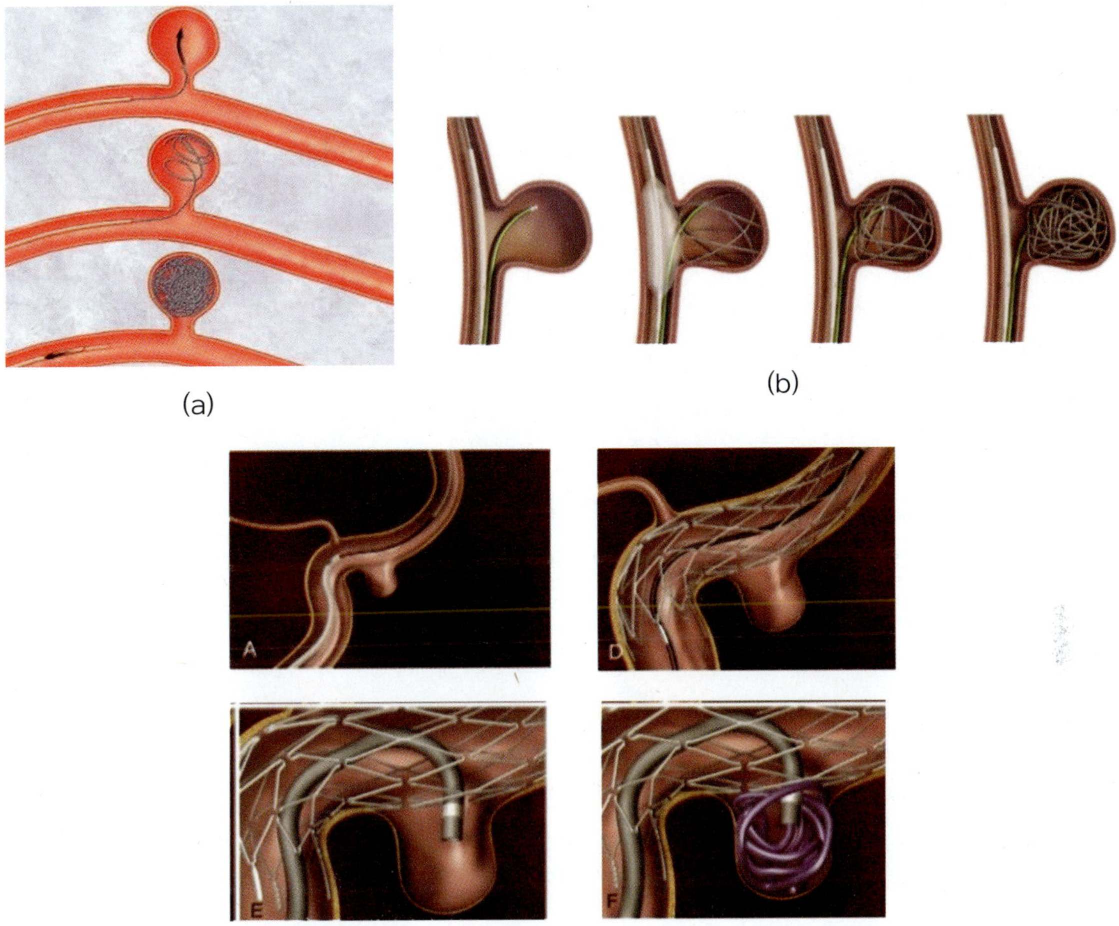

(a) (b) (c)

그림 7-20(b). 모식도

(2) 경동맥 스텐트 삽입술(carotid stenting)

뇌졸중은 우리나라 사망원인 2위인 질환으로 80%는 허혈성이며, 허혈성 뇌졸중에서 20%는 경동맥협착에서 기인한다. 특히 증상 있는 경동맥협착 환자가 무증상 환자에 비해 뇌졸중 발생 빈도가 의미 있게 높다. 내과적 치료만 받을 경우 무증상 경동맥협착 환자의 5년 내 뇌졸중 재발률은 11%이지만, 증상 있는 경동맥협착 환자의 2년 내 뇌졸중 재발률은 26%에 달한다. 2004년에는 여러 연구에 기초하여 증상 및 증상이 없는 두개외 경동맥협착의 치료로 경동맥 스텐트 삽입술이 FDA에서 승인을 받아 많이 시행되고 있다.

시술 목적 : 경동맥협착의 치료로 뇌허혈증이나 뇌경색의 예방 및 치료

시술 방법 : 시술 3일 전부터 아스피린과 clopidogrel과 같은 항응고제를 사용한다. 시술은 최소한의 진정만으로 이루어질 수 있으며 경동맥 팽대부 풍선확장술 동안 서맥 및 저혈압이 유발될 수 있으므로, 임시형 심박조율기를 부착하고 사전에 환자에게 서맥 발생 시 일시적인 서맥

회복 효과를 위한 기침연습을 시키고 아트로핀을 준비해 두어야 한다.

① 시술 전 혈관조영술은 경동맥 뿐만 아니라 척추동맥 기시부와 뇌동맥 순환을 포함한 완전한 진단적 혈관조영상을 얻어야 한다.

② 사전검사로 정확한 병변의 위치와 크기 등을 바탕으로 Guiding catheter(보통 6F Shuttle sheath)를 근위부 총경동맥에 위치시킨다.

③ 시술 중 경동맥협착부위에 있는 동맥경화성 물질이 떨어지면 뇌동맥 색전을 일으킬 수 있기 때문에 이것을 방지하기 위해 distal embolic protection device(원위부위 색전 방어장치)를 속경동맥 원위부위에 위치시킨다.

④ 협착이 매우 심하면 스텐트 삽입 전 풍선확장술을 시행한다.

⑤ 스텐트는 협착의 정도와 길이에 따라 선택하며, 대개 직경이 7~10 mm, 길이가 30~50 mm을 사용한다. 스텐트를 협착병변에 놓고 다시 한 번 혈관조영술이나, roadmapping을 시행하여 스텐트가 적절한 위치에 있는지 확인한 후 스텐트를 전개시킨다.

⑥ 스텐트 삽입 후 필요시 post balloon을 시행한다.

⑦ 치료한 혈관 및 뇌동맥 순환에 대한 혈관조영술을 시행하여 원위부 색전과 출혈 등 이상유무를 확인한다(그림 7-21).

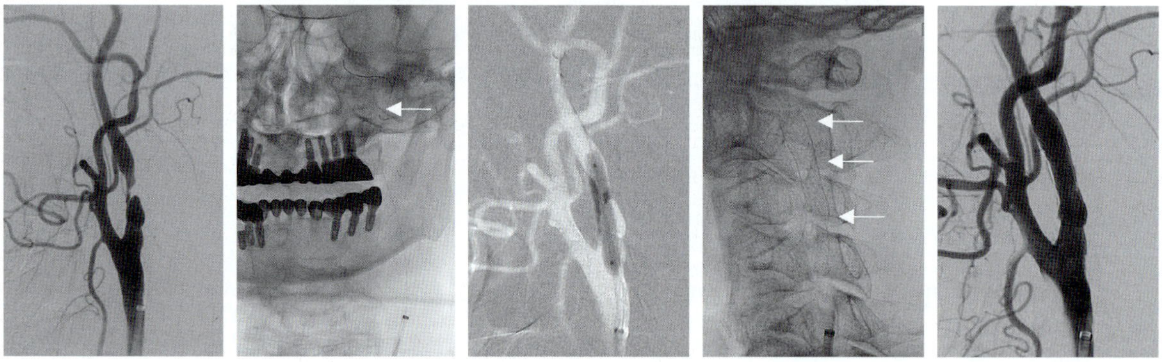

(a) (b) (c) (d) (e)

(a) 경동맥에 90% 가까운 협착이 보인다.
(b) 시술시 동맥경화성 물질이 떨어져나가 원위부의 색전을 방지하기 위해 필터와이어(화살표)가 설치되어져 있다.
(c) 스텐트 설치 전 풍선확장술
(d) 스텐트가 설치된 영상
(e) 스텐트 설치 후 협착이 보이지 않는다.

그림 7-21. 경동맥 스텐트 삽입술

(3) 뇌동맥 색전술(cerebral arterial embolization)

뇌동맥 색전술은 과혈관성 종양, 경동맥해면굴샛길(carotid-cavernous fistula), 동정맥기형(arteriovenous malformation) 등에서 시행하며 정상조직에는 영향을 미치지 않게 하기 위해 초선택적 삽입술이 필수적이다.

색전물질은 steel coil, detachable balloon, PVA 등이 사용되며 동정맥샛길에서는 정맥을 통한 coil이나 동맥을 통한 onyx 또는 histoacryl을 사용하고, 동정맥기형에서는 histoacryl 등을 사용해 좋은 효과를 보고 있다.

시술 목적 : 뇌혈관질환의 완전 치유, 임상 증상의 일시적 호전, 출혈의 경감을 위해 실시하며 대상 질환은 동정맥기형, 뇌경막질동정맥기형(cerebral dural AVM), 혈관종(hemangioma), 경동맥해면굴샛길(CCF), 수막종(meningioma), 혈관섬유종(angiofibroma), 뇌동맥류(cerebral aneurysm) 등이다.

시술 방법 : 4 vessels angiography와 필요시 양측 바깥경동맥조영술을 먼저 시행하여 병변의 위치, 크기, 그리고 병변으로 유입되는 혈관을 정확히 파악하여야 한다. 이상이 있는 혈관은 반드시 microcatheter로 초선택적 도관삽입술을 시행하여 병변으로의 유입동맥인지를 다시 확인한다. 색전물질로는 coil, ivalon, gelfoam, histoacryl, Onyx 등을 용도에 맞게 사용하며 샛길(fistula)의 색전을 위해 이탈성 풍선(detachable balloon)을 사용하기도 한다. Silicon fluid mixtures는 뇌동정맥기형의 색전을 위해 사용되며 순간 접착력이 뛰어난 histoacryl와 유용성 조영제 lipiodol을 혼합하여 말초혈관의 색전을 실시함으로써 완전 치유도 가능하다. Histoacryl는 혈액과 접촉하면 순간접착제와 같이 작용하기 때문에 주입 후 catheter를 신속하게 제거하는 기술이 필요하다. 처리가 늦어지면 혈관벽에 catheter가 접착되어 뺄 수 없게 되기 때문이다. 최근에는 tantalum powder로 구성된 Onyx로 catheter를 신속히 제거할 필요가 없이 AVM이나 AVF를 치료하여 좋은 결과를 낳고 있다. 종양의 수술전 색전술에는 gelfoam이나 ivalon을 이용한다. 색전술이 끝나면 그 결과를 관찰하기 위해 post embolization angiography를 시행한다(그림 7-22).

뇌동맥 색전술은 많은 시간이 소요되고 고도의 정밀성이 요구되기 때문에 시술 중에는 환자 안정이 절대적으로 필요하다. 따라서 시술의사와 방사선사 그리고 간호사는 시술이 끝날 때까지 환자 곁에서 환자 상태를 수시로 점검하여야 한다.

뇌동정맥기형의 혈관내 치료(brain AVM Embolization)

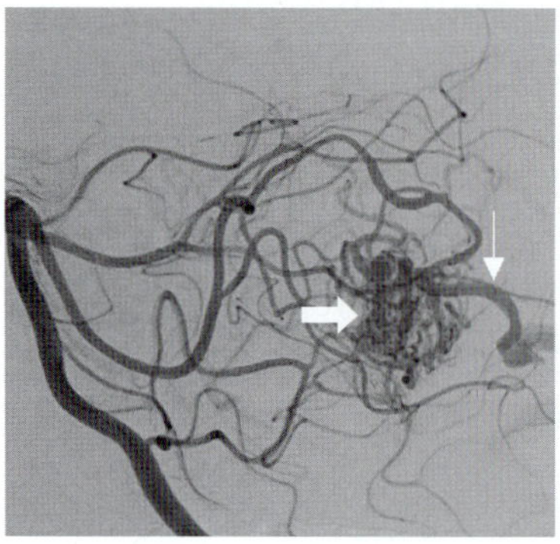

(a) 추골동맥조영상에서 동정맥기형(큰화살표)과 유출정맥(작은화살표)을 확인할 수 있다.

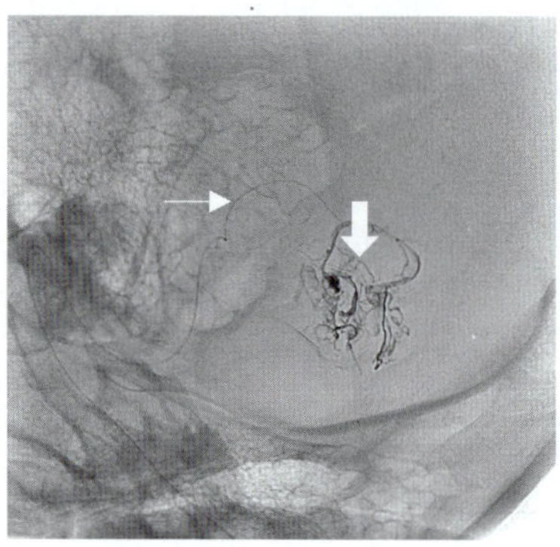

(b) 미세도관(작은화살표)을 이용하여 초선택한 혈관을 통해 색전물질(ONYX)을 주입한 영상(큰화살표)

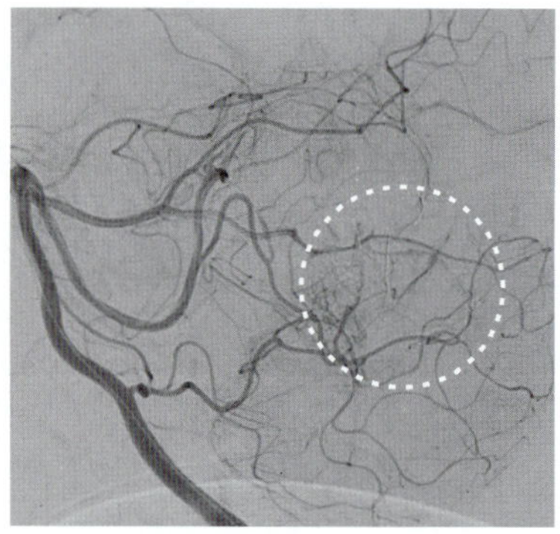

(c) 색전술 시행 후 동정맥 기형이 사라진 영상

그림 7-22. 뇌동정맥기형의 혈관내 치료(brain AVM Embolization)

뇌동정맥샛길 혈관내 치료(dural AVF Embolization)

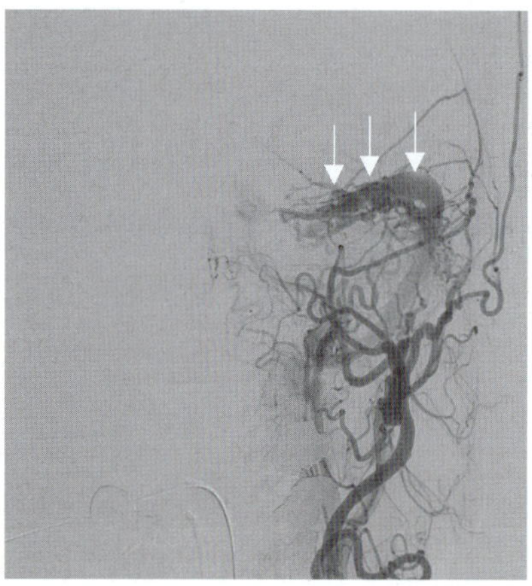

A-P

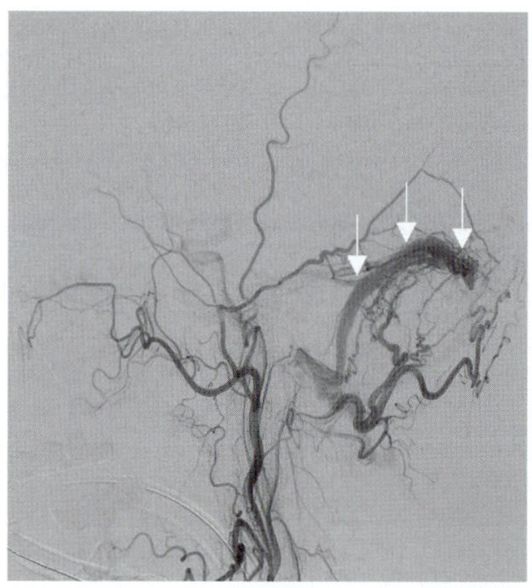

LAT

(a) 왼쪽 바깥경동맥에서 동정맥샛길(화살표)이 보이고 있다.

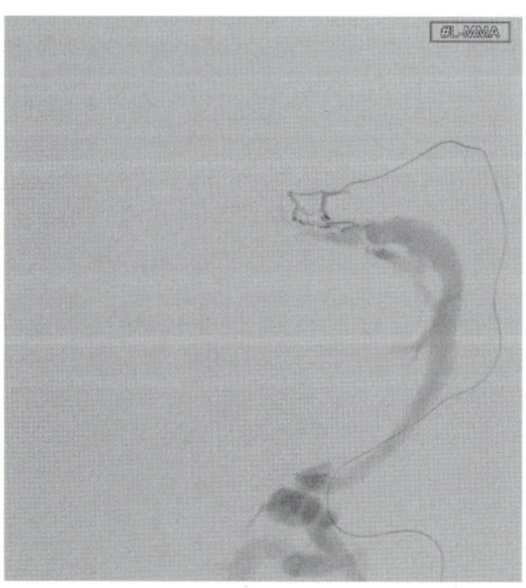

A-P

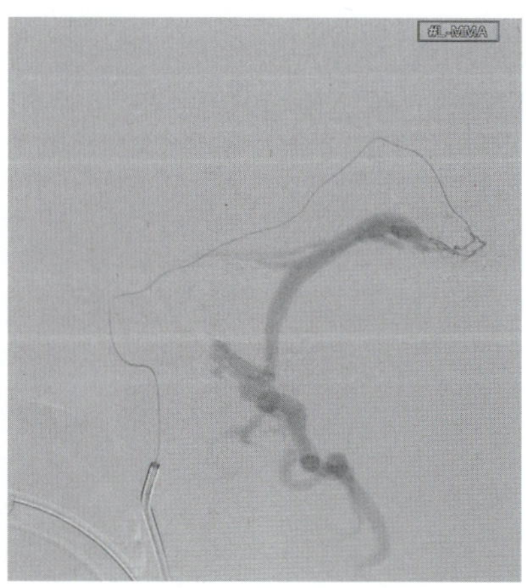

LAT

(b) 초미세 카테터로 동정맥샛길과 연결된 동맥(MMA)을 선택한 영상

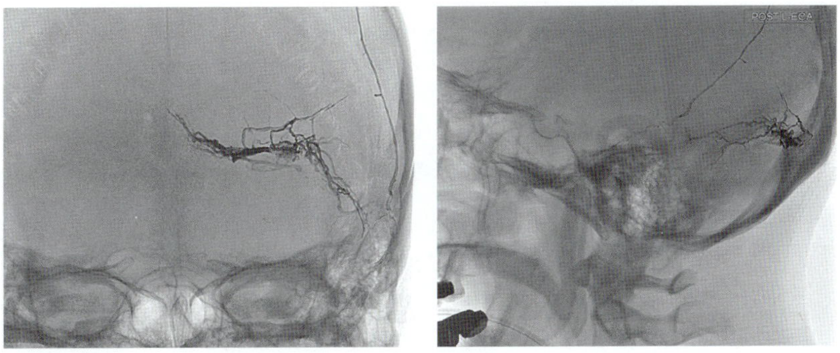

A-P LAT

(c) 초미세 카테터를 통해서 색전물질(Onyx)이 주입된 영상

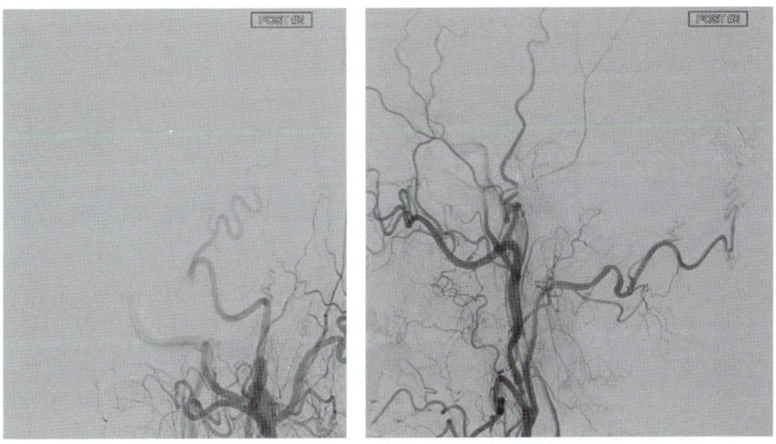

(d) 색전술 후 동정맥샛길이 보이지 않는다.

그림 7-23. 뇌동정맥샛길 혈관내 치료

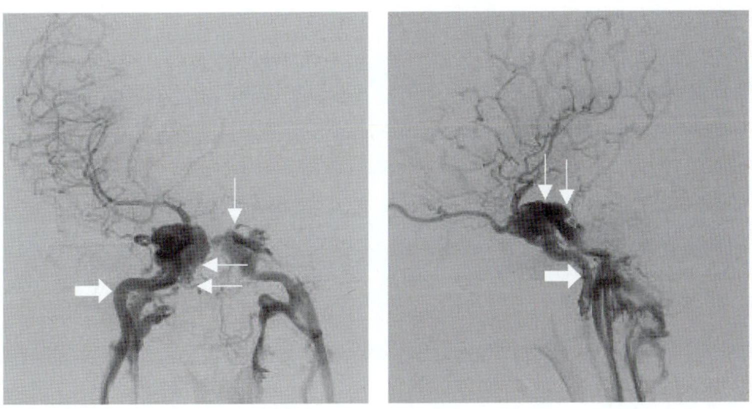

(a) 경동맥 해면정맥동루(carotid carvernous fistula) 환자의 속경동맥 정면상과 측면상에서 속경동맥(큰화살표)과 해면정맥동(작은화살표) 사이에 샛길이 보이고 있다.

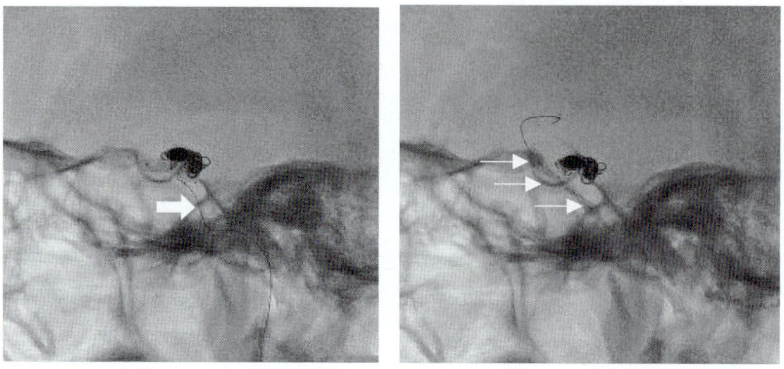

(b) 초미세 카테터로 샛길을 선택한 후 코일로 샛길을 차단하는 영상(큰화살표)과 그라프트 스텐트(작은화살표)를 이용하여 동정맥샛길을 막는 영상

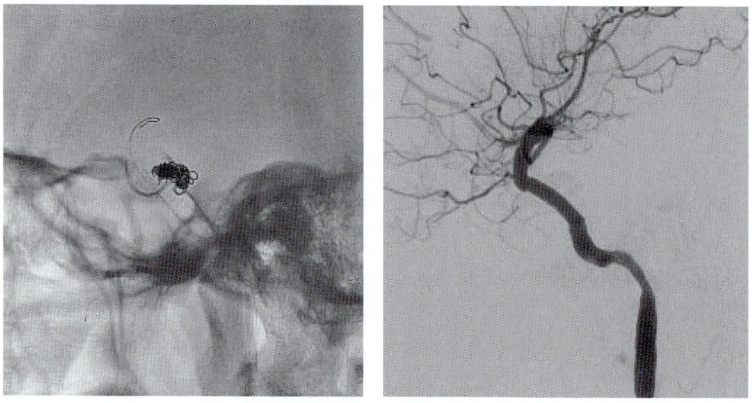

(c) 코일과 그라프트 스텐트를 이용해 동정맥샛길을 차단한 영상과 시술 후 속경동맥 조영상에서 시술 전 보였던 동정맥샛길이 막힌 영상

그림 7-24. 경동맥 해면정맥동루 색전술

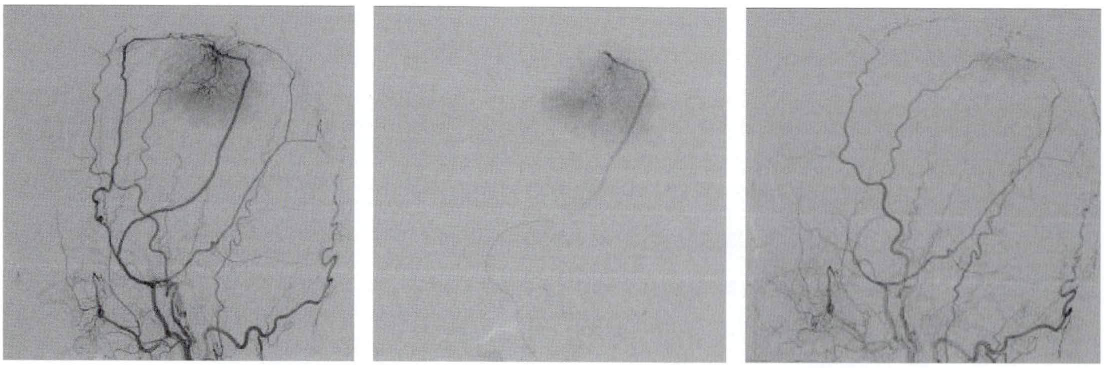

뇌수막종 수술이 예정된 환자의 수술전 영상(좌)과 종양 공급혈관을 초미세 카테터로 선택한 영상(중), 색전술 후 종양의 조영제 집적이 사라진 영상(우)

그림 7-25. 뇌수막종 수술전 색전술

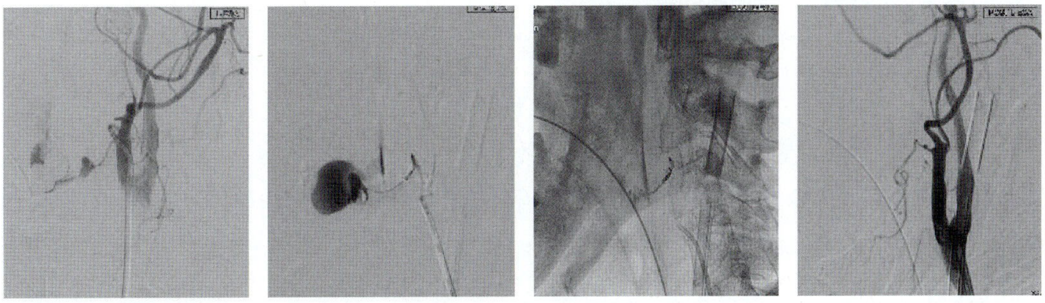

74세 남자 환자로 구강내 출혈로 인해 응급실 내원한 환자
(a) 왼쪽 바깥경동맥조영술에서 설동맥의 출혈이 보인다.
(b) 미세카테터를 이용해 출혈 동맥을 선택한 영상
(c) 코일과 histoarcryle glue를 이용해 색전한 영상
(d) 시술 후 출혈이 보이지 않는 영상

그림 7-26. 구강내 출혈 색전술

(4) 급성뇌경색의 동맥내 치료(endovascular treatment of acute ischemic stroke)

뇌혈관질환은 크게 허혈성 뇌졸중(뇌경색)과 출혈성 뇌졸중으로 나눌 수 있다. 식생활 습관이 서구화됨에 따라 출혈성 뇌졸중의 비율은 감소하고, 허혈성 뇌졸중의 비율이 점차 증가하고 있다. 미국의 경우, 허혈성 뇌졸중이 85%, 출혈성 뇌졸중이 15%의 비율을 차지한다.

뇌경색을 일으키는 기전은 4가지가 있으며 그 중에서 대혈관 동맥경화성 색전이 35~45%, 심장에서 발생한 색전이 30~40%, 소혈관 경색이 25~30%를 차지하고, 그 외 과응고상태, 혈관염, 편두통, 혈관박리 등이 나머지를 이룬다. 이 원인들 중에서, 임상에서 동맥내 내혈관 치료로 시술하게 되는 경우는 심장에서 발생한 색전이나, 동맥경화성 색전이 원인인 경우가 대부분이다. 동맥내 내혈관 치료의 목적은, 3시간 이내 급성뇌경색환자에서 가능한 조기에 막힌 혈관을 재개통시켜 뇌경색 범위를 최소화시킴으로써, 궁극적으로 환자의 임상결과를 좋게 하는 것이다. 뇌조직으로 공급되는 혈류가 심하게 감소되면, 다양한 기전들에 의해 수 분 내에 세포 괴사가 일어나게 된다. 뇌경색 환자의 치료 시작 전에 CT나 MRI로 뇌허혈 부위의 상태를 평가하는 것은 환자 예후를 예측할 수 있을 뿐 아니라, 즉각적인 치료방법을 결정하는데 있어 매우 중요하다.

시술 목적 : 뇌동맥을 막고 있는 혈전을 제거함으로써, 경색 위험에 빠진 뇌조직의 혈류를 최대한 신속하게 재개통시키는 것이다. 특히 뇌경색부위 중 세포괴사로 인한 경색중심부와 곁 순환에 의해 어느 정도 혈류를 유지하고 있어 혈류공급이 재개되면 정상기능을 회복할 수 있는 부위인 “ischemic penumbra”가 있는 경우에 혈류재개통을 시행한다.

시술 방법1 : 동맥내 혈전용해술

뇌경색 증상이 발생한지 6시간 이내에 내원한 환자들에서 시행하며 비교적 직경이 큰 혈관이 막힌 경우에 시행한다. 급성뇌경색환자는 흡인, 상기도 폐색 등의 원인으로 저산소증이 일어날 가능성이 높다. 저산소증은 뇌손상을 악화시키므로, 시술 전과 시술 도중에 동맥내 산소 포화도를 수시로 검사하여 항상 95% 이상으로 유지하도록 하여야 한다. 혈관조영술 직전에 진정제를 투여하며 환자가 시술에 협조할 수 없는 상태이면 전신마취를 고려한다. 동맥내 혈전용해술을 시행하기 위해서는 먼저 혈관조영검사를 시행하여 정확한 폐색 부위, Willis circle(윌리스 고리)의 상태, 측부 혈관의 발달 상태 등을 평가하게 된다. 혈전용해술을 최대한 빨리 시작하는 것이 중요하므로, 폐색이 의심되는 뇌혈관을 가장 먼저 검사하고, 필요한 정보가 얻어질 때까지 1~2개의 뇌혈관만 선택적으로 검사한 후 바로 혈전용해술을 시행하여야 한다. Guiding catheter를 통해, 직경 2.3~3 Fr의 end-hole microcatheter로 혈관 폐색 부위에 도달 한 후 미세도관의 tip을 혈전 내부에 파묻히듯이 위치시킨 후 혈전용해제를 주입한다. Urokinase 50,000 U를 생리식염수 5 ㎖에 섞어 천천히 손으로 주입한 후(bolus injection), 100 ㎖ 생리식염수에 urokinase 500,000 U를 섞은 용액을 infusion syringe pump를 이용하여 250,000 U/h(50 ㎖/h)의 속도로 지속적으로 주입한다. 또는 Tirofiban 0.25 mg을 미세도관을 통하여 주입하고 혈관의 개통여부를 확인하며 최대 0.5 mg까지 주입한다. 혈전용해술 시작 후 10~20분 간격으로, guiding catheter를 통한 혈관조영검사를 시행하여 혈전의 상태 변화를 관찰한다. 모든 혈관조영제 자체가 혈액뇌장벽의 손상을 일으켜 출혈 위험성을 증가시키므로, 가능한 한 혈관조영제 이용을 최소화할 것을 권장한다. 증상 발현 후 6시간이 경과하거나, 혈전용해제 용량이 한계사용량에 도달하거나, 또는 임상적으로 뇌출혈이 의심되는 경우에는 혈관이 재개통되지 않았더라도 시술을 끝내게 된다.

시술 후 뇌출혈 가능성을 줄이기 위해, 수축기 혈압을 180 mmHg 이하로 유지하여야 하며, 시술 후 24시간 이내에는 항응고제나, 항혈소판 제재를 투여하지 않는다. 시술 직후, 뇌출혈의 발생 여부를 확인하기 위해 조영제 주입 전 CT 검사를 시행한다.

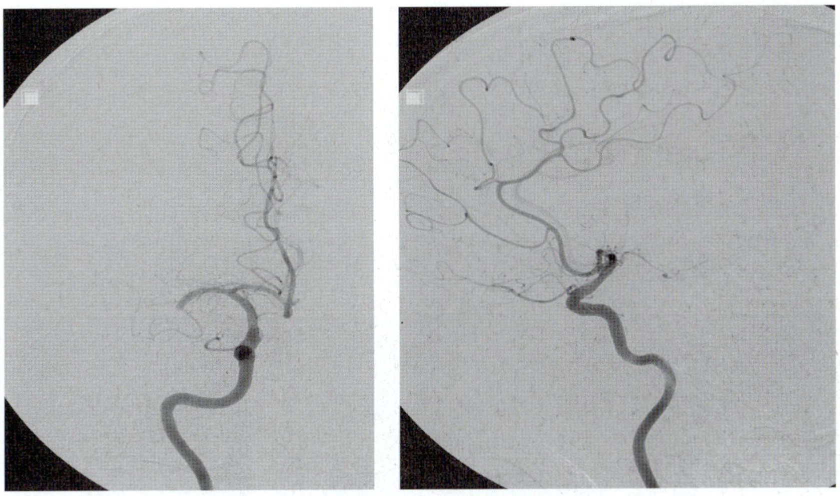

(a) 시술전 중대뇌동맥이 막혀 있는(화살표) DSA 영상

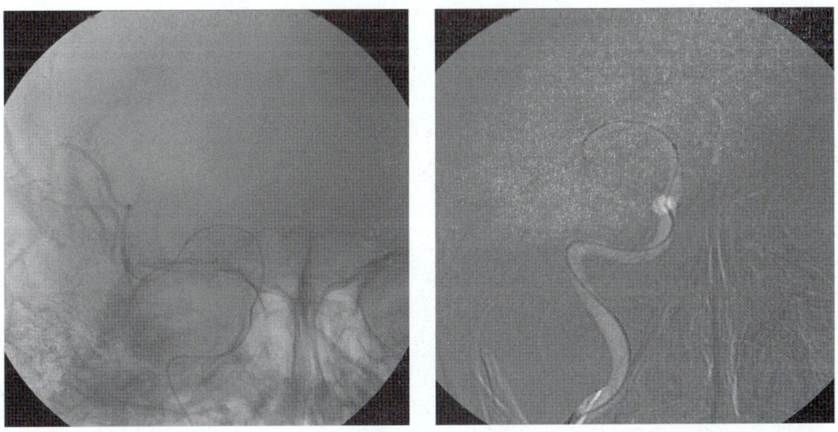

(b) 막혀있는 중대뇌 동맥에 미세도관을 위치시키고 위치를 확인하는 영상

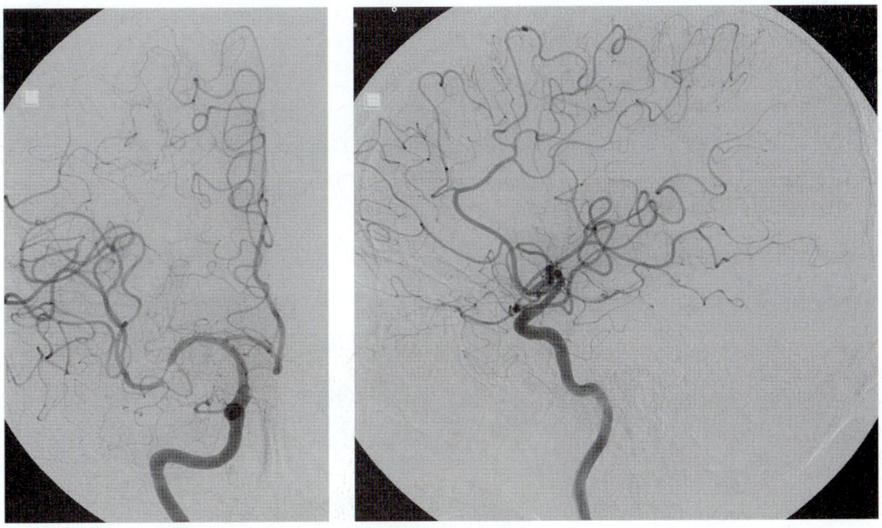

(c) 혈전용해제(urokinase or tirofiban) 주입 후 혈류가 개선된 영상

그림 7-27. 급성뇌경색의 동맥내 치료(혈전용해술 : Thrombolysis)

시술 방법2 : 기계적 혈전제거술

기계적 혈전제거술은 혈전을 부수어 원위부로 흘려보내는 방법과 혈전을 체외로 끄집어내는 두 가지 방법이 있다. 최근 떨어져나간 혈전이 다른 혈관으로 이동하는 것을 방지하기 위한 풍선 가이딩과 혈전을 포획하여 끄집어내는 스텐트와 음압을 가해 혈전을 빨아들이는 기구의 등장으로 혈전제거술의 성공률이 많이 향상되었다.

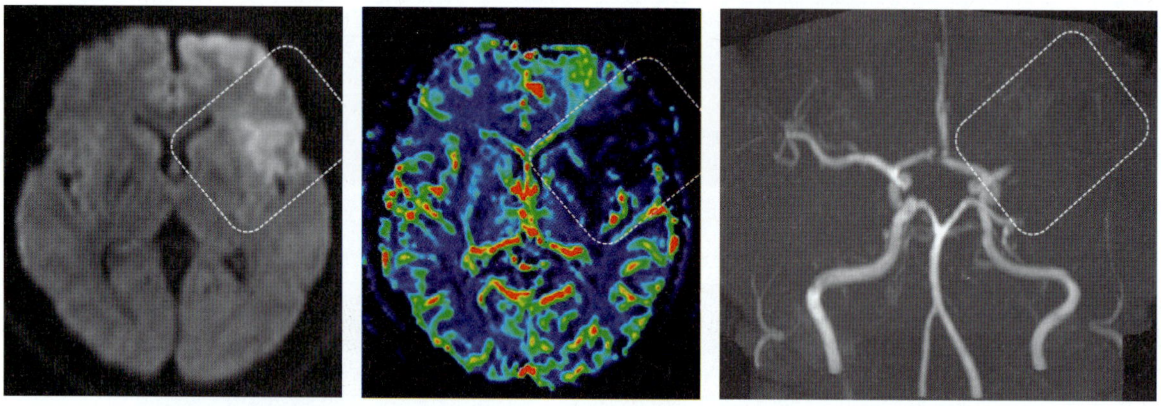

(a) MR 영상에서 diffusion(왼쪽)과 perfusion(가운데) 영상에서 불일치(penumbra) 영역이 존재하고 MRA (오른쪽)에서 왼쪽 중대뇌동맥이 보이지 않는다.

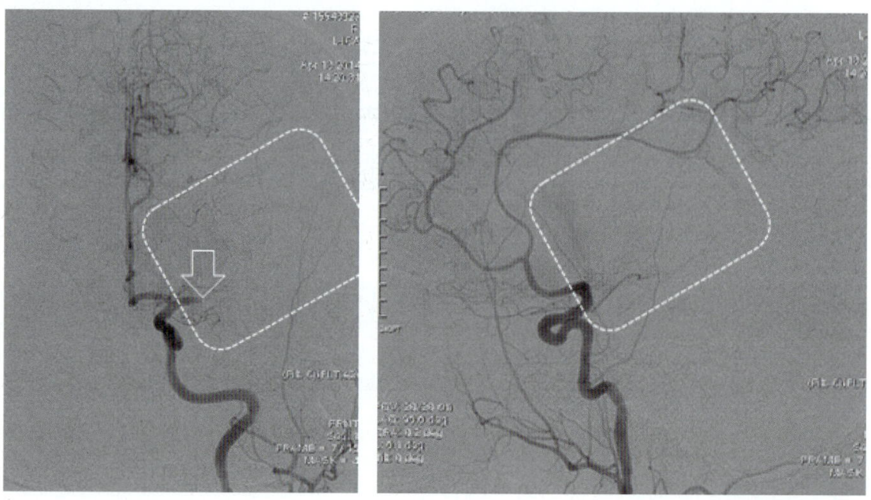

(b) DSA 영상에서 중대뇌동맥이 막혀 보이고(화살표) 중대뇌 영역에 혈류공급이 안되고 있는 영상(점선)

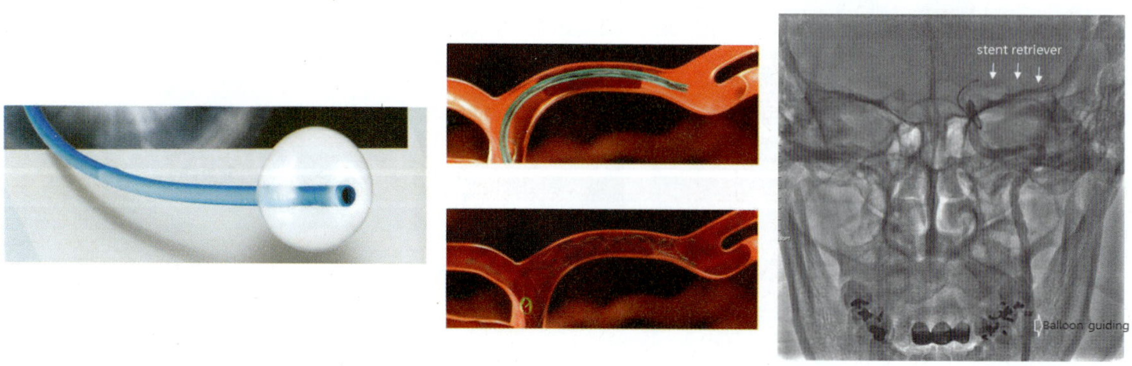

(c) Balloon guiding(왼쪽)과 stent retriever(가운데)를 이용한 혈전제거 시술영상(오른쪽)

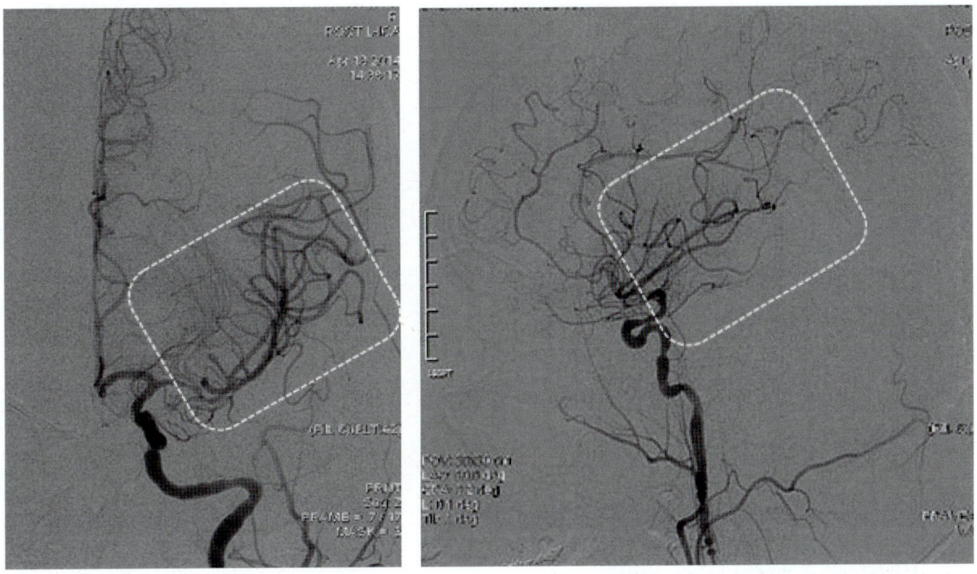

(d) 혈전제거술 후 시술 전 막혀서 보이지 않았던 중대뇌 동맥의 혈류가 재개통된 영상

그림 7-28. 급성뇌경색의 동맥내 치료(혈전제거술 : Thrombectomy)

(5) 척추 동정맥샛길 동맥내 치료(Spinal dural arteriovenous fistulas embolization)

척추 동정맥샛길은 보통 40대 이후에 발현되고 여자보다는 남자에게서 많이 생기는 질환이다. 비정상 통로인 동정맥샛길로 인한 동맥의 압력이 뇌척수경막부위의 정맥에 전달되어 정맥혈의 유출을 방해하여 부근의 척수 신경다발에 영향을 미친다.

증상은 등, 허리 신경통증, 하지마비, 발기부전, 장운동장애, 방광장애, 출혈 등이다.

시술 목적 : 비정상적인 통로인 동정맥샛길을 차단하여 임상증상의 발전을 막고 증상의 호전과 출혈을 방지하기 위함이다.

시술 방법 : 척추동맥조영술을 시행하여 동정맥샛길의 위치를 파악하고, 병변의 위치뿐 아니라 전척수동맥의 위치까지 파악한다.

필요시 선택적 cone beam CT를 촬영하여 병변의 접근로를 정확히 파악하고 시술계획을 세운다.

병변의 치료를 위해서는 microcatheter가 동정맥샛길에 접근해야 한다. 접근 실패시 다른 치료계획을 세운다. 색전물질로는 histoacryl glue를 사용하며 적절한 농도와 가시성을 위해 lipiodol을 섞는다. 색전부위는 동맥과 정맥이 만나는 부위가 충분히 겹치도록 색전이 이루어져야 한다.

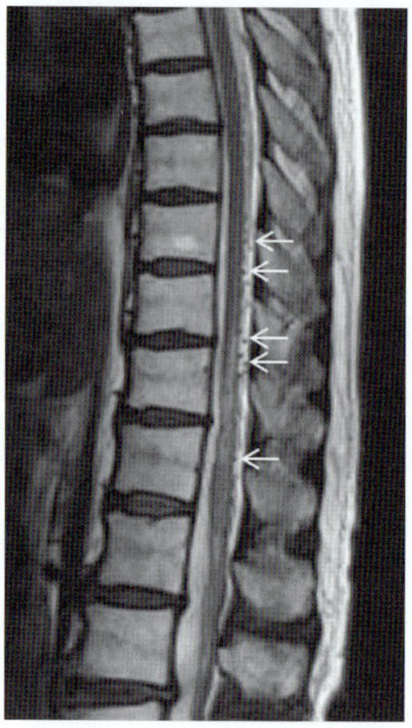

(a) MRI 영상에서 비정상적인 혈관의 신호(화살표)가 보이고 있다.

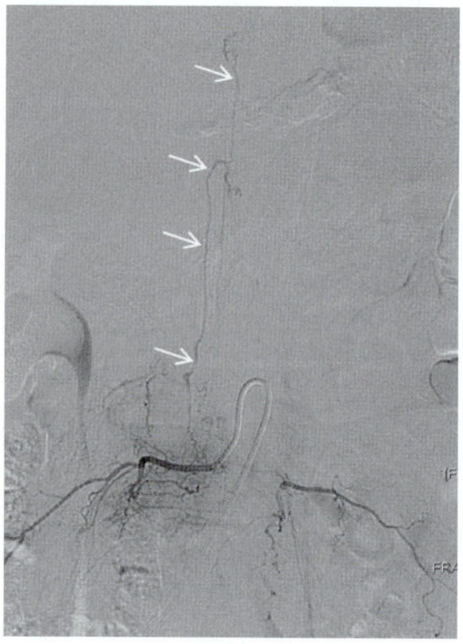

(b) 세 번째 요추동맥조영술에서 동정맥샛길(화살표)이 보이고 있다.

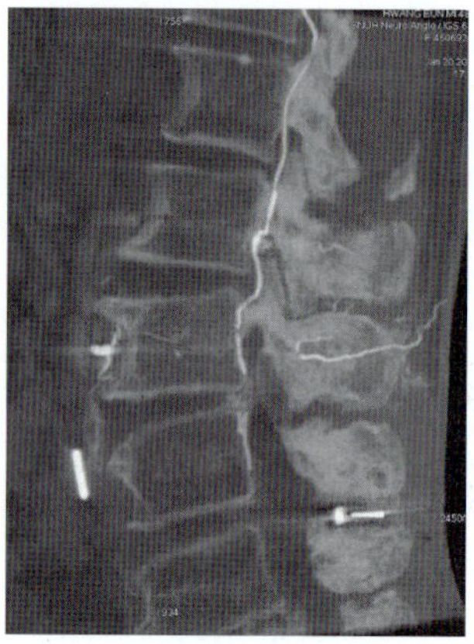

(c) Selective conebeam CT image에서 뼈와 동정맥샛길이 잘 구분되고 있다.

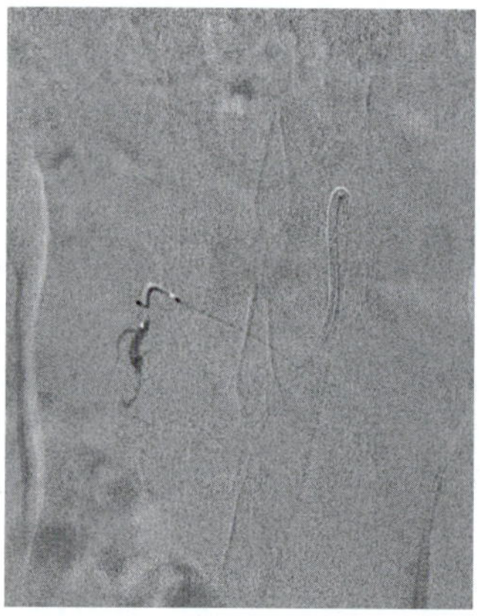

(d) 초미세 카테터를 이용해 최대한 동맥과 정맥이 만나는 부위에 접근한 후 색전물질(glue)을 주입한 영상

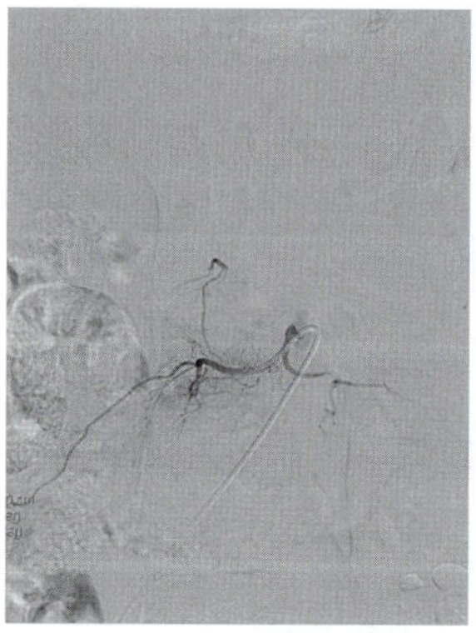

(e) 색전술 후 치료전 보였던 동정맥샛길이 사라진 영상

그림 7-29. 척추 동정맥샛길 동맥내 치료(a. MRI image, b. DSA image, c. selective cone beam CT image, d. post glue image, e. post DSA image)

4) 특수목적 혈관계 인터벤션 시술

(1) 경목정맥간내문맥간정맥 단락술(transjugular intrahepatic portosystemic shunt : TIPS)

간경화(liver cirrhosis)가 진행되어 간문맥 고혈압이 생기면 간문맥 혈류는 간으로 가지 않고 위, 식도정맥으로 역류하며 점차 심해지면 정맥자체가 부풀어 올라 위, 식도정맥류를 유발한다. 정맥류를 방치하면 마치 풍선이 압력으로 부풀어 터지는 것과 같이 정맥류가 파열되어 출혈을 일으키게 되며 첫 정맥류 출혈 때 약 50%가 사망한다. 그리고 6주 이내에 재출혈하는 확률은 약 30~50%이다. 따라서 간경화에서 정맥류 출혈에 대한 치료는 매우 중요하다. 정맥류 출혈에 대한 치료는 내시경으로 정맥류에 경화제를 주입하거나 식도 정맥류를 묶는 방법을 많이 이용한

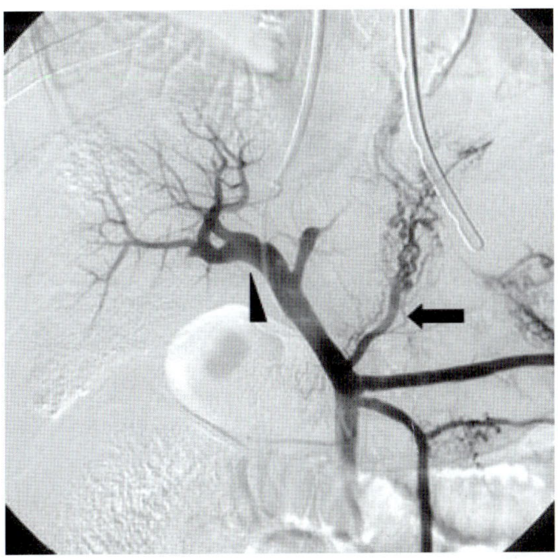

(a)

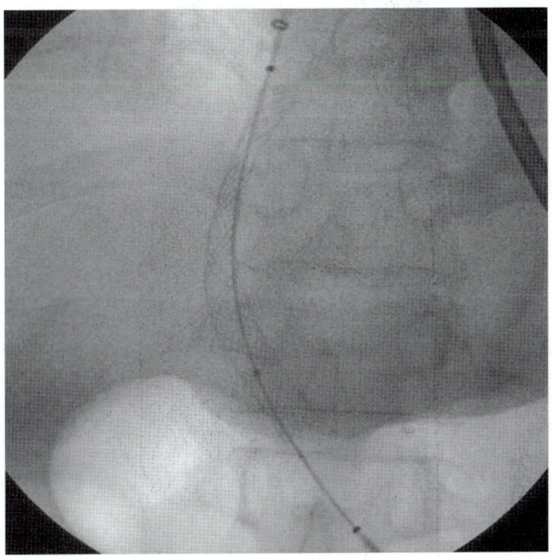

(b)

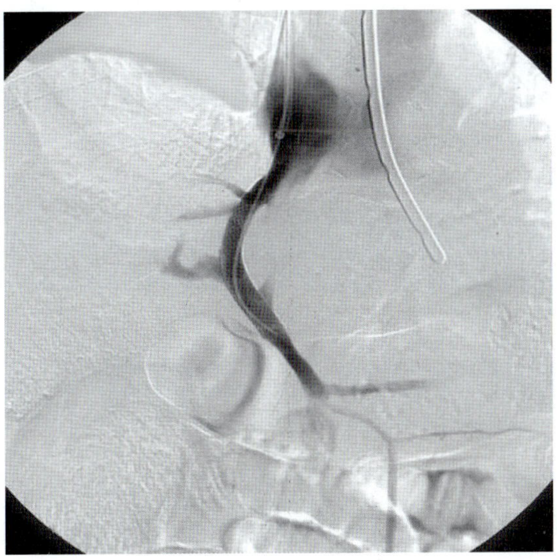

(c)

오른쪽 간문맥(화살촉)을 직접 천자한 후 실시한 상장간막정맥조영술(a)에서 간문맥 고혈압으로 비장정맥과 왼위정맥(화살표)을 통한 측부 순환이 보인다. 확보된 간내 통로에 스텐트 설치 후 풍선확장술(b)을 한 후 실시한 상장간막정맥조영술(c)에서 주 간문맥의 혈액은 대부분 TIPS 통로를 따라 오른쪽 심방으로 직접 연결되며 측부순환은 사라졌다.

그림 7-30. TIPS

다. 하지만 약 25%는 내시경적 치료에 실패하며 이때는 경목정맥간내문맥간정맥 단락술(TIPS)이 좋은 적응증이다. 경목정맥간내문맥간정맥 단락술은 간문맥 혈류가 굴모양혈관(동양혈관, sinusoid)을 거치지 않고 직접 간정맥으로 배출되는 통로를 만들어 간문맥혈압을 낮추어 정맥류 파열을 방지한다. 하지만 TIPS자체는 간문맥 고혈압의 근본적인 치료법이라기보다는 간이식과 같은 수술적 치료 이전에 발생할 수 있는 위험을 방지하기 위한 것이며 또한 내과적 치료가 더 이상 불가능한 경우 시행한다. 또한 TIPS 후 간문맥혈액이 간에서 해독되지 않고 중심정맥으로 유입되어 간기능 부전, 간성뇌병증(hepatic encephalopathy)과 같은 합병증이 발생할 수 있다.

일반적으로 속목정맥을 천자하여 간내에 단락 경로가 짧은 오른쪽 간정맥과 오른쪽 문맥을 잇는 통로를 확보하여 스텐트를 설치함으로써 위, 식도정맥류로 간문맥 혈류의 역류를 감소시킬 수 있다(그림 7-31).

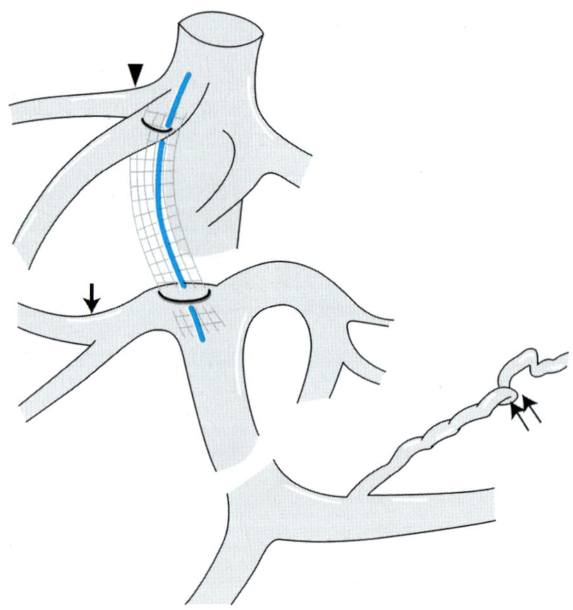

오른쪽 간문맥(화살표)과 오른쪽 간정맥(화살촉) 사이에 통로를 만들고 stent를 설치하여 간문맥혈액이 직접 간정맥으로 배액되어 문맥고혈압을 치료한다. 간문맥 고혈압으로 확장된 왼위정맥이(이중화살표) 보인다.

그림 7-31. TIPS 모식도

시술목적 : 간문맥 고혈압의 감소로 위, 식도정맥류의 출혈 방지

시술방법 : 대부분 식도정맥류 파열에 따른 출혈 경험이 있고 간경화가 심한 상태이기 때문에 환자의 상태는 극히 불량한 경우가 많다. 따라서 시술중 환자 상태를 자주 점검하여야 한다. 일반적으로 오른쪽 속목정맥을 통해서 시술하기 때문에 환자의 머리를 약간 왼쪽으로 돌려놓는다.

속목정맥을 통해 오른쪽 간정맥에 catheter를 삽입하여 오른쪽 간정맥을 다시 한 번 확인한다. 오른쪽 간정맥 기시부에서 오른쪽 문맥 방향으로 colapinto needle로 천자하여 needle이 간문맥에 정확히 삽입된 것을 확인한 후 간문맥에서 압력을 측정한다. 확보된 간내 통로를 넓히기 위해 풍선 카테터를 이용하여 충분히 확장시킨 다음 확장된 간정맥과 간문맥의 통로에 스텐트를 설치한다. 시술 과정에서 간 내 출혈은 coil 또는 그 외의 색전물질로 막으며 위, 식도의 출혈이 있는 응급환자는 S-B tube를 위 바닥에 삽입한 후 팽창시켜 출혈을 방지한다. 스텐트 삽입 후 결과를 확인하기 위해 비장정맥이나 상장간막정맥에 catheter를 유치하고 혈관조영을 실시한다. 마지막으로 간문맥과 오른쪽 심방에서 압력을 측정한다(그림 7-30).

(2) 역행성 경정맥위정맥류 폐쇄술(balloon-occluded retrograde transvenous obliteration for gastric variceal bleeding : BRTO)

간문맥 고혈압이 발생하면 상장간막정맥 혈류는 간으로 가지 못하고 다른 측부 순환을 형성하게 된다. 상장간막정맥 혈액은 많은 암모니아를 함유하고 있어 간에서 해독을 해야 하지만 측부순환으로 배액되는 혈류는 암모니아를 다량으로 함유하고 있어 뇌독성을 나타낸다. 이러한 측부순환으로 식도정맥류가 발생하기도 하고 또 하나의 측부 순환으로 gastrorenal shunt가 이다. 역행성 경정맥위정맥류 폐쇄술은 gastrorenal shunt를 역행적으로 경화제를 정맥류에 주입하여 위정맥류를 막아 간문맥체정맥 단락을 치료하는 것으로 TIPS에 비해 간문맥을 통한 혈류를 증가시켜 간기능이 호전되고 간성뇌병증(hepatic encephalopathy)의 치료에도 도움이 된다. 최근 고체색전물질인 플러그를 이용한 plug-assisted retrograde transvenous obliteration(PARTO)도 임상에서 빈번하게 시행하고 있다.

시술 목적 : 간문맥 고혈압환자에서 gastrorenal shunt가 생긴 경우 위정맥류 출혈 방지와 간성뇌병증의 치료를 목적으로 한다.

시술 방법 : 시술 전 CT를 먼저 시행하여 gastrorenal shunt나 gastrocaval shunt의 존재를 확인하여야 한다. CT 삼차원 영상을 통하여 정맥류의 모양과 해부학적 구조를 파악한 후 시술한다. 넙다리정맥이나 속목정맥을 통해 왼콩팥정맥을 선택한 후 카테터로 혈관조영술을 시행하여 gastrorenal shunt를 확인한다. Occlusion balloon을 이용하여 gastrorenal shunt의 입구를 막고 조영제를 주입하여 위정맥류와 측부순환 정맥들을 확인한다. 측부순환 정맥은 coil이나 경화제를 이용하여 먼저 색전한 다음 occlusion balloon을 통해 경화제인 5% ethanolamine oleate를 lipiodol과 혼합하여 위정맥류에 주입한다. 일정시간 후 경화제에 의해 위정맥류가 막히면 occlusion balloon을 제거하며 이때 경화제가 콩팥정맥으로 새는지 확인한다. 시술 후 위내시경으로 추적검사하면 대부분의 위정맥류가 점차 작아지다가 사라진다(그림 7-32).

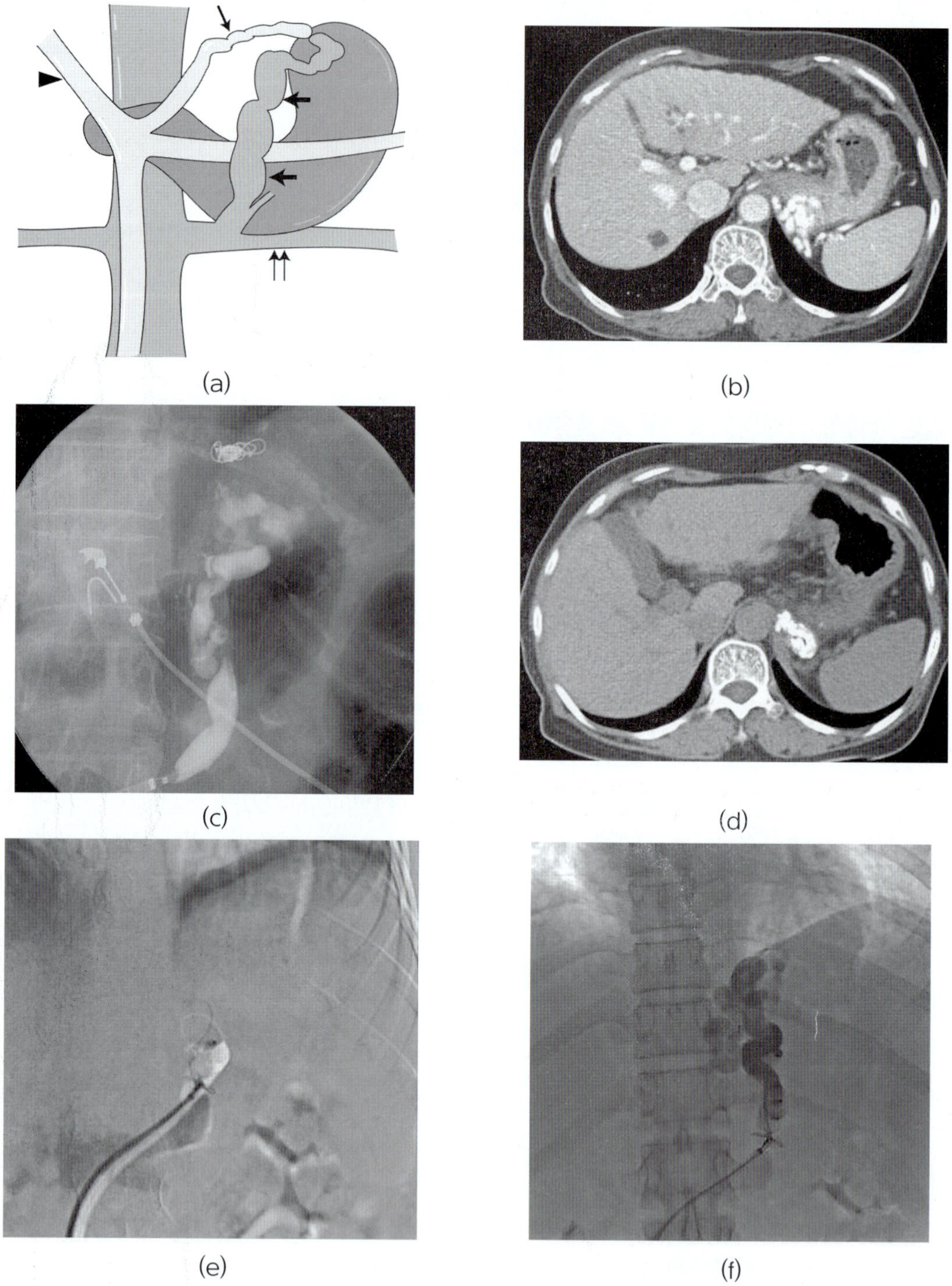

(a) (b) (c) (d) (e) (f)

역행성경정맥위정맥류 폐쇄술의 모식도(a)에서 간문맥 고혈압으로 왼위정맥(화살표)이 매우 확장되어 있고 확장된 정맥류(큰화살표)에서 왼콩팥정맥(이중화살표)으로 혈류가 형성되어 있다(화살촉 : 간문맥). CT scan(b)에서 확장된 위정맥류(화살표)가 보인다. 왼콩팥정맥으로 유입되는 부신정맥을 풍선으로 막고 조영제를 주입하여 확장된 정맥류를 확인하고 경화제를 투시하에 주입한다(c). 추적 CT scan(d)에서 확장된 위정맥류가 경화제에 의해 폐쇄된 것을 확인할 수 있다(화살표). 플러그를 이용하여 gastrorenal shunt를 폐쇄하고(e) 경화제를 주입한 영상(f)

그림 7-32. 역행성 경정맥위정맥류 폐쇄술

(3) 하대정맥 필터 설치술(IVC filter insertion)

다리의 깊은정맥은 혈전이 비교적 자주 생기는 곳이다. 특히 수술 후 오랫동안 침대에 누워있는 경우, 심한 외상 후, 다리나 골반 수술 후, 악성종양환자, 당뇨, 피임약 복용 환자에서 특히 흔하다. 깊은정맥에 혈전이 생기면 다리가 심하게 붓고 동통을 유발한다. 깊은정맥 혈전의 가장 중요한 합병증은 혈전이 떨어져 허파동맥으로 흘러가 허파동맥을 막아버리는 이른바 허파동맥색전증이다. 허파동맥색전증은 매년 미국에서 20만 명 이상의 사망자가 발생하는 것으로 임상적으로 매우 중요한 문제를 유발하고 있다.

아래대정맥(IVC)에 혈전여과용 filter를 설치하면 다리의 정맥 혈전으로 인한 허파동맥색전증 유발을 방지할 수 있으며 filter는 주로 콩팥정맥 하부의 아래대정맥에 설치한다.

Filter의 종류는 greenfield filter, bird's nest filter, simon nitinol filter, LGM-vena tech filter, tülip filter 등이 있으며 현재 국내에서 이용 가능한 제품은 Celect filter(Cook)와 Denali(Bard) 두 가지이며 모두 일정기간 사용 후 제거가 가능하다.

시술 목적 : 다리정맥 혈전으로 인한 허파동맥색전증의 예방

시술 방법 : 먼저 하지정맥조영술이나 초음파로 혈전이 있는 것을 확인한다. 오른쪽 속목정맥이나 넙다리정맥을 천자한 다음 아래대정맥 기시부에서 아래대정맥 전체를 연속 촬영한다. 만일 아래대정맥에도 혈전이 있는 경우에는 콩팥정맥(renal vein)과 우심방 사이에 filter를 설치하며 아래대정맥에는 혈전이 없으면 콩팥정맥과 아래대정맥 기시부 사이에 설치한다. Filter를 설치한 후 결과를 확인하기 위해 하대정맥조영술을 실시한다(그림 7-33). 설치된 filter는 더 이상 필요가 없으면 2주 이내에 제거할 수 있다.

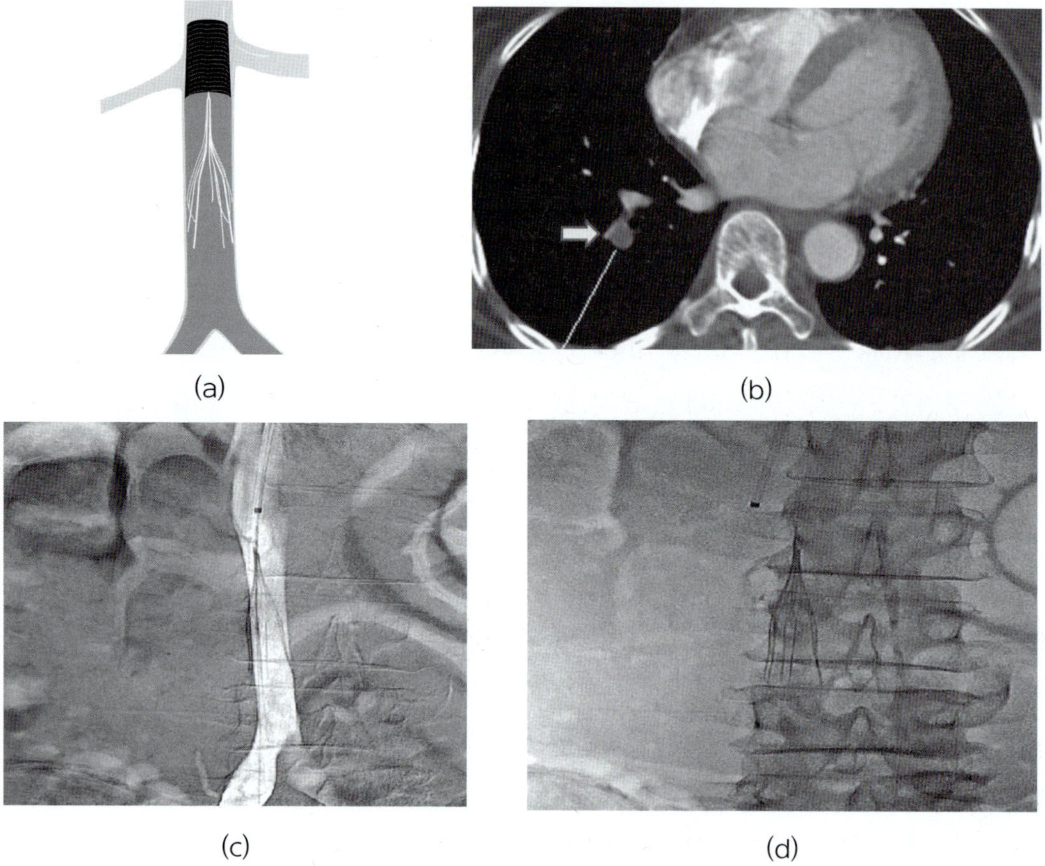

Filter 삽입 모식도(a). 허파동맥 CT 영상에서 오른쪽 하부 허파동맥에 혈전이 보인다. 하대정맥에 filter를 삽입(c) 후 위치 확인 영상(d)이다.

그림 7-33. IVC filter 삽입술 (Celect filter, COOK 사)

(4) 이물 제거술(foreign body extraction)

인터벤션 시술이 다양화되고 검사가 증가하면서 생긴 부작용 중 하나가 혈관이나 기타 부위에 설치한 여러 가지 설치물이 이탈하거나 부러져서 생기는 이물질들이다. 혈관에 설치한 금속성 코일(metallic coil)이나 동맥관열림증 때에 설치한 metallic umbulella, 중심 정맥압 측정을 위한 catheter의 탈락, 동맥이나 정맥에 설치한 스텐트의 이탈, 농양 배액관의 부러짐 등이 대표적인 경우다. 이러한 이물질들은 경피적 제거법으로 제거할 수 있으나 고도의 기술이 요구되고 있다.

시술 목적 : 혈관이나 체내 이물의 제거

시술 방법 : 혈관 내 이물은 인터벤션 시술을 하는 과정에서 발생할 수 있으며 당황하지 말고 신속히 대처할 필요가 있다. 이물을 제거하기에 용이한 부위를 천자하여 이물이 위치한 부위에 guiding catheter를 위치시킨다. Catheter를 통해 이물 제거용 snare wire 또는 basket wire를 조심스럽게 이물에 접근시켜 이물을 wire 내에 고정시킨 후 천천히 잡아당겨 catheter 내부로 집어넣어 체외로 제거한다. 혈관 손상의 유무를 확인하기 위하여 이물이 위치했던 부위를 혈관조영 촬영한다(그림 7-34).

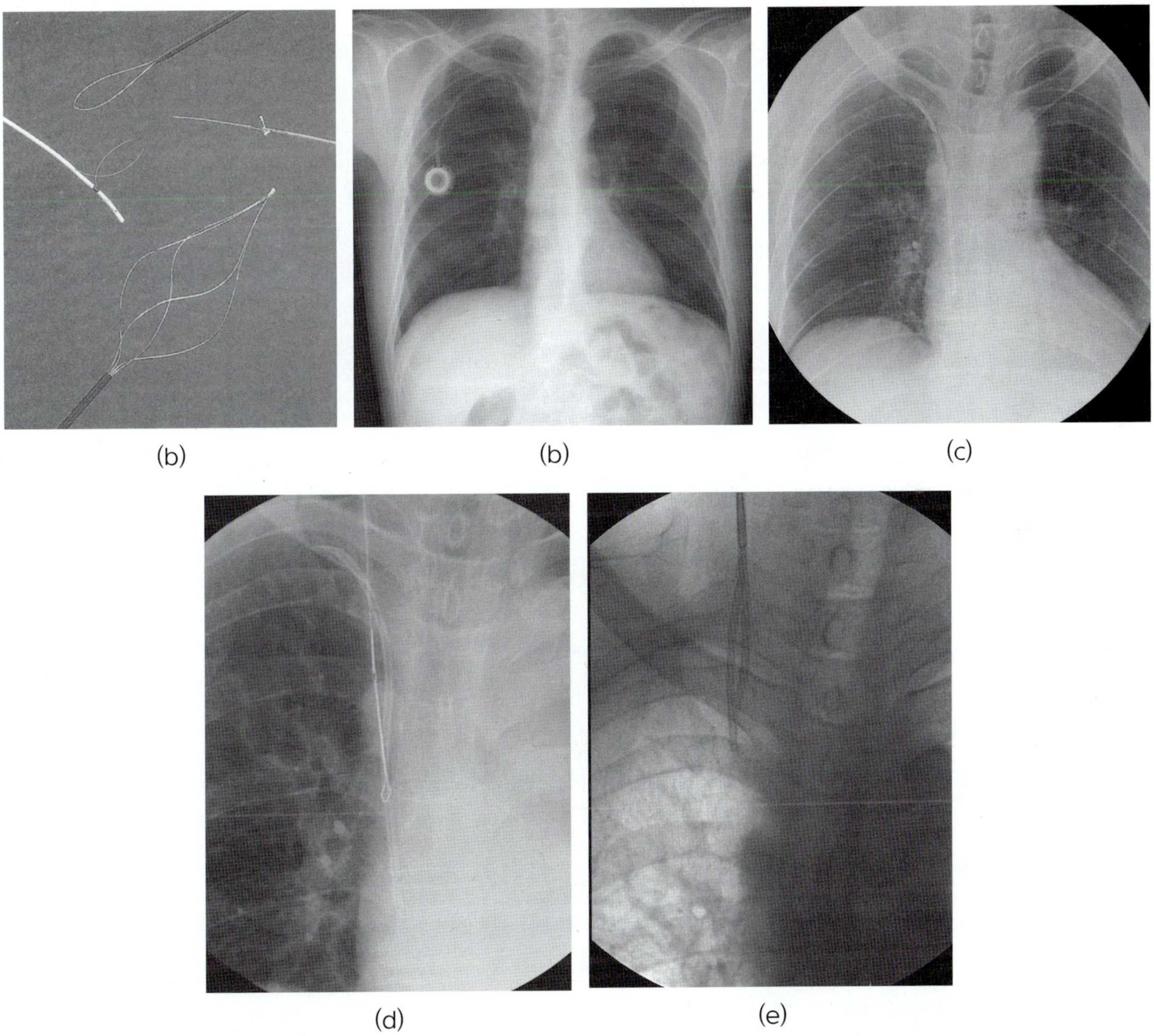

이물질 제거에 사용하는 여러 가지 basket(a). 항암치료를 위해 오른쪽 중심정맥에 chemo-port를 설치한 모습(b). 3개월 추적 검사에서 카테터가 끊어졌고 port만 제거한 모습(c). basket를 이용하여 끊어진 카테터를 잡아채어 밖으로 제거하는 모습(d, e).

그림 7-34. Basket를 이용하여 이물질 제거하는 모습

(5) 중심정맥관 삽입술(central venous line insertion)

장기 입원환자에서 안정적인 정맥주사선 확보는 필수적이다. 하지만 오랫동안 입원한 환자에서 말초정맥 주사선을 확보하기는 쉽지 않다. 또한 항암주사제를 투여하는 환자에서 말초정맥 파열은 심각한 부작용을 유발할 수 있다. 이러한 환자에서 안정적인 주사선을 확보하기 위해 중심정맥관 삽입술을 시행한다. 중심정맥관 삽입술은 초음파 유도 혹은 투시 유도 하에 시행하며 빗장밑정맥이나 속목정맥을 통해 삽입하며 관의 끝 부분은 위대정맥과 우심방 이행부위에 위치시킨다(그림 7-35).

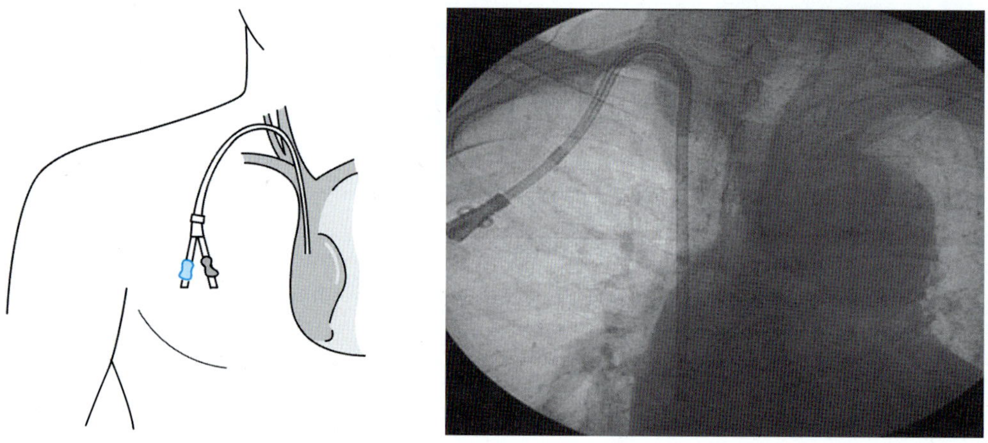

(a) (b)

오른속목정맥에 중심정맥관 삽입 모형도(a). 투시유도 하에 오른속목정맥에 혈액투석용 catheter를 삽입한 환자(b)

그림 7-35. 중심정맥관 삽입술

(6) 혈액투석샛길 재개통술(Arterio Venous Fistula Percutaneous angioplasty : AVF-PTA)

신부전(Chronic renal failure : CRF) 환자는 주기적으로 혈액 노폐물을 체외 투석기를 통해 걸러 주어야 한다. 혈액 투석을 위해서는 주기적인 정맥 천자를 하여 많은 양의 혈액을 카테터를 통해 체외로 순환할 수 있어야 한다. 이러한 조건을 만들기 위해 인위적으로 팔에 있는 동맥과 정맥을 연결하여 AVF(ateriovenous fistula)를 만든다. AVF를 만드는 방법은 동맥과 정맥을 직접 연결하는 방법(자가혈관)과 인조혈관(graft)을 삽입하는 방법이 있다. 혈액 투석용 AVF는 일정한 시간이 지나면 점차 정맥에 협착(stenosis)이나 혈전(thrombus), 동맥류(aneurysm)가 발생하면서 기능 부전이 생긴다. 자가 혈관은 graft에 비하여 개통률, 감염이 우수하며 협착 및 혈전이 적다. 위와 같이 협착 및 혈전이 의심되면 동정맥루조영술(fistulography)을 시행하여 협착 위치와 정도를 파악하고 치료해야 한다.

시술 목적 : 만성 신부전증 환자에서 투석을 위해 형성한 AVF의 협착, 혈전의 치료.

시술 방법 : AVF가 있는 팔을 테이블에 잘 고정시킨 후 fistulography를 시행한다. 검사의 영역은 협착이 의심되는 부위 뿐만 아니라 동정맥루의 동맥문합부부터 중심정맥까지를 포함해야 한다. 이때 동맥문합부를 보기 위해서는 혈압측정 cuff를 이용하여 정맥혈류를 차단하고 조영제를 강하게 주입해야만 동맥까지 역류시킬 수 있다. fistulography에서 혈전이 관찰되면 경피적 혈전제거 기기(percutaneous thrombolytic devices : PTD)를 이용하여 혈전을 제거한다. 다음으로 혈관조영술을 시행하여 협착부위를 찾은 후 스텐트(stent)나 풍선 카테터(balloon catheters)를 이용하여 치료한다. 보통 stent는 풍선확장술에 반응하지 않거나, 3개월 이내 2번 이상의 재협착, 정맥 파열이 있는 경우에만 시술하며 대부분의 협착병변은 풍선 카테터를 이용하여 치료한다. 시술이 끝나면 fistulography를 시행하여 혈관의 개통유무를 확인하다.

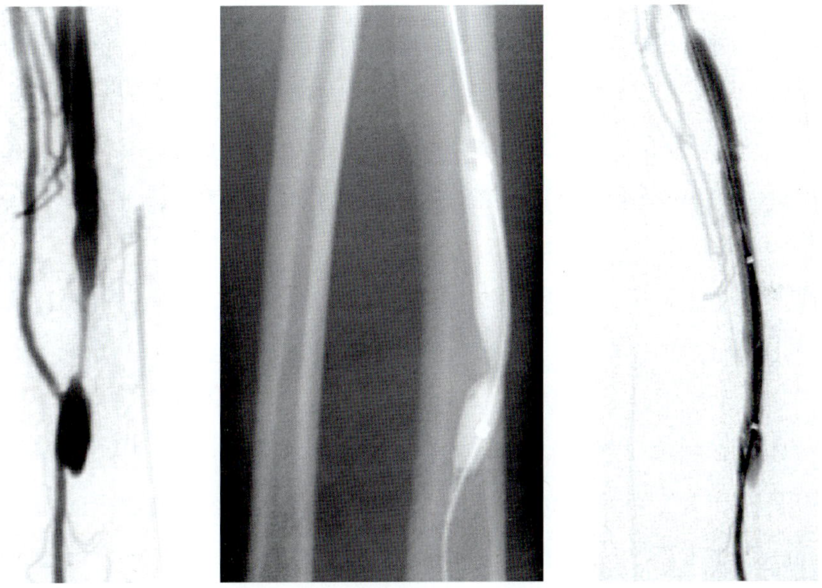

(a) (b) (c)

왼쪽요골동맥과 노쪽피부정맥 사이에 형성된 동정맥루로 문합부 하방 정맥에 협착이 있다(a). 풍선확장술 후(b) 협착부위는 사라진 모습이다(c).

그림 7-36. 혈액투석 동정맥루의 혈관성형술

2 비혈관계 인터벤션 시술

1) 경피경간 담즙배액술(Percutaneous transhepatic biliary drainage : PTBD)

간은 배의 오른쪽 상부에 위치하는 1.5 kg 정도의 큰 장기로 오른엽, 왼엽, 꼬리엽(미상엽)으로 구분한다. 간의 아래쪽 중앙에는 간문(porta hepatis)이 있어 혈관, 쓸개관, 신경 등이 출입하며, 간실질에는 많은 소엽이 있고 다각세포(polygonal cell)에서 쓸개즙(bile juice)이 생성되어 쓸개관(bile ducts)을 통해 쓸개즙이 운반된다. 쓸개관은 쓸개즙을 이동시키는 통로이며 운반된 쓸개즙은 쓸개(gall bladder)에 일시적으로 저장되고 음식물이 십이지장에 유입되어 자극하면 수축되고 Oddi 조임근(괄약근)이 이완되면서 십이지장으로 배출된다.

간·쓸개관은 간에서 생성된 쓸개즙을 배출시키는 통로로 이것의 일부가 쓸개돌이나 종양 때문에 폐쇄되면 폐쇄 윗부분에 쓸개즙이 정체되면서 쓸개관 확장을 동반한 폐쇄성 황달(obstructive jaundice) 이 생긴다. 쓸개즙 정체가 지속되면 황달이 점차 심해지며 결국은 감염이 발생하여 패혈증(sepsis)으로 진행하는 경우가 흔하다. 경피경간 담즙배액술(PTBD)은 폐쇄성 황달 환자에게 피부경유(경피)적으로 배액도관(external drainage catheter)을 삽입하여 쓸개즙을 체외로 배출시키는 일종의 외류법이다. 한편 PTBD 경로를 통해 잔류 쓸개관 돌을 제거하거나 종양의 생검 및 치료를 하기도 한다.

간·쓸개관 폐쇄를 유발하는 악성종양들은 해부학적 위치상 간동맥과 간문맥 등 주요혈관과 간 실질로 침범이 흔하고 조기에 림프절 전이를 잘하므로 진단 후 근치적 절제술이 불가능한 경우가 많다. 따라서 PTBD는 수술이 불가능한 진행된 악성종양환자에서 증상을 완화시킬 수 있는 유일한 치료법이며 장기간 입원하지 않고 시행할 수 있는 비교적 간단한 시술방법으로 95% 이상의 성공률을 보인다. 일반적으로 경피경간 담관조영술(percutaneous transhepatic cholangiography : PTC)을 실시하여 폐쇄된 부위와 범위를 확인한 후에 PTBD를 실시하며 쓸개관 감압으로 간종대 완화, bilirubin 치 저하, 발열감 저하를 가져온다.

해부학적 구조 : 간의 다각세포(polygonal cell)에서 분비된 쓸개즙은 왼·오른 간내쓸개관(Lt. Rt. intrahepatic bile ducts)을 지나 왼·오른 쓸개관이 합쳐져 총간관(common hepatic ducts)을 이루고 총간관과 쓸개주머니관이 만나면서 총쓸개관(common bile duct)으로 이어진다(그림 7-37). 총쓸개관의 말단부는 십이지장의 하행부에 개구된 유두 팽대부와 연결되어 위·장관계로 쓸개즙을 배출한다.

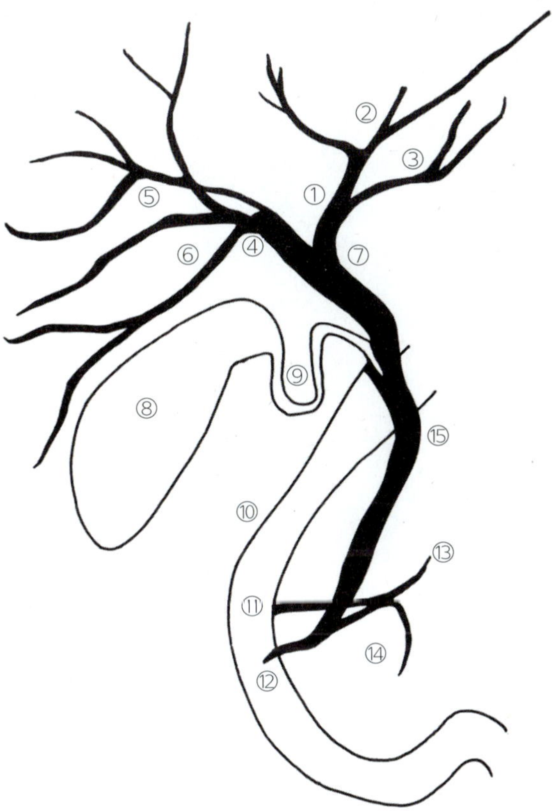

① 왼고유간관(좌고유간관, Main Lt. hepatic duct)
② 왼간관가쪽뒤가지(좌간관측후방지, Lateroposterior branch of LHD)
③ 왼간관가쪽앞가지(좌간관측전방지, Lateroanterior branch of LHD)
④ 오른고유간관(우고유간관, Main Rt. hepatic duct)
⑤ 오른간관위뒤쪽가지(우간관상배측지, Sup. dorsal branch of RHD)
⑥ 오른간관뒤아래가지(우간관후하행지, Posteroinferior branch of RHD)
⑦ 온간관(총간관, CHD)
⑧ 쓸개(담낭, GB)
⑨ 쓸개주머니관(담낭관, Cystic duct)
⑩ 샘창자(십이지장, Duodenum)
⑪ 큰십이지장유두(Vater 팽대부의 소유두, Minor papilla)
⑫ 작은십이지장유두(Vater 팽대부의 대유두, Major papilla)
⑬ 이자관(췌장관, Pancreatic duct)
⑭ 이자머리(췌두, Pancreatic head)
⑮ 온쓸개관(총담관, CBD)

그림 7-37. 간·쓸개관의 구조

시술 목적 : 간·쓸개관 폐쇄의 원인은 원발성 쓸개관암, 쓸개암, 이자암, 팽대부 유두암, 간·십이지장 인대 내 림프절 전이암과 담석 등이다. 경피경간 담즙배액술은 수술이 불가능한 악성 간·쓸개관 폐쇄환자와 쓸개관 돌로 인한 염증성 환자에서 쓸개즙 배액을 위한 방법으로 황달로 인한 전신 가려움증, 간·쓸개관염, 손상된 간기능 회복 등이 가능하고 수술 전·후 환자의 전신 상태 호전에도 좋은 효과를 보인다.

시술 방법 : 4시간 이상 금식이 필요하며 출혈성 검사(bleeding tendency)와 정맥경로 확보, 그리고 검사 30분 전에 valium 1 amp.을 근육주사한다.

천자부위는 오른쪽 겨드랑 중심선(Rt. mid axillary line)에서 8~10번째 갈비 사이로 하며, 필요에 따라 왼엽을 천자할 경우는 초음파로 사전에 적절한 천자부위를 확인한다. 천자부위를 국소마취 후 Chiba needle로 예상되는 쓸개관 부위를 천자한다. Needle에 주사기를 연결하여 음압을 건 후 천천히 뒤로 빼면서 쓸개즙이 나오는지를 확인하고 쓸개즙이 나오면 투시를 보면서 3~5 ㎖의 수용성 조영제를 주입하여 간·쓸개관 내에 천자된 것을 다시 확인한다. Chiba needle을 통해 hair wire를 삽입하고 다시 sheath를 삽입한다. Sheath를 통하여 guide wire를 안전한 위치까지 삽입하고 dilator를 이용하여 drainage catheter가 쉽게 삽입되도록 천자한

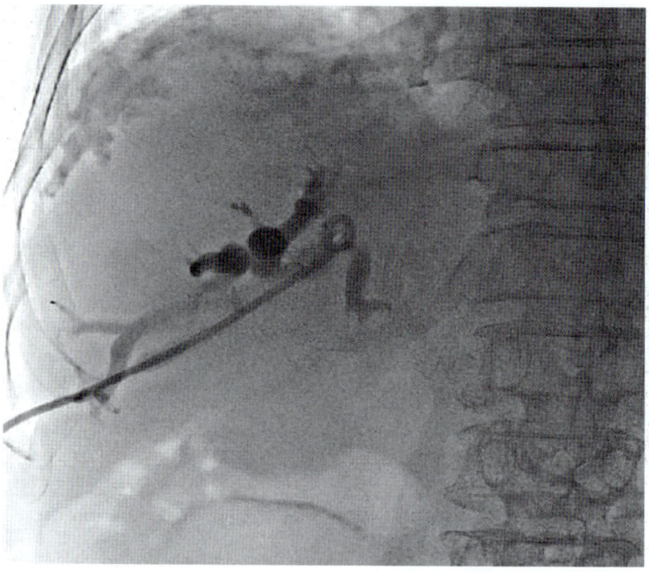

간의 오른아래엽으로 PTBD catheter가 삽입되었다.

그림 7-38. PTBD

통로를 확장시킨다. 적당한 크기의 drainage catheter를 안전한 위치까지 삽입하고 catheter를 고정한다. Drainage catheter를 통해 쓸개즙이 배액되는 것을 확인한다(그림 7-38).

환자는 몸 밖으로 나와 있는 drainage catheter를 가지고 생활하기 때문에 불편한 점이 있고 또한 drain catheter가 부러지거나 빠질 수 있기 때문에 주의시킨다.

2) 담도관 스텐트 설치술(Biliary stent insertion)

악성종양 때문에 총쓸개관이 막힌 경우 외류법으로 PTBD catheter를 가지고 퇴원하는 경우 환자의 일상생활에 큰 지장을 초래한다. Drainage catheter가 빠지는 경우도 있으며, 부러지는 경우, 막히는 경우, 쓸개즙이 누출되는 경우 등이다. 이러한 불편을 해소할 수 있는 것이 막힌 간·쓸개관에 영구적인 스텐트를 설치하면 간·쓸개관 내경을 확보하고 또한 쓸개즙의 생리적 배설을 유도할 수 있다. 하지만 종양이 스텐트 망 사이로 자라기 때문에 일정시간이 지나면 다시 막히는 단점이 있으며 근래에는 종양이 자라는 것을 방지하기 위해 stent graft를 이용하기도 한다.

시술 목적 : 간·담도계가 악성종양으로 폐쇄된 환자, 특히 총쓸개관 폐쇄환자에서 쓸개즙 배설에 필요한 내경확보

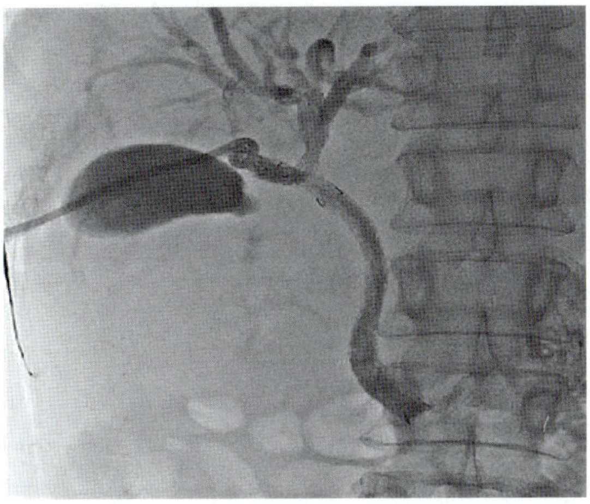
(a)

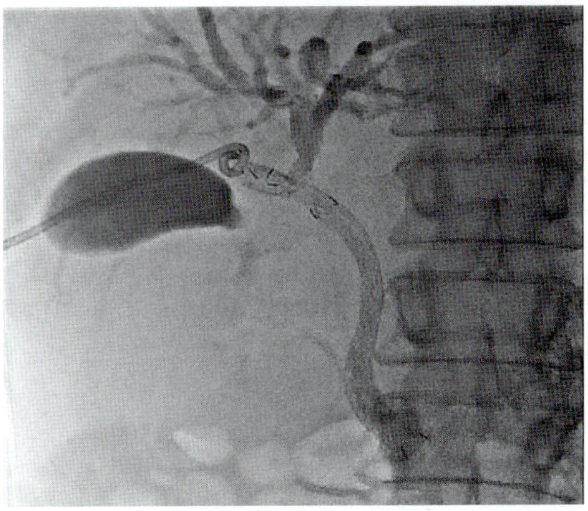
(b)

Tubogram(a)에서 stent가 잘 설치되었는지 조영제를 이용하여 확인하였다. 설치된 stent를 통하여 조영제가 샘창자로 잘 빠지는 것을 영상(b)에서 확인할 수 있다.

그림 7-39. Biliary 스텐트

시술 방법 : PTBD를 시행하고 1주일 후 실시하는 것이 일반적이다. PTBD 경로를 통하여 guide wire를 십이지장의 내림부분(하행부)까지 넣고 간·쓸개관의 직경과 협착 길이를 고려하여 스텐트의 크기와 길이를 결정한다. Guide wire 유도 하에 스텐트 도입관(stent introducer) 삽입 후 스텐트를 협착부위에 삽입하여 정확히 위치시킨다. 협착부위의 내경이 작아 스텐트 설치에 어려움이 있으면 풍선 카테터로 협착부위를 확장한 후 설치하기도 한다. 일반적으로 스텐트 설치 후 풍선확장은 하지 않으며 수 일 내에 스텐트는 스스로 충분한 직경으로 확장된다. 조영제를 주입하여 시술의 성공 여부를 확인한다(그림 7-39).

일반적으로 시술이 성공하여도 drainage catheter를 바로 제거하지 않고 2~3일 후에 제거한다. 왜냐하면 시술 도중에 생긴 혈전이나 침전물로 스텐트가 바로 막히는 경우가 간혹 있기 때문이다.

3) 경피적 담낭루 설치술(Percutaneous cholecystostomy)

급성쓸개염의 치료는 외과적 쓸개적출술이다. 하지만 응급으로 수술하는 경우는 그에 따르는 위험이 있고 특히 고령인 경우는 10~20%의 사망률을 보인다. 경피적 담낭루 설치는 염증으로 팽창된 쓸개에 drainage catheter를 삽입하여 염증성 물질을 배액, 감압함으로써 환자의 증상을 호전시킬 수 있다. 일반적으로 환자의 상태가 호전된 후 외과적으로 치료한다.

시술 목적 : 급성쓸개염 환자에서 응급치료, 여러 가지 원인으로 수술적 치료가 곤란한 쓸개질환의 치료

시술 방법 : 일반적으로 간 실질을 통과하여 drainage catheter를 설치하기 때문에 초음파로 쓸개의 천자부위를 먼저 확인한다. Chiba needle로 쓸개를 천자한 후 쓸개즙이 배액되는 것을 확인한다. Needle에 hair wire를 삽입하고 sheath를 삽입한다. Guide wire 삽입 후 적절한 크기의 drainage catheter를 쓸개에 삽입하고 쓸개즙의 배액을 확인한 다음 고정시킨다(그림 7-40).

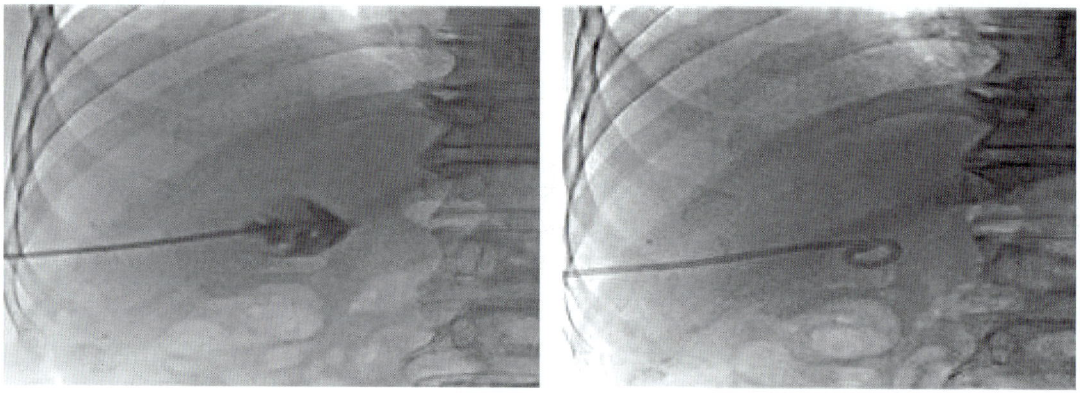

(a) (b)

급성쓸개염 등의 원인으로 확장된 쓸개 안에 경피적으로 배액도관(drainage catheter)을 삽입(a), 이후 쓸개 안에 위치한 카테터를 통해 주입된 조영제 및 쓸개즙의 배출 상태를 관찰(b)

그림 7-40. 경피적 담낭루 설치술

4) 경피적 신루 설치술(Percutaneous nephrostomy)

소변은 콩팥에서 형성되어 요관을 타고 방광으로 배설되어 체외로 배출된다. 요관은 가늘고 긴 관으로 종양이나 결석, 염증성 질환 등으로 폐쇄되는 경우가 흔하다. 요관 폐쇄로 콩팥의 소변이 배설되지 않으면 콩팥이 팽창되어 옆구리 통증이 생기고 소변이 다시 혈액으로 역류하여 요독증(uremia)에 빠져 대단히 위험하다. 이러한 환자에게는 경피적으로 콩팥에 drainage catheter를 삽입시켜 소변을 체외로 배출시키는 외류법과 요관 카테터를 통해 체내로 배설시키는 내류법으로 치료한다.

해부학적 구조 : 콩팥은 신체의 불필요한 물질을 배설하는 기관이며 체액의 항상성을 유지하기도 한다. 소변을 통하여 수분, 요소, 염류 등을 배설하는데 관여하는 기관을 비뇨기계(urinary system)라고 하며 이에는 콩팥(kidney), 요관(ureter), 방광(bladder), 요도(urethra)가 있다.

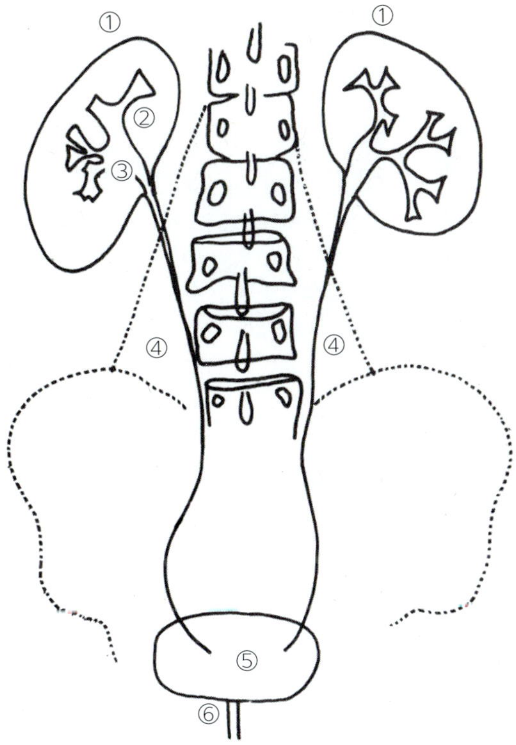

그림 7-41. 비뇨기계의 구조

콩팥은 제 2요추 높이에 위치하며 상부가 하부보다 내·후측으로 기울어져 있으며 오른쪽 콩팥이 왼쪽 콩팥보다 약간 낮게 위치한다. 길이는 10~12 cm, 직경 3~4 cm이며 무게는 약 130 g이다. 콩팥은 콩팥실질(renal parenchyma)과 콩팥굴(renal sinus)로 나뉘는데 콩팥실질은 바깥쪽의 피질(cortex)과 안쪽의 속질(medulla)로 구성되며, 콩팥굴은 안쪽 중앙부에 위치하여 혈관, 요관, 신경, 림프, 지방조직 등으로 형성되어 있다. 요관은 콩팥과 방광을 연결하는 25 cm의 긴 관상 구조물로써 콩팥과 요관을 잇는 요관콩팥깔대기이행부(ureteropelvic junction), 총장골동동맥에 의해 압박되는 요관총장골동맥교차부(communication of iliac vessel and ureter), 요관과 방광을 연결하는 요관방광이행부(ureterovesical junction) 등 세 부위의 생리적 협착부가 있다. 방광은 골반강 내 두덩결합 후방에 있는 주머니 형태로 소변을 일시적으로 저장하는 기관으로 남성은 곧창자 앞에, 여성은 자궁 앞에 위치하며 요도와 연결된다. 요도는 남자 15~20 cm, 여자 3~4 cm의 관상구조물로 체외로 열려 있으며 남성의 경우 전립샘부(prostatic portion)와 가늘고 짧고 굴곡이 심한 1.5 cm의 막부분(membranous portion) 그리고 해면체부(cavernous portion)로 구분된다(그림 7-41).

시술 목적 : 요관 폐쇄 시 체외로 배뇨

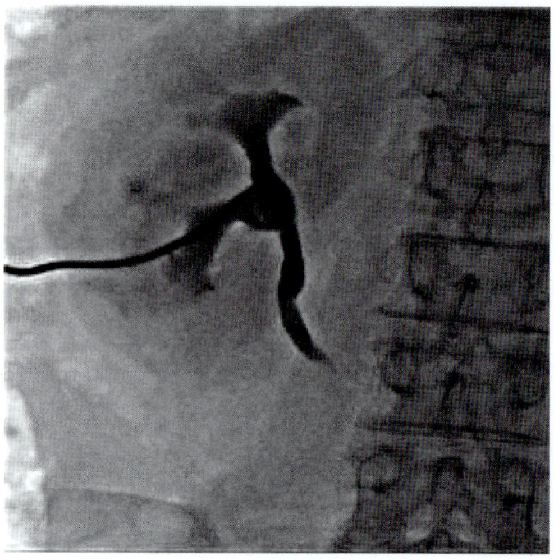

(a)

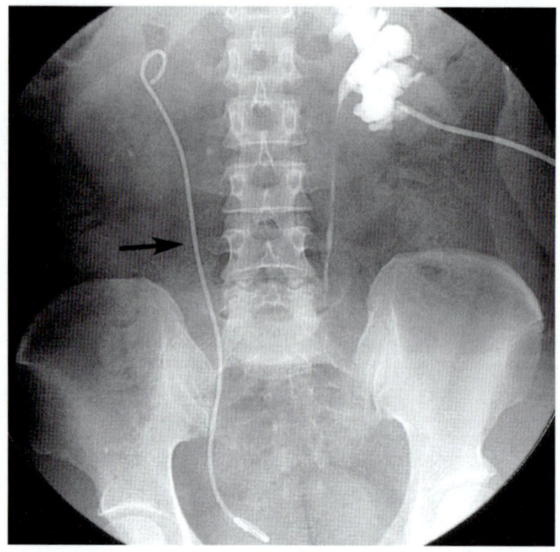

(b)

(a)의 경우 경피적배액도관을 이용한 외류법을 적용한 영상이고, (b)의 경우 오른쪽에는 double J 스텐트를 이용한 내류법을 왼쪽에는 경피적 배액도관을 이용한 외류법을 각각 적용한 경우이다.

그림 7-42. 경피적신루설치술(PCN)

시술 방법 : 콩팥은 뒷쪽에 위치하는 관계로 옆구리나 뒷쪽에서 천자하기 때문에 촬영대에 엎드린 자세로 한다. 초음파 유도 하에 Chiba needle로 콩팥잔(calyx)을 천자하고 주사기로 chiba needle을 통하여 요가 배설되는지 확인한다. 수용성 조영제 3~5 mℓ를 주입하여 정확히 천자된 것을 다시 확인하고 guide wire와 dilator를 이용해 천자부위를 확장시킨다. Drainage nephrostomy catheter(pigtail type)를 삽입하여 외류법으로 배액시키거나, double J 스텐트를 설치해 내류법으로 배액시킨다(그림 7-42). 소변이 잘 배출되는 것을 확인하고 천자 부위에서 catheter가 빠지지 않게 고정한다.

환자나 보호자에게 drainage catheter의 관리 요령에 대하여 설명한다.

〈 여러 가지 drainage catheter의 관리 요령 〉

- 몸 밖으로 나와 있는 catheter가 빠지지 않도록 주의한다.
- 감염을 방지하기 위하여 catheter 주위를 규칙적으로 소독하고, 3일에 한 번씩 catheter 내 이물을 제거하기 위해 10 mℓ 생리식염수를 소독된 주사기에 담아 천천히 주입한 후 흘러나오게 한다.
- Catheter는 3~4개월마다 교환하여야 하며 그 사이에 문제가 발생하면 즉시 혈관조영실로 연락한다.

5) 식도협착 확장술(Dilatation for esophageal stricture)

식도협착은 대부분이 후천적으로 발생한다. 부식성 물질을 삼킨 경우나 종양, 수술 후 협착 등이 원인이다. 식도협착이 생기면 환자는 음식을 먹지 못하며 또한 침을 삼키지 못하여 자주 폐로 흡입되어 흡입성폐렴 등 여러 가지 합병증이 생긴다.

선천적이나 후천적 요인 때문에 식도가 좁아져 있는 환자에게 확장용 풍선 카테터를 이용하여 협착부위를 넓힐 수 있고 협착 정도에 따라 풍선 카테터의 직경을 선택하며 4주 간격으로 3~5회 실시한다. 근래에는 협착부위에 스텐트를 삽입하여 협착을 치료하며 설치한 스텐트는 일정시간이 지난 다음 제거할 수도 있다.

해부학적 구조 : 식도는 척추의 앞과 기관(trachea)의 후방에 위치하고 입안에서 위장으로 음식물을 이동시키는 25 cm 길이의 관강 구조의 장기로 꿈틀운동으로 음식물 통과를 촉진시킨다. 또한 인·후두와 식도 연결부, 기관 분지부, 식도구멍관통부에 생리적 협착이 있어 이곳에 주로 이물이 걸리거나 협착이 생기기 쉽다(그림 7-43).

시술 목적 : 선천성, 부식성 식도염 및 식도종양에 의한 식도협착의 확장

시술 방법 : 식도조영술을 실시하여 협착 위치와 정도, 길이를 확인한다. 시술 중 환자는 심한 구역질이 생기기 때문에 인·후두에 lidocaine spray를 이용하여 마취한다. Guide wire를 위까지 삽입하고 확장용 풍선 카테터를 협착부에 위치시켜 압력계를 보면서 확장시킨다. 이때 환자는 심한 통증을 호소하는 경우도 있기 때문에 주의하여야 한다.

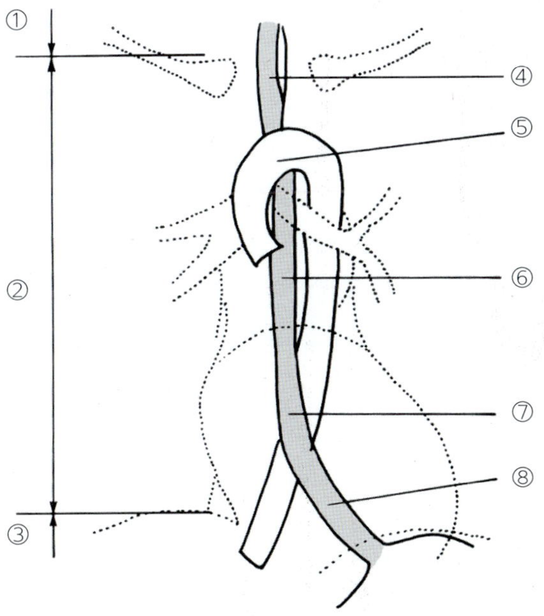

① 식도목부분(Cervical esophagus)
② 식도가슴부분(Thoracic esophagus)
③ 식도배부분(Abdominal esophagus)
④ 기관주의구역(Paratracheal segment)
⑤ 대동맥구역(Aortic segment)
⑥ 기관지중간구역(Interbronchial segment)
⑦ 심장뒤구역(Retrocardiac segment)
⑧ 가로막위구역(Epiphrenic segment)

그림 7-43. 식도의 구조

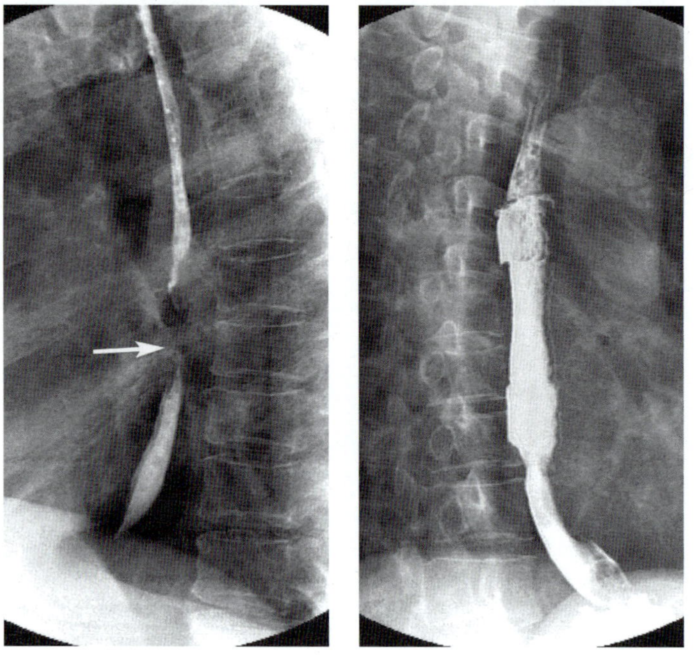

(a) (b)

식도암으로 식도 중간부위가 거의 폐쇄되어 있다(화살표)(a). 식도 스텐트 설치 후 폐쇄부위가 확장된 것을 볼 수 있다(b).

그림 7-44. 식도 확장술

식도 협착 정도에 따라 풍선의 직경을 작은 것에서부터 점차 큰 것으로 2~3회 확장시키고 확장할 때 지나친 압력은 삼가하여야 한다. 시술이 끝나면 식도 조영의 정·측면상을 반드시 촬영한다. 풍선확장술 만으로 협착이 충분히 확장되지 않거나 종양으로 막힌 경우는 풍선확장술 후 또는 풍선확장술 없이 스텐트를 설치하는 것이 좋다(그림 7-44). 식도 확장술이나 스텐트 설치 후 1일 정도는 미음을 먹게 한다.

6) 위·십이지장 확장술(Dilatation for stomach & duodenum)

위장관 악성종양환자에서 위·십이지장 폐쇄나 협착을 호소하는 경우가 많다. 이들은 심한 구토를 보이며 음식을 피하는 경향이 있고 잦은 구토로 흡입성 폐렴을 앓는 경우도 흔하다. 위·십이지장 확장술로 악성종양을 완치할 수는 없지만 환자가 음식을 먹을 수 있고 구토를 방지하므로 환자 삶의 질을 높일 수 있다.

시술 목적 : 악성종양이나 부식제에 의한 위·십이지장 협착, 폐쇄의 해소

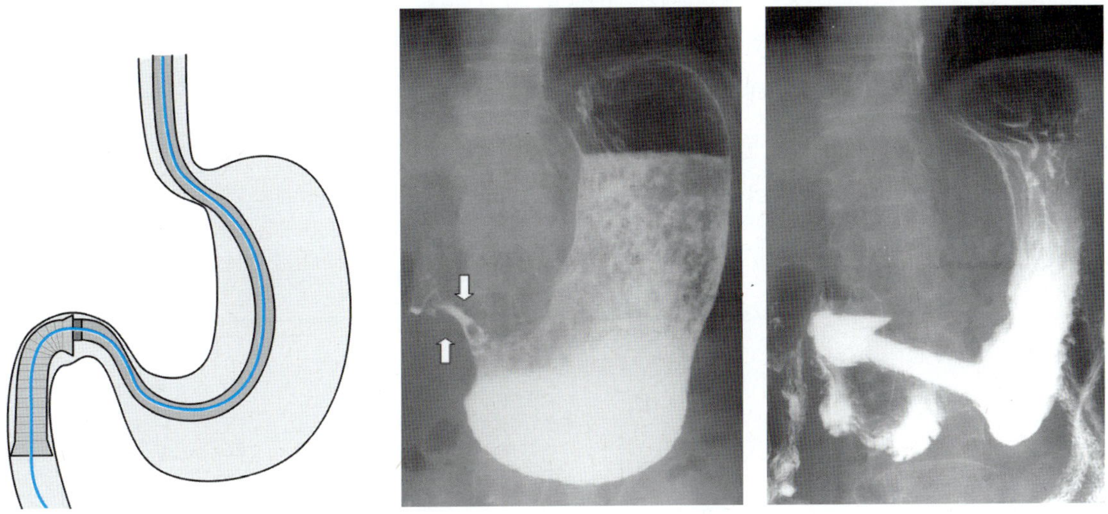

(a) (b) (c)

십이지장에 스텐트 삽입술 모식도(a). 위안뜰(위 전정부) 암으로(화살표) 심한 협착과 위 팽창을 볼 수 있다(b). 스텐트 삽입 후 위 내용물이 십이지장으로 쉽게 배액이 되며 위 팽창 감소를 볼 수 있다(c).

그림 7-45. 위·십이지장 스텐트 삽입술

시술 방법 : 시술 전 CT를 이용하여 병변의 위치 및 길이, 작은창자의 폐쇄 여부를 확인한다. 작은창자 폐쇄가 있는 경우는 시술 금기이다. 시술 전 nasogastric tube를 설치하여 위를 충분히 감압한다. 국소마취제인 lidocaine을 이용하여 인두를 마취하고 투시 하에 카테터와 guide wire를 이용하여 폐쇄부위를 통과한다. 협착의 길이와 위치를 정확히 측정한 후 guide wire는 stiff wire로 교환하고 스텐트는 협착이나 폐쇄부위를 충분히 포함할 수 있게 협착 길이보다 2 cm 더 긴 것을 사용한다. 투시 하에 스텐트를 정확히 설치한 후 바륨조영술로 확장 정도와 스텐트 이동 등의 합병증 유무를 확인하며 시술 1일 후 가벼운 식사를 한다(그림 7-45).

7) 대장 확장술(Dilatation for large intestine)

대장암으로 대장이 폐쇄된 환자는 암 수술 전 대장 폐쇄에 대한 치료가 선행되어야 하며 전이 등으로 수술을 할 수 없는 경우에도 대장 폐쇄에 대한 처치는 필수적이다. 대장 폐쇄에 대하여 과거에는 대장창냄술(colostomy)을 주로 하였지만 근래에는 스텐트를 이용하는 경우가 점차 많아지고 있다. 스텐트는 수술을 피할 수 있기 때문에 환자의 불편과 경제적 비용을 줄여 줄 수 있다.

시술 목적 : 대장암으로 대장이 폐쇄된 환자에서 수술 전 처치를 하거나 수술을 할 수 없는 경우 배변을 정상적으로 보게 하기 위함이다.

시술 방법 : 시술 전 CT로 대장 폐쇄의 원인 및 위치를 파악한다. 대장 스텐트는 응급으로 시행하는 경우가 많은데 대장조영술은 황산바륨보다는 수용성 요오드 조영제를 사용하는 것이 대장내시경의 도움이 필요할 때 중요하다. 환자는 옆으로 눕게 하고 항문으로 접근하여 카테터와 guide wire로 폐쇄부위를 통과한다. 조영제로 폐쇄 길이와 정도를 확인한다. Guide wire는 stiff wire로 교체하고 병변의 상, 하 변연보다 2 cm 정도 더 긴 스텐트를 선택하여 삽입하며 설치 후 조영제로 스텐트의 개통성과 천공 유무를 확인한다(그림 7-46).

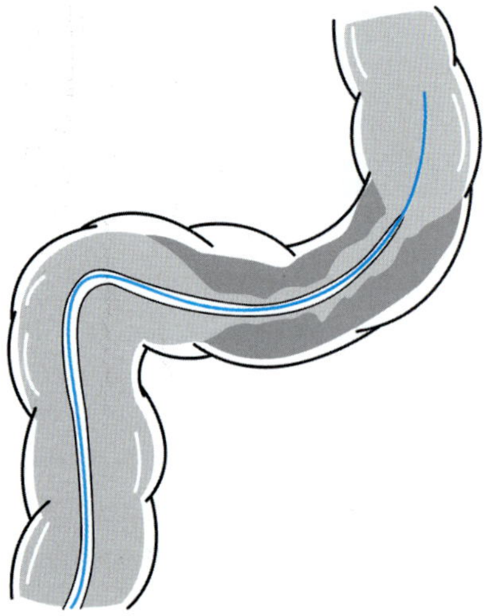

(a)

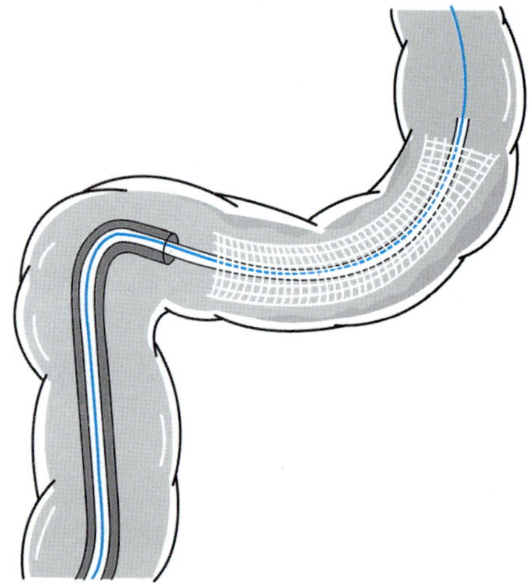

(b)

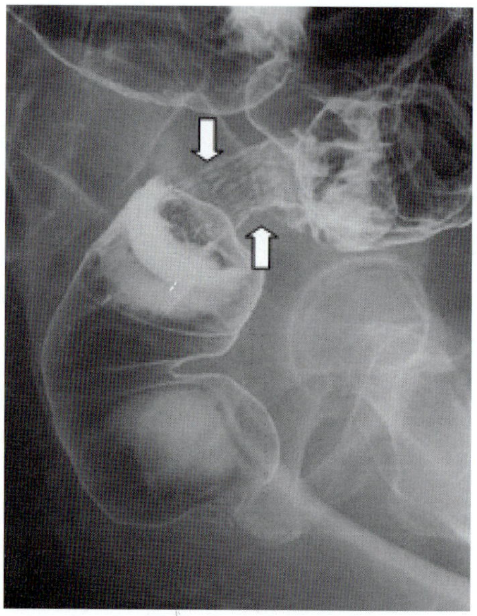

(c)

직장암으로 폐쇄가 있는 환자에서 catheter와 유도 철사를 이용하여 폐쇄 부위를 통과한 후(a) 스텐트를 삽입하는 모식도(b). 직장암 환자에서 스텐트를(화살표) 삽입한 후 촬영한 대장조영술(c).

그림 7-46. 직장암 환자의 스텐트 삽입술

8) 기관지 확장술(Dilatation for bronchial stricture)

기관이나 기관지 협착은 결핵이나 기관절개술(tracheostomy)의 후유증 혹은 종양으로 생기는 경우가 많다. 환자는 심한 호흡곤란으로 누워 있기가 힘들며 일상생활이 어렵다.

해부학적 구조 : 기관은 식도의 앞에 위치하고 T5 높이에서 왼·오른 기관지로 분지하는 길이 15 cm, 직경 1.5 cm의 긴 반 원통형의 관으로 공기 통로이다. 기관지는 기관이 연결되는 가지로 왼·오른쪽으로 나뉘며 오른 기관지가 왼 기관지 보다 굵고 짧으며 각이 작기 때문에 이물을 흡입하면 오른쪽으로 들어가기 쉽다. 기관 및 기관지는 연골로 구성되어 위·아래로 연결되어 있고 내부는 점막이 있어 기관지 분비물을 분비하며 흡입된 공기의 이물질을 제거한다. 이 점막이 자극 때문에 염증을 일으키게 되면 점액이 과 분비되고 충혈과 종창을 일으키는 데 이를 기관지염이라고 하고 세기관지의 평활근이 비정상적으로 수축하여 호흡장애를 일으키는 것을 기관지 천식(bronchial asthma)이라고 한다(그림 7-47).

기관지 확장술은 여러 가지 원인 때문에 기관 또는 기관지가 좁아진 경우 확장용 풍선 카데터, 혹은 스텐트를 이용하여 넓혀 주는 시술이며 비교적 간단한 방법으로 좋은 효과를 보인다.

시술 목적 : 기관 및 기관지 협착의 확장

시술 방법 : 구토를 방지하기 위해 분무기를 사용해 인·후두부를 국소 마취한다. 입을 통해 넬라톤 튜브(nelaton tube)를 삽입하고 협착부위를 조영하여 위치 및 길이를 확인한다. 바로 누운

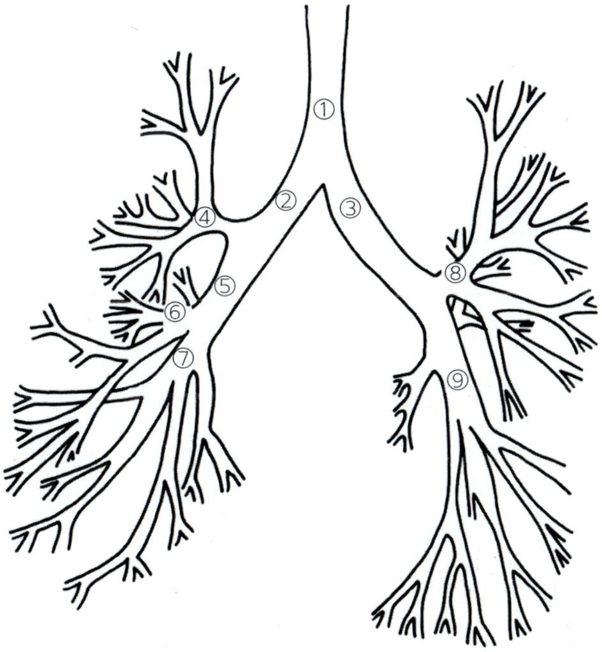

① 기관(Trachea)
② 오른으뜸기관지 (우측주기관지, Rt. main bronchus)
③ 왼으뜸기관지 (좌측주기관지, Lt. main bronchus)
④ 오른위엽기관지 (우상엽지, Rt. upper lobe bronchus)
⑤ 오른중간기관지 (우중간지, Rt. intermediate bronchus)
⑥ 오른중간엽기관지 (우중엽지, Rt. middle lobe bronchus)
⑦ 오른아래엽기관지 (우하엽지, Rt. lower lobe bronchus)
⑧ 왼위엽기관지 (좌상엽지, Lt. upper lobe bronchus)
⑨ 왼아래엽기관지 (좌하엽지, Lt. lower lobe bronchus)

그림 7-47. 기관지의 구조

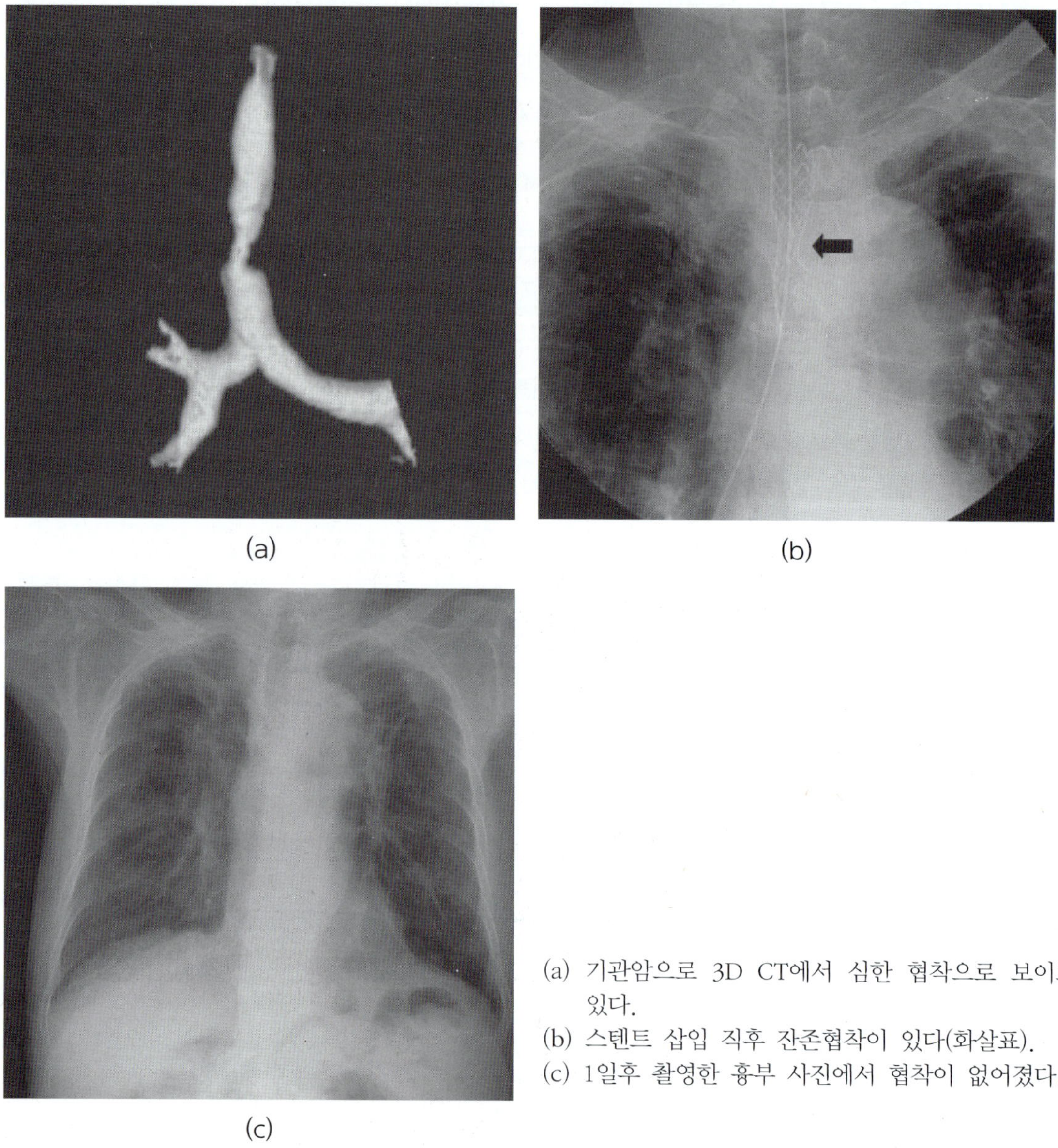

(a) 기관암으로 3D CT에서 심한 협착으로 보이고 있다.
(b) 스텐트 삽입 직후 잔존협착이 있다(화살표).
(c) 1일후 촬영한 흉부 사진에서 협착이 없어졌다.

그림 7-48. 기관 스텐트 삽입술

자세로 병변 측을 낮게 하여 조영제 유입을 원활하게 하며 조영제는 묽은 바륨을 사용한다. 넬라톤 튜브를 통해 wire를 삽입하고 확장용 풍선 카테터를 협착부위에 고정시킨 후 압력을 주어 수차례 확장시킨다. 확장된 것을 확인하기 위해 조영제를 주입하여 관찰하면서 spot 촬영한다. 기관지의 천공을 방지하기 위해 적절한 확장용 풍선 카테터와 일정한 압력을 사용하여야 한다. 검사가 종료되면 가슴 정면상과 사위상을 반드시 촬영한다. 확장이 충분치 않거나 악성종양인 경우는 기관에 적절한 크기의 스텐트를 사용한다. 근래에는 제거가 가능한 스텐트가 개발되어 악성과 양성 병변 모두에서 사용하고 있다(그림 7-48).

풍선이나 스텐트 시술하는 동안 환자는 매우 심한 호흡곤란을 호소하기 때문에 짧게 시술하며 시술 중에는 항상 산소흡입기를 환자의 코에 연결하여야 한다.

9) 경피적 농양 및 늑막액 배액술(Percutaneous drainage for abscess & pleural effusion)

여러 가지 원인으로 체내는 농양이나 복수, 가슴막액이 고이는 경우가 많다. 이러한 환자에서 수술적으로 배액하기 보다는 투시나 초음파 유도하에 경피적으로 배액관을 삽입하여 쉽게 제거할 수 있다(그림 7-49).

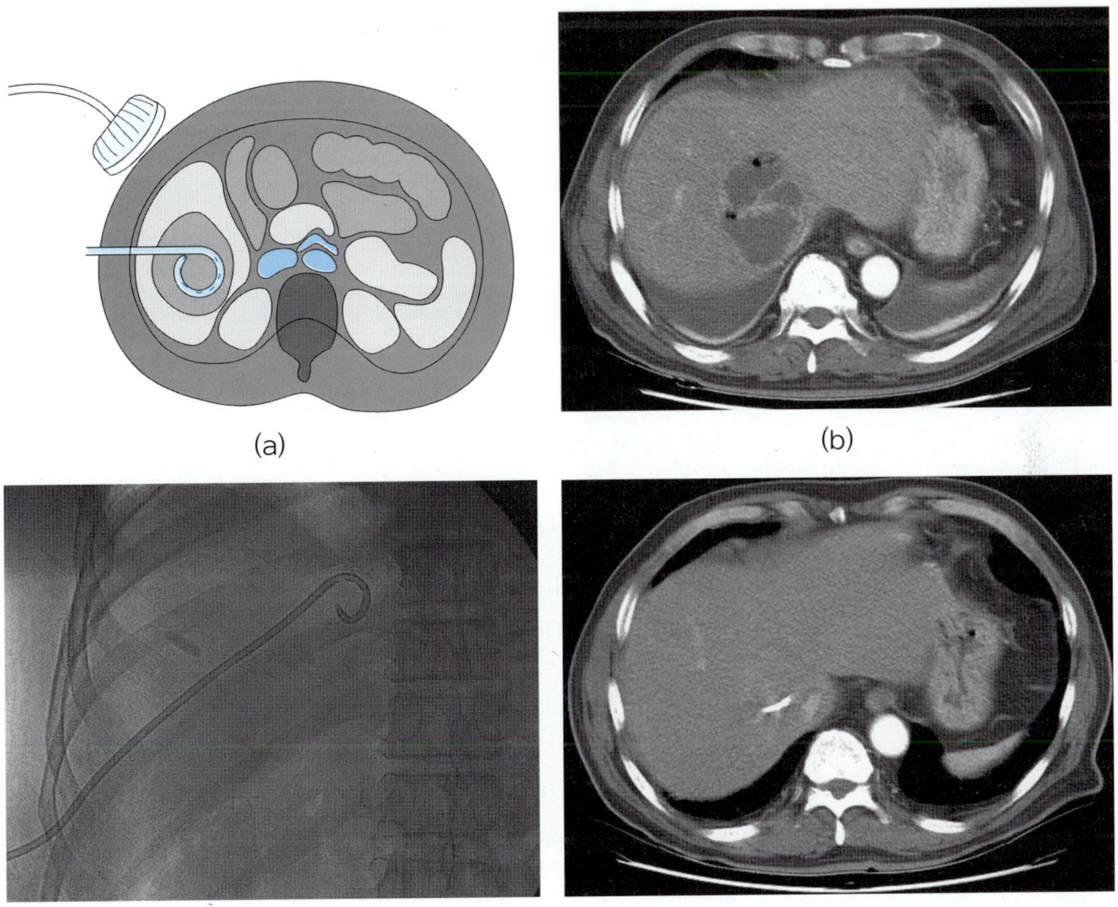

(a) (b) (c) (d)

초음파 유도하에 간농양 배액술 모식도(a). 간 오른엽에 간농양이 보이며 (b) 경피적 배액술을 (c) 시행한 1주일 후 농양은 보이지 않는다(d).

그림 7-49. 경피적 농양 배액술

10) 경피적 흡입술 및 생검(Percutaneous aspiration & biopsy)

환자 몸에 생긴 혹(mass)은 병리적으로 검사하기 전까지는 정확한 진단이 어렵다. 병리적 검사를 위해서는 수술로 일부 떼어내는 방법도 있지만 이것은 경제적, 시간적으로 낭비이다. 인터벤션 시술의 하나인 경피적 흡입술은 21~23 gauge needle를 사용하여 이상 부위의 농양이나 조직 등을 흡입하거나 떼어내어 세포병리학적으로 병변을 진단하는 방법이다. 투시 유도하에 뼈 조직 생검(bone biopsy), 허파조직 생검(lung biopsy)을 실시하고 초음파로 상복부 장기의 흡입술 및 생검을 실시한다. 또한 CT 유도 하에 골반 혹은 뒤복막안(후복막강) 조직 생검을 하기도 한다(그림 7-50).

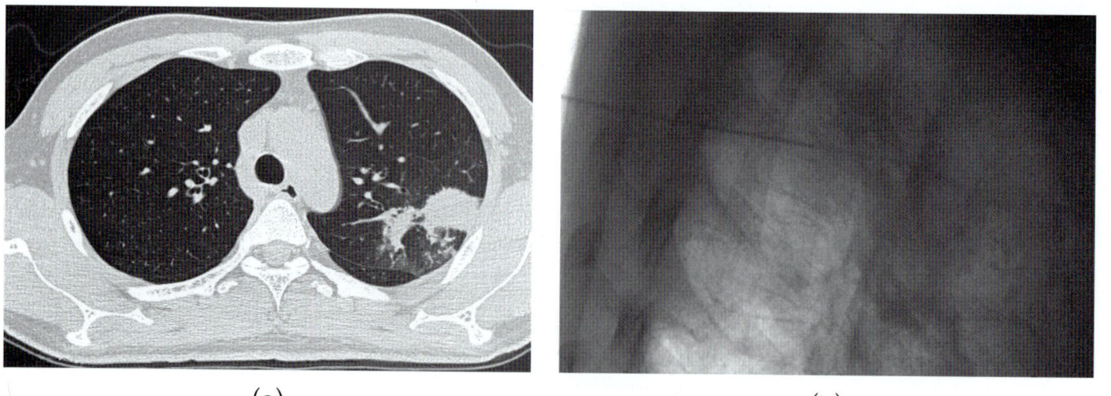

(a) (b)

CT에서 왼쪽 허파에 종양이 의심되어(a) 투시하에 생검을 시행하고 있다(b).

그림 7-50. 허파 종양의 경피적 생검

11) 경피적 척추성형술(Percutaneous Vertebroplasty)

척추성형술은 약해진 척추체를 뼈 이식물이나 뼈 시멘트로 보강하는 시술을 말한다. 최근에는 경피적 방법으로 통증을 유발하는 척추체에 내경이 큰 바늘을 삽입하여 polymethylmethacrylate(PMMA)로 대표되는 뼈 시멘트를 주입하는 시술을 경피적 척추성형술이라고 하며 시멘트술(cementoplasty) 또는 보강술이라고도 한다.

시술 목적 : 일차적 목적은 통증완화에 있으며 이차적으로 약해진 척추체의 강도를 회복시켜 압박골절의 진행을 억제하는데 있다. 척추성형술의 가장 중요한 적응증은 골다공증에 의한 압박골절과 악성종양에 의한 골 파괴이다.

시술 방법 : 척추성형술을 위한 바늘 삽입은 대부분 척추경(transpedicular) 접근법을 사용한다(그림 7-51). 투시영상에서 치료하고자 하는 척추경의 난원형 음영이 가장 잘 보이도록 C-arm 각도를 조절하여 정확한 위치를 확인한다. 바늘이 척추경 중앙을 통과하도록 진행시키며 척추체의 후벽에 도달할 때까지 바늘이 척추경의 난원형 음영 내측벽(medial wall)에 닿지 않도록 각별히 주의한다. 영상에서 병적 골절이 의심되거나 악성종양의 전이가 의심되는 경우는 조직검사를 동시에 시행할 수 있다.

현재 다양한 PMMA계 골 시멘트가 척추성형술에 사용되고 있으며 주입은 반드시 실시간 투시영상을 보면서 시행한다. 특히 측면상 투시영상에서 시멘트가 basivertebral vein을 채우는지, 경막외 정맥이나 척추강 유출의 위험이 있는 뒤쪽으로 유출이 있는지를 주의 깊게 관찰해야 한다. 시멘트 주입이 끝나면 바늘에 stylet을 끼우고 측면 영상에서 바늘을 척추 후벽 근처에 오도록 약간 후퇴시킨 후 주입한 시멘트가 경화되어 바늘이 삽입된 경로로 유출되지 않도록 2~3분 기다렸다가 바늘을 회전하면서 제거한다(그림 7-52).

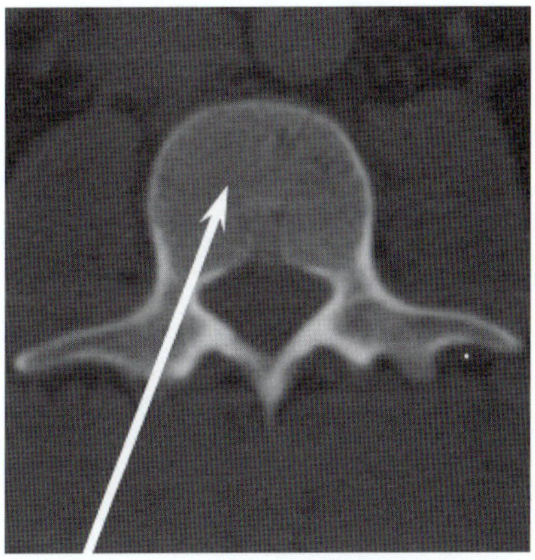

그림 7-51. 오른쪽 척추경을 통한 접근법

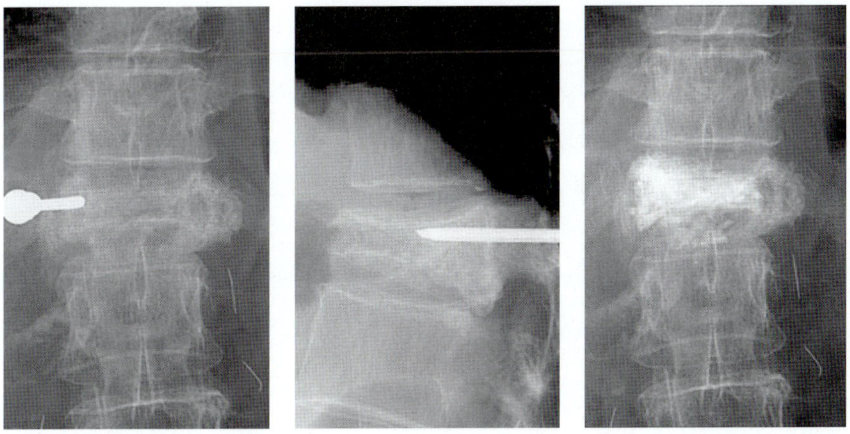

(a) (b) (c)

그림 7-52. 11번 등뼈의 압박골절을 오른쪽 척추경을 통한 접근법으로 뼈 시멘트를 삽입하는 과정

척추성형술의 임상적 효과는 적응증에 따라 약간의 차이가 있는데 골다공증과 척추혈관종에서는 90% 이상의 환자에서 효과적으로 통증이 완화되며, 전이암이나 다발성 골수종의 경우는 70~90% 정도에서 역시 좋은 효과를 보이고 있다.

8 용어 정리

Abdominal aorta 배대동맥(복부대동맥)

Abdominal artography 복부대동맥 조영술

Accessory hemiazygos vein 덧홀정맥(부기정맥)

Acquired heart disease(AHD) 후천적 심장질환

Acyanosis 비청색증

Afferent lymphatic vessel 들림프관(수입림프관)

Angina pectoris 협심증

Angiographic catheter

목적 혈관에 조영제를 주입하기 위한 카테터로서 검사부위나 목적에 따라 카테터 끝의 모양이 다르고 재질이나 직경들이 다양하기 때문에 선택하여 사용하여야 한다.

NIH, pigtail catheter : 심장, 큰정맥

pigtail catheter : 배대동맥, 대동맥활, 다리동맥, 왼심실

RH, RC catheter : 복강동맥

RH, cobra catheter : 위창자간막동맥(상장간막동맥)

Judkin's catheter : 심장동맥(관상동맥)

RDC, Cobra catheter : 콩팥동맥(신동맥)

N.HN.JB catheter : 뇌혈관

Simmons I catherter : 아래창자간막동맥(하장간막동맥)

Angiography film 조영제가 주입된 영상으로 동맥상, 모세혈관상, 정맥상으로 구별할 수 있다.

Antegrade angiography 혈류의 흐름과 일치하는 방향으로 카테터를 진행시켜 혈관조영술을 시행하는 방법

Anterior tibial artery 앞정강동맥(전경골동맥)

Anterior tibial vein 앞정강정맥(전경골정맥)

Aorta 대동맥

왼심실에서 기시되는 큰혈관으로서 대동맥 판막(aortic valve)에서부터 온엉덩동맥 분기부까지이다.

Aortic arch 대동맥활

오름대동맥의 연속으로서 제2갈비뼈모서리에서 좌하방으로 굽어지며 팔머리동맥, 온목동맥, 빗장밑동맥 등이 분지된다.

Aortic regurgitation 대동맥 역류

Aortic stenosis 대동맥 협착

Aortic valve 대동맥판

외심실의 대동맥구에 위치하여 대동맥에서 왼심실로 혈액의 역류를 방지한다.

Aorto stent-graft insertion 대동맥 스텐트 그라프트 설치술

Arch aortography 대동맥궁 조영술

Arrhythmia 부정맥

Arterial oxygen content 동맥혈 산소분압

Arterial system 동맥계

Arterial wall 동맥벽

Artery(arteria) 동맥

심장에서 박출된 혈액을 신체 각부로 운반하는 혈관으로서 내막(tunica interna, intima), 중막(tunica media), 외막(tunica externa)으로 구성된다.

Ascending aorta 오름대동맥

왼심실과 대동맥활 사이를 말하며 왼심장동맥과 오른심장동맥을 분지한다.

ASO 폐색성동맥경화증

Atherectomy(directional coronary athrectomy : DCA) 죽상제거술(심장동맥 죽상제거술)

Atrial fibrillation 심방세동

심방 수축시 불규칙한 자극에 의해 심박동과 맥박이 불규칙하게 뛰는 경우로 심근경색, 왼방실판막 협착, 고혈압 등에서 나타난다.

Atrial septal defect(ASD) 심방사이결손

왼심방과 오른심방 사이의 단락에 의해 왼심방에서 오른심방으로 혈액이 역류하는 질환

Atrioventricular valve 방실판막

오른방실판막(삼첨판)과 왼방실판막(이첨판)

Auto feeder X선 필름의 자동이송장치

Auto film changer 고속으로 필름을 자동 교환하는 장치이다. 근래에는 puck film changer를 이용한다.

Autoinjector(contrast media autoinjector)

조영제 자동주입장치로서 정량, 정압, 정시에 주입할 수 있다.

Axillary artery 겨드랑동맥(액와동맥)

thoracoacromial artery : 가슴봉우리동맥(흉견봉동맥)

lateral thoracic artery : 가쪽가슴동맥(외측흉동맥)

subscapular artery : 어깨밑동맥(견갑하동맥)

ant. posterior humeral circumflex artery : 앞,뒤 위팔휘돌이동맥(전,후 상완회선동맥)

Azygos vein 홀정맥(기정맥)

오른오름허리정맥(우상행요정맥, right ascending lumbar vein)에서 기시하여 갈비사이정맥(늑간정맥, intercostal vein), 식도정맥(esophageal vein), 기관지정맥(bronchial vein) 등을 받아 위대정맥(상대정맥, SVC)으로 운반한다.

Azygos venography(hemiazygos venography) 기정맥 조영술(반기정맥 조영술)

Balloon expandable stent 풍선 팽창성 스텐트

Biopsy 생검

Biplane radiography 2방향 동시촬영

Blood 혈액

혈구와 혈장으로 구성되며 혈관을 순환하면서 세포 간질액 사이의 물질을 교환하는 매개체이다.

Blood Brain Barrier 혈액뇌장벽(혈액뇌관문)

Blood circulation 혈액순환

Blood clot test(blood tendency) 혈액응고시험

Blood coagulation anomaly 혈액응고 이상

Blood concentration 혈중 농도

Blood dilution 혈액 희석

Blood flow rate 혈류량

Blood flow velocity 혈류속도

Blood pressure(BP) 혈압

Blood sample 혈액표본

Blood spot 혈반

Blood supply 혈액공급

Blood vessel 혈관

Brachial artery 위팔동맥(상완동맥)

deep brachial artery : 깊은위팔동맥(심상완동맥)

superior ulna collateral artery : 위자쪽곁동맥(상척측 측부동맥)

inferior ulna collateral artery : 아래자쪽곁동맥(하척측 측부동맥)

Brachiocephalic trunk(innominate artery) 팔머리동맥(완두동맥, 무명동맥)

대동맥활의 오른쪽에서 기시하여 오른 복장빗장관절(흉쇄관절) 뒤쪽에서 오른 목동맥과 오른 빗장밑동맥(쇄골하동맥)으로 분지한다.

Brachiocephalic vein 팔머리정맥(완두정맥)

목과 머리 및 팔의 정맥혈을 위대정맥으로 운반하는 혈관이며 속목정맥과 빗장밑정맥이 합

쳐진 것이다.

Burning sensation　조영제를 주입할 때 신체 각 부분에서 일어나는 작열감

Capillary(blood capillary)　모세관(모세혈관)

직경(8~10 μm)이 미세한 혈관으로서 동맥과 정맥을 연결한다. 중간막이 없고 외막세포로 싸여 있다. 모세관에는 연속성 모세관, 유창성 모세관, 동양모세관 등이 있다.

Cardiac arrest　심정지

Cardiac asthma　심장 천식

Cardiac catheterization　심장도관삽입법(심장카테터법, 심도자술)

Cardiac cineangiography　심장영화조영술

Cardiac crisis(cardiac attack)　심장발작

Cardiac defibrillator　심장제세동기(심세동제거기)

Cardiac hypertrophy　심장비대

Cardiac murmur　심장잡음

Cardiac muscle(myocardium)　심장근

심장 벽의 불수의근으로써 자동능을 가지며 주로 심실에 많이 발달되어 있다.

Cardiac output　심박출량

1분 동안 심장에서 박출되는 혈액의 총량으로 4900 mℓ 정도이다.

Cardiac pacemaker　심장박동조율기(심박조율기)

Cardiac rupture　심장 파열

Cardiac tumor　심장 종양

Cardiac valve　심장 판막

Cardicentesis(cardiocentesis)　심장천자

Cardiectomy　심장절제술

Cardioangiography　심장혈관조영술

Cardioplasty　심장성형술

Cardiopulmonary bypass　심폐우회

Cardiopulmonary resuscitation(CPR)　심장허파소생술(심폐소생술)

Catheter　혈관조영술에서 인체의 혈관 내에 조영제를 주입하기 위하여 사용하는 카테터.

Catheter numbering system　카테터의 용도를 숫자로 나타낸 방식으로 이것을 보고 쉽게 카테터를 선별하여 사용할 수 있다.

Catheter tip　카테터의 선단으로 조영제가 혈관으로 분사하는 부분.

Catheterization　혈관 내에 카테터를 넣어 검사하는 행위

Cavernous sinus　해면정맥굴(해면정맥동)

Celiac arteriography　복강동맥 조영술

Cerebral arterial circle(Willis' circle) 대뇌동맥고리(대뇌동맥륜)
뇌의 혈액순환을 원활하게 조절하기 위한 구성으로서 속목동맥의 앞, 중간대뇌동맥과 척추동맥의 뒤대뇌동맥이 연결된 동맥고리(arterial circle)이다.

Chiba needle PTC, PCN 시행 시 천자를 위한 가늘고 긴 침.

Cine film 심장혈관(관상동맥) 촬영시 사용되는 35 mm roll film.

Cine film projector cine film(영화필름)을 관찰하는 기구.

Coil 색전술에 이용하는 금속성 물질로 직경과 형태가 다양하다.

Collateral 혈관의 폐색, 종양 등으로 인해 그 주위에 측부행로가 생기는 현상.

Color subtraction 보색원리를 이용하여 반전시켜 혈관상 만을 관찰하는 기법

Common carotid artery 온목동맥(총경동맥)
왼,오른 온목동맥은 방패연골(갑상연골, thyroid cartilage) 상연(C_3~C_4)에서 속목동맥(내경동맥)과 바깥목동맥(외경동맥)으로 나뉜다.

Common iliac artery 온엉덩동맥(총장골동맥)

Common iliac vein 온엉덩정맥(총장골정맥)

Complex congenital anomaly 복합적 선천 이상으로 심장질환의 경우 TOT, DORV 등이 있다.

Condenser optic 시네 필름 영상기의 집광광학계로써 빛을 렌즈로 수집하여 내보내는 역할을 한다.

Confluence of sinus 정맥동 합류

Congenital heart disease(CHD) 선천성 심장질환

Contrast medium 조직 또는 혈관의 대조도를 높이기 위해 사용되는 물질

Contrast medium dilution 조영제 희석

Conventional angiography DSA가 등장하기 이전에 필름을 이용한 혈관조영술

Coronary angiography 관상동맥 조영술

Coronary arteriography(coronary angiography) 관상동맥조영술

Coronary artery 심장동맥(관상동맥)
심장근육에 영양을 공급하는 혈관으로서 오름대동맥 기시부에 있는 왼,오른 대동맥굴(aortic sinus)에서 기시한다.

Coronary circulation 심장순환(관상순환)

Coronary atrioventricular groove 방실사이고랑(관상구)
심방과 심실의 경계를 이루며 혈관을 수용한다.

Cournand catheter 심장조영술 전에 심장 각 부분의 혈액을 채취하는 데 사용하는 카테터

Craniocaudal 머리 방향에서 다리 방향으로 X선을 입사하는 것

CRT film cathode ray tube에 의해 형성된 영상을 기록하는 필름

Cyanosis 청색증

density half life 원래의 조영제 농도가 반으로 줄어드는 데 필요한 시간

Descending aorta 내림대동맥(하행대동맥)

Dextrocardia 오른심장증(우심증)

Diastolic blood pressure(minimum blood pressure) 이완기 혈압, 최저 혈압

Dilatation balloon catheter

중재적 시술에 사용되는 확장용 풍선 카테터로서 혈관이 좁아지거나 협착된 경우 확장풍선을 이용하여 재개통한다.

Dilatation for bronchial stricture 기관지 확장술

Dilatation for esophageal stricture 식도 협착 확장술

Dorsal venous arch 발등정맥활(족배정맥궁)

Dorsalis pedis artery 발등동맥(족배동맥)

Drainage catheter

체액 또는 농양 등 비정상적인 체내의 내용물을 체외로 배출시키기 위한 카테터

DSA(Digital Subtraction Angiography)

계수적 감산혈관조영술을 말하며 반전기법을 컴퓨터 장치로 디지털화하는 방법이며 다음과 같은 방법이 있다.

continuous image mode(CI mode)

serial mode

Efferent lymphatic vessel 날림프관(수출림프관)

Electrocardiogram(ECG) 심전도

심장의 운동 주기 동안 심근 수축에 의해 발생되는 전기적 자극을 신체 표면에서 수신하여 그래프로 나타내는 것.

Elongated RAO study 좌심실을 잘 보기 위한 환자 자세

Embolic agent 출혈부위나 신생물(neoplasm)에 의한 혈관의 차단이나 혈류감소를 위해 사용되는 물질.

End hole 카테터의 끝에 있는 구멍으로 조영제가 분사되는 곳이다.

Endocarditis 심내막염

Endoscopic nasobiliary drainage(ENBD) 내시경적 경비적 담즙배액술

Endoscopic retrograde biliary drainage(ERBD) 내시경적 역행성 담즙배액술

Endoscopic sphincterotomy(EST) 내시경적 유두괄약근 절개술

Esophageal stent placement 식도 스텐트 설치술

External carotid arteriography(ECA) 외경동맥 조영술

External carotid artery 바깥목동맥(외경동맥)

머리와 목 부위의 안와와 두개강을 제외한 얼굴과 목에 분포한다.

superior thyroid artery : 위갑상동맥(상갑상선동맥)

lingual artery : 혀동맥(설동맥)

facial artery : 얼굴동맥(안면동맥)

posterior auricular artery : 뒤귓바퀴동맥(후이개동맥)

ascending pharyngeal artery : 오름인두동맥(상행인두동맥)

occipital artery : 뒤통수동맥(후두동맥)

superficial temporal artery : 얕은관자동맥(천측두동맥)

maxillary artery : 위턱동맥(상악동맥)

External iliac artery　바깥엉덩동맥(외장골동맥)

External iliac vein　바깥엉덩정맥(외장골정맥)

External jugular vein　바깥목정맥(외경정맥)

Eye ball test　안구에 대한 반응검사로써 혈관조영 전에 조영제를 안구에 한 방울 떨어뜨려 안구의 충혈여부를 관찰한다.

Femoral artery　넙다리동맥(대퇴동맥)

profunda femoral artery : 깊은넙다리동맥(심대퇴동맥)

medial femoral circumflex artery : 안쪽넙다리휘돌이동맥(내측대퇴회선동맥)

lateral femoral circumflex artery : 가쪽넙다리휘돌이동맥(외측대퇴회선동맥)

Femoral vein　넙다리정맥(대퇴정맥)

Fetal circulation　태아순환

Foreign body extraction　혈관 내 이물제거술

Frame rate/sec.　초당 필름의 촬영매수

Gastric arteriography(selective gastric arteriography)　위동맥 조영술, 선택적 위동맥 조영술

Great saphenous vein　큰두렁정맥(대복재정맥)

Greater circulation(systemic circulation)　대순환, 체순환

좌심실(left ventricle) → 대동맥(aorta) → 동맥(artery) → 세동맥(arteriole) → 모세관(capillary) → 소정맥(venule) → 정맥(vein) → 위,아래 정맥(SVC, IVC) → 우심방(right atrium)

Guide wire　카테터(catheter)를 선택하고자 하는 혈관까지 쉽게 이동시킬 수 있도록 고안된 안내철심이다.

Hand injection　조영제를 손의 압력으로 주입하는 방법.

Heart　심장

순환기계의 중심 장기로 우측 심장은 우심방과 우심실, 좌측 심장은 좌심방과 좌심실로 구성된다.

Heart failure　심부전

Heart rate 심박동수

1분 동안의 심장의 박동수로 70회 정도이다.

Heart sound 심음

Heart wall 심장벽

Hematogeneous metastasis 혈행성 전이

Hematoma 혈종

Hematuria 혈뇨증

비정상적으로 소변에 적혈구가 내포된 상태

Hemiazygos vein 반홀정맥(반기정맥)

왼오름허리정맥(좌상행요정맥, left ascending lumbar vein)에서 기시하여 홀정맥에 유입된다.

Hemostasis 지혈

혈관벽의 파괴로 출혈이 있는 경우 혈관이 수축되고 혈액이 응고되어 출혈이 멈추게 된다. 혈관조영술 후에 넙다리동맥 또는 정맥을 압박 지혈한다.

Heparin 헤파린

혈관 내에서 항 혈액 응고작용을 하는 프로테오클리칸(proteoglycan) 물질이다. 혈관조영술시 혈액의 응고를 방지하기 위해 수액과 혼합하여 사용할 수 있다.

Hepatic arteriography(selective hepatic arteriography) 간동맥 조영술, 선택적 간동맥 조영술

Hepatic venography 간정맥 조영술

Hydropericardium 심낭수종

Hypertensive heart 고혈압성 심장

I.V test 정맥주사를 하여 환자의 반응을 검사하는 것으로 조영제 주입 전에 실시하여 조영제로 인한 환자의 부작용을 사전에 방지할 수 있다.

IA DSA(intra arterial digital subtraction angiography)

목동맥을 통하여 조영제 주입한 후 DSA를 시행하는 것

Image intensifier tube(I.I tube) 영상증배관

Image optic 시네 필름 영사기의 영상광학계로써 굴절 없이 빛을 수집하여 스크린을 통해 영상을 관찰하게 한다.

Inferior mesenteric arteriorgraphy 하장간막동맥조영술

Inferior mesenteric artery(IMA) 아래창자간막동맥(하장간막동맥)

left colic artery : 왼잘록창자동맥(좌결장동맥)

sigmoid artery : 구불잘록창자동맥(S자상 결장동맥)

rectal artery : 곧창자동맥(직장동맥)

Inferior mesenteric vein(IMV) 아래창자간막정맥(하장간막정맥)

Inferior rectal vein　아래곧창자정맥(하직장정맥)

Inferior sagittal sinus　아래시상정맥굴(하시상정맥동)

Inferior vena cava(IVC)　아래대정맥(하대정맥)

배와 골반 및 다리의 정맥을 우심방으로 운반하는 큰 정맥으로서 4쌍의 허리정맥(lumbar v.), 고환정맥(testicular v.), 난소정맥(ovarian v.), 콩팥정맥(renal v.), 부신정맥(suprarenal v.), 아래가로막정맥(하횡격정맥, subphrenic v.), 간정맥(hepatic v.) 등이 유입된다.

Intercostal vein　갈비사이정맥(늑간정맥)

Internal carotid arteriography arterial phase　내경동맥 조영술 동맥상

Internal carotid arteriography capillary phase　내경동맥 조영술 모세혈관상

Internal carotid arteriography venous phase　내경동맥 조영술 정맥상

Internal carotid arteriography(ICA)　내경동맥 조영술

Internal carotid artery　속목동맥(내경동맥)

뇌(brain)에 혈액을 공급하는 혈관 중 대뇌의 앞부분 순환(anterior circulation)을 담당한다.

ophthalmic artery : 눈동맥(안동맥)

anterior cerebral artery(ACA) : 앞대뇌동맥(전대뇌동맥)

middle cerebral artery(MCA) : 중간대뇌동맥(중대뇌동맥)

posterior communication artery(pcom.a.) : 뒤교통동맥(후교통동맥)

Internal iliac artery　속엉덩동맥(내장골동맥)

속엉덩동맥(내장골동맥)의 장측지에는 배꼽동맥(제동맥, umbilical a.), 위, 아래 방광동맥(sup.inferior vesical a.), 중간곧창자동맥(중직장동맥, middle rectal a.), 자궁동맥(uterine a.), 질동맥(vaginal a.) 등이 분지되고 벽측지는 폐쇄동맥(obturator a.), 속음부동맥(내음부동맥, internal pudendal a.), 엉덩허리동맥(장요동맥, iliolumbar a.), 가쪽엉치동맥(외측천골동맥, lateral sacral a.), 위볼기동맥(상둔동맥, superior gluteal a.), 아래볼기동맥(하둔동맥, inferior gluteal a.) 등이 분지된다.

Internal iliac vein　속엉덩정맥(내장골정맥)

Internal jugular vein　속목정맥(내경정맥)

Internal-external drainage catheter　내류법으로 배액을 유도하는 배액 카테터이나 카테터를 경피적으로 체내에 삽입하므로 체외에 배액 카테터가 여전히 남아 있다.

Interphase delay　조영제 주입 중에 일정시간 동안 조영제 주입을 중단하는 시간

Interventional radiology　방사선적 접근으로 적극적으로 치료에 참여하는 행동과학

Intraatrial septum　심방사이막(심방중격)

우심방과 좌심방 사이의 칸막이

Intraventricular septum 심실사이막(심실중격)
우심실과 좌심실 사이의 칸막이

Introduce kids Introduce kids는 sheath, dilator, short guide wire 등으로 구성된다.

Ischemic heart disease 허혈성 심장질환

IV DSA(intra venous digital subtraction angiography)
정맥을 통하여 조영제를 주입한 후 DSA를 시행하는 것

IVC filter insertion 하대정맥 필터설치술

Lateral thoracic vein 가쪽가슴정맥(외측흉정맥)

Left atrium 왼심방(좌심방)
오른,왼 허파정맥으로부터 동맥혈을 받아들이는 방

Left coronary artery 왼심장동맥(좌관상동맥)
left anterior descending artery(LAD) : 앞심실사이가지, 왼앞내림동맥(좌전하행동맥)
left circumflex artery : 왼휘돌이동맥(좌회선동맥)
left atrioventricular sulcus : 왼방실사이고랑(좌방실고랑)

Left gastric vein 왼위정맥(좌위정맥)

Left ventricle 왼심실(좌심실)
왼심방으로부터 보내 온 동맥혈을 신체 각부로 내보내는 방

Left ventriculography 좌심실 조영술

Lesser circulation(pulmonary circulation) 소순환, 허파순환
오른심실(right ventricle) → 허파동맥(폐동맥, pulmonary artery) → 허파꽈리환기(폐포환기, alveolar ventilation) → 허파정맥(폐정맥, pulmonary vein) → 왼심방(좌심방, left atrium)

Linear rise time(transition time) 조영제 주입 시 혈관에 위치한 카테터 선단의 이탈을 방지하기 위하여 초기에 서서히 주입되는 시간대

Lipiodol 림프조영술과 TAE에 사용하는 유용성 조영제

Live mode DSA 시행 모드

Locking loop design 체내에 삽입된 배액 카테터의 선단을 당겨 배액 면적을 넓게 하고 목적 부위에 잘 고정시키기 위해 고안된 카테터 형태.

Longaxial oblique study 왼심실과 아래대동맥판(subaortic valve)을 잘 보기 위한 환자 위치법

Lower extremity arteriography 하지동맥 조영술

Lower extremity phlebography 하지정맥 조영술

Lymph 림프

Lymph circulation 림프 순환

Lymph node 림프절

Lymphadenogram　림프절 조영상

Lymphadenography　림프절 조영술

Lymphangiogram　림프관 조영상

Lymphangiography　림프관 조영술

Lymphatic vessels　림프관

Mask film　조영제가 주입되기 전의 반전영상을 말한다.

Membranous portion　오른심방과 왼심방의 내벽을 구성하는 부드러운 부분으로 카테터 삽입시 손상의 우려가 있으므로 주의가 필요하다.

Methylene blue　림프조영술 시 림프관의 착색을 위해 사용하는 물질.

Middle rectal vein　중간곧창자정맥(중직장정맥)

Middle suprarenal artery　중간부신동맥(중부신동맥)

Mitral regurgitation　왼방실판막(승모판) 역류

Mitral stenosis　왼방실판막(승모판) 협착

Mitral valve(bicuspid valve)　이첨판, 승모판

왼심방과 왼심실 사이의 판막

Moving table　사지동맥조영술에 사용하는 기법으로 촬영대를 이동시키면서 3~4 부분으로 분할하여 촬영한다.

Muscular portion　근육부로서 왼심실에 발달하여 있고 근수축력을 제공한다.

Myocardial fibrosis　심근섬유화

Myocardial infarction　심근경색증

심장동맥의 폐색으로 혈류공급이 차단된 부위의 심장근육에 괴사를 가져오는 질환

Myocarditis　심근염

Needle aspiration biopsy　경피적 흡인생검술

NIH catheter　심장조영술에 전용으로 사용되는 카테터.

Obstructive jaundice　담관의 협착으로 담즙의 배출이 안되고 그로 인해 협착 윗부분에 담관의 확장을 동반한 황달증세.

Occipital vein　뒤통수정맥(후두정맥)

Ovarian artery　난소동맥

PACS(picture archiving and communication system)　영상보관통신시스템

Palmar arch　손바닥동맥활

노동맥과 자동맥이 손바닥에서 합쳐지는 것을 말하며 얕은 손바닥동맥활(superficial palmar arch)과 깊은 손바닥동맥궁(deep palmar arch)이 있다.

Palmar digital vein　손바닥쪽(손가락정맥)

Parietal pericardium　벽쪽심낭

Patent ductus arteriosus(PDA) 동맥관열림증(동맥관개존증)

태아 순환에 관여하는 동맥관(ductus arteriosus)은 분만 후 폐쇄되어야 하나 계속 열려 있어 대동맥에서 허파동맥으로 혈액이 역류하는 질환.

Percutaneous nephrostomy(PCN) 경피적 신루설치술

Percutaneous transhepatic biliary drainage(PTBD) 경피경간 담즙배액술

Percutaneous transluminal angioplasty(PTA) 경피적 혈관성형술

Percutaneous transluminal common bile duct stent insertion 경피적 총담관 스텐트 설치술

Percutaneous transluminal coronary stent placement 경피적 관상동맥 스텐트 설치술

Pericardial effusion 심장막 삼출

Pericardial space 심막안

Pericarditis 심막염

Pericardium 심장막

심장을 싸고 있는 주머니 형태의 막으로 섬유성 심장막과 장막성 심장막으로 구성된다.

Photographic subtraction 전용 프린터를 이용하여 광학적으로 반전시킴으로써 혈관상 만을 관찰하는 기법

Platelet plug 혈소판 혈전

Plethora 다혈증

Plumonary stenosis 허파동맥 협착

Popliteal artey 오금동맥(슬와동맥)

Popliteal vein 오금정맥(슬와정맥)

Portal vein(hepatic portal vein) 간문맥, 문정맥

위창자간막정맥, 아래창자간막정맥, 지라정맥, 왼위정맥 등이 합쳐져 간으로 들어가는 기능혈관이며 간순환 중 2/3 정도를 차지한다.

Postangiography embolization 색전술 후 그 결과를 관찰하기 위하여 시행하는 혈관조영술.

Postangioplasty 혈관성형술 후 성공여부를 관찰하기 위하여 시행하는 혈관조영술.

Posterior auricular vein 뒤귀바퀴정맥(후이개 정맥)

Posterior tibial artery 뒤정강동맥(후경골동맥)

peroneal artery : 종아리동맥(비골동맥)

medial plantar artery : 안쪽발바닥동맥(내측족척동맥)

lateral plantar artery : 가쪽발바닥동맥(외측족척동맥)

Posterior tibial vein 뒤정강정맥(후경골정맥)

Postprocessing 영상 후처리 과정으로 DSA 시행 후 저장된 영상을 불러내 최적의 진단을 위한 영상으로 만드는 작업이다.

Preangiography embolization 색전술 시행 전에 정확한 병변의 위치와 범위를 확인하기 위하여 실시하는 혈관조영술.

Preangioplasty 혈관성형술 전에 협착된 혈관의 길이와 정도를 정확히 알기 위해 시행하는 혈관조영술.

PSI(pound per square inch) 조영제 주입 압력의 단위.

PTCA(percutaneous transluminal coronary artery angioplasty) 경피적 관상동맥 성형술

PTR(percutaneous transluminal recanalization) 경피적 혈전용해술

Pulmonary angiography 폐혈관조영술

Pulmonary trunk 허파동맥(폐동맥간)

왼심실에서 기시하며 정맥혈을 허파꽈리까지 운반하여 가스교환이 이루어지도록 하는 혈관으로써, 왼,오른 허파동맥(left, right pulmonary artery)으로 분지한다.

Pulmonary valve 허파동맥판(폐동맥판)

오른심실의 허파동맥구멍에 위치하여 허파동맥에서 오른심실로 혈액의 역류를 방지하다.

Pulmonary vein 허파정맥(폐정맥)

허파꽈리에서 가스교환이 이루어진 동맥혈을 왼심방으로 운반하는 혈관으로서 왼,오른 허파정맥(left, right pulmonary vein)이 기시한다.

Puncture 혈관조영술을 시행하기 위한 혈관의 천자를 말하며 주로 넙다리동맥(femoral artery)과 넙다리정맥(femoral vein)을 천자한다.

Purkinje's fiber 심장전도근육섬유, 푸르킨예섬유

방실다발(방실속) 이하의 심장자극 전도 섬유 가지.

Radial artery 노동맥(요골동맥)

Radial vein 노정맥(요골정맥)

Real time 장기의 움직임을 시간의 변화없이 그대로의 모습을 영상으로 옮겨 관찰하는 것

Receive magazine 촬영된 필름을 수급하는 수급매거진이다.

Renal arteriorgraphy(Lt.Rt renal arteriorgraphy) 신동맥 조영술, 좌우 신동맥 조영술

Renal artery 콩팥동맥(신동맥)

Renal hypertension 콩팥의 혈관이 좁아져 혈압이 상승하는 질환

Retrograde angiography 혈류의 흐름과 반대 방향으로 카테터를 주입하여 혈관조영술을 시행하는 방법

Right atrium 오른심방(우심방)

위대정맥과 아래대정맥에서 정맥혈을 받아들이는 방

Right auricles 오름심방귀(우심이)

오른심방에 위치한 귓바퀴 모양의 돌출물

Right coronary artery 오른심장동맥(우관상동맥)

오른 대동맥굴에서 기시한다.

Right ventricle　오른심실

오른심방으로부터 받아들인 혈액을 허파동맥으로 보내는 방

Right ventriculography　우심실 조영술

Run　DSA에서 하나의 독립된 영상으로, 필름 혈관조영술에서 한 장의 필름 영상에 해당된다.

Scout film(base film)　조영제가 주입되기 전의 필름

Seldinger needle(puncture needle)

1950년 Seldinger 씨가 고안해낸 혈관조영술에 사용하는 특수 주사침으로서 혈관을 천자(puncture)하여 안내철심과 카테터를 삽입한다.

Seldinger technique(Seldinger method)

혈관의 천자를 위해 제작된 특수한 needle을 사용하여 혈관 내에 천자 침을 삽입하는 기술로 궁극적인 목표는 카테터를 원하는 부위의 혈관까지 위치시키는 것이다.

Selective angiography　특정 혈관의 기시부를 선택하여 혈관조영술을 시행하는 것.

Self-expandable stent　자가 팽창성 스텐트에는 Gianturco-Rosch stent(Z-stent), wall, stent, spiral stent, nitinol stent 등이 있다

short guide wire　introduce kits의 일부분으로 30~40 cm 정도의 짧은 철심이다.

Shunt　심방과 심방 사이 또는 심실과 심실 사이의 결손이 생긴 것.

side hole　카테터의 측면에 있는 여러 개의 구멍으로 pigtail catheter에서 볼 수 있다.

Sigmoid sinus　구불정맥굴(S자 정맥동)

Sinusoid(sinusoid capillary)　굴모양 혈관(동양혈관)

Sit up study　허파동맥(main pulmonary a.)과 왼,오른 허파동맥 분지부를 잘 보기 위한 촬영법

Sky blue　림프조영술에서 림프관 착색에 사용하는 물질로 4% sky blue를 사용한다.

Small saphenous vein　작은두렁정맥(소복재정맥)

Splenic arteriography(selective splenic arteriography)　비동맥 조영술, 선택적 비동맥 조영술

Splenic vein　지라정맥(비정맥)

Stent insertion　스텐트 설치술

Stone basket　카테터 끝에 그물망 구조로 만들어져 담석을 제거하기에 용이한 형태를 가진 기구.

Stone removal　결석제거술

Straight sinus　곧은정맥굴(직정맥동)

Strock volume　일 박출량

심장수축으로 인해 왼심실에서 대동맥으로 1회에 박출되는 혈액의 양으로 70 mℓ 정도이다.

Subclavian artery 빗장밑동맥(쇄골하동맥)

왼빗장밑동맥(좌쇄골하동맥, left subclavian a.)은 대동맥활에서 분지하고 오른빗장밑동맥(우쇄골하동맥, right subclavian a.)은 팔머리동맥(완두동맥)에서 분지한다.

vertebral artery : 척추동맥(추골동맥)

뇌에 혈액을 공급하는 혈관 중 뒷부분의 순환(posterior circulation)을 담당하며 목뼈(경추, cervical vertebra)의 가로구멍(횡돌기공, transverse foramen)을 통해 상행하여 큰구멍(대후두공, foramen magnum)을 지나 머리뼈안(두개강)으로 진입한 후 뇌줄기(뇌간, brain stem) 앞부분에서 왼,오른 척추동맥이 만나 바닥동맥(뇌저동맥, basilar artery)을 형성하고 이어서 뒤대뇌 동맥(PCA)으로 분지된다.

internal thoracic artery : 속가슴동맥(내흉동맥)

속가슴동맥은 앞갈비사이동맥(전늑간동맥, anterior intercostal a.), 근육가로막동맥(근횡격동맥, musculophrenic a.), 위배벽동맥(상복벽동맥, superior epigastric a.)등의 분지를 낸다.

thyrocervical trunk : 갑상목동맥(갑상경동맥)

갑상목동맥은 아래갑상동맥(하갑상선동맥, inferior thyroid a.), 어깨위동맥(견갑상동맥, suprascapular a.), 가로목동맥(경횡동맥, transverse cervical a.) 등의 분지를 낸다.

Subtraction film 유제가 편면 도포된 필름으로서 base film을 반전시키기 위한 용도로 사용한다.

Subtraction technique 반전기법으로서 negative상을 positive 상으로 만든다.

Superior mesenteric arteriorgraphy 상장간막동맥조영술

Superior mesenteric artery(SMA) 위창자간막동맥(상장간막동맥)

inferior pancreaticoduodenal artery : 아래이자샘창자동맥(하췌십이지장동맥)

jejunal artery : 빈창자동맥(공장동맥)

ileal artery : 돌창자동맥(회장동맥)

ileocolic artery : 돌잘록창자동맥(회결장동맥)

appendicular artery : 막창자꼬리동맥(충수동맥)

right colic artery : 오른잘록창자동맥(우결장동맥)

middle colic artery : 중간잘록창자동맥(중결장동맥)

Superior mesenteric vein(SMV) 위창자간막정맥(상장간막정맥)

Superior sagittal sinus 위시상정맥굴(상시상정맥동)

Superior vena cava(SVC) 위대정맥(상대정맥)

왼,오른 팔머리정맥이 합쳐진 정맥이며 두경부(상반신)의 정맥혈을 오른심방으로 운반한다.

Superior, inferior vena cavography 위·아래 대정맥 조영술

Superselective angiography 미세혈관에 카테터의 선단(catheter tip)을 위치시켜 시행하는 조영술.

Supply magazine　필름공급 매거진으로서 촬영할 필름을 공급한다.

Systolic blood pressure(maximum blood pressure)　수축기 혈압, 최고 혈압

Tachycardia　빈맥

Testicular artery　고환동맥

Tetralogy of Fallot(TOF)　Fallot 4증

허파동맥 협착, 심실중격결손, 대동맥 오른쪽전위, 오른심실비대 등의 소견을 보이는 선천성 심장질환으로 청색증을 보인다.

TFCA(transfemoral cerebral angiography)　경고동맥 뇌혈관조영술

Thermal memory stent　온도기억 형상합금 스텐트

Thoracic aorta　가슴대동맥(흉부대동맥)

내장쪽가지(visceral branch)로는 기관지와 허파의 실질(pulmonary parenchyma)에 동맥혈을 보내는 기관지동맥(bronchial a.)과 식도동맥(esophageal a.)이 분지되고 벽쪽가지(parietal branch)는 갈비사이동맥(늑간동맥, intercostal artery)과 갈비밑동맥(늑하동맥, subcostal a.), 위가로막동맥(상횡격동맥, superior pherenic a.)이 분지된다.

Thoracic aortography　흉부대동맥 조영술

Thoracic duct　가슴림프관(흉관)

Thoracoepigastric vein　가슴배벽정맥(흉복벽정맥)

Thrombus　혈전

심장 또는 혈관 내에 혈액의 찌꺼기가 응고된 것으로써 혈류의 진행을 방해한다. 동맥혈전증(arterial thrombosis), 정맥혈전증(venous thrombosis), 심장혈전(cardiac thrombosis) 등이 있다.

Transcatheter artery embolization(TAE)　종양, 동맥류 등에 색전물질을 주입하여 혈류의 유입을 막아 결과적으로 혈관을 폐색시키는 시술이다.

Transcatheter hepatic artery embolization therapy　간동맥 색전술

Transjugular intrahepatic portosystemic shunt(TIPS)　경목정맥간내문맥간정맥 단락술

Transposition of great arteriosus(TGA)　대동맥 역위증

오른심실에 대동맥이 연결되고 왼심실에 허파동맥이 연결된 기형

Transverse sinus　가로정맥굴(횡정맥동)

Tricuspid valve　오른방실판막(삼첨판)

오른심방과 오른심실 사이의 판막

Ulna vein　자정맥(척골정맥)

Ulnar artery　자동맥(척골동맥)

Umbilical vein　배꼽정맥(제정맥)

Upper extremity arteriography　상지동맥 조영술

Upper extremity phlebography　상지정맥 조영술

Vas 관, 맥관, 혈관

Vascular phase 혈관상

Vater ampulla 샘창자(십이지장) 하행부에 위치한 유두로써 보통 온쓸개관(총담관)과 이자관(췌관)이 개구한다.

Vein(vena) 정맥

혈액을 심장으로 보내는 모든 혈관을 말하며 동맥과 동행하는 깊은정맥(deep vein)과 얕은정맥(cutaneous)이 있다.

Venous plexues 정맥얼기(정맥총)

Venous sinuses 정맥굴(정맥동)

Venous valves 정맥판막(정맥판)

Ventricular fibrillation 심실잔떨림(심실세동)

심실근의 자동능 항진으로 심실근에서 자극이 발생하여 심실벽이 불규칙하게 떨리는 상태.

Ventricular septal defect(VSD) 심실사이막결손(심실중격결손)

왼심실과 오른심실 사이의 단락에 의해 왼심실에서 오른심실로 혈액이 역류하는 질환

Ventriculography 심실 조영술

Vertebral arteriography arterial phase 추골동맥 조영술 동맥상

Vertebral arteriography capillary phase 추골동맥 조영술 모세혈관상

Vertebral arteriography venous phase 추골동맥 조영술 정맥상

View mode DSA 시행 후 저장된 영상을 관찰 또는 처리하는 모드

Visceral branch of abdominal aorta 배대동맥(복부대동맥)의 내장쪽가지

celiac trunk(celiac artery) : 복강동맥

복강동맥에서는 왼위동맥(좌위동맥, left gastric a.), 지라동맥(비동맥, splenic a.), 온간동맥(총간동맥, common hepatic a.) 등이 분지한다.

Vomiting 구토, 조영제 주입으로 인한 경증의 한 증상이다.

Willis circle 뇌에 혈류를 균등하게 공급하는 구조를 가진 혈관륜

100 mm film 직경 100 mm의 필름으로 roll 형태 또는 sheet 형태가 있다. 빛에 의해 노광되므로 한 면에만 유제가 도포되어 있다.

4 chamber study 심장의 4개 chamber를 모두 관찰할 수 있는 심장검사법

4 vessel study 왼,오른 온목동맥(Lt, Rt. common carotid artery)과 왼,오른 척추동맥(Lt, Rt. vertebral artery)에 대한 혈관조영술

참고문헌

박승정, 장양수, 윤정한, 중재시술 매뉴얼, 대한순환기학회중재시술연구회.

서대철, 신경중재혈관조영, 고려의학, 2001.

연세 심장혈관병원 소아과, 소아심장병, 랜덤하우스중앙.

인터벤션 영상의학회, 인터벤션영상의학.

장기현, 김인원, 한문희, 신경방사선과학, 일조각, 2000.

장양수, 심장학, 대한순환기학회.

진단방사선과학 교수편, 방사선해부도해(Imaging Atlas of Human Anatomy), 한우리, 2000.

카톨릭대학교의과대학방사선과학교실, 방사선과학 핵심 및 문제해설, 한우리, 2000.

세브란스 심장혈관 병원, 하이브리드 검사실 내부 구조 사진, 2011.

혈관 및 중재적 방사선과학연구회, 혈관 및 중재적 방사선과학연구회지 제8호, 2001.

혈관 및 중재적 방사선과학연구회, 혈관 및 중재적 방사선과학 연구회지, 2002.

大友 邦, 腹部血管造影 Handbook, 中外醫學社, 1999.

平松京一, 腹部血管造影診斷의 基本과 實際, 金原出版主式會社, 2000.

A. Berenstein. P. Lasjaunias : surgical neuroangiograpy 5.

Anne G Osborn, Diagnostic cerebral angiography, Lippincott Williams, 2000.

Baum S. Pentecost MJ, Abram's angiography intervetional radiology, second edition, Lippincott Williams & Wilkins.

Castaneda-Zuniga WR, Interventional radiology, third edition, Williams & Wilkins.

Curtis W. Bakal, Vascular and interventional radiology : principle and practice, Thieme, 2002.

Dnald S Baim, Cardiac catheterization angiography, intervention, Lippincott Williams, 2005.

Gary S Mintz MD, Intra coronary ultrasound, Boston scientific.

John A. Kaufman and Michael, Vascular and interventioal radiology, Mosby, 2003.

Kalim Valji, Vascular interventional radiology, 2nd edition, Sounders, 2006.

Krishna Kandarpa and John E Aruny, Handbook of Interventional radiology procedures, Lippincott Williams, 2001.

Laberge JM, Biliary intervention, SCVIR syllabus.

Lawrence A Yannuzzi, Atlas of Fundus Fluorescein Angiography, Taylor & Francis, 2000.

M.Forsting I. Wanke: Intracranial vacular malformations and aneurysms.

Myron Wojtowycz, Handbook of Interventional radiology and angiography, 2nd edition, Mosby, 1995.

Perler BA, Becker GJ, Vascular intervention. A clinical approach, Thieme.

ROBERT D SAFIAN MD, MARK S FREED, MD, Manual of Intervention Cardiology, PHYSICIANS' PRESS.

Savader SJ. Trerotola SO, Venous interventional radiology with clinical perspectives, second edition, Thieme.

찾아보기

ㅈ

인터벤션 영상학

Interventional Radiology

2015년 7월 31일 초　판 발행
2018년 8월 20일 개정판 발행
2021년 3월　3일 개정판 2쇄 발행
2023년 8월 10일 개정 2판 발행

저 자
강성진 외 26인

펴낸이
윤 진 영

펴낸곳
DAIHAK
PUBLISHING COMPANY

03076
서울특별시 종로구 혜화로 2길 8
전화 / (02) 745-1220, 763-1220
FAX / (02) 744-1210
등록번호 / 제 1-88호

www.daihaks.com

ISBN 978-89-6940-315-5 93510
값 45,000원